U0389182

重点专病专科系列丛书

变应性鼻炎的中西医结合治疗

阮　岩　何伟平　刘元献　主编

刘大新　王士贞　主审

科学出版社

北　京

内 容 简 介

中西医结合治疗变应性鼻炎相比单纯用中医或西医方法治疗效果要好，本书概括了变应性鼻炎西医的最新诊断和治疗进展，着重论述了中医历史源流、病因病理、中药治疗、特色疗法及饮食调护等。针对儿童变应性鼻炎发病率高的特点，有专门章节介绍儿童变应性鼻炎诊治方法。而且对变应性鼻炎相关疾病进行了介绍，还对古今名医治疗经验做了系统的总结归纳。

本书有较突出的专业性、前瞻性及学科专业性，主要面对中低年资医师，以帮助他们快速成长，提高临床治疗水平，有较强的实用价值。

图书在版编目（CIP）数据

变应性鼻炎的中西医结合治疗／阮岩，何伟平，刘元献主编. —北京：科学出版社，2021.10
（重点专病专科系列丛书）
ISBN 978－7－03－063628－7

Ⅰ.①变… Ⅱ.①阮…②何…③刘… Ⅲ.①过敏性鼻炎－中西医结合疗法 Ⅳ.①R765.210.5

中国版本图书馆 CIP 数据核字（2021）第 201363 号

责任编辑：陆纯燕／责任校对：谭宏宇
责任印制：黄晓鸣／封面设计：殷 靓

科学出版社 出版
北京东黄城根北街 16 号
邮政编码：100717
http://www.sciencep.com

南京文脉图文设计制作有限公司排版
广东虎彩云印刷有限公司印刷
科学出版社发行 各地新华书店经销

*

2021 年 10 月第 一 版 开本：787×1092 1/16
2025 年 3 月第六次印刷 印张：17 1/2
字数：395 000

定价：**100.00 元**
（如有印装质量问题，我社负责调换）

《变应性鼻炎的中西医结合治疗》
编辑委员会

序

　　变应性鼻炎是中西医结合诊断治疗的优势病种。中国古代典籍在 2 000 多年前就对变应性鼻炎的症状特点及疾病产生原因有较全面的记载,如《礼记·月令》中言:"季秋行夏令,则其国大水,冬藏殃败,民多鼽嚏。"其内容是讲时值秋天,气候仍像夏天一样,雨水不断,准备储存的物品受潮腐败,在这种情况下人们容易出现打喷嚏、流鼻涕表现。现在看来,这种气候特点可使空气中霉菌含量增高,从而导致变应性鼻炎患者增多。古代医家在对疾病不断认识的过程中还发明了免疫疗法,晋·葛洪《肘后备急方》一书记载了"人痘接种术"并使用痘衣法、浆法、鼻苗法、水苗法有效控制了天花流行。18 世纪初人痘接种术传播到了欧洲并改进推广应用。

　　现代医学对变应性鼻炎的研究已经有 100 多年的历史,从最早的"花粉症"到不断改进的免疫疗法,逐步认识到本病为特异性个体接触变应原后由 IgE 介导的介质释放,并有多种免疫活性细胞和细胞因子等参与的鼻黏膜慢性炎症反应性疾病。

　　本书集中医、西医优势,系统介绍了变应性鼻炎的历史源流、病因特点、流行病学、西医诊疗指南及中医鼻与脏腑经络关系等基础理论,尤其侧重临床诊断、治疗。中医特色疗法丰富了变应性鼻炎诊疗理念和技术方法,如祛邪与固本相结合、辨病与辨证相结合、中草药与中成药的应用等,这些都紧密贴近临床实际。而且对西医的规范化治疗、中医的个体化治疗进行了详尽介绍,给中医和西医各级医生提供了较宽泛的临床指导,希望其在实践中不断总结经验以提高疗效。

　　本书的出版不仅对中西医结合治疗变应性鼻炎的发展有重要意义,更为中西医的优势互补、继承与发扬打下良好基础。相信在不久的将来,中医与西医各专业都会有更多疗效显著的特色疗法得到挖掘整理,在服务患者的同时,助力中西医文化的伟大振兴。

刘大新

2020 年 7 月

目　　录

第六章　变应性鼻炎的中医治疗

—— 61 ——

第七章　儿童变应性鼻炎诊治

—— 101 ——

第八章　变应性鼻炎常用中药

—— 118 ——

第九章　变应性鼻炎调摄护理

—— 160 ——

第十章　变应性鼻炎食疗药膳

—— 166 ——

第十一章　变应性鼻炎古今名医经验

—— 178 ——

第十二章 变应性鼻炎相关疾病
200

第十三章 变应性鼻炎动物实验
259

第一章 变应性鼻炎定义及流行病学

第一节 概　述

一、定义

变应性鼻炎(allergic rhinitis，AR)又称过敏性鼻炎,是机体暴露于变应原后主要由免疫球蛋白 E(immunoglobulin E，IgE)介导的鼻黏膜非感染性慢性炎性疾病。

变应性鼻炎是最常见的慢性鼻炎类型,影响 10%~20% 的人群。国内外大量的流行病学调查显示,近年来变应性鼻炎的患病率明显上升,导致较大的疾病负担。严重的变应性鼻炎与生活质量、睡眠和工作表现的显著损害有关。过去,变应性鼻炎被认为是局限于鼻腔的疾病。《变应性鼻炎诊断和治疗指南(2015 年,天津)》指出,变应性鼻炎已成为主要的呼吸道慢性炎性疾病,给患者生活质量和社会经济带来严重影响。最新的研究表明其是涉及整个呼吸道的全身性气道疾病的一个重要组成部分。上部(鼻腔、鼻窦、咽鼓管、咽和喉)和下部(气管、支气管、细支气管和肺)呼吸道之间存在许多生理、功能和免疫关系。变应性鼻炎代表了综合性气道炎症性疾病,临床工作时需要考虑这一点以确保对变应性鼻炎患者的最佳评估和管理。

二、主要症状

变应性鼻炎通常表现出四种主要症状:鼻痒、喷嚏、流水样清涕、鼻塞。另外,可伴有眼部症状:眼痒、流泪、灼热感和眼红。当包括眼部症状时,该疾病可称为过敏性鼻结膜炎。变应性鼻炎还可见鼻部周围明显的共病:哮喘、鼻窦炎、中耳感染等。大多数患者最严重的症状发作于清晨,并且大多数患者在冬季症状变得更加严重。

尽管变应性鼻炎不会给患者带来严重的生命安全威胁,但可能带来其他沉重的疾病负担,降低其生活质量。神经精神症状包括疲劳、注意力下降、学习能力降低和记忆缺陷,甚至抑郁。由变应性鼻炎引起的鼻塞已被证明会加重睡眠呼吸紊乱,并且可能破坏阻塞型睡眠呼吸暂停综合征患者的持续气道正压通气。如果患者是青少年不仅会影响其学习成绩,还会影响其身体健康特别是颌面部的发育。不当的药物治疗和具有镇静作用的抗组胺药可进一步加剧这种情况。总体而言,患有变应性鼻炎的青少年的生活质量较差,这与更多的鼻部症状如鼻塞及鼻的日常功能下降与睡眠的减少有关。此外,有一些证据表明变应性鼻炎常见于注意力缺陷多动障碍(attention deficit hyperactivity disorder，ADHD)患者,变应性鼻炎的治疗与 ADHD 的治疗相关,变应性鼻炎的治疗可降低 ADHD 的症状评分。

第二节　流 行 病 学

一、变应性鼻炎患病率的变化和现状

近年来,变应性鼻炎在全球的发病率呈现连年增长趋势,已经发展成为全球性的公共健康问题。国际儿童哮喘和过敏研究发现,全球范围内 13~14 岁(每年 0.18%)和 6~7 岁(每年 0.17%)儿童的变应性鼻炎患病率略有增加,我国报告的变应性鼻炎发生率变化>20 倍。已知变应性鼻炎大约占全部鼻炎的 40%,全球变应性鼻炎患者保守预计约 5 亿以上,全球平均发病率为 10%~25%,我国的自报患病率约为 11%。变应性鼻炎在儿童人群中的发病率也很高,使其成为最常见的慢性儿科疾病之一。根据国际儿童哮喘和过敏研究数据,13~14 岁年龄组中 14.6%和 6~7 岁年龄组中 8.5%表现出与变应性鼻炎相关的鼻结膜炎症状。季节性变应性鼻炎似乎在儿童年龄组更常见,而慢性鼻炎在成人中更为普遍。我国张罗教授团队在中国主要城市进行变应性鼻炎患病率流行病学调查,报告指出我国变应性鼻炎的患病率已经从 2005 年的 11.1%上升到 2011 年的 17.6%,患病率明显上升,患病人数增加了 1 亿,发病原因与空气中 SO_2 等污染物密切相关。

二、与变应性鼻炎发生率相关的危险因素

变应性鼻炎本身是随着年龄的增长而发展的。这个过程通常不存在于婴儿中,但可以在出生后第二年出现。预计在过敏性症状发生之前会发生对变应原的暴露和致敏。但是有报道称,早期暴露于多种微生物及其他环境的婴儿,I 型免疫反应成熟更快,且发生哮喘及过敏性疾病的风险更低。而在另一些报道中出现了与之矛盾的观点,患有寄生虫感染或曾有呼吸道感染的人出现变应性鼻炎的概率更高。Phathammavong 等提出变应性鼻炎和其他呼吸道感染争夺免疫反应,导致呼吸道感染患者出现变应性鼻炎的概率更高。此外,在新生儿时期和儿童时期重症疾病和药物使用,也是变应性鼻炎发生的危险因素。新生儿泌尿道感染与儿童时期变应性鼻炎的发展密切相关[患病风险比值比(odds ratio, OR)为 1.41],可能是随后儿童时期变应性鼻炎的危险因素。患有特发性肾病综合征(idiopathic nephrotic syndrome, INS)的儿童变应性鼻炎的 OR 已调整至 1.71。过敏性疾病在 INS 儿童中很常见,尤其是在诊断后的第一年内。高热惊厥组患变应性鼻炎的风险比对照组高 1.21 倍,而变应性鼻炎发生的风险进一步增加(0.94 vs. 18.9)与高热惊厥相关的就诊频率(1~3 次 vs. 超过 3 次,$P<0.0001$)。高热惊厥相关的就诊次数超过 3 次的儿童,变应性鼻炎的累积发生率明显更高。

在儿童时期,变应性鼻炎的发病率很高,这可能与该年龄组免疫系统的快速进化有关。过度活跃的 Th2 淋巴细胞反应促使全身 IgE 驱动反应,直到儿童的免疫系统成熟。对儿童的前瞻性研究表明,变应性鼻炎的患病率随着年龄的增长而增加:4 岁儿童患病率为 5.4%,8 岁儿童为 14%。一旦过敏发展,症状通常持续存在,进入成年期。高达 80%的变应性鼻炎患者在 20 岁之前出现症状。此外,儿科患者随着时间推移越来越受到影响。一项针对乌鲁木齐市学龄前期儿童的调查显示,变应性鼻炎的患病率为

17.8%~25.4%,且与年龄的增长成正比。来自巴西的研究显示,2002~2012年,青少年变应性鼻炎发病率上升。在超过2 000名儿童的出生队列中,12%的变应性鼻炎受试者在4~8岁进入缓解期。致敏作用通常发生在变应性鼻炎之前,因为超过一半的患者,在4岁时无症状但在8岁时发生了变应性鼻炎。一项关于广州地区门诊变应性鼻炎患者对常见性变应原的致敏率和趋势的研究显示,变应性鼻炎患病率最高的是10~19岁年龄组(86.6%),特异性IgE反应性随着年龄的增长而降低。变应性鼻炎患者对屋尘螨(house dust mites,HDM)过敏性致敏率的高峰也在10~19岁(91.4%),但1~9岁患者对宠物变应原的敏感度高于其他年龄组(30.2%),而对杂草花粉的致敏率每10年平均增加2.09%。吸入性变应原的致敏在年轻患者中最为普遍,它的致敏率随年龄的增长而降低。一项关于上海儿童患有变应性鼻炎的研究却报告了不同的结果,即随着年龄的增长,特异性IgE使吸入性变应原的患病率显著增加。然而,食物变应原却呈现相反的趋势。此外,针对尘螨的特异性IgE水平较高的儿童比例随着年龄的增长而增加。与3~5岁的儿童相比,>6岁的儿童对吸入性变应原致敏的患病率明显更高。目前,尚不清楚在广州地区观察到的年轻变应性鼻炎患者存在更高的特异性IgE的确切原因。一种解释可能是免疫衰老,它降低了先天性和适应性免疫反应,导致机体对外源抗原的反应减弱,从而增加了特异性IgE的产生。

一项涉及3 339名乌鲁木齐市成年人的问卷调查显示,变应性鼻炎患病率最高的为30~40岁组。另一项针对20~59岁成人的基于问卷调查的研究中,约有23%的病例在1992~2000年的8年内表现出变应性鼻炎症状缓解,最高年龄组(50~59岁组)的缓解率最高,伴随哮喘的患者缓解率最低。在最年轻的年龄组(20~29岁组)中发现新发变应性鼻炎的发生率最高。

不同地区变应性鼻炎发病率也有一定差异。在涵盖对我国11个城市的变应性鼻炎患病率的调查中,因地域不同,变应性鼻炎发病率有明显的不同,其中乌鲁木齐变应性鼻炎发病率为24.1%,北京变应性鼻炎发病率为8.7%,差异明显。其他相关研究结果显示,辽宁地区变应性鼻炎患病率为13.8%,宁波地区18~70岁居民变应性鼻炎的总患病率为16.47%。一项在2005年11月至同年12月开展的关于中国儿童变应性鼻炎患病率的全国性调查中,4个地区8个省会城市中的23 791名6~13岁儿童变应性鼻炎患病率平均为9.0%(上海13.1%,广州16.8%,西安3.9%,武汉8.3%,哈尔滨4.9%,成都10.1%,呼和浩特4.5%和乌鲁木齐10.1%)。在较小的断面调查中,2008年10月至2009年5月间北京、重庆和广州儿童变应性鼻炎的自我报告患病率分别为14.46%、20.42%和7.83%。关于城市和农村地区儿童与成人相比变应性鼻炎的患病率已有大量报道。问卷调查结果表明,与韶关相比,广州市区7~12岁儿童自报变应性鼻炎的患病率(23.2% vs. 5.3%)明显更高。同样,上海地区针对3~7岁儿童的问卷调查显示,城市儿童的季节性变应性鼻炎患病率也高于郊区儿童。变应性鼻炎的流行程度还取决于疾病的定义和研究人群。在Min等进行的研究中,韩国居民的变应性鼻炎患病率为1.14%;同时在Alsowaidi等于2010年发表的回顾性研究中,阿拉伯联合酋长国居民中有32%是变应性鼻炎患者。种族方面,新疆伊犁地区的调查结果显示,维吾尔族变应性鼻炎患病率(12.82%)低于汉族变应性鼻炎患病率(25.87%)。在另一项人群为乌鲁木齐官兵的调查研究中,少数民族官兵变应性鼻炎患病率明显低于汉族官兵(2.1% vs. 10.5%)。

不同临床分型的变应性鼻炎之间存在流行病学差异。对上海儿童变应性鼻炎的临床特征的调查显示,有 8.6% 的变应性鼻炎患者为间歇性轻度,4.2% 为持续性轻度,40.5% 为间歇性中重度和 46.7% 为持续性中度。变应性鼻炎患者中伴发慢性鼻窦炎的患者比较多,在常年性变应性鼻炎患者中鼻窦影像学出现鼻窦黏膜异常者在 50% 以上,而在季节性变应性鼻炎患者中约有 60% 出现鼻窦黏膜异常。

已发现许多风险因素易致变应性鼻炎。这些风险因素包括遗传机制(过敏性疾病的家族史)、男性、大气污染、花粉季节出生、出生状态、早期抗生素使用、母亲吸烟、室内变应原(螨、动物皮屑、蟑螂变应原、真菌)暴露、6 岁前血清 IgE 水平升高(>100 IU/mL),以及任何变应原特异性 IgE 的存在。例如,一项评估居住家庭特征和家庭环境危险因素对中国妇女呼吸系统疾病影响的研究表明,居住在主要道路附近或周围空气污染、养宠物、使用加湿器和在过去的 2 年中房屋附近翻新都是哮喘、慢性支气管炎和变应性鼻炎的危险因素。在江苏省,一项遗传流行病学研究报告显示,第一代、第二代和第三代的平均变应性鼻炎遗传率为 81.86%。国外一项研究认为在变应性鼻炎家系中三级亲属患病率分别为Ⅰ级亲属 12.11%、Ⅱ级亲属 5.12%、Ⅲ级亲属 2.75%,而一般人群为 1.20%。卢湘云等认为,孕期母亲的健康情况与出生后儿童体质具有密切联系,母亲孕期发生过敏症状,儿童出生后发生变应性鼻炎的概率增大。产前和产后抑郁会刺激皮质醇的产生,这种分泌会影响胎儿的免疫发育并增加出现变应性鼻炎的概率。怀孕期间妇女牙龈、牙床感染是儿童过敏性疾病的独立危险因素。使用我国台湾地区健康保险数据库进行的另一项基于人群的为期 9 年的回顾性队列研究表明,牙周炎母亲所生孩子的变应性鼻炎总体累积发生率和风险显著高于非炎症母亲所生孩子。孕妇在怀孕期间(特别是在特定的 3 个月中)及交通相关的空气污染物 NO_2 暴露与儿童患哮喘、变应性鼻炎和湿疹的风险增加相关。除此之外,剖宫产可能会进一步加剧这种情况,因为与阴道分娩不同,婴儿没有暴露于母亲的产道菌群中。在多项研究中,观察到母乳喂养与变应性鼻炎表现的相关性不一致。这驳斥了普遍接受的假设,该假设认为母乳喂养通过奶水中存在的抗体和从母亲饮食中转移到奶水中的额外营养物起保护作用。相比之下,父母的教育和意识会鼓励营造一个卫生的环境,因为这样可能减少孩子在早期生活中接触多种变应原的机会。同样,食用稀饭的微妙保护作用可能是由于稀饭刺激炎症性细胞因子而抑制过敏反应。最近的一项研究调查了变应性鼻炎与微量元素之间的相关性,并报告了 Zn 和 Se 的含量在变应性鼻炎患者血清中低于对照组。另外,肥胖和体重增加过多被证明会增加变应性鼻炎的患病率,被认为是青春期与胎龄小的婴儿发展为变应性鼻炎的重要危险因素。

除了人口因素外,吸烟和饮酒习惯、宠物领养、受教育程度和家族史是亚洲国家通常研究的变应性鼻炎危险因素。相反,西方国家更多地专注于花粉、药物、宠物和家族史的影响。分析的风险因素之间的差异可能是由文化引起的,也可能是由亚洲和西方国家之间的气候差异造成的。然而,据观察宠物和家族史是东西方研究的常见风险因素,表明它们在全世界诱导变应性鼻炎表现的普遍性。虽然变应性鼻炎的流行病学与病因学研究资料日臻丰富,但其严重程度与病因的相关性尚未明确。近年来,随着全球环境污染及气候和生态环境的变化,变应性鼻炎患病率也会呈现增长趋势。流行病学研究表明,长期暴露于交通运输和工业生产所致的空气污染,会导致免疫反应和炎症反应功能障碍,增加罹患变应性鼻炎的风险。已有研究显示,习惯性饮酒和吸烟可使变应性鼻炎的概率增加,对于习惯吸烟者来说尤其如此。与不吸烟者和未被动吸烟者相比,吸烟者、既往吸烟者,甚至被动吸烟者出现变应性鼻炎的概率更高。

临床认为导致变应性鼻炎发生的影响因素不仅是大气污染,人类生活方式等诸多方面也是外在的影响因素。自从 20 世纪 90 年代起,经过改革开放之后,随着国人的环境意识日益增强,绿化祖国的植树造林活动亦大规模兴起,使全国植被覆盖情况亦发生了巨大变化,但不少城市空气中的花粉种类及含量也因此发生变化,国外研究表明,花粉传播季节各种炎性细胞数量均有增加,花粉过敏与变应性鼻炎呈正相关,其是变应性鼻炎的一种危险因素。已经证实,就呼吸系统疾病流行而言,显著增加的气候变化的潜在影响不容忽视。实际上,由于多种原因,气候变化与变应原相关,特别是涉及每种植物产生的花粉量增加的原因。在一项中国北方草原的人口调查报告中,变应性鼻炎和花粉诱导的变应性鼻炎流行率分别为 32.4% 和 18.5%,明显高于城市。此外,花粉诱导的变应性鼻炎症状与花粉数、温度和降水呈正相关,而与风速和压力呈负相关。从这个意义上讲,草原地区的高花粉诱导的变应性鼻炎患病率,可能是由于季节性花粉暴露量很高,这是受当地环境和气候条件的影响。在另一项中国研究中,汉族和蒙古族人群花粉诱导的变应性鼻炎患病率没有差异,这表明季节性花粉暴露量的增加具有更重要的作用,但种族导向的遗传易感性却没有。一种有关空气污染物为什么可能增加花粉敏化度的阐述是短期暴露于高浓度 SO_2 或 NO_2 的橡木花粉中会显著增加其脆弱性和破坏性,从而导致随后将花粉细胞质颗粒释放到大气中。这些结果表明,橡木花粉期间的空气污染加剧。季节可能通过促进空气中花粉变应原的生物利用度而增加致敏个体中过敏性气道疾病的发生率。

除了花粉之外,宠物、粉尘螨是变应性鼻炎最常见的变应原之一。目前国内外的大量有关对变应原谱的研究已得到肯定,粉尘螨伴屋尘螨致过敏性疾病发生的比例高达 80%~90%。一项针对最近十年来广州地区变应性鼻炎患者常见吸入性变应原致敏流行趋势的研究中,屋尘螨构成广州最常见的空气变应原。可能与广州高温、高湿、多雨的亚热带气候适合屋尘螨的传播及广州市政居民长时间处在通风不良的空调室内生活方式使接触屋尘螨的机会增加有关。此外,地毯的使用会聚集灰尘,家庭装修会引入各种引起过敏的装修材料,这进一步增加了真菌、昆虫和屋尘螨等变应原的存在,进而增加了出现变应性鼻炎的概率。近十年来广州地区变应性鼻炎患者对宠物变应原(犬毛和猫皮屑)的敏感性呈上升趋势,可能与生活水平的提高、室内宠物增多有关。在世界范围内也有类似的趋势。但是,不仅在有宠物的家庭中发现了宠物变应原,在没有宠物的家庭及包括社区和学校在内的公共场所也发现了宠物变应原。计算机使用率更高、受教育程度更高、压力水平更高、睡眠时间更少的人,其变应性鼻炎敏感性更高。尽管推测了这种关联的几种途径,但不能排除混杂因素和偏见的影响,需要进一步研究以建立这些因素之间的直接关联。压力可能是变应性鼻炎表现的关键危险因素之一。研究表明,饮酒和吸烟更加频繁、日常计算机使用量较高、受教育程度较高但睡眠时间较少的人的压力水平之间存在关联。处于压力状态可以触发皮质醇的表达,这可以诱导过敏反应并增强变应性鼻炎的表达。此外,文献还提出了灰尘积聚在计算机上的可能性和更高的室内变应原暴露量来解释通常具有较高学历的上班族出现变应性鼻炎的概率更高。因为变应性鼻炎的概率随着风险暴露水平的提高而增加,在计算机使用、受教育程度和压力水平方面也观察到剂量反应效应。

参 考 文 献

闭旭,2013.变应性鼻炎的研究进展[J].中外医学研究,11(34):154-156.

洪元庚,2018.过敏性鼻炎的病因、治疗现状与影响因素[J].中国医学创新,15(11):144-148.

锡琳,王向东,张罗,2018.过敏性鼻炎指南的更新与变迁[J].国际耳鼻咽喉头颈外科杂志,42(3):183-186.

Chong S N, Chew F T, 2018. Epidemiology of allergic rhinitis and associated risk factors in Asia[J]. World Allergy Organ J, 11(1): 17.

Cingi C, Bayar Muluk N B, Scadding G K, 2019. Will every child have allergic rhinitis soon? [J]. Int J Pediatr Otorhinolaryngol, 118: 53-58.

Emeryk A, Emeryk-Maksymiuk J, Janeczek K, 2019. New guidelines for the treatment of seasonal allergic rhinitis[J]. Postepy Dermatol Alergol, 36(3): 255-260.

Mariño-Sánchez F, Valls-Mateus M, Santos G D L, et al., 2019. Multimorbidities of pediatric allergic rhinitis[J]. Curr Allergy Asthma Rep, 19(2): 13.

Okubo K, Kurono Y, Ichimura K, et al., 2017. Japanese guidelines for allergic rhinitis 2017[J]. Allergol Int, 66(2): 205-219.

Paiva Ferreira L K D, Paiva Ferreira L A M, Monteiro T M, et al., 2019. Combined allergic rhinitis and asthma syndrome(CARAS)[J]. Int Immunopharmacol, 74: 105718.

Roditi R E, Shin J J, 2018. The influence of age on the relationship between allergic rhinitis and otitis media[J]. Curr Allergy Asthma Rep, 18(12): 68.

Rondon C, Campo P, Galindo L, et al., 2012. Prevalence and clinical relevance of local allergic rhinitis[J]. Allergy, 67(10): 1282-1288.

Schuler Iv C F, Montejo J M, 2019. Allergic rhinitis in children and adolescents[J]. Pediatr Clin North Am, 66(5): 981-993.

Small P, Keith P K, Kim H, 2018. Allergic rhinitis[J]. Allergy Asthma Clin Immunol, 14(Suppl 2): 51.

Wang W H, Huang X, Chen Z G, et al., 2016. Prevalence and trends of sensitisation to aeroallergens in patients with allergic rhinitis in Guangzhou, China: a 10-year retrospective study[J]. BMJ Open, 6(5):e011085.

Zhang Y, Zhang L, 2019. Increasing prevalence of allergic rhinitis in China[J]. Allergy Asthma Immunol Res, 11(2): 156-169.

第二章 变应性鼻炎西医病因病理

在过去的几十年里,变应性鼻炎在发达国家和发展中国家中的患病率和发病率呈逐渐上升趋势。在我国的大中城市及乡村中,变应性鼻炎发病率也在不断增加。这不仅是一个全球性的健康问题,而且还涉及更深层次的社会、经济原因。因此需要对其发病原因进行系统的研究和制订相应的治疗方案。在病因学上,西医学认为诱导变应性鼻炎发生的因素多种多样,目前对其发病因素的研究主要分为环境因素及遗传易感性两个方面,其中各种变应原是诱发变应性鼻炎必不可少的因素,常见的变应原主要有五类:吸入性、食物性、接触性、注入性、感染性因素。然而遗传因素是变应性鼻炎的发病基础,相关临床流行病学研究显示变应性鼻炎患者存在显著遗传易感性,但缺乏丰富的数据支持,尚需进一步高质量的研究支持,还有一些其他因素诸如自身免疫系统的敏化、炎症因子的增加及一些特殊化学物质的接触等也可以导致变应性鼻炎的易感性和进一步进展。

一、环境因素

环境暴露主要包括气候变化造成环境中空气污染物增加、空气变应原(花粉、霉菌和屋尘螨及动物毛发等)产生。美国的变应性鼻炎临床实践指南指出,从变应性鼻炎的分类来看,变应性鼻炎可以分为常年性变应性鼻炎和季节性变应性鼻炎。常年性变应性鼻炎的症状通常与尘螨、霉菌、动物性变应原或明确的职业性变应原有关,而季节性变应性鼻炎的症状则可能是由季节性花粉所引起的 IgE 介导的炎症反应,暴露在这些致敏花粉下的持续时间,取决于患者的地理位置和环境条件。然而许多变应性鼻炎患者往往有多重变应原。以下内容将介绍不同环境变应原与变应性鼻炎发病的关系、化学空气污染物和空气变应原的产生及其分布变化。Biedermann 等的研究表明,气候变化增加了桦树花粉的水平和暴露期,桦树花粉敏感的患病率更高,是作用于其受体而引起变态反应症状,已证明鼻黏膜内总共有四种组胺受体,即 H1R、H2R、H3R 和 H4R。组胺受体属于有 7 个跨膜结构的受体家族,同时与 G 蛋白偶联,组胺通过与组胺受体结合发挥其生理作用。H1R 是通过改变细胞内钙离子的浓度,而将细胞外信号传递给第二信使传导系统,并进一步调节细胞生理功能。H2R 则是通过升高环磷酸腺苷(cyclic adenosine monophosphate,cAMP),而影响细胞生理功能。H3R 和 H4R 的功能机制除上述两个以外,还可通过降低 cAMP 影响细胞生理功能。大量研究表明,其中主要是 H1R 激活与组胺结合引起变态反应症状,如鼻痒、喷嚏、流清涕。服用 H_1 受体拮抗剂对鼻部变态反应发作期环节超敏症状有较好的疗效。真核生物中,组氨酸脱羧酶(histidine decarboxylase,HDC)是组胺合成唯一的酶,因此,HDC 活性的校准是组胺生物合成的关键步骤。变应性鼻炎患者鼻黏膜 H1R mRNA 表达和蛋白水平增加,同时 HDC mRNA 表达水平、HDC 活性、组胺含量增加,白细胞介素-4(interleukin,IL-4)、IL-5 mRNA 表达水平增加,说明变应性鼻炎患者鼻黏膜 H1R mRNA 表达增加与 IL-4、IL-5 mRNA 表达增加呈正相关。

二、气体信号因子

氧化剂/抗氧化剂的失衡也是变应性鼻炎发病机制的组成部分,变应原可以激发活性氧自由基的产生,从而造成鼻黏膜上皮损伤,诱导炎症细胞释放炎性介质,如细胞因子、趋化因子和黏附分子,并导致炎症和损伤的进一步发展。此外,研究表明一些气体信号因子的小气态分子也在调节变应性鼻炎的氧化过程方面起一定作用。

第一个被发现的气体信号因子是 NO。研究表明,从人类鼻腔呼出的 NO 主要在鼻窦的黏膜上皮内产生。此外,变应性鼻炎局部黏膜中 NO 的浓度增加,会增加 Th2 细胞合成白细胞介素,包括 IL-4、IL-5 和 IL-10,也会促进 IgE 的产生和嗜酸性粒细胞的积累。NO 也倾向于增加局部黏膜水肿和血浆渗出,并导致上皮衬里的剥脱和脱落。

一氧化碳(CO)和硫化氢(H_2S)也被确定为参与解决变态反应引起气道炎症的气体信号因子。虽然人类呼出的 CO 被确认为哮喘发展中一种可能的气体信号因子,但其在变应性鼻炎发病中的作用不太明显,尽管 CO 是在变应性鼻炎患者的鼻黏膜中产生的。同样,H_2S 在变应性鼻炎的发病机制中的作用也并不清楚。既往一项研究表明,H_2S 这种凝固物在人类鼻黏膜中可能具有多种功能,会导致流涕、喷嚏和鼻塞等变态反应症状。然而,其他关于变应性鼻炎豚鼠模型鼻黏膜内源性 H_2S 通路调节的研究表明,H_2S 在鼻黏膜中可能具有抗炎和抗氧化作用,因此,在变应性鼻炎中可能起到保护作用。

三、P 物 质

P 物质是一种属于肽的速激肽家族神经肽神经递质,可以通过鼻黏膜中的 C 神经纤维释放。已有研究发现在鼻腔的上皮、腺体和血管组织中具有多种促炎症作用,因此,P 物质在神经性炎症中具有一定作用。鼻黏膜中由感官神经纤维释放的 P 物质,导致血管渗透、血浆外渗、腺体分泌和炎症细胞流入。P 物质刺激鼻黏膜诱导组胺的释放,从而影响鼻腔的生理和病理环境,特别是在变态反应性炎症过程中。有学者采用辣椒素作为变应性鼻炎动物模型 P 物质实验的阻滞剂,研究表明辣椒素可以消耗鼻黏膜中的 P 物质,从而缓解这些动物变应性鼻炎的各种症状。在变应性鼻炎患者的治疗中,辣椒素经鼻给药可以缓解变应性鼻炎的临床症状,并显著降低鼻分泌物中 P 物质的浓度。这些研究表明,变应性鼻炎中辣椒素的治疗作用机制可能与阻止轴突反射有关,通过变应原刺激感觉神经纤维反应可能导致 P 物质的释放。

也有一些证据表明,在 IgE 激活条件下,内源性 P 物质 mRNA 和肽的表达增加,而内源性 P 物质在敲除微发夹 RNA 后可抑制 IgE 激活肥大细胞进行脱颗粒,表明内源性 P 物质在肥大细胞抗原介导的脱颗粒中起一定作用,从而促进变态反应性炎症的进展。事实上值得注意的是,P 物质不仅由神经元表达,而且在免疫细胞(如肥大细胞)中表达,这些免疫细胞释放变态反应性介质(如组胺),从而加剧变态反应性症状。P 物质在各种细胞类型中的广泛表达可能表明其在多种生理和病理生理条件下,通过激活多种信号通路,具有多种功能作用。此外,P 物质通过神经激肽-1 受体刺激摄取炎性细胞的炎症介质的释放,包括组胺和趋化因子。敲除神经激肽-1受体基因,有效抑制神经激肽-1受体表达,缓解大鼠鼻黏膜组织中与变应性鼻炎相关的临床症状和嗜酸性炎症,表明神经激肽-1受体在变应性鼻炎的发展中可能起到一定作用。

四、营养和肠道菌群失调

近年来,有学者认为营养在变应性鼻炎的发病机制中起一定的作用,我国和其他国家的几项研究都证明了变应性鼻炎与营养的相关性。目前研究对变应性鼻炎发病机制中营养的作用机制尚未明确,但可能涉及基因调控和免疫生物学过程。基因调控(包括DNA甲基化、组蛋白修饰和miRNA)是指基因开关的化学反应,从而改变基因表达,可能影响变应性鼻炎相关的免疫反应。在过敏体质患者中,引起表观遗传变化的营养物质,包括叶酸、鱼油。在免疫生物学过程中,当变应性鼻炎患者或变应性鼻炎动物模型接触某些营养物质(如维生素D、维生素E等)时,存在免疫调节作用和气道上皮细胞反应。

另外,有流行病学研究调查报道,早期微生物接触不足与儿童变态反应风险增加之间存在相关性。新生儿出生后,微生物开始在其口腔、呼吸道和肠道中增殖,微生物受到一系列环境因素、早期本地微生物接触、分娩方式、饮食、抗生素管理、生理因素、精神压力等的因素影响,其特点是微生物波动且具有多样性。新生儿肠道微生物菌群在儿童免疫系统的发展和功能中起重要作用,早期肠道菌群的相互作用和黏膜免疫系统影响免疫的耐受性或免疫诱导失衡。

早期微生物增殖模式可能会影响在关键时间模式下免疫细胞的发育和功能。新生儿免疫细胞不同于成熟细胞,可以逐渐以年龄依赖的方式耐受共生细菌。一旦错过了免疫细胞发展的关键"机会之窗",肠道免疫细胞发育就不能在成人中完全实现,进而发展成变态反应性疾病。

参 考 文 献

王贤文,田道法,2004.变应性鼻炎发病及综合防治研究进展[C]//中国中西医结合学会.全国中西医结合变态反应第二次学术会议暨中国中西医结合学会变态反应专业委员会成立大会论文汇编.北京:全国中西医结合变态反应第二次学术会议暨中国中西医结合学会变态反应专业委员会成立大会.

Biedermann T, Winther L, Till S J, et al., 2019. Birch pollen allergy in Europe[J]. Allergy, 74(7): 1237-1248.

D'Amato G, Pawankar R, Vitale C, et al., 2016. Climate change and air pollution: effects on respiratory allergy[J]. Allergy Asthma Immunol Res, 8(5): 391-395.

Hsu H H L, Chiu Y H M, Coull B A, et al., 2015. Prenatal particulate air pollution and asthma onset in urban children. Identifying sensitive windows and sex differences[J]. Am J Respir Crit Care Med, 192(9): 1052-1059.

Inal A, Kendirli S G, Yilmaz M, et al., 2008. Indices of lower airway inflammation in children monosensitized to house dust mite after nasal allergen challenge[J]. Allergy, 63 (10): 1345-1351.

Karatzas K, Katsifarakis N, Riga M, et al., 2018. New European Academy of Allergy and Clinical Immunology definition on pollen season mirrors symptom load for grass and birch pollen-induced allergic rhinitis[J]. Allergy, 73(9): 1851-1859.

Lake I R, Jones N R, Agnew M, et al., 2017. Climate change and future pollen allergy in Europe[J]. Environ Health Perspect, 125(3): 385-391.

Lee J E, Ahn J C, Han D H, et al., 2014. Variability of offending allergens of allergic rhinitis according to age: optimization of skin prick test allergens[J]. Allergy Asthma Immunol Res, 6(1): 47-54.

Lou H F, Ma S Y, Zhao Y, et al., 2017. Sensitization patterns and minimum screening panels for aeroallergens in self-reported allergic rhinitis in China[J]. Sci Rep, 7(1): 9286.

Meng Y F, Wang C S, Zhang L, 2019. Recent developments and highlights in allergic rhinitis[J]. Allergy, 74(12):2320-2328.

Okubo K, Kurono Y, Ichimura K, et al., 2017. Japanese guidelines for allergic rhinitis 2017[J]. Allergol Int, 66(2): 205-219.

Pfaar O, Karatzas K, Bastl K, et al., 2019. Pollen season is reflected on symptom load for grass and birch pollen-induced allergic rhinitis in different geographic areas — an EAACI task force report[J]. Allergy, 75(5):1099-1106.

Ramon G D, Barrionuevo L B, Viego V, et al., 2019. Sensitization to subtropical grass pollens in patients with seasonal allergic rhinitis from Bahia Blanca, Argentina[J]. World Allergy Organ J, 12(9): 100062.

Satyaraj E, Wedner H J, Bousquet J, 2019. Keep the cat, change the care pathway: a transformational approach to managing Fel d 1, the major cat allergen[J]. Allergy, 74(Suppl 107): 5-17.

Seidman M D, Gurgel R K, Lin S Y, et al., 2015. Clinical practice guideline: allergic rhinitis executive summary[J]. Otolaryngol Head Neck Surg, 152(2): 197-206.

Shin Y S, Jung C G, Park H S, 2018. Prevalence and clinical characteristics of local allergic rhinitis to house dust mites[J]. Curr Opin Allergy Clin Immunol, 18(1): 10-15.

Wang W, Xian M, Xie Y, et al., 2016. Aggravation of airway inflammation and hyper-responsiveness following nasal challenge with dermatophagoides pteronyssinus in perennial allergic rhinitis without symptoms of asthma[J]. Allergy, 71(3): 378-386.

Wang X D, Zheng M, Lou H F, et al., 2016. An increased prevalence of self-reported allergic rhinitis in major Chinese cities from 2005 to 2011[J]. Allergy, 71(8): 1170-1180.

Wang X Y, Ma T T, Wang X Y, et al., 2018. Prevalence of pollen-induced allergic rhinitis with high pollen exposure in grasslands of northern China[J]. Allergy, 73(6): 1232-1243.

Wang Y X, Gu Z W, Cao Z W, et al., 2019. Nonylphenol can aggravate allergic rhinitis in a murine model by regulating important Th cell subtypes and their associated cytokines[J]. Int Immunopharmacol, 70: 260-267.

第三章 变应性鼻炎的西医诊断与治疗

第一节 变应性鼻炎的临床表现

一、成人变应性鼻炎

(一)症状

本病的主要症状是反复发作鼻痒、阵发性喷嚏、水样清涕、鼻塞。

鼻痒:是最常见的症状,多数患者有鼻痒,发作时先觉鼻内奇痒,甚者软腭、眼及咽喉亦作痒,变应性鼻炎患者鼻痒是鼻黏膜感觉神经末梢受到刺激后发生于局部的特殊感觉。季节性变应性鼻炎患者可伴有眼痒、耳痒、咽痒等。

阵发性喷嚏:每日常有多次阵发性喷嚏发作,每次少则几个,多则几十个,甚至更多。

水样清涕:随着喷嚏发作,常流大量清稀鼻涕,擤鼻次数增多。严重者可整日流涕不止。大量清水样鼻涕,有时可不自觉从前鼻孔滴下。

鼻塞:两侧均有鼻塞,但轻重程度不一,呈间歇性或持续性,单侧、双侧或双侧交替。由于鼻黏膜水肿明显,部分患者尚有嗅觉减退,多为暂时性,但也可为持续性。其发病迅速,消失也快,症状消失后则如常态。

在上述症状中,鼻痒和喷嚏是最早出现的,$5\sim10$ min 后逐渐消失。流涕和鼻塞随后出现,可以持续 1 h 左右,而后逐渐减轻,重症者这些症状可持续较长时间。

患者的分泌物中可检测到许多化学介质和炎症性物质,已被确认的有组胺、激肽、白三烯、前列腺素、血小板活化因子、胰蛋白酶、大分子嗜中性粒细胞趋化因子、5-羟色胺、P 物质等,其中有些已证实可以直接或间接触发位于鼻黏膜血管、黏液分泌细胞、腺体和神经末梢上的受体而引发一系列的临床鼻部症状。

(二)体征

变应性鼻炎发作时可见鼻黏膜色淡,或苍白,或暗灰色,表面湿润,呈水肿样,以下鼻甲为甚。鼻腔内可见水样或蛋清样鼻涕,间隙期鼻腔内表现可恢复正常。但病史较长,反应比较剧烈的患者,则可见黏膜极度苍白、水肿,甚者鼻黏膜可呈息肉样变或形成息肉。

眼部体征主要为结膜允血、水肿,有时可见乳头样反应。伴有哮喘、湿疹或特应性皮炎的患者有相应的肺部、皮肤体征。伴有变应性咽炎的患者咽后壁呈"鹅卵石"样外观,喉内黏膜苍白水肿。

(三)检查

鼻腔分泌物涂片可见大量嗜酸性粒细胞,血清特异性 IgE 抗体值升高。相应的变应原皮肤试验或鼻激发试验呈阳性反应。

（四）分类

对于变应性鼻炎的临床表现,可以根据其症状发作时间、症状严重程度及变应原种类进行分类。

1. 按照症状发作时间分类

按照症状发作时间可分为间隙性变应性鼻炎和持续性变应性鼻炎,前者症状出现少于每周4日,或少于连续4周,后者症状出现每周4日以上并且连续超过4周。

2. 按照症状严重程度分类

根据局部和全身症状严重程度,分为轻度和中重度。轻度症状轻微,对生活质量(包括睡眠、日常生活、工作和学习)未产生明显影响。中重度症状较重或严重,对生活质量(包括睡眠、日常生活、工作和学习)产生明显影响。

3. 按照变应原种类分类

按照变应原种类可分为季节性变应性鼻炎和常年性变应性鼻炎。

（1）季节性变应性鼻炎:也称花粉症,常常由树、草花粉、真菌孢子等室外变应原导致,出现季节性的症状发作,发病有显著季节性是其临床特点。

其主要症状表现为:患者每到花粉播散季节便开始发病,发病时出现鼻痒、喷嚏、大量水样清涕、鼻塞和咽痒、眼痒等鼻部、眼部、咽部甚至耳部症状,严重时结膜充血,甚至水肿,因此容易误诊为常见的结膜炎,患者每日喷嚏阵阵,每次连续数个甚至数十个,鼻塞伴大量清涕,需用大量纸巾,鼻痒难忍,不得不经常挤眼揉鼻。待花粉期一过,多数患者不治而愈。每于第2年、第3年同一季节同一时间再次发病。其另一特点是地区性,当患者迁移至气候、地理条件不同的另一地区时,由于植物种类不同而不发病。

季节性变应性鼻炎症状的轻重与下列因素有关:①空气中致敏花粉的飘散量。花粉的飘散量不但与植物的种类有关,而且直接与植物的分布有关,植物覆盖面积大,生长茂盛,花粉数量多,则引起的症状也重。②气候条件。植物的生长受气候条件的影响,干旱低温不利于植物生长繁殖,故花粉量少,阴雨天气不利于花粉传播,故患者的症状较轻。反之则症状较重。③非特异性刺激。在花粉季节患者出现高敏状态时,对非特异性刺激反应阈低,在遇到刺激性气体、尘土刺激、温度改变时均可加重症状。

（2）常年性变应性鼻炎:主要是由常年接触某些变应原引起,如尘螨、屋尘、蟑螂、猫犬等动物皮毛、真菌等室内变应原,发病无季节性,在1年的任何季节都可发病,表现为1年中至少9个月有症状发作,病情的轻重与接触变应原的量和时间长短有关,主要症状包括鼻痒、阵发性喷嚏、浆液性或黏液性鼻涕、鼻塞等症状,与季节性变应性鼻炎症状相同,但总的程度不如季节性变应性鼻炎重,有些患者嗅觉减退,且病程越长嗅觉减退越明显。

（五）伴随症状

变应性鼻炎除了可以造成一系列黏膜组织的病理改变外,还可以单独或协同其他致病因素导致周围组织或器官的病变,最常见的有鼻窦炎、鼻息肉、嗅觉减退、哮喘、结膜炎等。

变应性鼻炎患者鼻窦炎的发生率很高,其引起的鼻黏膜水肿和鼻甲肥大,以及大量的黏液性分泌物均可妨碍鼻窦腔的自然引流,造成鼻窦腔负压和黏膜炎症,从而出现鼻塞、流脓涕、头/面部疼痛或压迫感,并且会影响患者的生活质量、工作能力和睡眠。

变应性鼻炎与鼻息肉的形成虽然无直接关系,但是由肥大细胞和嗜酸性粒细胞活化后释放的炎性介质所引起的黏膜炎症反应,在鼻息肉的组织学中常常可见。在重症变应性鼻炎患者中,常常同时发生鼻息肉、哮喘及对阿司匹林过敏等并发症。

变应性鼻炎可以造成长期或反复鼻黏膜水肿及上皮层的结构改变,导致鼻甲肥大,以及变态反应发生时所产生的大量黏液性分泌物,使携带有臭味的气体分子在鼻腔内受阻,出现嗅觉减退或丧失。变态反应发生时产生的大量炎性介质,也可直接损害鼻腔上部嗅区黏膜组织及位于黏膜表层的嗅觉神经末梢感受器而造成嗅觉功能障碍,多数变应性鼻炎的嗅觉障碍是一过性的,可随着通气改善或分泌物减少而好转。

上下气道可视为一个独特的整体,"同一气道,同一疾病",变应性鼻炎与哮喘的发生和严重性有关,也是哮喘的发生和其严重性的一个危险因素。哮喘与变应性鼻炎常常同时发生。常年性变应性鼻炎中哮喘的发生率为 3.4%,而哮喘患者中变应性鼻炎的发生率达到了 75%。在引起变应性鼻炎和哮喘的致病因子中,有一些变应原和阿司匹林是同时影响鼻和支气管的致病物,在普通人群中,屋尘螨、动物皮屑和阿司匹林引起的变态反应是哮喘和鼻炎两者的危险因素。

不少的鼻炎患者发生"红眼"症状,变应性鼻炎伴发过敏性结膜炎,通常分为急性、季节性、常年性、春季或特应性结膜炎。急性过敏性结膜炎是具有充血和水肿并伴有大量流泪、眼痒和烧灼感的急性超敏反应,多由意外暴露于几种物质如气体和液体刺激物或动物皮屑所致;季节性和常年性过敏性结膜炎,常表现为流泪、烧灼感、轻痒或奇痒、畏光、异物感等症状,多与患者暴露于季节性花粉或常年性变应原有关;春季结膜炎是儿童的一个严重的双眼疾病,常累及角膜,其特点为结膜肥大和大量分泌黏液;特应性结膜炎为角膜结膜炎伴皮肤和眼睑的湿疹样损害。

部分合并有变应性鼻窦炎患者可出现头痛。变应性鼻炎患者多于气温突变时发作,如早晨起床穿衣少,接触到外界冷空气时发作,或夏秋之间、秋冬之间季节变换时发作较多,有的闻到刺激性气体,或受到粉尘、羽毛、棉絮等刺激突然发作。

二、儿童变应性鼻炎

儿童变应性鼻炎典型的临床症状包括鼻痒、阵发性喷嚏、水样清涕、鼻塞。但许多变应性鼻炎患儿的临床症状并不典型,且患儿的主观感受常常不能准确自述而由家长代述。如有的变应性鼻炎患儿以慢性或反复性咽喉不适、鼻塞症状为主诉;有的患儿症状与感染性鼻炎或病毒性呼吸道感染相似;有的则以鼻腔分泌物向后流到咽部,以咳嗽为主诉首诊于儿科。因此,儿童特别是幼儿变应性鼻炎的诊断是临床上较为棘手的问题,需要结合临床症状、体征、血常规检查、特异性 IgE 检测等综合做出判断。幼儿变应性鼻炎多表现为反复流水样清涕、咳嗽,易误诊为支气管炎。有些患儿可伴有眼痒、结膜充血等眼部症状,而鼻部症状不明显,这也是造成变应性鼻炎被忽视的原因之一。因此在临床诊疗工作中询问病史时不应简单局限于典型的四种症状,应拓宽思路,详细询问有哪些相关症状、发作频率和持续时间。对患儿生活质量有无影响及前期的治疗情况等。这些都对变应性鼻炎的正确诊断、严重程度的评估十分重要。儿童变应性鼻炎发作时的典型体征包括在前鼻镜下见双侧鼻黏膜苍白水肿,鼻腔水样分泌物,双侧表现可不对称。下鼻甲肿胀表面附有水样黏液,中鼻道黏膜也呈水肿样改变。眼部检查有结膜充血、水肿,部分患儿有揉眼现象等。临床流行病学调查显示,变态反应性疾病患者存在遗传易感性,变应性鼻炎患儿中60%都有过敏性家族史。统计显示,双亲皆有过敏史的患儿,变应性鼻炎发病率高达75%,单亲有过敏史的患儿,变应性鼻炎发病率亦可高达50%,且母亲对子女的影响大于父亲。因此在疾病的诊断过程中,了解患儿家族中的变态反应性疾病的患病情况对疾病的诊断也具有重要意义。

儿童变应性鼻炎可发生于儿童任何年龄段,包括婴幼儿。约75%的哮喘儿童也有本病,主要症状如鼻痒、连续喷嚏、大量水样清涕等。前鼻镜检查可见鼻黏膜苍白水肿、大量清水样分泌物,若因持久性水肿可发生鼻息肉或息肉样变性。由于鼻塞患者不得不用口呼吸,因此从口腔直接吸入的变应原较多,从而使哮喘加重。这类儿童暴露于特殊的变应原越多,其发生过敏的机会越大。鼻痒、喷嚏、流清涕和鼻塞是儿童变应性鼻炎的四大症状。喷嚏多于刚睡醒时发作,鼻塞常随体位变动而改变。鼻痒是过敏的特征性表现,使小儿不断用手指或手掌上下揉擦鼻前部。不少儿童因鼻痒常做歪口、耸鼻等奇异动作。较大儿童自诉嗅觉也丧失。鼻涕为清水样,亦可因鼻塞或继发感染而变稠。本病婴儿表现多不典型,常以鼻塞为主。此外,患儿常存在鼻道高反应性,因而对各种非特异刺激易发生反应。患儿常有变态反应家族史。鼻腔内部的检查显示典型的鼻甲水肿,常呈苍白或紫色,上盖有一薄层水样黏液。儿童变应性鼻炎除典型的鼻痒、喷嚏、流清涕、鼻塞等症状外,还可伴有揉鼻、挖鼻、鼻出血等症状,严重时并发哮喘、特异性皮炎等其他变应性疾病。

儿童变应性鼻炎非典型的临床表现包括:①学龄前期、学龄期儿童可发生咽鼓管功能障碍,表现为压力变化时耳痛、听力下降、慢性分泌性中耳炎;②咳嗽、睡眠障碍、呼吸道感染,多见于学龄前期、学龄期及青春期儿童,咳嗽常被误诊为哮喘,睡眠障碍多表现为困倦、学习成绩差及易怒。

由于长期鼻塞,患者可产生一些特殊体征:①腺样体面容,一般是由腺样体肥大所致,由于腺样体肥大堵塞了后鼻孔,鼻呼吸困难,患者长期用口呼吸,继而出现上颌骨发育不良而引起上腭上拱,颧弓不明显,面容显得呆傻。常年性变应性鼻炎患者由于鼻黏膜肿胀,鼻呼吸不畅,因而也产生腺样体面容。②变应性敬礼,指患儿为缓解鼻痒和通畅鼻腔,而用手掌或手指向上揉鼻的动作。这是变应性鼻炎患儿常见的一种习惯性动作,由于鼻呼吸不畅,患儿常常用手将鼻尖上推,试图帮助鼻通气。③变应性褶皱,指患儿经常向上揉搓鼻尖,久而久之在外鼻皮肤表面鼻背处出现横行皱纹或横行褶皱。④变应性暗影,儿童还可见眼眶下有灰蓝色环形暗影和褶皱,称变态反应性着色,也是特应性儿童眼鼻过敏的一个特征性表现。这是发生在下眼睑下方的蓝色斑,常伴下眼睑肿胀,主要是由于鼻腔和鼻窦黏膜常年肿胀,鼻甲肥大压迫蝶腭静脉丛,引起眼睑静脉和眼角静脉淤血所致。⑤Dennie线,这是发生于下眼睑,与睑缘平行的褶皱,起自内眦部,长约为睑缘的2/3,其起因不明,可能也与鼻黏膜肿胀所致的下眼睑静脉血回流受阻有关。⑥牙合不良和高弓腭,这些畸形的发生也是由静脉血回流受阻引起的。正常情况下,上颌和鼻腔的血液汇总引流入翼腭丛,当鼻腔和鼻窦黏膜水肿时静脉受压,血液淤积于齿槽,使局部缺氧,发生代谢障碍,咬肌和口轮匝肌的力量被削弱,在强有力的舌肌作用下,它们向前外方移位,造成牙合不良;上颌骨发育不良舌肌的力量使硬腭向上方拱起,形成"V"形高弓腭。

三、局部变应性鼻炎

局部变应性鼻炎是在缺乏全身致敏的情况下,鼻黏膜局部存在 IgE 介导的 I 型超敏反应,具体表现:患者外周血抗原特异性 IgE 检测和变应原皮肤点刺试验(skin prick test, SPT)为阴性,但鼻黏膜局部存在特异性 IgE,变应原鼻腔激发试验会诱导局部肥大细胞和嗜酸性粒细胞等活化、脱颗粒,产生类胰蛋白酶和嗜酸性粒细胞阳离子蛋白等炎性递质,导致鼻痒、喷嚏、水样清涕等类似于经典变应性鼻炎的临床症状。

局部变应性鼻炎的临床表现:与经典变应性鼻炎症状类似,即鼻痒、喷嚏、水样清涕、鼻塞,这些鼻部症状往往可伴有眼痒、流泪等眼部症状。研究表明,大部分局部变应性鼻炎患者有持续性中度到重度的临床症状,25%～57%的局部变应性鼻炎患者伴有眼部症状,33%～47%的患者同时伴有哮喘。

四、变应性鼻炎的症状评分法

2001 年世界卫生组织召开的"变应性鼻炎及其对哮喘的影响"(Allergic Rhinitis and its Impact on Asthma, ARIA)指南学术研讨会,以循证医学为观点,根据变应性鼻炎对生活质量的影响将其分为无影响、轻度、中度、重度(0 分、1 分、2 分、3 分),中重度患者除了受鼻部症状的烦扰,还出现睡眠质量差、情感障碍及社交困难,全身健康和生活幸福感也相应下降。用症状评分法对变应性鼻炎患者症状严重程度进行评估,有利于区分轻度和中重度变应性鼻炎及其对生活质量的影响。

(一)症状评分

主要评价指标包括 4 个鼻部症状(鼻痒、喷嚏、流涕和鼻塞)及 2 个眼部症状(眼痒/异物感/眼红、流泪)。如果合并哮喘,需要另外记录喘息、咳嗽、气急和胸闷等哮喘症状评分。可采用"四分法"和视觉模拟量表(visual analogue score, VAS),对治疗前后的单个症状评分和(或)鼻部、眼部、哮喘症状总评分的改善情况进行评价。

(1)四分法:患者对症状严重度按 0～3 分进行评价,0 分为无症状;1 分为轻度症状(症状轻微,易于忍受);2 分为中度症状(症状明显,令人厌烦,但可以忍受);3 分为重度症状[症状不能忍受,影响日常生活和(或)睡眠]。

(2)VAS:患者在 0～10 cm 标尺上画线标出各种症状相应的分值,按 0～10 分进行评价,"0"代表没有此种症状;"10"代表此种症状最重。VAS 评分法简便易行,可对变应性鼻炎的严重程度进行量化评价。

(二)生活质量评分

鼻结膜炎生活质量调查问卷(rhinoconjunctivitis quality of life questionnaire, RQLQ)是最常用的评估变应性鼻炎的生活质量调查问卷量表。该量表于 1991 年由 Juniper 等设计,包括 28 个问题,涉及睡眠(3 项)、非鼻眼症状(7 项)、行为问题(3 项)、鼻部症状(4 项)、眼部症状(4 项)、活动限制(3 项)、情感功能(4 项)等 7 个领域,各项目赋值 0～6 分。1999 年形成的标准版 RQLQ 与最初版的差别在于将原来由患者自述三种活动限制的表现代之以统一的活动限制问题。2000 年出现含 14 项,包括 5 个领域的 mini RQLQ 量表,帮助研究人员更有效地了解变应性鼻炎患者的生活质量受损情况。

第二节　变应性鼻炎的诊断与鉴别诊断

一、变应性鼻炎的诊断

变应性鼻炎的诊断需依据患者病史、临床表现和与其一致的变应原检测结果。大多数变应性鼻炎患者的临床诊断，一般不需要变应原检测，可通过病史、症状和经验性的对症治疗后症状缓解而做出。然而对临床上经验治疗效果不明显的变应性鼻炎患者，以及根据世界卫生组织的指南，口服抗组胺药和应用中度剂量鼻用激素不能控制症状的变应性鼻炎患者，应进行变应原的检测，明确具体变应原后，可以考虑免疫治疗。变应性鼻炎是 IgE 介导的疾病，对于非 IgE 介导的患者试图检测特异性变应原是徒劳的。血清总 IgE 检测对变应性鼻炎的诊断价值是有限的，有效的特异性 IgE 检测主要有两种方式：皮肤试验和血清学检测。皮肤试验主要是 SPT，血清学检测主要是特异性 IgE 检测，两者的总体相关性和一致性是良好的，但两者检测结果仍存在一定的差异，这可能与检测方法原理不同，或与变应性鼻炎患者不同变应原致敏方式的不同有关，其具体机制仍需进一步研究。两者不能互相替代，在临床诊断上可相互补充，而鼻窦影像学检查在变应性鼻炎的诊断中不起作用，临床上不作为常规检查。

《变应性鼻炎诊断和治疗指南（2015 年，天津）》的诊断依据：①症状见鼻痒、喷嚏、清水样涕和鼻塞等症状出现 2 个或以上，每日症状持续或累计在 1 h 以上，可伴有眼痒、流泪和眼红等眼部症状；②体征常见鼻黏膜苍白、水肿，鼻腔水样分泌物；③变应原检测至少 1 种变应原 SPT 和（或）血清特异性 IgE 阳性。变应性鼻炎的明确诊断应根据患者典型的过敏病史、临床表现及与其一致的变应原检测结果而做出。

病史的采集是变应性鼻炎诊断至关重要的一步，也是变应性鼻炎临床分类的基础和制订治疗方案的重要依据，其中需着重注意以下几个方面：①症状发作的频度，持续时间，对睡眠、学习及工作的影响程度。②发病时间和严重程度，即通过询问病史首先应了解发病时间，明确季节性或常年性、间歇性或持续性；了解对患者生活质量的影响。③询问诱发因素对诊断也有重要的价值，如打扫房间、整理被褥、翻找衣物、嗅到霉味、接触宠物时常引起发作，可提示特异性变应原的存在。④生活环境的了解有助于判断可能存在的触发物性质，如宠物接触史、室内空气质量、工作接触物的化学性质、本人的生活嗜好等。⑤本人过敏史、家族史和药物治疗史可为变应性鼻炎的鉴别诊断提供依据。应注意患者有无阿司匹林耐受不良病史，了解有无哮喘发作史。

（一）变应原检测

变应原检测的方法可分为体外试验和体内试验两种，体外试验主要指的是血清特异性 IgE 测定，目前有免疫印迹法、荧光酶标法（fluorometric enzyme immunoassay，FEIA）、放射性变应原吸附试验（radioallergosorbent test，RAST）及酶联免疫吸附试验（enzyme linked immunosorbent assay，ELISA）四种检测方法，其中后两种方法应用较为广泛，而体内试验是指各种皮肤试验和鼻激发试验，其中 SPT 最常用于变应性鼻炎的变应原检测。

1. 体外试验

（1）血清总 IgE 检测：血清中总 IgE 升高提示体内存在变态反应性炎症。因为鼻黏膜面积只有 300 cm², 平均厚度为 3 mm, 质量只占全身的 0.1%, 变应性鼻炎不至于对总 IgE 水平产生明显影响, 在不伴有哮喘的大多数情况下, 血清总 IgE 水平在正常值范围内。此外, 寄生虫感染及其他一些因素(如种族)均可使体内总 IgE 水平增加, 所以测定血清总 IgE 对变态反应筛查的预测价值低, 不能作为变应性鼻炎的诊断依据。总 IgE 升高只能证明 Ⅰ 型变态反应的存在, 不能明确具体变应原。只有找到具体的变应原才能指导变应性鼻炎患者更好地避免接触此变应原, 从而预防变应性鼻炎的发生, 所以血清特异性抗体的检测是必要的。

（2）血清特异性 IgE 检测: 指用免疫化学的方法测定血清中某种变应原 IgE 的含量, 可直接地反映血清中针对该变应原的抗体水平。可定性或定量对变应原进行检测, 受试者所受痛苦小, 即使严重的过敏体质患者, 也可避免不良反应的发生, 而且受药物干扰小, 因此具有特异性强、结果准确可靠、安全和定量等优点, 但敏感性低于皮肤试验, 所需时间稍长, 费用偏高, 临床上两种方法(SPT 和血清特异性 IgE 检测)检验的结果之间具有良好的一致性, 通常可以相互补充对方的不足。血清特异性 IgE 检测适用于任何年龄的患者, 不受皮肤条件的限制, 其与 SPT 具有相似的诊断性能, 但各有特点（表 3-1）。通常, 血清特异性 IgE 水平的临界值为 0.35 kU/L, 大于或等于该值即为阳性, 提示机体处于致敏状态。测定结果分为 7 个级别。0 级: <0.35 kU/L; 1 级: 0.35~0.69 kU/L; 2 级: 0.7~3.4 kU/L; 3 级: 3.5~17.4 kU/L; 4 级: 17.5~49.9 kU/L; 5 级: 50~100 kU/L; 6 级: >100 kU/L。血清特异性 IgE 检测结果不受皮肤条件的限制, 也无须提前停用抗组胺药和其他一些对 SPT 有影响的药物, 然而其检测结果仍然需与病史及皮肤试验结果结合做综合分析。

表 3-1 变应原检测方法的比较

比较项目	SPT	血清特异性 IgE 检测
原理	抗原抗体在体表的反应, 肥大细胞释放组胺等介质, 属间接的生物测定	对变应原特异性 IgE 抗体的直接免疫化学测定
敏感性	高	较高
特异性	较高	较高
药物影响	抗组胺药对试验结果影响较大	药物对检测结果无影响
皮肤条件	要求高	无要求
结果评判	有一定主观性	较客观, 可定量分级
技术要求	要求操作者手法娴熟	需按照实验操作规范
风险性	有一定风险, 如发生过敏反应	无
价格	低	较高

2. 体内试验

（1）皮肤试验: 变应原皮肤试验是确定 IgE 介导的 Ⅰ 型变态反应的重要检查手段, 称为变应原体内检测。主要方法包括 SPT 和皮内试验。

1）SPT: 是最常用的体内变应性鼻炎变应原检测方法。最早是在 1975 年由 Pepys 改进形成的一种变应原检测方法。原理是将微量无害的可疑变应原刺入皮肤, 与皮肤中致敏肥大细胞表面的 IgE 相结合, 经一系列的酶激活, 使肥大细胞脱颗粒、组胺等多种化学介质释放, 从而使点刺局部皮肤出现丘疹和红晕反应。如点刺部位皮肤出现粉红色的风团,周围伴有红晕,则说明该变应原检测结果为阳性,表明受试者对此种变应原过敏。一般用组胺做阳性对照,生理盐水做阴性对照。

SPT特点为操作简单、快速,灵敏度和特异度较高,据统计其高敏感性和高特异性,一般均在80%以上,因而可为变应性鼻炎的诊断提供有价值的证据,且可用于儿童和老年人,临床推荐该方法。而且SPT具有重复性好、安全性高、不良反应低、花费低廉,同时可对多种变应原进行检测等优点,在对病史充分评估的前提下,其阳性结果有助于快速诊断多种变应性疾病。应注意的是,口服抗组胺药(H_1受体拮抗剂)对皮肤反应有抑制作用,一般持续2~7日,故宜停药1周后行SPT。而且由于操作不正确和使用的材料不合适等因素,有可能出现假阳性或假阴性反应,故需结合患者病史(包括变应原暴露、发病经过)和临床表现对SPT的结果做出合理解释。

SPT所采用的变应原种类应该是本地区常见的气传变应原,主要包括尘螨、蟑螂、动物皮屑、真菌和花粉等。按标准点刺方法操作:患者手臂放松,平放于桌上,选择前臂掌侧皮肤为点刺部位。先用标记笔在皮肤上标记所用点刺液,各标记部位相距4 cm,以防止反应红晕交叉融合;再用75%乙醇消毒皮肤,待干2 min,将待测变应原点刺液分别滴在标记部位旁的皮肤上;用一次性消毒变应原点刺针针尖垂直通过滴在皮肤上的点刺液刺入皮肤表皮(以不刺出血为度),使少量点刺液进入皮肤,1液滴1针,停留1 s后提针弃去,吸干遗留的点刺液,20 min后观察并记录皮肤反应。同时同法用组胺液(阳性对照)和生理盐水(阴性对照)进行对照。

结果判断标准:假如患者对某种变应原产生超敏反应,则20 min内在皮肤点刺部位出现风团和红斑,风团直径≥3 mm判定为SPT阳性。评价SPT的反应强度可采用皮肤指数(skin index, SI),分别测量变应原和组胺风团的最大径及最小径(取最大径中点的垂直线),计算两者风团的平均直径,其比值即为SI,将风团最大直径定义为d_1,同与最大直径d_1垂直且通过风团中心的直径定义为d_2,风团的直径$D = (d_1 + d_2)/2$。每种变应原的SI=变应原的D/组胺D。分为4个等级:+为$0.3 < SI \leq 0.5$;++为$0.5 < SI \leq 1$;+++为$1 < SI \leq 2$;++++为$SI > 2.0$。操作注意事项:①尽量使用标准化变应原溶液;②应采用阳性和阴性对照液;③在正常皮肤上进行试验;④试验前评判是否有皮肤划痕症;⑤询问并记录患者用药情况和末次用药时间;⑥试验后20 min判定皮肤反应;⑦测量风团最长直径。常见操作错误:①点刺部位靠太近(<2 cm)导致反应重叠而无法区分;②出血可能导致假阳性结果;③点刺针进入皮肤过浅导致假阴性结果(多发生在使用塑料针时);④试验过程中变应原溶液不慎流失或过早拭去。

2) 皮内试验:将使用部位(两前臂或背部)消毒后,用注射器皮内注射稀释抗原0.1 mL(第1次用稀释度最大的抗原),如有多种抗原同时试验,各试剂的横距应不少于2.5 cm,纵距不少于5 cm,1次不超过10个试验,同时须用相同的溶剂做对照。注射后10 min及20 min各观察1次,注射处如有风团发生,结果判断可参考SPT标准;如试验为阴性,可改用较浓的抗原,重做试验。不合宜人群:1岁以内婴儿,应避免使用此法,可用划痕试验代替。检查前禁忌:一般无大的禁忌。检查时要求:极少数患者,可在皮肤试验时发生过敏性休克,常于注射后数秒至5 min内开始,先出现皮肤瘙痒、四肢麻木,继则气急、胸闷、发绀、心跳加快、脉细、血压下降、大量出汗等,如抢救不及时,可导致患者死亡。

（2）鼻激发试验：将某种变应原直接作用于鼻黏膜，观察是否诱发临床相关症状。试验方法为将吸附有变应原溶液（激发剂）的滤纸片贴于下鼻甲，或使用定量泵将激发剂喷于鼻腔，变应原溶液浓度逐步增加，10倍为一个上升梯度，直至出现阳性反应。变应原溶液浓度的级别越低，表示鼻黏膜反应性越大，对该变应原致敏的敏感程度越高。记录鼻激发试验后产生的症状，并可结合客观检查结果（鼻分泌物的量、鼻阻力或气流的变化等）进行综合评价，以获取有临床诊断和鉴别诊断价值的数据资料。目前本试验一般多用于临床研究，只有少数情况用于临床实践。

（二）临床控制评估方法

1. 症状体征记分方法

为便于观察疗效，制订下述记分标准。

1）症状记分标准见表3-2。

表3-2　症状记分标准

分级记分	喷嚏*	流涕△	鼻塞	鼻痒
1分	3~5	≤4	有意识吸气时感觉	间断
2分	6~10	5~9	间歇性或交互性	蚁行感，但可忍受
3分	≥11	≥10	几乎全天用口呼吸	蚁行感，难忍

＊1次连续喷嚏个数。
△每日擤鼻次数。

2）体征记分标准：下鼻甲与鼻底、鼻中隔紧靠，见不到中鼻甲，或中鼻甲黏膜息肉样变、息肉形成，记录为3分；下鼻甲与鼻中隔（或鼻底）紧靠，下鼻甲与鼻底（或鼻中隔）之间尚有小缝隙，记录为2分；鼻甲轻度肿胀，鼻中隔、中鼻甲尚可见，记录为1分。

3）疗效评定标准：根据症状和体征记分评定疗效，记分方法：（治疗前总分－治疗后总分）/治疗前总分×100%。≥66%为显效，65%~26%为有效，≤25%为无效。

临床研究和资料总结应设对照组（包括免疫疗法），季节性变应性鼻炎治疗前后症状和体征记分应与当地、当年空气中飘散花粉数量和种类相比较。疗效评定分为近期疗效和远期疗效，前者在特定治疗观察结束时评定，后者可在一到数年后评定。

2. 视觉模拟量表（VAS）

ARIA指南提供了针对变应性鼻炎严重程度的分类方法，但并未定量。VAS广泛应用于多种疾病中，提供了一种简单的定量评估方法。Bousquet等发现0~10 cm的VAS评分与RQLQ显著相关（$r=0.46$，$P<0.0001$），随后更新的ARIA指南囊括了VAS的严重程度分类，0~3 cm为轻度变应性鼻炎，3.1~7.0 cm为中度变应性鼻炎，7.1~10.0 cm为重度变应性鼻炎。美国实践参数专家组建议可以使用针对鼻炎症状进行6个方面的VAS评估（喷嚏、流涕、鼻塞、鼻痒、鼻涕倒流和全部鼻症状），但该方案并未得到进一步的验证。Rouve等进行了一项由36 000例未经治疗的季节性变应性鼻炎患者参与的研究，来评估VAS与全球症状评分（symptomatic global score，SGS）之间的相关性，结果表明评估方式的不同导致了疾病严重程度的差异。

3. 鼻结膜炎生活质量调查问卷（RQLQ）

生活质量评分采用Juniper等开发的RQLQ，其评估的项目共包括7个方面28个项目:鼻部症状(鼻塞、鼻涕、喷嚏和鼻涕倒流)、眼部症状(眼痒、流泪、眼痛和眼肿等)、非鼻眼部症状(工作效率下降、注意力难以集中、精力不足、疲倦、口渴和头痛)、行为问题(需携带面巾纸,需揉鼻或眼,需反复吸鼻)、睡眠(入睡困难、夜间醒来次数多和睡眠质量不高)、日常活动(根据 RQLQ 列表选择 3 项日常活动),以及情感反应(沮丧感、无耐心或烦躁、易怒和因症状而感到尴尬)。采用每项 0~6 分设计,其中情感反应类项目记分为 0 分:任何时间都没有;1 分:几乎任何时间都没有;2 分:偶尔有;3 分:有时有;4 分:经常有;5 分:大多数时间有;6 分:全部时间都有。其余项目记分为 0 分:不受困扰;1 分:几乎不受困扰;2 分:偶尔受困扰;3 分:中度困扰;4 分:比较困扰;5 分:非常困扰;6 分:极度困扰。

4. 鼻炎控制评估测试(rhinitis control assessment test, RCAT)

Nathan 等通过文献研究及专家团体访谈产生了一项 26 个条目组成的 RCAT 来评估鼻炎症状控制,并在对 410 例患者进行测试后将其缩减到 6 个条目。经证实,RCAT 得分与医师评判的疾病严重度、鼻部总症状得分(total nasal symptom score, TNSS)、医师推荐的治疗方案更改皆显著相关。随后研究者对 402 例大于 12 岁的受试者进行 RCAT 信度、效度、反应性的检测并估计截点值和最小差异值(minimal clinically important differences, MCID)。结果表明,截点值为 21 分或更低,可用于区分鼻炎控制不佳的患者,初步估计 MCID 为 3 分。虽然 RCAT 一开始被设计用于评估变应性鼻炎患者症状控制,在问卷发展及纵向研究过程中,非变应性鼻炎患者也被纳入。

5. 变应性鼻炎和哮喘控制测试(control of allergic rhinitis and asthma test, CARAT)

为了同时评估变应性鼻炎和哮喘,Nogueira-Silva 等通过文献研究及专家共识会议,进行了可行性研究,并建立了 CARAT。CARAT 的 10 个问题版本(CARAT10)在由 Fonseca 等进行的 193 例成人变应性鼻炎患者的横断面研究中得到验证。问卷通过使用描述性分析、探索性因素分析和内在一致性分析,以减少问卷中的无关或作用较小的条目。CARAT10 在变应性鼻炎患者管理指南中具有重要作用,与强化、维持和减量治疗相对应的平均得分是 15(95% CI[13.6, 16.5])、21(95% CI[19.4, 21.9])和 24(95%CI[21.4, 26.6])。随后,Fonseca 等在葡萄牙进行了关于 CARAT10 的 62 例患者的研究,51 例患者完成两次随访。在临床非稳定期患者中观察到 CARAT10 得分的显著改变。对于纵向效度评估,CARAT10 评分变化与哮喘控制问卷(asthma control questionnaire, ACQ)、症状可视化模拟量表之间的相关系数为 0.49~0.65,与医生评估控制的相关系数为 0.31~0.41。最近,van der Leeuw 等在荷兰进行了 CARAT10 的交叉验证,基于变化尺度全球评级(global rating of change, GRC)和测量标准误获得 CARAT10 的具有临床意义的 MCID 为 4 分。

6. 儿童变应性鼻炎和哮喘控制测试(CARAT kids)

为了同时对儿童变应性鼻炎和哮喘进行控制评估,Borrego 等通过文献研究、两次多学科专家共识会议及对 29 例受试儿童及其监护人进行面对面认知测试,建立了初始版 CARAT kids。认知测试表明,该问卷适用于 6 岁以上儿童。鉴于儿童的认知能力有限,特别是学龄前期儿童,因此取消了大部分问题需回顾的时间范围,只将急救药物使用及计划外就诊、住院问题限制为 2 周内。随后,来自葡萄牙 11 家门诊的 113 例儿童完成了间隔 6 周的两次随访,将 CARAT kids 精简为 13 条,8 条由儿童回答,5 条由其监护人回答。在临床非稳定期儿童中观察到,CARAT kids 评分显著改变($P<0.001$)。初步估计小于 4 分为病情控制,4~5 分为部分控制,大于 5 分为未控制,但 MCID 和截点值仍需进一步研究。

CARAT 为目前同时评估成人变应性鼻炎和哮喘的唯一问卷,该问卷较全面,同时评估了两种疾病所造成的影响,使变应性鼻炎和哮喘成为息息相关的整体,是同时患有这两种疾病患者的首选问卷。但是,该问卷缺乏患者对自身病情控制程度的主观感受评估,问卷费时相对较长。RCAT 从初始版所覆盖的 5 个方面内容中分别选取代表性的条目而确定,受试者发现 RCAT 所包含条目较全面、易理解、相关性较强。过敏性鼻炎控制测试由哮喘控制测试问卷发展而来,注重疾病对生活质量的影响,对变应性鼻炎无特别针对性。CARAT kids 由 CARAT 发展而来,监护人和患儿共同参与,较为全面地评估了变应性鼻炎和哮喘的控制情况,选项为是/否,简单且易操作。

7. 90 项症状自评量表(symptom check list 90, SCL-90)

SCL-90 一共 90 个项目,每个项目有 1~5 级评分,选用了躯体化、恐怖、其他(睡眠和饮食)、焦虑、抑郁、强迫症状、偏执、精神病性、敌对、人际关系敏感 10 个因子,分别反映了 10 个方面的心理症状。因子分=组成某一因子的各项目总分/组成该因子的项目数。总均分=90 个项目的总分/90。总均分或因子分≥4.5 分为重度,≥3.5 分且<4.5 分为中重度,≥2.5 分且<3.5 分为轻中度,≥1.5 分且<2.5 分为轻度,<1.5 分判定为无症状。

自 ARIA 指南推出后,变应性鼻炎严重程度的分级在临床上逐渐被各级医师学习应用,但严重程度分级用于评估需要的治疗及对治疗的反应价值有限。对当前用药疗效及不良反应的评估能够指导下一步治疗方案以达到更好的治疗效果,而更好的控制水平可能会帮助减轻疾病的严重程度。控制评估能更好地反映疾病的影响及药物需求。虽然变应性鼻炎尚不能根治,但经过长期积极的有效管理,可以达到临床完全控制。鉴于此,周期性循环式的控制评估可能将发挥更好的作用。

以控制为基础的分级也存在相当的局限性。临床症状控制在很大程度上是以患者为主导的理念,即便在自身疾病严重程度不变的状态下,治疗依从性及患者心理水平等因素对于感官的疾病控制亦有明显影响。因此,在评估的时候,极可能存在高估或者低估病情严重度的可能性。监测对治疗的反应、不良反应及调整治疗还需要考虑操作难易程度、成本、疾病控制的假阳性和假阴性。因此,问卷控制测量方法必须是可重复、快速、在日常实践中容易执行,并应侧重疾病对日常生活质量的影响。变应性鼻炎相关问卷评估工具,临床应用较少,仍需进一步验证和推广,并得到临床医生高度的认知、领会和应用,以此为患者带来更好的临床结局。

(三) 其他检查

1. 鼻分泌物涂片

本检查属非特异性诊断,主要检查鼻腔分泌物中细胞成分,了解鼻腔黏膜炎症状态。在花粉播散季节,分泌物中的嗜酸性粒细胞、肥大细胞(嗜碱性粒细胞)可显著增多。一般采用瑞氏染色(伊红-亚甲蓝染色),高倍显微镜下嗜酸性粒细胞比例>5%为阳性。但在常年性变应性鼻炎中结果多不稳定。

2. 鼻腔灌洗液中特异性 IgE 测定

采集鼻腔灌洗液后进行特异性 IgE 测定,对变应性鼻炎的鉴别诊断有一定临床价值。

3. 影像学检查

在变应性鼻炎的常规诊断中不推荐使用影像学检查,以避免不必要的放射性暴露,降低费用,减少护理事件。虽然影像学检查在变应性鼻炎并发症如鼻-鼻窦炎、鼻息肉或怀疑肿瘤时有作用,但在变应性鼻炎诊断中没有作用,因而不推荐采用。

二、变应性鼻炎的鉴别诊断

变应性鼻炎需要与非变应性鼻炎鉴别。非变应性鼻炎是一类症状与变应性鼻炎相似的鼻炎,但没有变应原。最常见的非变应性鼻炎有血管运动性鼻炎和嗜酸细胞增多性非变应性鼻炎,两者约占非变应性鼻炎的 60%,其他有感染性鼻炎、激素性鼻炎、药物性鼻炎、阿司匹林不耐受三联征、脑脊液鼻漏等。

（一）血管运动性鼻炎

血管运动性鼻炎,又称特发性鼻炎,发病机制不明,可能与鼻黏膜自主神经功能障碍有关。诱发因素包括冷空气、强烈气味、烟草烟雾、挥发性有机物、摄入乙醇饮料、体育运动、强烈的情感反应等。主要症状是发作性喷嚏、大量清涕。变应原检测呈阴性,嗜酸性粒细胞数正常。

（二）嗜酸细胞增多性非变应性鼻炎

嗜酸细胞增多性非变应性鼻炎是一类以嗜酸性粒细胞增多为特征的非变应性鼻炎,其发病机制不明,主要症状与变应性鼻炎相似,但症状较重,常伴有嗅觉减退或丧失。变应原检测呈阴性,鼻激发试验呈阴性;嗜酸性粒细胞异常增多,其判断标准为鼻分泌物中嗜酸性粒细胞数超过粒细胞和单核细胞数(除外上皮细胞)的 20%,外周血嗜酸性粒细胞数>5%。

（三）感染性鼻炎

由病毒或细菌感染引起,病程短,一般为 7~10 日。鼻部症状与变应性鼻炎类似,常伴有发热、头痛、乏力、四肢酸痛等全身不适症状。变应原检测呈阴性,嗜酸性粒细胞数正常。急性细菌感染者,外周血白细胞总数及中性粒细胞数增加。

（四）激素性鼻炎

人体内分泌激素水平发生生理和病理改变时出现鼻部症状,发病与性激素、甲状腺素、垂体激素等有关,常见症状为鼻塞、流涕。变应原检测呈阴性,嗜酸性粒细胞数正常。

（五）药物性鼻炎

药物性鼻炎为鼻腔长期使用减充血剂所致,主要症状为鼻塞。下鼻甲充血、肥大、弹性差,可呈结节状,减充血剂收缩效果差。变应原检测呈阴性,嗜酸性粒细胞数正常。

（六）阿司匹林不耐受三联征

阿司匹林不耐受三联征是一种机制不完全明了的气道高反应性疾病,常伴有鼻息肉和哮喘。水杨酸制剂或其他解热镇痛药可诱发鼻炎和哮喘发作,可伴有荨麻疹和血管性水肿等。鼻息肉手术后极易复发,哮喘不易控制。变应原检测呈阴性,嗜酸性粒细胞数增多。以往有明确病史,阿司匹林激发试验呈阳性。

（七）脑脊液鼻漏

脑脊液鼻漏多有外伤史，表现为水样清涕，但无鼻痒和喷嚏。鼻腔漏出液含糖量高，与脑脊液相同。变应原检测呈阴性，嗜酸性粒细胞数正常。

第三节　变应性鼻炎的治疗

变应性鼻炎的治疗原则是尽量避免暴露于变应原，药物治疗是控制变应性鼻炎症状的首选措施，本病的中医药治疗在缓解症状、延长间歇期、减少反复发作方面显示了独特的优势，尤其是对西药（如激素）有禁忌证的患者，中医药治疗显得更重要。急性发作期除使用中医药治疗外，合理使用抗组胺药和皮质类固醇激素等，有条件者可予特异性变应原免疫治疗，可在短时间内迅速控制症状。此外，可以抑制 IgE 与效应细胞膜表面受体作用的单克隆抗体对重症变应性鼻炎也有较好的疗效；缓解期或间歇期则宜以中医辨证治疗为主，辅以辨证调理体质，有助于通过调控禀赋相关的表观遗传学病理环节而改善特应性体质，减轻病情，控制病情反复。

部分顽固难治性患者在严格遵循手术适应证及禁忌证的情况下，根据解剖情况、病情严重程度及合并症，选择合适的手术程序和手术方式，也可取得一定的疗效。治疗变应性鼻炎可有效预防和减轻哮喘等变态反应性疾病的发作。虽然目前还不能完全根治变应性鼻炎，但经过正规标准化的综合治疗，尤其是中医药的应用，可以达到最佳的症状控制，改善表观遗传学病理环节的特应性体质，并显著提高变应性鼻炎患者的生活质量。

最后，应对变应性鼻炎患者开展有针对性的健康教育，加强疾病管理和随访。

一、避免接触变应原

避免接触引起过敏的变应原可能是治疗变应性鼻炎的有效方法。对已明确的变应原，应设法避免接触或食用。人们提出了多种避免变应原的措施，如季节性变应性鼻炎患者在花粉季节减少外出或迁移他地；对动物皮屑、羽毛过敏者，避免饲养宠物；对真菌、屋尘过敏者，把枕头和床垫都罩上，用热水清洗床上用品，用吸尘器清理床垫和枕头等，这些措施针对的都是室内变应原尤其是尘螨。但对这些避免措施的系统回顾表明，单一措施并不能有效地缓解变应性鼻炎患者的症状，而室外变应原如豚草、树和杂草等则更难避免。

二、药物治疗

（一）抗组胺药（H_1 受体拮抗剂）

组胺是一种自体活性物质，它以无活性结合型存在于肥大细胞和嗜碱性粒细胞的颗粒中，在体内组胺由组氨酸经 HDC 脱羧基而成，具有多种生物活性作用，包括过敏反应、炎症反应等。其主要分布于皮肤、支气管及胃肠黏膜、脑脊液等。肥大细胞和嗜碱性粒细胞致敏后能通过脱颗粒释放组胺，并与组胺受体结合，从而产生生物学效应，包括过敏反应和炎症反应。例如，小血管舒张，血压下降甚至休克；兴奋平滑肌，引起支气管痉挛,胃肠绞痛;增加心率和心肌收缩力,抑制房室传导;刺激胃壁细胞,引起胃酸分泌。

然而,组胺必须首先与细胞上的组胺受体结合,才能发挥作用,组胺受体主要分为 H_1、H_2、H_3 及 H_4 四种亚型,各亚型被激动后通过第一信使 G 蛋白介导,然后再和不同的第二信使作用而产生效应。H_1 受体被激动可引起肌醇磷脂水解增加和细胞内 Ca^{2+} 增加;H_2 受体被激动可使细胞内 cAMP 增加;H_3 受体被激动则可能减少 Ca^{2+} 内流从而发挥作用。一般说的抗组胺药是指 H_1 受体拮抗剂,可拮抗组胺对毛细血管、平滑肌、呼吸道分泌腺、唾腺、泪腺的作用。

H_1 受体作为组胺最主要的受体亚型,广泛分布于中枢和外周神经末梢。其在中枢神经系统,主要分布在丘脑、皮质、中脑腹侧被盖区、前脑基底核、蓝斑及边缘系统;而在外周神经系统,H_1 受体则主要分布于支气管、胃肠、子宫等平滑肌,以及皮肤血管、心房、房室结。

H_1 受体拮抗剂按结构类型不同可分为乙醇胺类、烷基胺类、乙二胺类、吩噻嗪类、哌嗪类和哌啶类。乙醇胺类的代表药物有苯海拉明、茶苯海明、曲吡那敏、氯马斯汀等,乙醇胺类的药理作用为抗组胺作用强、中枢镇静作用显著、抗胆碱作用强。烷基胺类的代表药物有马来酸氯苯那敏(扑尔敏)、曲普利啶(克敏)等,烷基胺类的药理作用为抗组胺作用强、中枢抑制作用轻微,适用于白天。乙二胺类的代表药物有曲吡那敏、美沙吡林等,乙二胺类的药理作用为抗组胺作用与乙醇胺类相似,有中等强度镇静作用,可致胃部不适。吩噻嗪类的代表药物有异丙嗪、美喹他嗪、二甲替嗪等,吩噻嗪类的药理作用为抗组胺作用较乙醇胺强且持久,镇静作用显著,具有明显抗胆碱及止吐作用,可致光敏感。哌嗪类的代表药物有羟嗪、去氯羟嗪、西替利嗪、左西替利嗪等,哌嗪类的药理作用为抗组胺作用强,羟嗪具有中枢镇静作用。哌啶类的代表药物有赛庚啶、氯雷他定、阿司咪唑、咪唑斯汀、非索非那定等,哌啶类的药理作用为抗组胺作用强且持久,阿司咪唑有心脏毒性。

抗组胺药按具有中枢抑制作用,可分为第一代、第二代和第三代抗组胺药。第一代为镇静性抗组胺药(20 世纪 30 年代至 20 世纪 80 年代),代表药物有苯海拉明、氯苯那敏、异丙嗪、曲吡那敏等,其特点为受体特异性差,中枢神经活性较强;第二代为非镇静抗组胺药(20 世纪 80 年代以后),代表药物有特非那定、阿司咪唑、氯雷他定、西替利嗪、依巴斯汀、左卡巴斯汀、依美斯汀、咪唑斯汀等,其特点为 H_1 受体选择性高,服用临床剂量时无明显镇静作用,中枢神经系统不良反应较少,但特非那定、阿司咪唑可导致各种心律失常,甚至致死性心律失常;第三代为非镇静性新一代抗组胺药,代表药物有左旋西替利嗪(西替利嗪的单一光学异构体)、非索非那定(特非那定代谢物羧酸特非那定)、地氯雷他定(氯雷他定代谢物去乙氧羧基氯雷他定)、去甲基阿司咪唑(阿司咪唑代谢物),其特点为血浆半衰期长,对组胺 H_1 受体有很好的亲和力且起效快、抗组胺作用强、持续时间长,能有效阻滞变态反应炎症递质生成,对中枢神经系统无抑制作用,无抗胆碱能作用和心脏毒副作用,临床疗效和耐受性较好。

总的来说,H_1 抗组胺药的药理作用:第一为抗组胺作用即对抗 H_1 受体效应;第二为中枢抑制作用,镇静、嗜睡等(其中苯海拉明、异丙嗪最强);第三为抗胆碱作用,口干、面红、视物模糊、眼压升高、便秘、尿潴留(其中苯海拉明、异丙嗪最强);第四为抗 α 受体作用,可引起血管扩张(异丙嗪可导致直立性低血压、鼻塞);第五为体重增加,赛庚啶、酮替芬等抗5-羟色胺,抑制下丘脑饱觉中枢,能促进食欲,使体重增加,空腹服药可减轻;第六为多数 H_1 受体拮抗剂,有局部麻醉和奎尼丁样作用。

在 H_1 受体拮抗剂不良反应方面,主要有中枢神经系统毒性、心脏毒性、消化道反应和抗胆碱作用等。在中枢神经系统毒性方面,由于第一代抗组胺药分子量小并具有亲脂性,易透过血脑屏障,常引起嗜睡、抑郁、疲乏或注意力不集中等不良反应。体重较轻或肝肾功能不全者大剂量使用第一代或部分第二代 H_1 抗组胺药[①],易导致中枢神经系统蓄积。服用该类药物期间应避免驾驶车、船和高空作业等危险工作。在心脏毒性方面,第一代抗组胺药可引起窦性心动过速、反射性心动过速、QT 间期延长等心脏毒性反应;第二代抗组胺药中特非那定和阿斯咪唑可致尖端扭转心律失常,其发生与该药阻断心肌细胞膜钾离子通道并造成复极时间延长有关;第三代抗组胺药(左西替利嗪、地氯雷他定等)对钾离子通道无影响,尚无引起 QT 间期延长的报告。在消化道不良反应方面,如有畏食、恶心、呕吐、便秘或腹泻等,应嘱患者餐后服药,可减轻胃肠道反应。在抗胆碱不良反应方面,主要表现为头痛、口干等,不宜与阿托品、三环类抗抑郁药、单胺氧化酶抑制剂合用,以免加强其抗胆碱作用,老年人及青光眼、前列腺增生患者禁用。

H_1 受体拮抗剂的代谢途径有肝脏和肾脏,其中经肝脏代谢的抗组胺药有茶苯海明、异丙嗪、氯苯那敏、赛庚啶、依巴斯汀、特非那定、阿司咪唑、氯马斯汀、咪唑斯汀、氯雷他定、地氯雷他定和去甲基阿司咪唑等;经肾脏代谢的抗组胺药有苯海拉明、酮替芬、西替利嗪、特非那定、非索非那定、阿伐斯汀、依匹斯汀、依巴斯汀、左西替利嗪等。如果肝功能受损和肾衰竭患者服用上述经相关脏器代谢的抗组胺药时需要调整药物剂量。

细胞色素 P450 肝药酶系统代谢,特别是肝药酶的同工酶 CYP3A4,最终经肾脏代谢排出体外,因此,肝肾功能对药物的代谢至关重要。由于其他药物也可通过细胞色素 P450 肝药酶系统代谢,当 H_1 抗组胺药与其他药物联合应用时,所合用的药物作为细胞色素 P450 的底物可对其产生竞争性抑制作用,或者作为酶的抑制剂直接抑制细胞色素 P450 的代谢功能,均可以影响 H_1 抗组胺药在肝脏中代谢,导致血药浓度升高,从而增加副作用的发生率。

H_1 受体拮抗剂大多具有组胺分子中的乙基胺结构,组胺为乙基伯胺,而 H_1 受体拮抗剂则为乙基叔胺,这是与组胺竞争结合受体的必需结构。该类药物通过上述机制拮抗 H_1 受体介导的组胺作用而发挥疗效,在 H_1 受体水平阻断组胺作用,常用于间歇性变应性鼻炎的治疗,可控制鼻痒、喷嚏和流涕等症状,但对缓解鼻塞作用较弱。口服用药起效一般需 1~2 h,其中包括较老的第一代抗组胺药如苯海拉明,其具有亲脂性且有不同程度的抗胆碱能和镇静副作用,还有马来酸氯苯那敏、赛庚啶、异丙嗪等,多有嗜睡副作用。较新的第二代抗组胺药如氯雷他定、西替利嗪、阿司咪唑、特非那丁等,其极少或没有镇静作用,因其亲脂性较低,通过血脑屏障的能力降低,镇静和抗胆碱能副作用也较低。但阿司咪唑、特非那丁等不能与酮康唑、伊曲康唑和红霉素合用。口服 H_1 抗组胺药在控制组胺介导的症状如鼻痒、喷嚏、鼻漏和眼睛发痒、流泪等方面有效,但在缓解鼻塞方面效果不佳。此外,在这类药物中有几种已被证明可以改善变应性鼻炎患者的

①　目前口服 H_1 抗组胺药中只有氯雷他定、左西替利嗪、非索非那定和地氯雷他定可用于飞行员。

生活质量,口服后迅速吸收,1~2 h 内症状开始缓解。口服 H_1 抗组胺药已被证明对儿童是安全有效的,许多是液体剂型。如果用于长期治疗,它们也是安全的。除了在 H_1 受体水平上拮抗组胺外,一些抗组胺药还具有抗炎作用,如抑制组胺释放,减少白三烯的产生,抑制变应原诱导的非特异性反应,以及降低鼻分泌物中可溶性细胞间黏附分子-1 水平。第一代抗组胺药的副作用可能令人烦恼,其中最重要的是镇静作用,据报道约有 20% 的服药患者出现了镇静作用。因此,有必要提醒服用该药的患者注意该药对驾驶或操作重型机械等日常活动的潜在影响。20 世纪 80 年代非镇静抗组胺药的开发避免了这个问题,新的非镇静抗组胺药的疗效差异不大,但镇静副作用发生率低。第三代抗组胺药包括地氯雷他定、左西替利嗪、左卡巴斯汀、去甲阿司咪唑、弗克芬德、非索非那定等理论上无中枢镇静作用。西替利嗪和左西替利嗪都被美国食品药品监督管理局(FDA)标记为镇静药,但它们比第一代抗组胺药镇静效果差。

H_1 抗组胺药也可鼻内给药,如氮䓬斯汀、盐酸奥洛他定等。氮䓬斯汀(一种邻苯二甲酸衍生物)在美国可用来治疗变应性鼻炎,它的功效与其他抗组胺药相当,通常每日使用 2 次,可导致嗜睡并可能在使用后立即引起味觉改变,该药已被证明能有效地减缓瘙痒、喷嚏、流涕和鼻塞症状。盐酸奥洛他定(0.6%)已被证明在治疗季节性变应性鼻炎方面是安全和有效的,用法通常是每日 2 次,每次 2 喷/鼻孔。

(二)鼻用和全身用皮质类固醇激素

鼻用皮质类固醇激素是当前鼻部炎症治疗中应用较为广泛的药物,其在治疗急慢性鼻窦炎、急慢性鼻炎、嗅觉障碍等疾病上具有较好临床疗效。它的临床应用最早是从20 世纪 70 年代开始的,丹麦变态反应学者 Niels Mygind 运用二丙酸倍氯米松治疗变应性鼻炎,获得了较为满意的临床疗效。

鼻用皮质类固醇激素是通过激活细胞内的糖皮质激素受体 α 而发挥其药理作用的,皮质类固醇激素和糖皮质激素受体 α 的复合物进入细胞核,与目标基因的启动区糖皮质激素反应元件结合,改变靶基因的转录。皮质类固醇激素还能通过直接影响基因转录的蛋白-转录因子的相互作用,糖皮质激素受体 α 与转录因子如核因子-κB(nuclear factor-κB,NF-κB)、活化蛋白-1 结合,抑制炎症前期细胞因子的产生,如环氧合酶-2(cyclooxygenase-2,COX-2)、肿瘤坏死因子-α(tumor necrosis factor-α,TNF-α),糖皮质激素受体 α 还可以改变炎症介质 mRNA 的稳定性进而抑制有关蛋白的合成。

鼻用皮质类固醇激素直接作用于鼻黏膜,在鼻黏膜上的受体部位能达到较高的浓度,同时可以减少全身的不良反应。其通过抑制参与炎症反应的多种细胞作用而发挥明显的抗炎作用,具体包括抗原呈递细胞、肥大细胞、嗜酸性粒细胞和嗜碱性粒细胞等,减少呼吸道炎性细胞浸润作用。另外则是因为其可间接减少鼻黏膜和鼻息肉上皮细胞分泌趋化因子,减少炎症介质的生成和释放,抑制细胞因子的效应,减轻炎症性鼻黏膜的水肿和血管扩张,增加抗炎基因的转录和减少炎性基因的转录,从而发挥直接的抗炎作用。

鼻用皮质类固醇激素是由 21 个碳原子组成的环戊烷多氢菲衍生物,基本化学结构是由 3 个环己烷和 1 个环戊烷组成的类固醇(甾体)。目前临床上常用的鼻用皮质类固醇激素主要有二丙酸倍氯米松、布地奈德、丙酸氟替卡松和糠酸莫米松等。

在治疗变应性鼻炎方面,皮质类固醇激素鼻喷剂被用来缓解鼻塞,该类药物能够减少肥大细胞和其他炎症细胞聚集到鼻黏膜,但是不能抑制肥大细胞脱颗粒和抑制组胺,因此,不能迅速改善鼻部症状。

该类药物通过广泛作用于多种细胞及介质而发挥疗效。鼻内局部用药,可使高浓度的药物到达鼻黏膜的糖皮质激素受体部位而发挥治疗效果,是目前治疗变应性鼻炎最有效的药物。这可能与其不同的抗炎作用有关。在变应性鼻炎的变应原鼻腔激发试验中,鼻用皮质类固醇激素预处理可显著抑制速发相和迟发相反应中介质的释放,并显著抑制鼻腔分泌物中嗜碱性粒细胞、嗜酸性粒细胞、中性粒细胞和单核细胞的汇聚。这些制剂还可以减少变应性鼻炎患者鼻黏膜内的炎症细胞和 Th2 型细胞因子的数量。鼻用皮质类固醇激素还可降低变应原诱导的鼻黏膜对继发变应原和组胺刺激的高反应性。加上鼻用皮质类固醇激素良好的抗炎作用,许多临床试验都证明其能够减轻季节性变应性鼻炎和常年性变应性鼻炎的所有症状,还表明了该类药物在控制眼部症状方面的有效性。在比较研究中已证明鼻用皮质类固醇激素疗效优于抗组胺药和白三烯受体拮抗剂。因为其在控制鼻塞方面特别有效而且安全,因此除轻度变应性鼻炎外,鼻用皮质类固醇激素被推荐为变应性鼻炎的一线治疗药物。

尽管需要使用数天的鼻用皮质类固醇激素后才能显现出最大的药效,但在给药 7~8 h 后即可呈现出药效,甚至有的患者在用药后 2h 内就能起效。在已知的季节性变应性鼻炎患者中,在花粉季节开始前 1 周左右开始治疗通常是合理的,但是很难做到。应按推荐剂量开始治疗并在 2 周内重新评估患者,在重新评估访视期间,应检查由于药物或施药器本身的机械损伤导致的局部刺激迹象,并应评估患者对治疗的反应。如果报告了一个良好的临床反应,鼻用皮质类固醇激素的剂量可以降低,同时考虑到环境中变应原的负荷,以达到最小剂量提供症状缓解的目标。虽然鼻用皮质类固醇激素的持续使用通常是被推荐的,但一些研究已经证明按需使用丙酸氟替卡松优于安慰剂。

变态反应是鼻窦炎的一个重要致病因素。有变态反应性疾病者容易患鼻窦炎,特别是慢性鼻窦炎。对于经过药物治疗,症状消失或仍有轻微症状者仍应继续给予药物治疗。这种治疗理念的提出则是基于对变应性鼻炎炎症病理的理解和变应性鼻炎最轻持续炎症反应概念的提出。鼻用糖皮质激素对变应性鼻炎患者各种鼻部症状和生活质量都有明显的改善作用,鼻用糠酸莫米松与其他鼻用糖皮质激素相比具有相对更强的鼻黏膜局部作用和更小的全身生物利用度。

大约 10% 的患者会出现鼻腔局部刺激症状,这是鼻用皮质类固醇激素的主要副作用。在观察时间为几周的临床试验中,不同的鼻用皮质类固醇激素的鼻出血发生率为 4%~8%,如果观察 1 年则发生率更高。尽管鼻中隔穿孔的发生率极低,但也有报道。持续使用丙酸氟替卡松鼻喷剂或糠酸莫米松鼻喷剂治疗 1 年的常年性鼻炎患者的鼻黏膜活检标本未见萎缩,假复层纤毛柱状上皮也未见明显破坏,提示鼻黏膜上皮正常。因为使用鼻用皮质类固醇激素而导致假丝酵母菌在鼻腔内过度生长是极为罕见的。已证明长期使用鼻用皮质类固醇激素不会出现全身使用类固醇激素时出现的相关问题,如生长发育迟缓和对下丘脑-垂体轴的抑制等。尽管如此,还是建议接受鼻用皮质类固醇激素治疗的儿童患者应定期(每 3~6 个月)由训练有素的工作人员以相同的方式使用准确的仪器(视距计)监测其生长情况。

全身用皮质类固醇激素治疗变应性鼻炎的作用是有限的,但对于重度变应性鼻炎出现完全性鼻塞的患者则可使用,由于口服减充血剂,无论是否联合使用抗组胺药,对这些患者均无效,且鼻用类固醇激素制剂因鼻塞而无法使用,因此短期的全身性类固醇激素可有效缓解鼻塞,也有助于减少药物性鼻炎相关的鼻塞,并有助于患者脱离使用局部减充血剂。除非有可减轻症状的情况,否则不应使用肌内注射的类固醇激素来治疗季节性变应性鼻炎,因为该类药物在注射后的 4~6 周内有可能降低患者对感染的抵抗力。此外,类固醇类激素注射对骨密度有长期影响,可能导致下丘脑-垂体系统抑制,并有类固醇激素相关的其他全身性副作用。

(三) 白三烯合成抑制剂及白三烯受体拮抗剂

白三烯(leukotriene,LT)最早称为慢反应物质,是花生四烯酸脂质过氧化代谢产物及炎性介质,因其分离自白细胞并且其化学结构的碳骨架含三烯而得名。接触变应原等炎症和(或)免疫应答能刺激细胞膜磷脂双分子层的花生四烯酸的释放,经 5 -脂氧化酶代谢途径进而通过白三烯 C4 合成酶等,生成白三烯 C4、白三烯 D4、白三烯 E4,因其化学结构含半胱氨酰基,称为半胱氨酰白三烯(CysLT)。CysLT 通过与靶细胞(嗜酸性粒细胞、肥大细胞及气道平滑肌细胞、上皮细胞)膜表面的 CysLT(呼吸系统以 CysLT1 为主)结合发挥生物效应。大量资料证实 CysLT 是急慢性哮喘、变应性鼻炎发病过程最重要的炎性介质之一。白三烯是目前所知最强的导致气道平滑肌收缩的物质,较组胺强 1 000 倍。

白三烯受体拮抗剂可以与 CysLT 抗体特应性结合,阻断其作用,抑制嗜酸性细胞、嗜碱性细胞的成熟和减少其数量,进而阻断器官对 CysLT 的反应,以此减轻炎症反应。由于白三烯是变应性鼻炎病变过程中产生的重要介质,因此该类药物通过拮抗白三烯受体的作用或抑制 5 -脂氧合酶从而阻断白三烯的形成以发挥作用。到目前为止,这类药物中最为常用的是孟鲁司特,其在美国被批准用于变应性鼻炎的治疗,是白三烯受体拮抗剂的代表药物,可明显改善患者鼻痒、喷嚏、流清涕、鼻塞等症状,目前是美国唯一一个用于临床治疗变应性鼻炎的白三烯受体拮抗剂,是一种较理想的成人和儿童季节性变应性鼻炎与常年性变应性鼻炎的治疗药物。最新临床研究表明,白三烯受体拮抗剂(孟鲁司特)的作用机制被重新认识,主要集中在:①白三烯受体拮抗剂的免疫调节作用;②显著抑制中性粒细胞的促炎活性;③显著抑制变应性鼻炎或哮喘患者的鼻黏膜炎性因子[IL-8、粒细胞-巨噬细胞集落刺激因子(GM-CSF)、T 细胞激活性低分泌因子]的释放。为此,有学者认为,可能是到了提升白三烯受体拮抗剂临床地位的时候了。在以往的临床用药经验中,包括我国《变应性鼻炎诊断和治疗指南》中均认为白三烯受体拮抗剂只对伴有下呼吸道高反应性、哮喘的患者更有效。但是从目前的基础研究和临床应用获得的证据来看,白三烯受体拮抗剂药对于变应性鼻炎速发阶段和迟发阶段均有效。研究发现,8 周的孟鲁司特治疗能显著改善持续性变应性鼻炎的鼻部症状及生活质量。

(四) 减充血剂

该类药物主要作用于呼吸道黏膜上的 α 肾上腺素受体而发挥疗效。

减充血剂作用于鼻黏膜的 α 肾上腺素受体,引起血管收缩、减少鼻部血供和降低血窦容量,从而减轻鼻甲充血,改善鼻腔通畅,但不能缓解鼻痒、喷嚏、流清涕。局部减充血剂具有起效迅速的特点,通常比全身减充血剂更有效,其可以是儿茶酚胺类药物(如苯肾上腺素)或咪唑啉衍生物(如异丙唑啉或氧甲唑啉)。除了在儿童中有癫痫发作的报告外,这类药物没有全身性副作用。持续使用这些药物会导致疗效持续时间越来越短,直到几乎没有缓解并最终可能导致药物性鼻炎。因此,局部减充血剂在变应性鼻炎中的使用应限制在一个较短的时间内,以达到促进鼻用类固醇激素的渗透、防止严重鼻塞、有助于鼻腔检查,并在重度鼻炎恶化时促进睡眠的目的。

口服减充血剂虽不会引起药物性鼻炎,但不如局部使用有效。最常用的是盐酸伪麻黄碱和去氧肾上腺素,其最常与抗组胺药联合使用,或与止痛药、止咳药和感冒药联合使用。除了收缩鼻腔血管外,口服减充血剂还可导致其他血管床血管收缩,从而产生副作用,其中最常见的是失眠和易怒,多达25%的患者会出现这种情况。过量服用这些药物会导致高血压、精神紧张、肾衰竭、心律失常、精神病、脑卒中和癫痫。因此,对于高血压、心脏病、癫痫、甲状腺功能亢进、前列腺增生或正在接受单胺氧化酶抑制剂治疗的患者应慎用。

(五)抗胆碱能药物

该类药物能够拮抗乙酰胆碱对毒蕈碱受体的作用,从而发挥疗效。

该类药物往往只能治疗流涕症状而对其他过敏症状无效,其作用机制是局部阻断副交感神经输入,从而减轻流涕症状。最常用的鼻内抗胆碱能药物之一是溴化异丙托品。该类药物可与其他治疗变应性鼻炎的药物联合应用以控制流涕症状。

(六)肥大细胞稳定剂

色甘酸钠已被证明是治疗变应性鼻炎的有效药物,其与抗组胺药一样对鼻痒、喷嚏和流清涕有帮助,但对缓解鼻塞效果较差。其作用机制为抑制肥大细胞介质的释放。因此必须在变应性鼻炎症状发作前使用鼻喷色甘酸钠(如色甘酸钠鼻喷剂)才有效。这种药物在整个变应原暴露期间都必须使用,推荐剂量为每日4~6次,比较烦琐,从而可能会引起依从性问题,但其本身是非常安全的,尤其是在儿童和孕妇的用药方面。

(七)抗IgE抗体

奥马珠单抗(omalizumab),又称为E25,是一种人源化DNA来源的单克隆抗体,可以和循环IgE的可结晶片段(Fc片段)结合,因此可以抑制IgE与效应细胞膜表面受体作用,从而阻断相应变应原介导的免疫炎症。其和IgE的Fc片段的结合有很高的特异性,并有可能通过B细胞抑制体液免疫。越来越多的研究证实,抗IgE抗体对IgE介导的变态反应性疾病的治疗是安全有效的。奥马珠单抗是重组人源化抗IgE单克隆抗体,目前在我国已批准用于中重度持续性变应性哮喘,大量临床研究和临床试验也证实了其在变应性鼻炎、慢性荨麻疹、特应性皮炎、食物过敏等变态反应性疾病中的疗效及安全性。

(八)转移因子

变应性鼻炎患者除有一定的过敏体质因素外,机体免疫功能失衡在其发病机制中起重要作用,其发生发展与T细胞功能减退及失调有关,转移因子能够将供体的某些特异性和非特异性细胞免疫功能转移给受体,扩大受体的免疫反应。转移因子有触发和调节细胞免疫功能,使未接触过抗原的细胞致敏,T细胞分化增殖为效应T细胞,发生增效反应,变成致敏淋巴细胞和释放具有免疫活性的淋巴因子,攻击体内病毒等外来物。

三、免疫治疗

特异性免疫治疗已经被证实是目前唯一可能改变变应性疾病的自然进程且具有确切临床疗效的治疗方法,并且在疗程结束后其治疗作用仍可以维持很长时间。同时,免疫治疗既可以阻断变应性鼻炎发展成为哮喘,又可以阻止针对新的变应原激发炎症反应。该治疗方法是通过让患者反复接触变应原提取物等,且逐渐增加剂量,提高患者对变应原的耐受性,从而减轻变态反应症状,是目前唯一能改变变应性鼻炎自然病程的对因治疗方法。

免疫治疗的目的在于提高变应性鼻炎患者对变应原的反应阈值水平,但其发挥作用的确切机制仍然不清楚,可能是所谓的"阻断"抗体的作用,或者是通过调节引起变态反应的免疫级联反应而发挥疗效。

这种治疗方法在临床应用已有 100 年,但其具体详细机制目前尚不清楚。近年来有研究发现一些 T 细胞亚群,如 Th17、Th22 和 Th9 都在变应性疾病中发挥了作用。调节性 T 细胞在变应原外周耐受过程中起关键作用,而变应原特异性效应 T 细胞向调节性 T 细胞的转化则是特异性免疫治疗诱导变应原特异性免疫耐受的关键。调节性 T 细胞诱导免疫耐受主要通过以下途径:抑制树突状细胞(dendritic cell,DC)诱导效应 T 细胞的产生过程,抑制 Th1、Th2 和 Th17 的细胞效应,抑制变应原特异性 IgE 的产生并促进 IgG4 产生,抑制肥大细胞、嗜酸性粒细胞、嗜碱性粒细胞和效应 T 细胞移行到局部组织。

具体来说,目前研究结果认为特异性免疫治疗的可能机制如下。

第一,特异性免疫治疗可使肥大细胞和嗜碱性粒细胞中的炎症介质在引起系统性过敏反应的阈值内多次少量释放而耗竭,因此开始治疗后短时间内即可发挥保护效应。

第二,特异性免疫治疗可促使变应原特异性调节性 T 细胞和免疫抑制性细胞因子 IL-10 和转化生长因子-β(transforming growth factor-β,TGF-β)的产生,诱导和维持外周免疫耐受。

第三,特异性免疫治疗诱导变应原特异性 IgG4 水平升高,晚期可有特异性 IgE 水平降低。

第四,特异性免疫治疗可有效提升肥大细胞和嗜碱性粒细胞活化的阈值,降低 IgE 介导的组胺释放,减少嗜酸性粒细胞和 CD4$^+$T 细胞等效应细胞进入靶组织。

变应原特异性免疫治疗包括皮下和舌下反复给予抗原提取物,目的是试图改变患者的免疫应答从而减轻临床症状。

免疫治疗的适应证包括长时间的药物治疗、药物治疗的不足或不耐受,以及显著的变应原敏感性。在开始免疫治疗前,医生必须首先通过检测变应原特异性 IgE 来明确特应性诊断。

当前大多数免疫治疗都是通过逐渐增加抗原的剂量来进行的,当出现轻微的全身症状或在皮下注射处出现较大的局部反应时,说明达到了最佳治疗剂量。目前还没有足够的证据表明免疫治疗需要多长时间,通常患者的临床反应决定免疫治疗的持续时间,一般至少需要 2~3 年。

目前临床上常用的变应原特异性免疫治疗包括皮下注射免疫治疗和舌下含服免疫治疗两种,具体如下。

自 1911 年出现皮下注射免疫治疗以来,大量的研究已经证实了其治疗季节性变应性鼻炎的有效性。在接受皮下注射免疫治疗的患者中会出现几种免疫变化,包括:①特异性血清 IgG 的上升;②鼻腔分泌物中 IgG 和 IgA 抗体水平的增加;③外周嗜碱性粒细胞对抗原的反应性和灵敏度呈现出不同程度的降低;④降低了体外淋巴细胞对抗原的反应性;⑤减少了鼻黏膜和鼻腔分泌物中的炎症细胞,并且其中的细胞因子由以 Th2 细胞因子为主变成了以 Th1 细胞因子为主;⑥抑制了 IgE 抗体的季节性升高,并且在随后接下来的几年治疗中特异性抗体水平呈现出缓慢下降。

皮下注射免疫治疗的持续时间通常为 3~5 年,治疗变应性鼻炎的临床疗效已得到肯定,其可以改善变应性鼻炎患者的生活质量。这种治疗可以缓解症状,但起效缓慢,疗效在 12 周内开始显现,并在治疗后的 1~2 年内逐渐增强。但是也要注意,其可能会引起患者的局部和(或)全身不良反应,如全身超敏反应甚至过敏性休克、死亡等,虽然皮下注射免疫治疗导致的死亡不常见(据估计在 1/2 000 000),但是对于合并哮喘的患者必须采取特殊的预防措施,建议所有患者治疗后进行 20 min 的留观,对于高危患者则应延长时间至 30 min,治疗也应在有条件能够充分处理过敏反应的治疗室进行。

皮下注射免疫治疗所用标准化变应原疫苗由皮试阳性的变应原浸液制备而成,其从极低浓度开始注射,逐渐增加剂量及浓度,经过一定的时间(通常为几周或者几个月)达到最佳维持剂量,最终实现患者的免疫耐受。

舌下含服免疫治疗是经口腔黏膜给药逐渐增加剂量最终达到患者免疫耐受的疗法。其全身性不良反应的发生率降低,一般无危及生命的全身性不良反应,可有嘴唇及舌下瘙痒、肿胀等局部不良反应,这些反应出现的概率随剂量的增加而增加,但都较轻,尚可忍受,无须治疗或调整剂量,并常可随治疗的继续进行而自行消失。

提取物经舌下给药的舌下含服免疫治疗多年来备受争议,但已在欧洲和其他国家得到广泛认可并开始在美国进行研究。在 2005 年,Wilson 及其同事进行的 Meta 分析得出结论:舌下含服免疫治疗对变应性鼻炎患者是安全、有效的。紧接着很多其他研究也同样证实了上述观点,甚至有研究证实其对儿童变应性鼻炎患者及哮喘患者也有效。

与皮下注射免疫治疗相比,这种治疗的明显优点是易于给药和避免到医生的诊疗室接受治疗,不必频繁往返于医院,更易于接受,这主要关系到舌下含服免疫治疗的安全性。

对于常年性变应性鼻炎患者,皮下注射免疫治疗可能是最好的选择,因为他们全年都有症状,愿意接受长期治疗。药物治疗可能更适合于季节性或发作性鼻炎患者,因为他们在一年中有症状的时间比较短。舌下含服免疫治疗针对季节性变应原的研究比较多,而其他多种变应原的舌下含服免疫治疗尚未得到充分评价。

免疫治疗存在安全性问题。特异性免疫治疗无论是天然变应原浸液、提取物、修饰后的类变应原或重组变应原,都可引起局部或全身性不同程度的不良反应,如可能诱发全身的超敏反应甚至诱发过敏性休克等。免疫治疗最大的缺点就是治疗时间较长、起效较慢,患者的依从性较差。除了安全性问题外,还有种类局限,除了螨虫外,花粉等免疫治疗的药物少或没有。

四、阶梯治疗及药物治疗的一些建议

(一) 阶梯治疗

2008年的ARIA指南推荐了变应性鼻炎药物治疗的阶梯治疗方案,是指在治疗随访过程中,根据疗效每2~4周调整治疗方案,适当增减药物和剂量。

变应性鼻炎的阶梯治疗方案如下:

(1)轻度间歇性变应性鼻炎可选用口服或鼻用H_1抗组胺药和(或)减充血剂。

(2)中-重度间歇性变应性鼻炎可予鼻用皮质类固醇激素,每日2次,治疗1周后复查,如果需要可加用H_1抗组胺药和(或)短期口服皮质类固醇激素(泼尼松)。

(3)轻度持续性变应性鼻炎可选用:①口服或鼻用H_1抗组胺药;②鼻用低剂量皮质类固醇激素,每日1次。治疗2~4周后复诊,症状减轻或消失,应继续治疗或降低鼻用皮质类固醇激素的剂量;症状持续或改善不理想,应予鼻用皮质类固醇激素治疗或升级至中-重度持续性变应性鼻炎治疗方案。

(4)中-重度持续性变应性鼻炎首选鼻用皮质类固醇激素治疗,每日2次,或口服H_1抗组胺药,或在治疗开始短期内口服皮质类固醇激素。治疗2~4周后复诊,如症状无明显改善,在明确诊断无误的情况下,可做调整:①鼻用皮质类固醇激素剂量加倍;②加用H_1抗组胺药;③加用异丙托溴铵;④口服H_1抗组胺药和减充血剂合剂。其中,增加鼻用皮质类固醇激素剂量的目的是缓解鼻塞;H_1抗组胺药用于治疗鼻痒、喷嚏和流涕等症状;异丙托溴铵用于治疗流涕症状。当治疗显效时,应下调为轻度持续性变应性鼻炎的治疗方案,同时应考虑继续用小剂量鼻用皮质类固醇激素维持疗效。整个疗程应至少在3个月以上(或整个花粉传播季节)。

对于持续性鼻炎和(或)伴有哮喘者,可予变应原特异性免疫治疗。

(二) 药物治疗的一些建议

通常在治疗2周后评估疗效,如果患者症状部分改善,则应明确其尚未改善的临床症状是什么,然后增加对症状有针对性治疗的药物。例如,患者仍有眼部症状,则建议给予眼用抗组胺药或肥大细胞稳定剂,但是当眼睛显著充血时,应建议患者到眼科就诊;当患者鼻腔充血无明显改善时,则建议抗组胺药与减充血剂或孟鲁司特钠合用;当鼻漏症状无明显改善时,可考虑加用异丙托溴铵。如果患者症状在经过正规合理的药物治疗后仍无改善,则建议再评估诊断。对于症状严重的常年性变应性鼻炎患者,经过正规合理的药物治疗无效后,建议仔细评估后考虑进行免疫治疗。除了要进行免疫治疗外,不推荐常规行变应原检测,因为,虽然避免变应原在理论上是极其重要的,但现实是很难做到的。

对于变应性鼻炎患者中的特殊群体,如孕妇则建议鼻用皮质类固醇激素选用布地奈德鼻喷剂,抗组胺药可选左旋西替利嗪、西替利嗪、氯雷他定,因为这些药物都是FDA批准的妊娠B类药物。对于老年人,建议避免使用具有镇静作用的抗组胺药,因为这可能会增加老年人摔倒的风险。对于运动员,禁用全身用减充血剂;服用利托那韦(一种人类免疫缺陷病毒蛋白酶抑制剂)的患者,避免使用鼻用皮质类固醇激素,对于这类患者更安全的选择似乎是布地奈德、曲安奈德和氟尼缩松鼻喷剂。

五、鼻腔冲洗治疗

这是一种简单、易行且廉价的治疗方法,常见的鼻腔冲洗液有生理盐水、中药煎煮液等,可以达到以下目的。

(1)有直接的清洁作用,冲洗液通过鼻腔时可湿润鼻腔、鼻窦黏膜并去除阻塞的黏液和结痂等,可能会有改善鼻腔、鼻窦通气引流的作用。

(2)可去除或减少鼻腔、鼻窦内分泌出的炎症介质和细胞因子及鼻腔内的变应原等,如组胺、前列腺素、白三烯、嗜酸性粒细胞释放的主要碱性蛋白,以及花粉、粉尘等。

(3)可恢复受损的鼻黏膜纤毛黏液毯功能,增加纤毛摆动频率。

(4)可通过清除鼻内分泌物及减轻肿胀阻塞,提高其他药物的局部吸收及疗效。

因此,鼻腔冲洗被认为是一个较好的辅助其他主要疗法的选项之一。

六、手术治疗

(一)手术治疗概况

一般认为,单纯变态反应不需要手术治疗,因为手术并不能解决变态反应的根本问题。但是,适当的外科处置作为重要的治疗手段,有助于重建通畅的鼻呼吸道,改善变应性鼻炎的某些顽固症状,以期取得更满意的临床疗效,提高患者的生活质量。

通过手术,达到消除鼻塞、减少大量水样清涕、缓解喷嚏发作和鼻痒等症状之目的。临床上多针对下鼻甲肥大和鼻腔副交感神经活性过高而选择手术方式,如下鼻甲部分切除术、翼管神经切断术、筛前神经切断术等。近年来,鼻内镜技术在临床的应用促进了变应性鼻炎手术方法的改进和治疗水平的提高。

总之,对变应性鼻炎患者决定采用手术治疗后,宜遵循"先简后繁"的原则。

(二)手术治疗适应证

变应性鼻炎的手术治疗通常用于药物和免疫治疗无效者。

外科手术不能治疗变应性疾病本身,仅作为一种辅助治疗手段。自20世纪中期至今,手术治疗仍然在临床沿用的主客观原因主要有:①能够在一定程度上缓解鼻塞、喷嚏、流涕三大症状。②药物控制,如鼻用糖皮质激素、抗组胺药、白三烯受体拮抗剂,虽可缓解多数患者的临床症状,但仍有部分患者疗效欠佳,停药后症状复发,或难以承受药物的副作用及各种因素导致不能长期、系统、按时服药等。③免疫治疗虽然可使部分常年性变应性鼻炎患者痊愈,但其治疗时间长、治疗费用高、治疗操作要求高等缺点限制了该方式的广泛应用。

对于变应性鼻炎,尽管其发病机制主要是抗原抗体反应所致,但从其鼻塞、喷嚏、流涕三大主要症状的产生看,与支配鼻黏膜的感觉神经及两种自主神经失衡密切相关。交感神经控制黏膜血管收缩,副交感神经兴奋可引起血管扩张、腺体分泌增加,引起鼻塞、流涕的症状,感觉神经主要引起鼻痒及喷嚏症状。鼻内副交感神经的主要来源有三:①翼管神经(主要来源);②部分筛前神经;③下鼻甲黏膜下层胆碱能微神经节细胞。感觉神经来源主要为三叉神经的眼支和上颌支。其中,眼支又分出筛前神经、筛后神经、眶上神经等;上颌支分出鼻后上神经、腭大神经、眶下神经等。

1940年Fowler对内耳膜迷路积水患者,进行单侧交感神经节切除,结果同侧出现血管运动性鼻炎的症状及体征;1961年Golding-Wood给患者行翼管神经切断术后,其鼻分泌物中嗜酸细胞增多现象消失;1972年Nomurua给患者施行翼管神经切断术后,其抗原激发实验结果呈阴性;1973年Mostafa发现行翼管神经切断术后,变应性鼻炎患者黏膜固有层水肿减轻,肥大细胞脱颗粒减少。Penfield和Malcomcon还发现岩浅大神经和翼管神经内含有感觉神经纤维,切断该神经对鼻痒及喷嚏症状也会有显著改善。这些试验可以推论如果支配鼻黏膜的两种自主神经失去平衡,将会导致副交感神经过度兴奋,胆碱能效应亢进,从而引起鼻黏膜肿胀、腺体分泌增加。如果切断其副交感成分和感觉神经纤维,则可部分改善鼻塞、流涕和鼻痒症状。

（三）功能性鼻内镜手术

1. 下鼻甲手术

Calan Cortes等发现翼管神经切断术与下鼻甲联合切除的效果要超出这两种手术方法单独使用的效果,并提出在下鼻甲黏膜内存在副交感神经节,即胆碱能性微神经节细胞,其功能与蝶腭神经节相同的假说,国内学者许庚证实了这一点。Anggard和Lindberg的研究还发现鼻黏膜的感觉神经末梢受刺激可释放P物质,能使鼻腔血管扩张。所以,下鼻甲部分切除或黏膜电灼术、等离子刀消融术、下鼻甲冷冻术等均可以通过切断部分感觉神经,下鼻甲体积缩小及鼻腔形态得到改善,黏膜固有层瘢痕形成,腺体、杯状细胞及黏膜下层胆碱能微神经节细胞减少,降低交感-副交感神经反射的作用机制而使症状得到改善。2006年Ikeda等对这一治疗方法进行了回顾性研究,进一步证实了下鼻甲手术对于治疗的有效性。

（1）适应证:常年性变应性鼻炎,下鼻甲肥大影响鼻呼吸功能,经保守治疗无效者;慢性肥厚性鼻炎。

（2）手术方式:下鼻甲手术的方式有很多种,常用的方法有以下几种。

1）下鼻甲骨折外移:外力作用使下鼻甲骨折,下鼻甲整体外移,拓宽总鼻道,改善通气。这种方法操作简单,对鼻甲组织损伤小。缺点在于无法固定下鼻甲与外移位置,下鼻甲有可能回位,导致总鼻道再次狭窄。

2）下鼻甲骨切除术:切除下鼻甲骨,减小鼻甲容积,改善通气。优点在于可以保护鼻甲软组织血管神经等正常功能,并可有效减小鼻甲容积。下鼻甲骨切除有不同的手术进路,手术效果差别不大。

3）下鼻甲软组织切除:直接切除下鼻甲增生的软组织,减小鼻甲容积。优点是操作简便。缺点是软组织损伤相对较多,在一定程度上会损伤黏膜腺体、血管、神经等。

4）低温射频等离子消融术:针对下鼻甲黏膜下软组织,优点是操作简单,出血少;缺点是术中难以准确判断切除量,术后鼻甲肿胀比较严重,容易引起鼻腔粘连。

5）激光下鼻甲手术:与低温射频等离子消融术基本类似。

实际操作中,有可能将几种方法联合使用,最常用的方法是下鼻甲软组织切除+下鼻甲骨折外移,或低温射频等离子消融术+下鼻甲骨折外移。

（3）禁忌证:上呼吸道急性感染期,或有急性中耳炎者;有出血性疾病或出血倾向者;全身性疾病不能耐受手术者;妊娠或月经期。

（4）并发症的防治措施

1）出血:下鼻甲血管丰富,手术后填塞如仍有出血,需重新填塞。术后抽出鼻腔纱条时,可有少量渗血,多自行停止,一般无须再填塞。

2) 鼻内干痂:常见于下鼻甲后端黏膜剥破,或切除下鼻甲时将黏膜一并撕裂,术后局部创面裸露,导致痂皮形成。术中操作小心细致,鼻内镜明视下手术多可避免。鼻内干痂一般于术后 3~4 周消失。

2. 鼻中隔矫正成形术

应用鼻内镜技术行鼻中隔偏曲矫正术具有优势,切口有较大的灵活性。针对单纯鼻中隔骨棘或嵴突,或局部偏曲,可在鼻内镜直视下完成局限性鼻中隔矫正手术,即仅需在局部偏曲前做切口,或在嵴突表面做自前向后切口,去除偏曲的中隔支架,对侧黏骨膜保留完整,达到矫正鼻中隔局部异常(偏曲)的目的。

3. 影响鼻腔功能的解剖变异类手术

手术方法除少数病情复杂、预计手术时间较长者采用全身麻醉外,余均采用局部麻醉+表面麻醉,术前半小时口服地西泮 10 mg,术中肌内注射苯巴比妥 0.1 g 或予基础麻醉加强化;手术方式参照 Messerklinger 术式。在鼻内镜下鼻窦手术中,根据处理组患者中鼻甲、下鼻甲和鼻中隔不同的解剖变异,采用不同的矫正方法。

(1)泡状中鼻甲:黏膜下切除呈泡状中鼻甲的外侧骨壁、泡内黏膜、固定于鼻中隔与鼻腔外侧壁之间的中间位。

(2)中鼻甲反向弯曲:由前至后平行剪除内翘下缘,分别于外凸显位及根部折断中鼻甲骨,塑形矫正为正常位固定。

(3)中鼻甲炎性肿大、肥大:妨碍术腔通气、引流的炎性肿大者,应于中段予以压榨,对肿胀、肥厚的组织可以切除,过度肥大应行横断部分切除游离下缘及部分前缘。

(4)中鼻甲息肉、部分息肉样变:此类患者多伴有中鼻甲过度肥大,可按肥大型进行处理的同时,去除息肉样组织。

4. 继发的鼻-鼻窦炎手术

功能性鼻内镜手术的发展首先归功于鼻腔、鼻窦生理学的进展和耳鼻喉科医疗器械的发展。目前认为鼻窦炎的发病原因主要是各种原因引起的窦口阻塞而致的鼻窦内感染。功能性鼻窦内镜手术则是在彻底清除病变的基础上,重新建立鼻腔、鼻窦良好的通气引流,从而达到治疗鼻窦炎、鼻息肉的目的。

参 考 文 献

顾之燕,董震,2005.变应性鼻炎的诊治原则和推荐方案(2004 年,兰州)[J].中华耳鼻咽喉头颈外科杂志,40(3):166-167.

黄河银,张蓝之,张勤修,等,2019.采用 90 项症状自评量表分析成都市变应性鼻炎患者心理健康情况[J].中华耳鼻咽喉头颈外科杂志,54(8):576-583.

李清明,彭新宇,李湘平,等,2010.变应性鼻炎标准化变应原皮肤试验结果分析及与症状的相关性[J].中国耳鼻咽喉颅底外科杂志,16(2):120-123,127.

李全生,魏庆宇,2015.变应性鼻炎临床实践指南:美国耳鼻咽喉头颈外科学会推荐[J].中国耳鼻咽喉头颈外科,22(9):482-486.

刘闪闪,张欣,王刚,2016.过敏性鼻炎的临床控制评估问卷[J].中国呼吸与危重监护杂志,15(3):314-317.

阎艾慧,韩佳利,2016.变应性鼻炎的临床特点与诊断[J].山东大学耳鼻喉眼学报,30(4):7-9.

张罗,顾之燕,2005.鼻用皮质类固醇安全性相关问题的研究进展[J].中华耳鼻咽喉头颈外科杂志,40(7):552-556.

中华耳鼻咽喉头颈外科杂志编辑委员会鼻科组,中华医学会耳鼻咽喉头颈外科学分会鼻科学组,2016.变应性鼻炎诊断和治疗指南(2015年,天津)[J].中华耳鼻咽喉头颈外科杂志,51(1):6-24.

钟华,宋志强,2012.变应原特异性免疫治疗机制[J].中华临床免疫和变态反应杂志,6(3):223-227.

Akdis C A, Akdis M, 2011. Mechanisms of allergen-specific immunotherapy[J]. J Allergy Clin Immunol, 127(1): 18-27.

Anil K, Lalwani, 2007. Current diagnosis and treatment in otolaryngology-head and neck surgery[M]. 2th ed. New York: McGraw-Hill.

Barnes P J, 1999. Therapeutic strategies for allergic diseases[J]. Nature, 402(6760 Suppl): 31-38.

Cheng L, Chen J J, Fu Q L, et al., 2018. Chinese Society of Allergy Guidelines for diagnosis and treatment of allergic rhinitis[J]. Allergy Asthma Immunol Res, 10(4):300-353.

Flint P W, Haughey B H, Lund V J, et al., 2010. Cummings otolaryngology-head and neck surgery [M]. 5th ed. Amsterdam: Mosby.

Frew A J, Powell R J, Corrigan C J, et al., 2006. Efficacy and safety of specific immunotherapy with SQ allergen extract in treatment-resistant seasonal allergic rhinoconjunctivitis[J]. J Allergy Clin Immunol, 117(2): 319-325.

Li F, Zhou Y C, Li S H, et al., 2011. Prevalence and risk factors of childhood allergic diseases in eight metropolitan cities in China: a multicenter study[J]. BMC Public Health, 11: 437.

Lin S, Liu R, Guo H, 1997. Detection of antigen specificities of HLA-A, B loci in perennial allergic rhinitis[J]. Zhonghua Er Bi Yan Hou Ke Za Zhi, 32(1):18-20.

Louten J, Boniface K, Malefyt R D W, 2009. Development and function of TH17 cells in health and disease[J]. J Allergy Clin Immunol, 123(5): 1004-1011.

Ma L, Chen D L, Zhang R X, et al., 2007. Genetic epidemiological study on allergic rhinitis in Nantong region of Jiangsu Province[J]. Zhonghua Er Bi Yan Hou Tou Jing Wai Ke Za Zhi, 42(9): 643-646.

Mygind N, Andersson M, 2006. Topical glucocorticosteroids in rhinitis: clinical aspects[J]. Acta Otolaryngol, 126(10): 1022-1029.

Mygind N, Nielsen L P, Hoffmann H J, et al., 2001. Mode of action of intranasal corticosteroids[J]. J Allergy Clin Immunol, 108(1 Suppl): S16-S25.

Okubo K, Kurono Y, Ichimura K, et al., 2017. Japanese guidelines for allergic rhinitis 2017[J]. Allergol Int, 66(2): 205-219.

Palomares O, Yaman G, Azkur A K, et al., 2010. Role of Treg in immune regulation of allergic diseases[J]. Eur J Immunol, 40(5): 1232-1240.

Powell R J, Frew A J, Corrigan C J, et al., 2007. Effect of grass pollen immunotherapy with alutard SQ on quality of life in seasonal allergic rhinoconjunctivitis[J]. Allergy, 62(11): 1335-1338.

Rhen T, Cidlowski J A, 2005. Antiinflammatory action of glucocorticoids-new mechanisms for old drugs[J]. N Engl J Med, 353(16): 1711-1723.

Rondón C, Campo P, Zambonino M A, et al., 2014. Follow-up study in local allergic rhinitis shows a consistent entity not evolving to systemic allergic rhinitis[J]. J Allergy Clin Immunol, 133(4):1026-1031.

Seidman M D, Gurgel R K, Lin S Y, et al., 2015. Clinical practice guideline: allergic rhinitis[J]. Otolaryngol Head Neck Surg, 152(1 Suppl): S1-S43.

Walker S M, Pajno G B, Lima M T, et al., 2001. Grass pollen immunotherapy for seasonal rhinitis and asthma: a randomized, controlled trial[J]. J Allergy Clin Immunol, 107(1): 87-93.

Wang C S, Wang X D, Zhang L, 2018. An introduction to allergic rhinitis and its impact on asthma(ARIA) guidelines-2016 revision[J]. Zhonghua Er Bi Yan Hou Tou Jing Wai Ke Za Zhi, 53(10): 798-800.

Wei Y D, Li H Y, Wang H L, et al., 2018. Psychological status of volunteers in a phase I clinical trial assessed by symptom checklist 90 (SCL-90) and eysenck personality questionnaire(EPQ)[J]. Med Sci Monit, 24: 4968-4973.

Xing Z M, Yu D L, An S L, 2002. Association of hypersensitivity to wormwood pollen in patients with allergic rhinitis with HLA alleles polymorphism[J]. Lin Chuang Er Bi Yan Hou Ke Za Zhi, 16(12): 678-680.

Xing Z, Yu D, 2001. Linkage of allergic rhinitis with HLA-DRB alleles polymorphism[J]. Lin Chuang Er Bi Yan Hou Ke Za Zhi, 15(5): 199-201.

Yang L, Zhang Q, Zhang P, 1999. Analysis of HLA-DRB1 allele polymorphism for patients with allergic rhinitis[J]. Zhonghua Er Bi Yan Hou Ke Za Zhi, 34(3): 147-149.

Zhang L, Han D, Huang D, et al., 2009. Prevalence of self-reported allergic rhinitis in eleven major cities in china[J]. Int Arch Allergy Immunol, 149(1): 47-57.

第四章 变应性鼻炎中医历史源流及相关理论

第一节 历史源流

一、公元前21世纪至公元264年的夏商至秦汉时期

此时期是"鼻鼽"形成和发展的萌芽阶段，形成了鼻鼽早期雏形。

早在春秋时代，医事制度已有疾医（内科）、食医（营养师）、疡医（外科）和兽医等专业之分。同时，眼、耳、鼻、口、二阴被作为一个独特的功能系统（九窍）来认识，如《管子·心术》记载："心之在体，君之位也；九窍之有职，官之分也。心处其道，九窍循理。"西周时代，人们进一步认识到鼻鼽与自然环境和气候异常变化的密切关系，并首次出现"鼽"，《礼记·月令》记载"季秋行夏令，则其国大水，冬藏殃败，民多鼽嚏"，认识到气候变化是鼻鼽发病的主要原因。

春秋战国时期，《黄帝内经》问世，其中《素问·脉解》中记载有"所谓客孙脉，则头痛、鼻鼽、腹肿者，阳明并于上，上者则其孙络太阴也，故头痛、鼻鼽、腹肿也"，此可能为"鼻鼽"的最早文献记载。该书还有诸多关于"鼽"的论述，据统计，《黄帝内经》中有关"鼽"的论述共32条，计有"鼽""鼻鼽""面鼽""鼽骨""鼽窒""鼽嚏""鼽衄"七种表述。此处"鼽"可能多指症状，与"窒""嚏""衄"同言鼻病症状，如"实则鼽窒，头背痛；虚则鼽衄""喘呕、寒热、嚏鼽、衄、鼻窒、大暑流行，甚则疮疡燔灼，金烁石流"。综上所述，"鼽"作症状名的可能性较大。

《黄帝内经》对相关耳鼻咽喉疾病的论述是较全面的，认为五官分别受五脏六腑之精气所注才得以各司其职。《灵枢·脉度》载："肺气通于鼻，肺和则鼻能知臭香矣。"

东汉张仲景著《伤寒杂病论》是医学史上影响最大的著作之一。书中涉及多种鼻科病证，如鼻干、鼻燥、喷嚏、头痛、鼻塞、鼻涕、鼻衄等。最早记载了滴鼻法和吹鼻法等局部治法。《伤寒论》《金匮要略》的近三百首方剂中，适用于鼻鼽的处方有近十首，其中小青龙汤、麻黄汤、桂枝汤、麻黄附子细辛汤、肾气丸、真武汤等治疗鼻鼽取得了很好的疗效，一直沿用至今。

二、公元265年至公元959年两晋南北朝隋唐五代时期

此时期对鼻鼽的认识有较大进步。

隋代巢元方（公元550—公元630年），奉诏主持编撰《诸病源候论》，其作为中国最早论述以内科为主，各科疾病病因和证候的专著，总结了隋以前的医学成就，对临床各科疾病进行了搜求、征集、编纂，并予系统地分类，全书分67门，载列证候论1 739条。叙述了各种疾病的病因、病理、证候等，其中也有关于鼻鼽的描述。《诸病源候论》云：

"夫津液涕唾,得热即干燥,得冷则流溢,不能自收。肺气通于鼻,其脏有冷,冷随气入乘于鼻,故使津液不能自收。"

到了唐代,医药学家孙思邈(公元541—公元682年),通过总结唐代以前医学成就并结合个人从医经验而撰成《备急千金要方》。其中共记载鼻部病证19种,共收集用方55首,其中外治39首,占70.9%,内服方16首,只占29.1%。外治方中治鼻塞、清涕方3首(灸法1首),治鼻塞方6首,治鼻不利方1首,治鼻息肉方13首(灸法2首),治鼻齆方8首,治鼻生疮方8首,治衄19首(灸法3首)。《备急千金要方》载有:"治鼻塞脑冷,清涕出方。"提出"脑冷说""治鼻塞,脑冷,清涕出"有"通草,辛夷(各半两)细辛,甘遂(一作甘草),桂心,川芎,附子(各一两)……治鼻塞"。还出现了用膏方治疗鼻塞的记载:"治鼻不利,香膏方:当归,薰草(《古今录验》用木香),通草,细辛,蕤仁(各十八株)川芎,白芷(各半两)羊髓,猪脂(各四两)……治疗鼻塞多年,不闻香臭,清水出不止。"在唐代,虽有对"齆"的明确注释:"齆,谓鼻中水出。"但并未明确区分"齆"与"嚏","齆"指鼻流清涕这一解释逐渐得到医家认可。但是此时期,并没有将"鼻齆"作为单独的病名专节记载。

唐朝政府还组织编纂了《新修本草》,该书在《千金翼方》的基础上补充和丰富了鼻专科用药,包括治疗鼻病,如鼻齆、鼻息肉、声音嘶哑等的中药48味。此外,王焘《外台秘要》也收集了治疗耳鼻咽喉疾病方剂300多首,其中治疗鼻病的就有近五十首。

三、公元960年至1368年宋金元时期

此时期学术争鸣思想活跃,出现了"鼻齆"的专节记载,加深了对鼻齆的认识。

宋金元四大家的学术思想不仅对中医学发展具有重大影响和贡献,在耳鼻咽喉的专科发展上也起到重要的推动作用,出现了鼻齆的专节论述,如《喻选古方试验》《医学纲目》中均有鼻齆专节。金元时代李东垣(1180—1251年)特别强调脾胃与九窍的生理病理关系,对官窍疾病的防治,注重补脾胃、升清阳、泻阴火,从而基本确立了清窍清阳相关学说,对病证种类、疾病发生及转变规律、处方用药特点进行了深入探索,其《脾胃论》中有:"肺者,肾之母,皮毛之元阳本虚弱,更以冬月助其冷,故病者善嚏,鼻流清涕,寒甚出浊涕,嚏不止,比常人大恶风寒,小便数而欠或上饮下便,色清而多,大便不调,夜常无寐。"此有关鼻齆的论述,为鼻科发展提供了实践基础和新的理论观点。宋代严用和(约1199—1267年)在总结前人对耳鼻咽喉疾病认识的基础上,论述了耳病相关于心肾、鼻病相关于肺、咽喉病相关于肺胃的观点,使《黄帝内经》中相关官窍脏腑理论得到了进一步发展。《圣济总录》曰:"五脏化液,遇热则干燥,遇寒则流衍。鼻流清涕,至于不止,以肺脏感寒,寒气上达,故其液不能收制如此。且涕、泗,违皆鼻液也,以继泣则曰涕;以生于肺则曰泗;涕甚曰痍此独言涕。"严用和的《重订严氏济生方·鼻门》中还有:"夫鼻者,肺之候。职欲常和,和则吸引香臭矣。若七情内郁,六淫外伤,饮食劳役。致鼻气不得宣调,清道壅塞,其为病也,为齆、为痈、为息肉、为疮疡、为清涕、为窒塞不通、为浊脓,或不闻香臭。此皆肺脏不调,邪气蕴积于鼻,清道壅塞而然也。治之之法,寒则温之,热则清之,塞则通之,壅则散之,无越于斯。"

具有划时代意义的是金代刘完素(约1110—1200年)《素问玄机原病式》中记载了鼻部症状特点,在《素问玄机原病式·六气为病》中有"齆"与"嚏"各一节,刘完素作了

注解："鼽者,鼻出清涕也""嚏,鼻中因痒,而气喷作于声也。"但他认为,鼽与嚏皆属火热为病。刘完素的"鼽者,鼻出清涕也"一句,对后世影响很大,可以说这是把鼻鼽作为症状还是病名的分界岭。此后,"鼻流清涕"和"鼻流浊涕"两者被分别论述。"鼻流清涕"归入鼻鼽,"鼻流浊涕"归入"鼻渊"。

四、1368年至1911年明清时期

此时期,鼻鼽理论在宋金元医学理论基础上广泛应用,与临床实践紧密结合。

随着明代医家对疾病认识的深入思考,提出某一病证可能存在不同病因病机,更全面地认识和分析疾病,在鼻部疾病方面,《医学入门》载有"鼻塞须知问久新",并发现该病有风寒、伏火、痰热等几种病因。《医醇賸义》记有:"脑漏者……致病有三,曰风也、火也、寒也。"比明代以前侧重"胆移热于脑"的理论更为全面。此时期鼻科疾病的治疗特点为更重视局部与全身的辨证关系。如治疗鼻病,《景岳全书》曰:"凡鼻渊脑漏,虽为热证,然流渗既久者,即火邪已去,流亦不止,以液道不能扃固也……其有漏泄既多,伤其髓海,则气虚于上,多见头脑隐痛及眩运不宁等证,此非补阳不可,宜十全大补汤,补中益气汤之类主之。"

明代方隅《医林绳墨》中记载:"西方色白,入通于肺,开窍于鼻,盖鼻者肺之窍也。肺为诸脏之华盖,其气最高,其体燥,其性恶寒……又触冒风邪,寒则伤于皮毛,而成伤风鼻塞之候,或为浊涕,或为清水,治宜先解寒邪,后理肺气,使心肺之阳交通,则鼻息之气顺利,则香臭可闻者也,如桂枝汤,参苏饮之类。"

明代皇甫中的《明医指掌》也有描述:"鼻窍应知与肺通,鼻血热准头红。鼻疮鼻痔皆因热,热结从教发鼻痛……鼽者,鼻流清水也,衄者,鼻流血也。"

此时期在用药方面已颇有经验,如明代吴昆(1552—卒年不详)《医方考》中有:"苍耳散,白芷一两,辛夷仁、苍耳子(炒)各二钱五钱,薄荷各五钱,共为末,食后葱汤下二钱……鼻者,气之窍,气清则鼻清,气热则鼻塞,热盛则塞盛,此息肉之所以生也。故治之宜清其气,是方也。"明代孙一奎(1522—1619年)《医旨绪余》中有:"按鼻鼽一症,今人患者甚多,考诸古方,鲜有言其病因者,惟运气曰:火攻肺虚,鼻鼽。少阴司天,热气下临,肺气上从,鼽衄鼻窒。又云:少阴司天,热淫所胜,民病鼽衄嚏呕。又云:少阳司天,火淫所胜,甚则鼽衄。又岁金不及,炎火乃行,民病鼽嚏。又曰:阳明所至为鼽嚏。据运气,皆以火热司令为言,火克金,热伤肺,盖以鼻为肺之窍也。"

明代徐春甫(1520—1596年)《古今医统大全》中有:"鼽涕者,热客太阴肺之经也。盖鼻者,足阳明胃经所主,阳明脉左右相交注于鼻孔。又鼻者,肺之窍,故肺气通于鼻,其邪热干于二经发于鼻而为窒塞、鼽涕之症。"文中论述了经络与鼻鼽的关系。

清代陈士铎《辨证录·鼻鼽》言:"人有无端鼻流清水者,久则流涕……人有鼻流清涕,经年不愈,是肺气虚寒,非脑漏也。夫脑漏,即鼻渊,原有寒热二症,不止胆热而成之也。然同是鼻渊,而寒热何以分乎? 盖涕臭者热也,涕清而不臭者寒也。热属实热,寒属虚寒。兹但流清涕而不腥臭,正虚寒之病也。热证宜用清凉之药,寒证宜用温和之剂,倘概用散而不用补,则损伤肺气,而肺金益寒,愈流清涕矣。方用温肺止流丹……此方气味温和,自能暖肺,而性又带散更能祛邪,故奏功如神。"文中从辨证及方药方面提出其经验与思想。

清代郑钦安(1824—1911年)《医法圆通·鼻流清涕》中有:"按鼻流清涕一证,有从外感而致者,有从内伤而致者。从外感而致者,感受外来之客邪,客于肺经,闭其清道,肺气不得下降,清涕是出。其人定现发热、恶风、恶寒、头疼、身痛等情。法宜宣散,如桂枝汤、麻黄汤、葛根汤之类。从内伤而得者,由心肺之阳不足,不能统摄津液,而清涕出……肾络通于肺,肾阳衰而阴寒内生,不能收束津液,而清涕亦出。其人定无外感足征,多困倦无神,或怵嚏不休,或畏寒,或两脚冷,法宜扶阳,如麻黄附子细辛汤、姜桂汤、阳旦汤之类。若久病之人,忽然清涕不止,又见壮热,汗,气喘唇青,脉劲浮空,乃亡阳欲脱之候。急宜回阳。缓则不救。然亦十中仅救一二。查近来市习,一见鼻流清涕,不分内外,一味发散,多以参苏饮、人参败毒、九味羌活、辛夷散等方,外感则可,内伤则殆。"不难看出该医家仍沿袭了前世鼻鼽理论,且临证用药经验更加丰富。

清代何梦瑶(1693—1764年)《医碥·鼻》记载:"气壅不舒,热郁于脑,鼽渊瘜痔。皆由此生,清金降火为主,(桑白皮不可少)佐以通气之剂……常流清涕名鼻鼽,肺热者(肺热则气盛化水成清涕,其不为稠浊者,火性急速,随化随流,不及浊也)、桔梗、山栀、薄荷、麦冬、玄参、辛夷、甘草;若因脑冷所致(脑冷则气化液下溜,若天寒呵气成水也),苍耳子、干姜、升麻、藁本、辛夷、川芎、肉桂主之。"清代沈金鳌(1717—1776年)《杂病源流犀烛·鼻病源流》记载:"又有鼻鼽者,鼻流清涕不止,由肺经受寒而成也,宜苍耳散、川椒散,甚有鼻塞脑冷,清涕不止者宜细辛膏。""细辛膏"成分为"黑附子炮,去皮,川椒去目炒,川芎,细辛,干姜,吴茱萸,桂心,皂角"。另外,清代还记载了外用方法:"用猪脂二两煎油,先一宿用米醋浸药,取入猪油内同煎,以附子色黄为度,用绵蘸药塞鼻中。"此为鼻鼽外治塞药法比较早期的记载。

五、1949年中华人民共和国成立至今

此时期,鼻鼽进入了一个全新的发展阶段。

中华人民共和国成立后,政府一直坚定地支持中医药事业的发展,使得中医鼻科学得到了前所未有的进步。中医耳鼻喉科室逐步独立,专业队伍不断壮大,专业队伍素质不断提高,临床诊疗与学术研究水平也不断提升,并与现代西医学的鼻科学借鉴互补,共同成长。

由于近年来鼻鼽发病率逐年增加,患者数逐年增多,鼻鼽已成为专科专病中就诊人数较多的疾病,鼻鼽的病因病机和诊断治疗等研究得以深入发展。目前分子生物学、分子免疫学的迅速发展,更加推动了鼻鼽的发病机制、药物作用机制的研究。鼻鼽的理论和学术观点中所包含的科学依据,以及科学内涵正在逐步被证实。

自1956年国家创办中医药高等院校以来,中医耳鼻咽喉科学教育事业得到蓬勃发展,组织编撰专科教材《中医耳鼻咽喉科学》和《中西医结合耳鼻咽喉科学》至今已经超过六版,鼻鼽也正式作为独立的章节进行讲授。多所中医药大学还培养鼻鼽方向的硕士研究生、博士研究生,使鼻鼽学术理论的挖掘、整理、继承、发展等工作后继有人。

1987年,中华中医药学会耳鼻咽喉科分会成立,在分会的带动下,鼻鼽研究又迎来了新的发展。2017年,中华中医药学会耳鼻咽喉分会专门组织成立了中华中医药学会耳鼻喉分会鼻鼽研究组,研究组的成立必将对鼻鼽的学术交流及专科传统特色的继承发展与推广起到重要作用。中医鼻科有很大的发展前景,期待鼻鼽事业的进一步发展,必将在更大的范围、更深的层次、更大的意义上造福广大鼻鼽患者。

第二节　中医对鼻生理的认识

一、中医对鼻解剖结构的认识

（一）鼻的名称

鼻之一字，《说文解字》中的释义为"鼻，主臭者也"，可见自古即对鼻的生理功能有一定的认识。同时，随着当时对鼻功能认识的变化，还存在许多别称。《灵枢·五色》将鼻称为"明堂"，以鼻作为辨识善色恶色的标志之一。《景岳全书》言鼻为"天牝"，以鼻为肺窍得名。《医学正传》称鼻为"玄门"，因"鼻通天气"故冠以有"天地万物之母"义的"玄"字。《云笈七签》中以鼻为"神庐"，因其认为鼻为导气集神的关键。除了对鼻这一整体的别称，还有许多关于鼻局部解剖的称呼，说明古人对鼻解剖已有较立体的认识。如鼻梁，有"山根""下极""王宫""鼻柱"等别称，其中"山根"作为流传最广的称呼，沿用至今；鼻尖也称为"鼻准""准头""面王"；鼻腔称为"鼻道""鼻隧"；后鼻孔称为"畜门"；鼻中隔前下方因毛细血管丰富表浅而易损伤出血，古人也认识到其特性并称之为"中血堂"；连鼻窦古人也是通过解剖发现的，称为"髓空"。

（二）鼻的整体形态

《灵枢·五色》记载"明堂骨高以起，平以直，五脏次于中央，六腑挟其两侧……明堂润泽以清，五官恶得无辨乎"，认为鼻骨高较面部隆起，鼻梁平直，鼻色润泽清亮，则为正常的鼻部外观，提示鼻功能正常，鼻相应的脏腑功能亦正常。

二、中医对鼻功能的认识

鼻位肺系前端，后系颅颊，下连于喉，接气道，通于肺。肺开窍于鼻，鼻助肺行呼吸、主嗅觉、协发音、司清化等功能，与肺系关系密切。中医对鼻本身生理功能的认识可概括为三点：一是鼻参与呼吸，二是鼻具有嗅觉功能，三是鼻具有协调发音功能。

（一）鼻的呼吸功能

在《灵枢·口问》即有记载"口鼻者，气之门户也"，这是对鼻参与呼吸的阐述。《普济方·鼻门》对其呼吸功能进一步加以说明"肺为气之主，通窍于鼻，鼻者清气出入之道路也。阴阳升降，气血和平，则一呼一吸荣卫行焉"，说明鼻具有在呼吸运动中通行吸入之清气、呼出之浊气的功效，而鼻通行清浊气的功能保障了人体气机出入升降平衡，从而使人体阴阳气血能有机协调。《济生方·鼻门》载："夫鼻者，肺之所主，职司清化，调适得宜，则肺脏宣畅，清道自利。"肺吸入自然界清气，脾胃运化而生成水谷精微，两者相结合，积于胸中，乃为宗气。由此可见宗气充沛，贯于鼻窍，鼻生理功能得以正常运行，正如《灵枢·邪客》所载："宗气积于胸中，出于喉咙，以贯心脉，而行呼吸焉。"

（二）鼻的嗅觉功能

鼻具有辨别五气的功能，五气即"臊焦香腥腐"之气。《素问·六节藏象论》记载："天食人以五气，地食人以五味，五气入鼻，藏于心肺，上使五色修明，音声能彰。"《黄帝内经素问集注》阐释了五气入鼻所具有的意义："五气从外窍而内入于心肺。心肺居上为阳也，心荣色而华于面，故使五色修明。肺主声，故音声能彰也。"而鼻的嗅觉功能与其为气之门户的功能也是密切相关的，《灵枢·脉度》载："肺气通于鼻，肺和则鼻能知香臭矣。"《灵枢·邪气脏腑病形》载:"其宗气出于鼻而为臭。"

(三) 鼻的协调发音功能

《灵枢·忧恚无言》载:"悬雍垂者,音声之关也,颃颡者(鼻咽部),分气之所泄也。"鼻及鼻咽部配合喉的发音,鼻可以协调发音共鸣。

三、中医对鼻与经络关系的认识

鼻乃"清窍"。头面位居于人之有机整体之上部,从阴阳属性来看,人体上为阳,下为阴,清轻上升的诸阳之气皆会聚于人体头部。鼻居于头面之正中,位属阳中之阳,乃清阳交会之处,亦是血脉多聚之处,有多条经脉循行于鼻部和鼻旁,大多属阳经,手少阴心经以支脉循行鼻旁,另有阴经脉络通过阳经交络于鼻。如《灵枢·邪气脏腑病形》载:"十二经脉,三百六十五络,其血气皆上于面而走空窍。"可见此乃经脉络脉循行多聚之处,经脉气血皆上至此,并走空窍。《杂病源流犀烛》载:"面为阳中之阳,鼻居面中,一身之血运到此,皆为至清。"《三因极一病证方论》载:"……故鼻为清气道。"《血证论·鼻衄》载:"鼻为肺窍……乃清虚之道。与天地相通之门户……"可见清阳之气从鼻窍出入,又是血脉多聚之处,此乃鼻属"清窍"。

《灵枢·邪气脏腑病形》载:"十二经脉,三百六十五络,其血气皆上于面而走空窍……其宗气上出于鼻而为臭。"鼻位于面部中央,属阳中之阳,多为阳经循经,鼻为血脉多聚之处,直接或间接循行于鼻及鼻旁的经脉有:

手阳明大肠经:至鼻孔,鼽衄可参考论治,如《灵枢·经脉》载:"大肠手阳明之脉……其支者,从缺盆上颈,贯颊,入下齿中,还出挟口,交人中,左之右,右之左,上挟鼻孔……是主津液所生病者……鼽衄。"至鼻旁,如《灵枢·经筋》载:"手阳明之筋……其支者,上颊结于颀。"

足阳明胃经:至鼻外、鼻根、鼻旁,鼽衄可参考论治,如《灵枢·经脉》载:"胃足阳明之脉,起于鼻之交频中,旁约太阳之脉,下循鼻外,入上齿中……是主血所生病者……鼽衄。"《灵枢·经别》载:"足阳明之正……上频颀……"《灵枢·经筋》载:"足阳明之筋……上颈,上挟口,合于颀,下结于鼻,上合于太阳。"

手太阳小肠经:至鼻根,如《灵枢·经脉》载:"小肠手太阳之脉……其支者,别颊上颀抵鼻,至目内眦,斜络于颧。"

足太阳膀胱经:至目内眦、额、鼻、鼻旁,鼽衄可参考论治,如《灵枢·经脉》载:"膀胱足太阳之脉,起于目内眦,上额交巅……是主筋所生病者……目黄泪出鼽衄。"《灵枢·经筋》载:"足太阳之筋……其直者,结于枕骨,上头,下颜,结于鼻。其支者,为目上纲,上结于颀……其支者,出缺盆,邪上出于颀。"

手少阳三焦经:至颧部(上颌窦),如《灵枢·经脉》载:"三焦手少阳之脉……以屈下颊至颀。"

足少阳胆经:至颧部(上颌窦),《灵枢·经脉》载:"胆足少阳之脉……其支者,别锐眦,后下大迎,合于手少阳,抵于颀,下加颊车,下颈,合缺盆……"《灵枢·经脉》载:"足少阳之筋……上结于颀。"

手少阴心经:支脉经鼻旁,合于内眦,如《灵枢·经别》载:"手少阴之正……上走喉咙,出于面,合目内眦。"

足厥阴肝经:鼻咽部,如《灵枢·经脉》载:"肝足厥阴之脉……循喉咙之后,上入颃颡,连目系,上出额,与督脉会于巅。"《灵枢·营气》载:"足厥阴……上循喉咙,入颃颡之窍,究于畜门。"

督脉:至鼻柱,如《针灸甲乙经》载:"上巅,循额,至鼻柱。"《奇经八脉考》载:"循额中,至鼻柱,经素髎(鼻准头也)、水沟(即人中),会手足阳明。"

任脉:循面(鼻旁),如《素问·骨空论》载:"任脉者……上颐循面入目。"《奇经八脉考》载:"环唇上,至下龈交,复出分行,循面,系两目下之中央,至承泣而终。"

冲脉:鼻咽部,如《灵枢·逆顺肥瘦》载:"夫冲脉者……其上者,出于颃颡。"

阳跷脉:鼻旁,如《奇经八脉考》载:"……同足阳明上而行巨髎、复会任脉于承泣,至目内眦,与手足太阳、足阳明、阴跷五脉会于睛明穴。"

阴跷脉:鼻旁,如《灵枢·脉度》载:"(阴)跷脉者……上出人迎之前,入颃,属目内眦,合于太阳、阳跷而上行。"《奇经八脉考》载:"……上出人迎之前,至喉咙,交贯冲脉,入颃内廉,上行属目内眦。"

四、鼻与中医五行理论

(一)鼻与五色理论

中医理论的基础之一即阴阳五行学说,其中五行包含了阴阳演变过程的五种基本动态,以木、火、土、金、水作为对这五种基本动态的代表总结,同时将事物根据五行特性进行划分,以上述顺序划分五脏顺序为肝、心、脾、肺、肾,划分五色顺序为青、赤、黄、白、黑,《灵枢·五色》记载了五行与五脏五色相应之理论:"其色有邪,聚散而不端,面色所指者也。色者,青黑赤白黄,皆端满有别乡。别乡赤者,其色赤,大如榆荚,在面王为不日。其色上锐,首空上向,下锐下向,在左右如法。以五色命脏,青为肝,赤为心,白为肺,黄为脾,黑为肾。"并指出,人体以五色观五脏主要是观面色。《灵枢·五阅五使》也记载了此观点——"五官五阅,以观五气"。清代汪宏所著《望诊遵经》总结历代五色理论,提出"五色形于外,五脏应于内,犹根本之与枝叶也。色脉形肉,不得相失也。故有病必有色,内外相袭,如影随形,如鼓应桴,远者,司外揣内,近者,司内揣外,五色之见,莫不相输应焉",指出了五色理论在中医望诊中的重要性,并提出"色之应乎脏者,亦应其腑,应乎腑者,亦应其经"。《灵枢·师传》也记载了"鼻隧以长,以候大肠……鼻柱中央起,三焦乃约",说明五色理论不仅可观察五脏,六腑十二经亦可。而五色望诊法的重点,《望诊遵经》提到"五脏各有病证声色臭味,当与气口明堂相应焉。其太过不及,相生相克者,皆病也。从外知内,盖本乎此";《灵枢·五阅五使》也记载"脉出于气口,色见于明堂""五色独决于明堂",可见明堂(鼻)在五色望诊法中的重要性。而以观鼻形鼻色辨别内在健康与病变正是基于上述鼻部的生理特性及鼻与各脏腑经络的紧密联系。在观察五官五色的过程中,望明堂是很重要的部分,而健康的明堂是什么样的呢?《灵枢·五色》记载"明堂骨高以起,平以直""病色不见,明堂润泽以清";还有"明堂者,鼻也……其间欲方大,去之十步,皆见于外,如是者寿,必中百岁"。马莳在《黄帝内经灵枢注证发微》中进一步说明健康的鼻的生理形态——"明堂广大,藩蔽见外,方壁高基,引垂居外,五色乃治。平博广大,寿中百岁",这句话中也包含了古人以鼻形作为判断寿命长短要素之一的理念,也可见古人对健康的鼻部色形对判断身体康健的重要性。

具体的以面部不同部位对应脏腑,《灵枢·五色》提到:"阙上者,咽喉也;阙中者,肺也;下极者,心也;直下者,肝也;肝左者,胆也;下者,脾也;方上者,胃也;中央者,大肠也,挟大肠者,肾也;当肾者,脐也;面王以上者,小肠也;面王以下者,膀胱子处也……此五脏六腑肢节之部也,各有部分。有部分,用阴和阳,用阳和阴,当明部分,万举万当。能别左右,是谓大道;男女异位,故曰阴阳,审察泽夭,谓之良工。"(阙上,眉心上部;阙中,两眉之间;下极,两目之间;直下,两目之间正下方的鼻柱部位;下,鼻头;上,鼻翼;中央,面颊的中央部位;面王以上,鼻头的外侧上方;面王以下,鼻头下方的人中沟。上述部位均属于鼻部)可见在面部对应脏腑的划分中,鼻部占据着主要地位。同时上述原文还提出五色可分阴阳、辨阴阳。

(二) 鼻与五气

《素问·六节藏象论》记载:"草生五色,五色之变,不可胜视;草生五味,五味之美,不可胜极。嗜欲不同,各有所通。天食人以五气,地食人以五味。五气入鼻,藏于心肺,上使五色修明,音声能彰。"《医宗金鉴·四诊心法要诀上》记载:"天有五气食人入鼻,藏于五脏。"其中五气为"天以风、暑、湿、燥、寒之五气食人,从鼻而入";五味是酸、苦、甘、辛、咸,同样配属五行五脏,《素问·至真要大论》云:"夫五味入胃,各归所喜,故酸先入肝,苦先入心,甘先入脾,辛先入肺,咸先入肾。"五气入鼻,五味入口,其进入人体化为精气藏于心肺,心肺气血充盈,才使五音修明(五音——角、徵、宫、商、羽)。这不仅体现了鼻与五气的关系,还体现了五气五味五音、鼻咽喉之间也是相辅相成、相互联系的。

第三节　鼻和脏腑关系

鼻属人体五官之一,与人体脏腑并非直接相邻,虽为外在官窍,但鼻不是孤立的器官,是人体整体的一个部分,其复杂的生理功能与整体相互关联。在生理病理方面,鼻与脏腑有着密不可分的关系。脏腑是人体生理活动的内在中心,脏腑功能和气血津液、阴阳精微等物质是鼻生理功能的保障和病理变化的基础。经络与脏腑有所属关系,经络运行气血、联络脏腑、沟通表里,从而将官窍、脏腑、肢骸、筋脉紧密联结为一个有机整体。鼻与脏腑有着密切的联系,其生理功能状态依赖脏腑所濡养和调节,脏腑功能正常,鼻窍各项生理功能调畅。并且,不仅脏腑的功能状态对鼻有影响,鼻的生理功能和病理变化也对脏腑有重要影响。鼻可以为脏腑生理活动的正常进行提供必要条件和基础,如《丹溪心法·鼻病》载:"夫肺气通于鼻,清气出入之道路。"《三因极一病证方论》载:"鼻为肺之闾阖,吸引五臭,卫养五脏,升降阴阳……"可见"清窍"是"清气"进入人体的道路、门户,并为脏腑功能活动提供重要物质基础,如果"清窍"阻塞或出现其他病理变化,"清气"摄入受阻,"宗气"生成障碍,对人体产生严重影响。鼻的病理变化也可以反映脏腑功能状态,通过鼻的病变可以判断脏腑的功能,正如古语云"有诸内者,必形诸外"。临床实践中,鼻病证并非单一不变,正如各脏腑功能不同,不同脏腑各有所司,不同脏腑与鼻窍的关系也各异,所以鼻部不同的病证也反映了各个脏腑、相应的功能障碍。鼻病的表现往往复杂多变,病、证、因之间往往有着复杂多变的相互联系。例如,一病多证,多病一证;一证数因,数证一因等。历代医家以整体观念和辨证论治作为重要的理论基础,以同病异治、异病同治等重要方法贯穿体现于治疗鼻科疾病的临证实践中,极大地丰富了鼻病治疗的临床思维,避免了鼻病只医鼻的局限。鼻与脏腑紧密相关,脏腑辨证又是中医学辨证论治思想的重要部分,故脏腑辨证在鼻病的辨证论治中有着很重要的地位。以脏腑辨证为主导,辨病、辨证、辨因相结合,内治与外治相结合,成为鼻科辨证论治的一大特点。各脏腑不同的司职功能,与鼻的不同关系,都成为鼻科疾病辨证论治的重要理论基石。

一、鼻与肺

肺的脏腑功能主要概括为主气司呼吸,主宣肃,主行水,朝百脉,主治节,发音、助嗅等,与鼻的关系最为密切,肺在窍为鼻,在液为涕。

1. 所属相关

肺主鼻,开窍于鼻,鼻是肺之官。《素问·阴阳应象大论》载:"肺主鼻……在窍为鼻。"《灵枢·五阅五使》曰:"鼻者,肺之官也。"《诸病源候论》《太平圣惠方》及《圣济总录》等医典均有相似论著,充分说明肺对于鼻,有着最特别、最重要的地位,肺乃鼻的主宰,掌管鼻一切功能、变化,鼻属于肺系统,受肺支配、调节,明确指出鼻的生理功能由肺主管,鼻为肺脏的外在苗窍。

2. 生理功能相关

肺主气司呼吸,与鼻窍紧密相关,并通过鼻窍来实现这一生理功能。如《济生方·鼻门》载:"夫鼻者,肺之所主,职司清化,调适得宜,则肺脏宣畅,清道自利。"《三因极一病证方论》载:"鼻为肺之闉阓……故鼻为清气道。"肺主宣发肃降,气机调畅,宣发而得呼,肃降而得吸,需要依赖肺之门户——鼻窍的通畅,肺气藏蓄于胸中,通于鼻窍,肺借助开窍于鼻和外界相通,清气出纳更替,肺鼻相通,气息相连,紧密相关,正如《素问·阴阳应象大论》载:"肺藏气,鼻通息,故主鼻。"《素问·金匮真言论》载:"西方白色,入通于肺,开窍于鼻。"《普济方》载:"夫鼻者,肺之窍,故肺气通于鼻也。"肺气充沛,贯盈于肺系,上沛鼻窍,鼻窍得养,肺鼻协调才能完成司呼吸、助发音、主嗅觉等功能;肺和调畅,宗气充足,宣肃协调有度,为鼻感知五气五味提供充分的条件,使鼻窍嗅觉灵敏,如《灵枢·脉度》载:"肺气通于鼻,肺和则鼻能知香臭矣。"《四圣心源》载:"肺窍于鼻而司五臭。"《灵枢·邪气脏腑病形》载:"其宗气上出于鼻而为臭。"肺具有掌管发音的功能,肺功能宣畅,声音自利。《幼科铁镜》载:"肺专司声音。"《血证论·声音》载:"声音者,肺之所主,肺金清明,则声音显明。"肺气充沛于内,上冲鼓动喉门,可发出声音,发音期间需要鼻窍的辅助和共鸣,鼻塞则语声重浊,鼻窍通利则声音洪亮并清晰,音色圆润而明亮,《素问·六节藏象论》载:"五气入鼻,藏于心肺,上使五色修明,音声能彰。"故发音也依赖肺与鼻的紧密关系。肺主涕,涕乃属五液之一,由肺化生,源于肺津。《灵枢·九针论》载:"肺主涕"。《素问·宣明五气》载:"五脏化液……肺为涕"。鼻中涕液,由肺气上腾,可温润清窍,保护气道。《四圣心源》载:"涕者,肺气之熏蒸也。"涕液增多或者减少,清稀或者稠厚,甚至化腐成脓,都赖于肺气之功能状态。

3. 病理变化相关

肺宣肃有度,宗气充沛,主窍有节,则鼻的生理功能正常,反之,肺脏生理功能失调,可影响鼻的功能,从而导致鼻病。例如,肺气耗伤,腠理疏松,卫表不固,鼻窍易感外邪,可致鼻痒、喷嚏等症;肺失宣降,气逆于上,则鼻失通畅,可致鼻塞;肺失清肃则邪毒滞留,或气阴不足,鼻窍失养,均可致鼻病。《灵枢·本神》载:"肺气虚则鼻塞不利。"《诸病源候论》载:"肺脏为风冷所乘,则鼻气不和,津液壅塞而为鼻齆。"《济生方·鼻门》载:"夫鼻者,肺之候……其为病也,为衄,为痈,为息肉,为疮疡,为清涕,为窒塞不通,为浊脓,或不闻香臭。此皆肺脏不调,邪气蕴积于鼻,清道壅塞而然也。"《医学摘粹·七窍病类》载:"鼻病者,手太阴之不清也。肺窍于鼻,宗气所由出入而行呼吸者也。必肺降而气清,其鼻窍乃宣通而不窒。若肺逆不降,则宗气壅阻,而鼻塞流涕之病作矣。"诸多古籍均论述了鼻病的各方面表现及其与肺的紧密相关。此外,鼻窍的功能也影响肺的生理功能,主要表现在鼻窍的通畅与否对肺的呼吸功能的影响。鼻喜通利,恶壅塞,鼻窍不利,壅塞不通,影响清气的吸纳,若转而以口为气道,失去鼻窍的温润,邪气直入娇脏,易致肺疾,同时也使咽喉过分暴露于外界,引起咽喉干燥进而出现咽喉诸疾。鼻为肺之窍,肺为娇脏,均喜润恶燥,鼻与肺相连,若鼻窍抵御外邪功能受损,正常涕液减少,使鼻窍失于温润,不能卫外,则外邪从"闺阖"直入肺脏,发展为伤寒、温病等。

4. 诊断辨证相关

肺鼻相关,通过前述肺与鼻的病理变化相关性,可见肺的疾病,可反映于鼻窍。通过望闻问切来记录鼻窍的四诊信息,可判断肺脏的病变。如《诸病源候论》载:"鼻是肺之候。"(《济生方》《外台秘要》《寿世保元》等有相似论述)《医学心悟》载:"鼻头……赤色者为肺热""鼻孔煽张为肺气将绝。"临证治疗时也有依据外鼻的色泽和涕液的清浊判断肺经病变的,如鼻色红赤为肺热,鼻色白为肺气虚,鼻色黑为肺气将绝,涕液清稀为肺气虚寒,涕液黄稠为肺郁热,这些都为临床诊断提供了参考。鼻与肺的诊断辨证相关性,《证治准绳·杂病》概括为:"在脏为肺,在窍为鼻。"

二、鼻与脾胃

脾位于人体中焦,脾脏与胃腑相表里。脾胃的脏腑功能主要概括为:脾主运化,主统血,主升清;胃主受纳,腐熟水谷,主降浊。鼻窍通利,嗅觉灵敏,涕液、血脉等方面与脾关系密切。

1. 所属相关

《灵枢·五色》载:"阙中者,肺也……下者,脾也;方上者,胃也。"指出鼻准属脾,双侧鼻翼属胃。《医学心悟》载"鼻准属脾土",胃乃阳明燥土,脾乃太阴湿土,鼻从属脾胃,在五行中皆属于土。《类经》载:"鼻为面王,主应脾胃……"

2. 生理功能相关

脾司运化,为后天之本,气血生化之源,主升发清阳,司统血之职。胃纳脾运,水谷精微,化生气血,供养鼻窍,保持鼻窍通畅和利,并且脾亦能运化水液,涕液得以正常运化,维持清窍温润清洁,保护气道,抵御外邪;鼻为清窍,居于面中,乃清阳游行交会之所,得脾升清,鼻窍清虚通利,使嗅觉灵敏;鼻藏"中血堂"(《医宗金鉴·正骨心法要旨》载:"中血堂,即鼻内頞下脆骨空虚处也。"),为血脉多聚之处,足阳明胃经多气多血,布于鼻之两侧,脾司统血,血行脉中,鼻通脉和,鼻的生理功能得以正常运行。脾的功能健运,统血、生血功能正常,气血充沛,清阳升发,则鼻窍得养。正如《医学正传》载:"面为阳中之阳,鼻居面中,一身之血运到面鼻,皆为至清至精之血。"《杂病源流犀烛》也有相似记载。

3. 病理变化相关

若脾胃虚弱或运化失调可致鼻病。脾失健运,胃纳失司,气血生化无源,鼻窍失养,使清窍不通,血脉不荣,肌肤不泽,也可致鼻内肌膜不得温润,甚至枯槁等,如《素问·玉机真脏论》载:"脾为孤脏……其不及则令人九窍不通。"脾失健运,水湿上犯或水液停聚,可导致多量浊涕、鼻息肉、鼻痰包等病理产物出现;若脾胃失司,清阳不得上升,浊阴不得下降,清浊不分,清窍不得清虚,可致鼻窒或香臭不识,嗅觉障碍,《医学入门》载:"鼻窒久不愈者……清气不能上升,非外感也。"《证治准绳·杂病》载:"若因饥饱劳役,损脾胃,生发之气既弱,其营运之气不能上升,邪塞孔窍,故鼻不利,而不闻香臭也。"若脾失统血,不能摄血,血溢脉外,而发鼻衄。此外,脾胃积热,上灼鼻窍,或移热循经上蒸,可致鼻部疔疖疮疡、鼻渊、鼻衄等疾,如《寿世保元》载:"阳热怫郁,致动胃经,胃火上炎,则血妄行,故衄也。"《杂病源流犀烛》载:"又有鼻内生疮者,由脾胃蕴热,移于肺者也。"《诸病源候论》载:"脾移热于肝,则为惊衄。"

4. 诊断辨证相关

通过了解脾与鼻的相关性,可见脾的病变,可以直接或间接反映于鼻准。故在临床实践中,可以观察外鼻及鼻内肌膜等的异常变化来评估脾的病情。例如,鼻红赤,多为脾经蕴热,《素问·刺热》载:"脾热病者,鼻先赤。"《素问·风论》载:"脾风之状,多汗恶风,身体怠惰,四肢不欲动,色薄微黄,不嗜食,诊在鼻上,其色黄。"亦说明鼻可辨脾病。

三、鼻与肝胆

肝胆相表里,肝胆的脏腑功能与鼻相关的方面主要表现在肝主疏泄,主藏血,主情志,主筋,喜升发条达等方面,胆藏泄胆汁,主决断,调节情志。鼻窍通畅,鼻脉荣养,鼻窍清虚等方面与肝胆有着密切关系。

1. 所属相关

鼻梁与肝相应,左右两旁与胆相应。如《内经知要》载:"下极之下为鼻柱,相家谓之年寿,肝在心之下,故直下应肝。"《灵枢·五色》载:"下极者,心也;直下者,肝也;肝左者,胆也。"《医经精义》载:"举左以赅右,言肝应于鼻梁,其左右附鼻梁者,胆之应也。"足少阳胆经循经颃(鼻旁颧部),今称鼻窦之处,胆之经气通于脑,脑通于颃(鼻梁上段,鼻根部),颃之下为鼻,故肝胆的生理病理变化信息均可通过经络传递于鼻而表现出来。

2. 生理功能相关

肝主疏泄功能通过多个方面,直接或间接地影响鼻的生理功能。首先,肝调畅气机,调节气的升降出入,肝脉入颃颡与肺相交,如《医学真传·部位》载:"鼻内口鼻交通之处,则为颃颡,又为畜门,乃肝肺相交之部也。"故肝气条达,气道疏利,鼻窍畅通,气息平匀。其次,肝主疏泄功能也包括调节血液、津液运行输布,协同肝藏血功能,使血液通畅不滞、约束不溢、血量动态平衡,从而鼻藏"中血堂",调节有度。再次,肝疏泄功能还包括促进脾胃升清降浊,疏泄胆汁,适时分泌排泄,以益生化之源,从而间接助养鼻窍。此外,肝主情志,若情绪暴怒、惊吓均能使气机受到影响,进而导致鼻息不均匀。胆之经气可通于脑,脑通于颃,颃下为鼻,胆为"中精之腑",有医家称为"中清之腑",鼻乃"清虚"之"清窍",故胆的"清净"特性能促进鼻窍清虚通利,如《难经·四十难》载:"胆者,清净之腑也。诸腑者,皆非能清净者也。"《类经》载:"胆为中正之官,藏清净之液,故曰中精之腑,盖以他府所盛者皆浊,而此独清也。"嚏作为鼻的功能表现之一,其声音犹如以木击金,肝肺于鼻咽部相交,嚏的发生机制与肝有着直接关系,如《医学真传·嚏》载:"嚏,非病也,然而嚏所由来,当知之也……肝脉循喉咙,入颃颡究于畜门,从畜门而上额,循癫,以下项。若颃颡不利,不能上循,但从畜门出鼻,则为嚏。夫鼻为肺窍,而畜门为肝穴,嚏之有声,如撞钟然,犹以木击金也。平人之嚏,间或有之,乃畜门之气,一时滞而不上,下出于鼻,则嚏也。又纸捻搐鼻,则畜门、颃颡为物所引而下,脉本欲上,今引之而下,引下则嚏。"

3. 病理变化相关

肝胆互为表里,肝胆气机失调,肝失疏泄,气机、津液等调节失职,可出现鼻窍不利,涕液分泌失常,即鼻塞、鼻涕异常、鼻痒及喷嚏等表现;肝失条达,不能维持血液正常运行,或暴怒伤肝,或肝胆火盛,肝阳上亢,扰犯"中血堂",迫血妄行,而发鼻衄等表现,如《医林绳墨》载:"亦有肝移热于脑,则迫血妄行而为鼻衄之证。"或气郁化火,肝火上炎,上灼鼻窍,而致疔疮疖肿等表现;或肝藏血不足,血堂亏虚,不能濡润鼻窍肌膜,甚至导致鼻槁等表现;或经气郁滞,胆腑郁热,上行至脑,下犯鼻颏,而致鼻渊、头痛等表现,如《素问·气厥论》载:"胆移热于脑,则辛颏鼻渊。鼻渊者,浊涕下不止也。"

4. 诊断辨证相关

嚏也是鼻的病理表现之一,喷嚏频作,不完全是肺病,也与肝有着相关性。如《医学真传·嚏》载:"又肺主皮毛,肝主肌腠,风邪陡袭皮毛,则皮毛之气不通于肌腠,肌腠之气欲出于皮毛,滞而不和则嚏。又肝脉内虚,不能循脉而上,但留于颃颡、畜门间,则频频而嚏。医不知之,以为肺病,岂知实肝病也。"乃知嚏而兼有肝病也。

四、鼻与肾

肾的主要生理功能概括为肾主藏精、生长发育和生殖,主水液,主纳气。鼻的发育成形、鼻的呼吸功能、涕液正常等均与肾密切相关。

1. 所属相关

鼻与肾的所属关系,主要通过涕液与肾主液的关系来实现。鼻涕乃人体五液之一,肾主液,故鼻涕亦为肾所主。《素问·宣明五气》载:"五脏化液,心为汗,肺为涕,肝为泪,脾为涎,肾为唾,是为五液。"《医灯续焰》载:"肾属水,主五液。"《伤寒来苏集·伤寒论翼》载:"肾主五液……"涕属于肾,如《医碥》载:"涕,畜于出于鼻;泪、溺,皆水也,并属于肾。"另外,督脉循行于鼻,并且督脉贯脊属肾,足少阴肾经通过督脉间接与鼻相接,肾之经气可达于鼻。

2. 生理功能相关

肾藏精,如《类经》载:"肾为藏精之本。"《素问·六节藏象论》载:"肾者主蛰,封藏之本,精之处也。"《素问·上古天真论》载:"肾者主水,受五脏六腑之精而藏之。""精"是构成机体和维持人体生长发育及一切生命活动的物质基础与动力根源。《黄帝内经》中有"精者,生之本也""生之来,谓之精",可见鼻的发育及生理功能均以精为基础,肾中精气充盛,鼻形才能发育正常,肾精促进一切生命活动运行,也促使鼻的生理功能正常发挥,肾精可濡养鼻窍,如《黄帝内经灵枢集注》载:"肾主外者,肾主藏津液,所以灌精濡空窍者也。"肾主水,涕虽为肺液,但为肾所统领、主使。肺主行水,肾主水,肺为水之上源,主宣降水液,肾为水之下源,可气化水液,五行金水相生,肺肾在水、津、液代谢方面相辅相成,互根互用。肾主纳气,鼻为呼吸道之门户、通路,鼻的呼吸功能由肺完成,吸入清气,由肾司摄纳,同时依赖肺与肾的共同协调,才能达到气息均匀、吐纳有度,如《类证治裁·喘症》载:"肺为气之主,肾为气之根;肺主出气,肾主纳气,阴阳相交,呼吸乃和。"《伤寒发微·少阴篇》载:"盖水与气本是一源,无病之人,吸入之气,由鼻直抵丹田;呼出之气,由丹田直出肺窍。此无他,气之下行为水,肾因收摄于下。"《内经博议》载:"所谓权衡者,肺肾是也。肺主上焦,肾主下焦;肺主降,肾主升;肺主呼,肾主吸;肾主纳气,肺主呼气。"其皆表明了肺肾共同参与呼吸运动的协调运行,同时也表明了肾主纳气在呼吸运动中的重要地位。

3. 病理变化相关

肾脏虚损可致鼻病,肾虚精亏,元阴元阳不足,可致鼻的发育异常,或者肾精不足,不能"灌精濡空窍",鼻的肌膜失于濡养,而呈现干燥、枯槁等。肾阳虚,如《素问·宣明五气》载:"五气所病……肾为欠为嚏。"肾阳不足则鼻失温煦,肾阳不能助肺卫,喷嚏频作,可致鼻渊、鼻鼽等症。肾阴亏虚,鼻窍失养,甚或虚火上炎,上灼鼻窍,鼻涕减少,鼻肌膜干燥,则发为鼻衄、鼻槁等。一些慢性鼻病,可与肾虚相关,或兼有肾虚证。如《秘传证治要诀及类方》载:"有不因伤于冷而涕多,涕或黄或白或时带血如脑髓状,此由肾虚所生。"如若肾不纳气,吸入清气不能摄纳,而出现呼吸浅快,气急甚或喘症,如《类证治裁·喘症》载:"肺为气之主,肾为气之根;肺主出气,肾主纳气,阴阳相交,呼吸乃和,若出纳升降失常,斯喘作焉。"

4. 诊断辨证相关

肾精生髓,"脑为髓之海",脑通于颃,颃下为鼻,嗅觉为脑中元神所主,肾精充实,脑髓得养,元神可支配嗅觉。《医宗金鉴·正骨心法要旨》载:"头为诸阳之会,位居至高,内涵脑髓,脑为元神之府,以统全体。"《医学原始》载:"五官居于身上为知觉之具……耳、目、口、鼻之所以导入,最近于脑,必先以脑受其象而觉之……"肾精亏虚,髓海不足,脑中元神不振,嗅觉随之减退。例如,临证可见,女子七七,天癸竭,部分女子出现嗅觉异常,排除其他疾病,单因天癸竭,可出现"不明原因"失嗅,实践临证中,部分嗅觉异常者,可从肾经辨证论治。

五、鼻与心

心为阳中之太阳,为火脏,乃君主之官,主血脉,主神志。鼻藏"中血堂"及嗅觉功能与心关系密切。

1. 所属相关

心主血脉,肺开窍于鼻,心主血,肺主气,"气为血之帅,血为气之母"。心肺有着不可分割的关系,并且心肺同居胸中,宗气积于胸中上出鼻窍,故鼻同为心和肺的门户,如《灵枢·邪气脏腑病形》载:"……其宗气上出于鼻而为臭。"《景岳全书》载:"鼻为肺窍,又曰天牝,乃宗气之道,而实心肺之门户。"《脾胃论》中"心主五臭,舍于鼻"也指出了心与鼻直接相关。

2. 生理功能相关

鼻藏"中血堂"，乃血脉交汇、多气多血之处，心通过脉道与鼻相连，心主血脉，心气推动血液滋养鼻窍，维持脉道通利，促进鼻肌膜润泽、气机通畅等鼻的生理功能正常运行。鼻的嗅觉功能与心相关，体现在嗅觉需要依赖心神的主宰和辨识，心清识辨，令鼻知气味，嗅觉灵敏，如《难经·四十难》载："心主臭，故令鼻知香臭。"《脾胃论》载："故知臭为心之所用，而闻香臭也。"嗅觉乃为心中神明所主宰。此外嗅觉也与脑中元神相关，如《医学衷中参西录》载："心与脑神明贯通，神明藏于脑而发于心""神明之功用，原心与脑相辅而成。"另外，作为人体保护机制之嚏，也与心气相关，如《灵枢·口问》载："人之嚏者，何气使然？岐伯曰：阳气和利，满于心，出于鼻，故为嚏。"鼻中涕液亦受心气鼓动，如《灵枢·口问》载："心者，五脏六腑之主也……口鼻者，气之门户也。故悲哀愁忧则心动，心动则五脏六腑皆摇，摇则宗脉感，宗脉感则液道开，液道开故泣涕出焉。"

3. 病理变化相关

如若心气不足，不能推动血液上荣，血脉不充，鼻窍失养，肌膜枯萎，或脉道不利，气血瘀滞，鼻脉不通，气机阻塞，如《素问·五脏别论》载："五气入鼻，藏于心肺。心肺有病，而鼻为之不利也。"若心气虚弱，心神无主，无以司嗅，则嗅觉障碍，或者寒袭肺卫，肺失宣肃，经气阻滞，嗅觉失灵，如《东垣试效方》载："盖以窍言之，肺也；以用言之，心也。因卫气失守，寒邪客于面，鼻亦受之，心不能为用，而不闻香臭。"或热积心经，移热于肺，循经上灼于鼻，以致鼻窍不利，如《圣济总录》载："若心经移热于肺，致肺脏不和，则其窍亦无以宣达，故为齆鼻。"《黄帝内经灵枢集注》载："心热烦嗌干善渴，火炎于上也。肺者心之盖，鼽嚏善悲，火热烁金也。"心火上炎，上灼鼻之脉络，或迫血妄行，可致鼻衄，如《类经》载："火病于心而并于肺，故为悲妄。火逼血而妄行，故鼻血为衄，污血为衊。"（《类经·疾病类》载："衄衊皆为鼻血，但甚者为衄，微者为衊。"）《诸病源候论》载："邪热伤于心故衄。"火毒上攻，熏灼鼻窍肌膜，以致鼻疮等症，如《素问病机气宜保命集·病机论》载："诸痛痒疮，皆属于心……心者生之本，神之变也，其华在面，其充在血脉，为阳中之太阳……其色赤，为君主之官，神明出焉……其为病也……鼽衄嚏呕……衄蔑语笑，疮疡血流……其为治也，以寒胜热。"

参 考 文 献

陈菲菲，蒋路云，2018.鼻鼽源流探微[J].亚太传统医药，14(1)：95-96.

高忻洙，胡玲，2010.中国针灸学词典[M].南京：江苏科学技术出版社.

黄圣文，2006.过敏性鼻炎证治的古今文献研究[D].北京：北京中医药大学.

李浩，侯辉，2007.《内经》"鼽"字辨析[J].中国中西医结合耳鼻咽喉科杂志，15(1)：71-72，32.

严道南，2010.古代文献关于鼻鼽病名、病机及辨证治疗源流的探讨[J].中医耳鼻喉科学研究，9(1)：53-55.

杨清华，黄建军，2005.鼻鼽的古文献研究[J].中医药信息，22(1)：4-7.

第五章 变应性鼻炎的中医病因病机

第一节 中医病因

变应性鼻炎的致病因素较多。其最早记载可追溯至《黄帝内经》:"生于阳者,得之风雨寒暑""生于阴者,得之饮食、居处、阴阳、喜怒。"将致病因素分为阴阳两类。同时《金匮要略》认为:"千般疢难,不越三条。一者,经络受邪,入脏腑,为内所因也;二者,四肢九窍,血脉相传,壅塞不通,为外皮肤所中也;三者,房室、金刃、虫兽所伤。"另外,宋代陈无择认为"医事之要,无处三因",将病因分为"外因、内因、不内外因"。近现代将致病因素细分更为详细,包括外感六淫(风、寒、暑、湿、燥、火)、疠气、七情(喜、怒、忧、思、悲、恐、惊)内伤、饮食失宜、劳逸失度,病理性病因包括痰饮、瘀血、结石,其他病因包括外伤、寄生虫、胎传、诸毒、医过等。变应性鼻炎的主要致病因素,归纳为外感邪气、七情内伤、饮食失宜、劳逸失度、先天因素等。

一、外感邪气

《素问·刺法论》记载:"正气存内,邪不可干。"《素问·评热病论》记载:"邪之所凑,其气必虚。"风、寒、暑、湿、燥、火是大自然的正常气候变化,六气是否成为六邪,取决于人体的正气强弱,外感邪气,侵袭肌表或由口鼻而入,引起变应性鼻炎的发病。

(1)风邪致病:风邪,具有升发、向上、向外的特性,风为阳邪,善动而不居,其性开泄,故汗易出,易袭阳位,在变应性鼻炎中常以鼻部症状为主,其性开泄,故患者肌表不固、易汗出。风性善行而数变。善行,指具有病位游移,行无定处的特性,常见除鼻部症状外,更兼眼痒、皮肤瘙痒;数变,指风邪致病具有变幻无常和发病迅速的特性,如突发鼻痒难忍、喷嚏频频、鼻塞,多阵发。风性主动是指风邪致病具有动摇不定的特征。风为百病之长,即风邪常为外邪致病的先导,凡寒、湿、燥、热等邪气多依附于风邪而侵犯人体。故有风为"百病之始""百病之长"的说法。隋代《诸病源候论》认为:"肺气通于鼻,其脏有冷,冷随气入乘于鼻,故使津涕不能自收。"说明风邪挟寒邪侵袭鼻窍而为病。

(2)寒邪致病:寒邪指自然界中侵袭肌体后出现阴冷、凝滞、收引等特性的外邪。寒邪的主要特点是阴邪,易伤阳气,阴邪致病,导致阴阳失衡,阴盛阳衰,《素问·五常政大论》指出:"太阳司天,寒气下临,心气上从……鼽嚏善悲。"侵袭肌表则见恶寒、发热等症状,侵袭肺部,肺失宣降,则见咳嗽、喷嚏,肺气主行水,在窍为鼻,故见流水样清涕。陈士铎在《辨证录》中也曾提到:"人有鼻流清涕,经年不愈,是肺气虚寒,非脑漏也。"可见风寒之邪与变应性鼻炎关系密切。

(3)火热之邪:刘完素的《素问玄机原病式》认为火热是鼻鼽的病因之一,他曾提到:"嚏,鼻中因痒而气喷作于声也。鼻为肺窍,痒为火化。心火邪热,干于阳明,发于鼻而痒,则嚏也。"《素问·气交变大论》言:"岁金不及,炎火乃行,生气乃用,长气专胜,庶物以茂,燥烁以行,上应荧惑星,民病肩背瞀重,鼽嚏血便注下。"火热之邪,外犯于肺,肺失宣降,则喷嚏频频、鼻塞,挟风邪外犯,则鼻痒明显。

二、七情内伤

《素问·举痛论》记载:"余知百病生于气也,怒则气上、喜则气缓、悲则气消、恐则气下、寒则气收、炅则气泄、惊则气乱、劳则气耗、思则气结。"情志活动是机体对外界环境变化所产生的反应,情志活动在机体同样有相应的脏腑应答,引起相应的变化。《素问·阴阳应象大论》曰:"人有五脏化五气,以生喜怒悲忧恐。故喜怒伤气,寒暑伤形。"又曰怒伤肝,喜伤心,思伤脾,悲伤肺,恐伤肾。当喜、怒、忧、思、悲、恐、惊等情志活动超越了机体的调节范围,容易引起脏腑气机的改变或者直接伤及相应五脏。

"在脏为心……在志为喜"(《素问·阴阳应象大论》),喜悦的情绪是一种良性情绪,《素问·举痛论》认为"喜则气和志达,营卫通利",适当的喜悦有助于心主血脉运行,对机体是一种促进作用,《灵枢·邪客》记载:"心者,五脏六腑之大主也,精神之所舍也,其脏坚固,邪弗能容也。容之则心伤,心伤则神去,神去则死矣。"喜悦的太过和不及,都会导致机体出现相关变化,《灵枢·本神》曰:"喜乐者,神惮散而不藏。"《灵枢·调经论》曰:"神有余则笑不休,神不足则悲。"心为藏神之脏,情志伤心,心为五脏六腑之大主,则脏腑气机紊乱,正如张景岳在《类经·疾病类》所言:"心为脏腑之主,而总统魂魄,兼并该志意。故忧动于心则肺应,思动于心则脾应,怒动于心则肝应,恐动于心则肾应,此所以五志惟心所使也。"

肝在志为怒,如《灵枢·本神》所言:"肝藏血,血舍魂,肝气虚则恐,实则怒。"肝气可调节血和津液的输布,《济生方·痰饮论治》记载"人之气道贵乎顺,顺则津液流通",过怒则肝失疏泄,气机不畅,在鼻则为喷嚏、鼻塞等,津液失布,邪留鼻腔则为清涕频频。肝气舒达,亦调整脾胃气机升降,使脾气升,胃气降,气机失调,则清阳不升,在鼻为喷,鼻流清涕不止。

脾在志为思,思虑过度,影响脾胃之运化,《素问·至真要大论》曰:"诸湿肿满,皆属于脾。"脾失运化,则水湿停留于四肢及面部,在鼻则流涕、鼻塞;脾散津微,灌溉四脏,使之发挥正常的生理功能,脏腑得养,正气乃存,邪不可干,故有"四季脾旺不受邪"一言;脾胃为后天之本,而脾失运化,气血生化无源,则正气虚损,邪气侵袭,正如《脾胃论·脾胃盛衰论》中言:"百病皆由脾胃衰而生也。"

肾在志为恐。肾主藏精,为先天之本,主水,为胃之关,关门不利,故聚水而从其类,主纳气,为气之根,肺的宣发肃降有赖于肾气的纳摄,肾阴和肾阳是五脏阴阳之根本,统摄一身之阴阳,正所谓"君火以明,相火以位,龙潜海底,雷寄泽中"。《素问·上古天真论》曰:"肾者主水,受五脏六腑之精而藏之。"惊恐伤肾,恐则气下,惊则气乱,惊恐伤肾,肾失气化,肾阳虚衰,则见脏腑功能减退,温煦失职,则出现虚寒一类的病症,故见畏寒。《素问·生气通天论》曰:"阳者,卫外而为固也。"肾阳不足,卫表不固,外邪易从鼻而入,则喷嚏频频,寒水上犯,则清涕不止,鼻甲淡白肥大,肾气纳摄失司,则出现动则气喘等表现。《素问·逆调论》曰:"肾者,水脏,主津液。"肾主司全身津液的代谢,肾失气化,则水液内停,津液不化,集聚鼻腔则见多量水样清涕。

肺在志为忧(悲),悲则气消,过于悲忧,则出现肺气不足的表现。《灵枢·五阅五使》曰:"鼻者,肺之官。"鼻为呼吸之通路,与肺相连,鼻的通气与嗅觉,均有赖于肺气的宣发和肺阴的滋养,肺失宣发,则鼻塞不通,久之则嗅觉下降。《素问·宣明五气》曰:"五脏化液……肺为涕。"肺气充足,则涕起防御外邪、滋润鼻腔的作用,肺气不足,则寒邪外犯,鼻流清涕不止。肺主一身之气,肺气亏虚,卫表不固,故见恶风、汗出,肺为华盖,主行水,为水之上源,主治节,肺之宣发肃降协调,则水津四布,五经并行,肺失宣降,肺阳虚衰,则易出现寒饮停聚鼻腔之证。

情志过激对脏腑的影响主要体现在扰乱气机而导致脏腑功能异常,并且从五行相生、相克、相乘、相侮的关系,间接影响其他的脏腑,从而引起一系列疾病的发生,并影响疾病的预后。

三、饮食所伤

饮食,是人体生命活动的基础,为后天的生命活动提供必要的精微物质,合理的饮食,体现在饮食结构、食物的性味及质量等方面。《素问·五常政大论》提示:"谷肉果菜,食养尽之,无使过之,伤其正也。"饮食失宜,容易形成病因,影响脏腑功能导致正气损伤而为病。

饮食所伤体现在饮食不洁、饮食不节、饮食偏嗜三个方面。《素问·五味》云:"谷不入半日则气衰,一日则气少矣。"饮食不足或者不能按时饮食,导致脾胃气血生化乏源,脏腑虚损,或正气不足,外邪侵袭而为病,过饱饮食或者暴饮暴食,直接损伤脾胃,导致脾胃运化不足,易导致疾病的发生或影响疾病的预后,如《素问·痹论》所言:"阴气者静则神藏,躁则消亡,饮食自倍,肠胃乃伤。此即食物无务于多,贵在能节。"饮食的偏嗜如寒热、无味,嗜酒等,久之均导致脏腑功能失衡,阴阳失调而发病。《灵枢·师传》云:"食饮者,热无灼灼,寒无沧沧,寒温中适,故气将持。乃不致邪僻也。"寒凉之品,容易耗伤脾肾阳气,饮食辛燥,容易热毒内生,嗜酒,易化湿生痰。五味指辛甘酸苦咸。《素问·宣明五气》指出:"五味所入,酸入肝,辛入肺,苦入心,咸入肾,甘入脾。"长期食用五味偏性食物,容易出现脏气偏盛,损伤"所胜"脏腑而出现相应疾病。

四、劳逸失度

劳逸结合有助于机体功能修复及平衡脏腑的功能。劳力、劳神、房劳过度均会导致气血津液及脏腑经络功能失调。《素问·举痛论》曰:"劳则气耗。"过劳则耗气伤津,导致脏腑虚损,功能减退,出现肺虚、脾虚、肾虚等。劳神过度,指用神过度,情志过极、思虑过度,由于心藏神,脾在志为思,劳神过度,易导致耗伤心血、脾气,出现心神失养、脾胃虚弱的心脾两虚之证。肾为封藏之本,主藏精,主纳气,房事宜节制,肾气过度虚耗,导致肾精亏虚,易出现肾虚相关的病症,常见腰膝酸软、眩晕耳鸣、畏寒、喷嚏频频、流水样涕。《素问·上古天真论》记载:"今时之人不然也,以酒为浆,以妄为常,醉以入房,以欲竭其精,以耗散其真,不知持满,不时御神,务快其心,逆于生乐,起居无节,故半百而衰也。"说明嗜好酒食,起居无节,耗散元阳真气,肾气亏损,气血津液亏虚,导致早衰。

五、先天因素

先天因素指的是胎儿出生时,禀受父母本身因素影响。常见如对特定物质(花粉、尘螨等)过敏,或者父母素体本虚、妊娠时饮食不节、劳倦过度、七情内伤,以至于精血失充,胎元失养,导致脏腑功能不足,易出现所属脏腑亏虚的病症。

第二节　中医病机

变应性鼻炎的发生多与脏腑亏虚、脏腑功能失调有关,同时又因外风侵袭,接触致敏物质所致。所涉及的脏腑多为肺、脾、肾三者。多为三脏虚寒,卫外无力,机体温化能力下降。肺气虚,肺的肃降失常,肺主气司呼吸功能异常;脾气虚,脾主运化功能不利,气血生化不足;肾气虚,肾不纳气,肾温煦功能失常都会导致鼻痒、喷嚏频频等症状。但也有少数为火热致病。如因情志不舒郁而化火,肝火反侮肺经或脾胃蕴热,母病及子而致喷嚏频频。

一、古代医家对本病病机的认识

对于变应性鼻炎的认识,现有文献最早记载于西周《礼记·月令》,"季秋行夏令,则其国大水,冬藏殃败,民多鼽嚏",可见气候时令的反常,机体调节能力失常可以引起鼻流涕、喷嚏。鼻鼽病名首见于《黄帝内经》,《素问·脉解》云:"所谓客孙脉则头痛、鼻鼽、腹肿者,阳明并于上……"观其古代医家论变应性鼻炎的致病机制大体可分为以下几个方面。

(一)与气候变化,寒邪犯肺相关

《素问·六元正纪大论》曰:"凡此阳明司天之政……初之气,地气迁,阴始凝,气始肃,水乃冰,寒雨化。其病中热胀,面目浮肿、善眠、鼽、嚏欠、呕、小便黄赤,甚则淋。"表明四时气候变迁,寒热变化之际,天气由热转寒可有鼽嚏发生。再如隋代巢元方的《诸病源候论》云:"夫津液涕唾,得热即干燥,得冷则流溢,不能自收。肺气通于鼻,其脏有冷,冷随气入乘于鼻,故使津涕不能自收。"宋代曹孝忠的《圣济总录》提到:"五脏化液,遇热则干燥,遇寒则流衍,鼻流清涕,至于不止,以肺脏感寒,寒气上达。"南宋严用和的《济生方·鼻门》曰:"风寒乘之,阳经不利,则为壅塞,或为清涕。"清代沈金鳌《杂病源流犀烛》提出:"又有鼽者,鼻流清涕不止,由肺经受寒而成也。"可见,风寒外袭首先犯肺,肺脏受冷,寒邪内侵故喷嚏、流清涕。虽然没有提及脏腑亏虚的表现。然《黄帝内经》中"正气存内,邪不可干""邪之所凑,其气必虚"提示外邪外侵,有人受之,有人无碍,还与自身机体功能强健与否有关,故外邪侵犯是因,但也要责之于肺气卫外能力的下降。两者同存才会导致疾病的产生。

(二)与火热致病有关

《素问·气交变大论》云:"岁金不及,炎火乃行,生气乃用,长气专胜,庶物以茂,燥烁以行,上应荧惑星,民病肩背瞀重,鼽嚏血便注下。"金代刘完素《素问玄机原病式》曰:"鼽者,鼻出清涕也……故《经》曰亢则害,承乃制也……由是肝热甚则出泣,心热甚则出

汗,脾热甚则出涎,肺热甚则出涕,肾热甚则出唾也""《经》曰:鼻热者出浊涕。凡痰涎涕唾稠浊者,火热极甚,销烁致之然也。或言齁为肺寒者,误也。彼但见齁嚏鼻窒,冒寒则甚,遂以为然,岂知寒伤皮毛,则腠理闭密,热极怫郁,而病愈甚也""嚏,鼻中因痒而气喷作于声也。鼻为肺窍,痒为火化,心火邪热干于阳明,发于鼻而痒则嚏也。"明代楼英的《医学纲目》提出:"运气鼻齁有二,一曰火攻肺虚鼻齁……二曰金助肺实鼻齁""运气嚏有三:一曰热火……二曰金不及火乘之……三曰燥金。"明代王肯堂的《证治准绳》曰:"运气欠嚏有三:一曰寒。《经》云太阳司天,寒气下临,心气上从,寒清时举,齁嚏喜悲数欠是也。二曰火。《经》云少阳司天之政,三之气,炎暑至,民病嚏欠是也。三曰湿郁其火。《经》云阳明司天之政,初之气,阴始凝,民病中热嚏欠是也。"明代董宿原撰《奇效良方》亦云:"鼻窒与痒者,热客阳明胃之经也;齁嚏者,热客太阴肺之经也。"清代何梦瑶《医碥》认为鼻因肺热气盛,化水成清涕,其不为稠浊者,火性急速,随化随流,不及浊也。可见风热犯肺,或肝郁化火肝火反侮肺金,或肺有郁热亦可导致鼻痒、喷嚏、流清涕等不适症状。

(三)与脏腑虚损,气亏火衰有关

《素问·宣明五气》提到:"五气所病……肾为欠为嚏。"《素问·阴阳应象大论》曰:"年六十,阴痿,气大衰,九窍不利,下虚上实,涕泣俱出矣。"明代薛立斋提出了肺脾气虚的观点。例如,《内科摘要》载:"一儒者素勤苦,恶风寒,鼻塞流清涕,寒襟嚏喷。余曰:此脾肺气虚不能实腠理。彼不信,服祛风之药,肢体麻倦,痰涎自出,殊类中风。余曰:此因风剂耗散元气,阴火乘其土位。遂以补中益气加麦门、五味治之而愈。"明代医家吴昆的《医方考》中提到:"人身之上,天之阳也,故六阳之气皆会于首。若阳气自虚,则阴气凑之,令人脑寒而流清涕。"清代名医郑钦安《医理真传》提出:"病后忽鼻流清涕不止,忿嚏不休……乃先天真阳之气不足于上,而不能统摄在上之津液故也。"其在《医法圆通》指出:"按鼻流清涕一证,有从外感而致者,有从内伤而致者……从内伤而得者,由心肺之阳不足,不能统摄津液,而清涕出……肾络通于肺,肾阳衰而阴寒内生,不能收束津液,而清涕亦出,其人定无外感之征,多困倦。"李东垣在《医学发明》中言:"肺者,肾之母,皮毛之阳,元本虚弱,更以冬月助其令,故病者善嚏,鼻流清涕……""肾水反来侮土,所胜者妄行也,作涎及清涕唾多,溺多而恶寒者是也。"可见脏腑亏损,阳气不能升发,气的卫外功能不足,寒邪容易入侵机体;气的温煦推动能力下降,寒从中生;气推动无力,寒饮水湿内停亦可导致变应性鼻炎的发生。

二、现代医家对本病病机的认识

随着医疗水平和技术的不断进步,现代医家对变应性鼻炎的中医病机特点也有了新的认识。目前认为本病的发生多责之于脏腑虚损,正气不足,卫表不固,风邪、寒邪或异气侵袭而为病。病机多与肺、脾、肾三脏功能失常有关。

(一)肺气虚寒

肺在人体脏腑中位置最高,故有"华盖"之称,同时肺叶娇嫩,不耐寒热,易被邪侵,故又称"娇脏"。肺司呼吸,主全身的气机运作。通过肺的宣发和肃降及通调水道、主治节功能,吸入自然界的清气,排出体内的浊气,并将脾胃运送的水谷精微物质布散至全身。肺外合皮毛,全身肌表包括皮肤、汗腺、毫毛都依赖肺所宣发的卫气和津液温养与润泽。肌表是抵抗外邪的第一屏障。鼻为肺之外窍,鼻窍功能正常也能反映肺的各种生理功能正常。如果肺气亏虚,宗气生成不足,宣降失常,腠理疏松,则抵抗外邪能力减弱,外邪侵袭肌表,首先犯肺,卫表不固,风寒之邪乘虚而入,邪聚鼻窍,邪正相搏,肺气不宣而出现鼻痒、喷嚏、流清涕等病症。

（二）脾气虚弱

脾主运化、脾气主升,脾将饮食水谷转化为水谷精微并输布到全身各脏腑才能保证机体的正常功能。如果饥饱失常、饮食寒凉或情志不调、思虑过度,脾主运化升清功能失调,气血生化无源,导致肺失充养,必使肌表卫外能力不足,肺失宣降,鼻窍失养,外邪或异气从口鼻侵袭,停聚鼻窍而为病。

（三）肾阳不足

肾主纳气,通过肾的封藏功能保持呼吸的深度,保证机体内外气体正常交换。肾阳主一身之阳,为"命门之火",起着"温百骸,养脏腑,育九窍"的作用。肾阳对机体的各个脏腑组织器官起到推动和温煦功能。如因熬夜操劳、恣情纵欲、久病及肾导致肾阳亏虚,机体温煦无力,寒邪内生,气化不能,进而脾运化无力,肺卫表功能下降,肌表鼻腔失养,外邪、异气易侵袭而为病。

（四）肺经伏热

平素脾胃本虚又多食辛辣、炙烤或肥甘厚腻之品;情绪不宁、忧虑过度,郁而化火。心火邪热侵犯阳明,脾升清不利,肺气失宣,肃降失职,邪热、异气侵犯鼻窍出现鼻痒、喷嚏频频、鼻塞。

生理上脾为肺之母,脾所化生的精微物质是需要肺的呼吸、肃降功能才能输布到全身,同时肺的呼吸、肃降也需要脾化生精微物质提供原动力。肺主气,肾主纳气。肺肾功能的协调才能完成呼吸功能。肾为先天之本,脾为后天之本。脾肾之阳为机体提供温养固摄之功。肺、脾、肾三脏功能上相互影响,在病理上同样相互影响。临床上常为肺脾气虚同见,或脾肾阳虚,或肺肾两虚,或久病后三脏皆亏虚。临证中可通过对全身症状的分析来判断它们之间的主从关系,选择相应药物进行治疗。

第三节　中医体质特点

变应性鼻炎是由变应原引起的鼻黏膜变态反应性疾病,主要临床表现为鼻痒、喷嚏、流清涕、鼻塞等,属中医学"鼻鼽"范畴。近些年本病发病率有逐年上升趋势,在全世界的发病率约为23%,中国中心城市自报患病率为8.7%~24.0%。在中国有数以百万计的患者因此饱受折磨。变应性疾病为多基因遗传疾病,并且基因与环境之间、基因与基因之间的相互作用共同决定疾病的发生发展。目前大气污染、雾霾、空气中SO_2浓度增高、室内甲醛污染、饮食结构改变及"过度清洁"的生活方式都是不可避免和加剧本病发生的因素。因此,了解我们的生活环境,了解自身基因、体质学特点,做到提前预防与治疗非常值得重视。

美国约翰·霍普金斯大学哮喘与过敏研究中心研究证明,过敏反应发生的关键是体质因素。变应性疾病的治疗长期以来是寻找和针对"变应原",而不是治疗"过敏人"，然而研究发现变应性反应发生的关键是体质因素，而不是变应原。所以治疗变应性疾病要调治"过敏人"（体质）而不仅是脱敏，只有从体质特点进行调整，才能从根本上改变"过敏人"的易过敏状态。

变应性鼻炎的发病可分发作期和缓解期，西医治疗主要针对发作期进行对症治疗，见效快，疗效明显，但停药后极易复发，缓解期一般无预防性治疗，无法做到根治。脱敏治疗作为一种通过逐渐增加过敏耐受性达到治愈的方法，近年来临床验证效果不甚明了，有一定局限性。中医强调"治未病"思想，强调辨清"证"，辨别体质，防治结合。

古人对本病的体质特点早已有表述，历代医家多认为气虚致鼽、阳虚致鼽。明代薛己《内科摘要》曰："一儒者素勤苦，恶风寒，鼻流清涕，寒襟嚏喷。余曰：此脾肺气虚不能实腠理。彼不信，服祛风之药，肢体麻怠，痰涎自出，殊类中风。余曰，此因风剂耗散元气，阴火乘其土位。遂以补中益气加麦门、五味治之而愈。"认为气虚致鼽。巢元方在《诸病源候论》中云："夫津液涕唾得热即干燥，得冷则流溢，不能自收。肺气通于鼻，其脏有冷，冷随气入乘于鼻，故使津液不能自收。"鼻功能的正常与否有赖于肺气的调畅，肺和则气道通利，鼻窍功能正常。肺气虚，寒邪乘虚自鼻而入，故流涕。金代李东垣在《脾胃论》中曰："肺者，肾之母，皮毛之元阳本虚弱，更以冬月助其冷，故病者善嚏，鼻流清涕，寒甚出浊涕，嚏不止，比常人大恶风寒，小便数而欠或上饮下便，色清而多，大便不调，夜常不寐。"认为阳虚致鼽。

临床此类患者症状确有一定特殊性，多见平素体质虚弱，易患感冒，或产后、病后发病，易迁延不愈，遇寒易发病。临床症状常见畏寒畏风，手脚四肢或背部恶寒，易出汗或汗多，或怕热怕冷同时出现，面色无华，偏黄或白，目光少神，口唇色淡，形体消瘦，少气懒言，易疲乏，劳累后加重，精神不振，舌淡红，舌体胖大，边有齿痕，脉象虚缓，或有头晕，健忘，经前腹痛腰痛，胸胁胀痛，月经量少，或淋漓不尽，大便正常，或有便秘但不结硬，或大便不成形，便后仍觉未尽，小便正常或偏多。

本病与肺、脾、肾虚损有密切关系，各种原因导致的肺、脾、肾任何一脏亏虚，都可影响其免疫功能，此为本病的主要原因，而卫气虚、卫表不固是发生变应性鼻炎的基本病因，是变应性鼻炎任何证型的发病基础，即变应性鼻炎患者的体质学特点。肺卫气虚，卫表不固，继而寒邪易乘虚而入，可致阳虚，因此气虚、寒邪、阳虚与本病关系较大，但究其根源仍为肺卫气虚，卫表不固。"卫气者，所以温分肉，充皮肤，肥腠理，司开阖者也"，即卫气功能的概括，卫气虚则皮肤腠理疏松，易受外邪侵入而得病，发病时多有怕风、自汗等症状。现代研究证明卫气具有防卫免疫体系及消除外来的、机体内生的各种异物的功能，包括机体屏障、吞噬细胞系统、体液免疫、细胞免疫等。王洪琦等研究认为大气污染影响机体免疫调节功能，使卫气调节功能低下，卫气虚患者体液免疫功能 IgG 增高，IgA 增高，Ⅰ型变态反应主要抗体 IgE 增高，导致对某些物质过敏。从宏观和微观方面证实了卫气在本病体质学的重要地位。

玉屏风散是益气固表代表方，温肺止流丹出自《疡医大全》，功效温肺益气、祛风通窍，均为治疗变应性鼻炎的代表方剂。现代药理研究证实，玉屏风散能增强机体免疫功能，且对机体免疫功能呈双向调节效应，抗变态反应，抗应激，增强 IgA，降低 IgE，增强迟发型超敏反应。温肺止流丹具有较强的调节免疫失衡的功能，可通过调节 IL-4、γ 干扰素（interferon-gamma，IFN-γ）的水平纠正体内 Th1/Th2 反应失衡，对变应性鼻炎发挥治疗作用。临床中选玉屏风散合温肺止流丹加减,用于重症或西药效果不佳的患者,均取得良好的疗效,并发现其在缓解急性期症状、减轻或延缓复发方面具有显著效果,即发作期服药后症状得到控制,坚持服药一段时间,再遇到发作期时,症状减轻,或发作间隔延长,部分患者可达到 1 年以上长期缓解;或多年发作患者,在发作期前服用中药后症状明显减轻或者在防止复发上有一定作用。显然,中医治疗本病优势较显著,急性期治标,缓解症状,缓解期治本,改善体质特点,减轻延缓复发。认清本病的体质学特点,寻找本病的内部病因,提前防治符合中医"治未病"思想中"既病防变,愈后防复"的含义,即做到防中有治、治中有防。预防时,不能截然将其同治疗分开;治疗时,亦不能截然将其同预防分开。此阶段的治,寓下阶段的防;下阶段的防,又寓此阶段的治。

另外,根据地区环境的差异及人体自身的变化不同,变应性鼻炎还可在卫表不固的基础上表现出不同的辨证类型,如古代生存环境差,可能肾虚的患者相对多见;现代人特别是生活在大城市者,虽然生活品质改善,但环境污染严重、工作压力大、饮食结构改变,在卫表不固的基础上脾虚湿困者较多见。因此变应性鼻炎患者在气虚的基本体质特点上,也可兼夹脾虚、阳虚、气郁、血瘀、痰湿等。

有学者基于上述理论开展对小鼠变应性鼻炎模型体质学特点的研究,改进变应性鼻炎小鼠模型,实验证明在二次激发前使用益气固表法,可起到预防变应性鼻炎炎症因子改变,对 IFN-γ 表达具有促进作用。理论上可认为通过益气固表法加强了 Th1 细胞产生的细胞因子,从而抑制了 Th2 细胞因子分泌,阻断了 Th2 细胞因子进一步促进 IgE 和炎性细胞的生成和趋化,起到了预防作用,因此,益气固表法的使用在疾病的不同阶段免疫调节也不同,证明了其预防作用。通过观察对组胺、细胞因子、转录因子等在变应性鼻炎发病起重要作用的因素,分析益气固表法对治疗和预防复发的作用机制。在动物行为学方面,小鼠造模成功,药物治疗与预防均能改善症状,且发作前用益气固表法进行干预治疗,对发作期症状改善更明显。发病前用益气固表法干预治疗,比发病后用药对降低组胺、促进 IFN-γ 表达、抑制 IL-4 效果更好,不仅证明其有预防作用,也从客观上提示了本病的干预方案。对转录因子的影响中,使用益气固表法治疗与预防都对 T-bet、GATA-3 表达有调节作用,提示提前以益气固表法对变应性鼻炎小鼠进行干预对本病有效。如此证明了变应性鼻炎小鼠模型具有普遍的肺卫气虚、卫表不固的特点,印证了本病的体质特点。

北京中医药大学王琦教授多年来对中医体质学理论的研究不断深入,他亦认为变应性鼻炎患者体质均为特异质。与先天基因和后天调养也密切相关。情绪、饮食、药物、运动、环境等因素均能影响体质,机体阴阳失衡即导致本病的发生。曾对 230 例患有变应性鼻炎的患者进行调查,调查发现部分患者表现为单一体质,多数患者兼具几种体质。根据 2005 年王琦教授在《北京中医药大学学报》发表的"9 种基本中医体质类型的分类及其诊断表述依据"将体质进行分类。其体质出现的频数由高到低依次是气虚质(60.87%)、阳虚质(26.52%)、阴虚质(23.91%)、特异质(20.43%)、痰湿质(19.57%)、气郁质(19.57%)、瘀血质(17.39%)、湿热质(10.00%)、平和质(2.61%)。病程 2 年的患者体质出现的频数由高到低依次为气虚质(68.29%)、阳虚质(29.27%)、阴虚质(24.39%)、特异质(21.95%)、气郁质(17.07%)、痰湿质(14.63%)、瘀血质(14.63%)、湿热质(2.43%);病程 10 年以上的依次为气虚质(100.00%)、阳虚质

（33.33%）、气郁质（30.77%）、特异质（28.21%）、阴虚质（25.64%）、痰湿质（20.51%）、瘀血质（17.95%）、湿热质（12.82%）。由此可见气虚质是变应性鼻炎患者最常见的体质,有明显特异性。其次是阳虚质,总频次占26.52%。并且从数据观察可知随着病程时间的增长气虚质的特点得以完全表达出来。气虚质多因先天不足或后天营养不良,或过度劳累与安逸所致。气是构成人体和维持人体生命活动的最基本物质,气虚则清阳不升,鼻窍失养,不能发挥正常的生理功能而致本病。气虚则腠理疏松,肌表不固,易感外邪。气有固摄作用,能控制鼻窍分泌物,即鼻涕的排泄量,防止其无故流失。卫气虚则固摄无权,肺开窍于鼻,肺之卫气不固则导致鼻窍流涕不止。

对变应性鼻炎体质学的认识,从古代医家到现代医家所得结论基本一致,即主要为气虚体质,表现为肺卫气虚、卫表不固。这些是变应性鼻炎患者的基本体质学特性,亦可能在此基础上出现如脾虚、阳虚、气郁、血瘀、痰湿等变证。我们在临床中不能以一概全,仍应从实际出发,对变应性鼻炎的患者,结合八纲辨证、气血津液辨证、脏腑辨证等辨证思想,寻本求源,针对性地进行干预和调节,对变应性鼻炎患者做到"防治结合",预防和治疗本病,从而提高变应性鼻炎患者的生活质量。

参 考 文 献

胡冬裴,2004.中医病因病机学[M].北京:中国协和医科大学出版社.

李德新,2011.中医基础理论[M].北京:人民卫生出版社.

李家邦,2013.中医学[M].北京:人民卫生出版社.

阮岩,2016.中医耳鼻咽喉科学[M].北京:人民卫生出版社.

王永钦,2001.中医耳鼻咽喉口腔科学[M].北京:人民卫生出版社.

第六章

变应性鼻炎的中医治疗

第一节　变应性鼻炎的中医治疗原则

变应性鼻炎证候表现多样,病理变化较为复杂且病情又有轻重缓急的差别,不同的时间、地点,不同的个体,其病理变化和病情传变不尽相同。因此,只有善于从复杂多变的疾病现象中,抓住病变本质,治病求本,标本兼治;采取相应的措施扶正祛邪,调整阴阳;并针对病情轻重缓急及病变个体内外治相结合,同时在治疗过程中结合中医调养与摄生,才能获得满意的治疗效果。

一、治病求本,标本兼治

"治病必求于本"是中医辨证施治的基本原则之一。求本,是指治病要了解疾病的本质,了解疾病的主要矛盾,针对其最根本的病因病理进行治疗。

"本"是相对标而言的。标本是一个相对的概念,有多种含义,可用以说明病变过程中各种矛盾的主次关系。如从正邪双方来说,正气是本,邪气是标;从病因与症状来说,病因是本,症状是标;从病变部位来说,内脏是本,体表是标;从疾病先后来说,旧病是本,新病是标,原发病是本,继发病是标等。

任何疾病的发生、发展,总是通过若干症状显示出来的,但这些症状只是疾病的现象,并不都反映疾病的本质,有的甚至是假象,只有在充分地了解疾病的各个方面,包括症状表现在内的全部情况的前提下,通过综合分析,才能透过现象看到本质,找出病之所在,确定相应的治疗方法,才能取得满意的疗效。这就是"治病必求于本"的意义所在。

在复杂多变的病证中,常有标本主次的不同,因而在治疗上就应有先后缓急之分。一般情况下,治本是根本原则,但在某些情况下,标症甚急,不及时解决可严重影响患者生活甚至生命,因此应当贯彻"急则治标"的原则,先治其标,后治其本,待病情缓和后再治本。综上所述,可以看出治标只是在应急情况下或是为治本创造必要条件时的权宜之计,而治本是治病的根本之图。所以说,标本缓急从属于治病求本这一根本原则,并且与之相辅相成。

变应性鼻炎病程较长,病情缠绵,致病因素与六淫外侵、七情内伤、气候突变及异气刺激等相关,但发病的根本多为脏腑功能失调,其中以肺、脾、肾三脏虚损最为重要。主要病因病机为肺气虚寒、脾气虚弱、肾阳不足及肺经蕴热。肺气虚弱,卫表不固,则腠理疏松,风寒之邪乘虚而入;脾为后天之本,气血生化之源,脾气虚弱,化生不足,鼻窍失养,抗邪无力,外邪或异气侵犯鼻窍;肾阳不足,摄纳无权,气不归元,则温煦失职,腠理、鼻窍失于温养,外邪易犯鼻窍;肺经素有郁热或感受风热,肃降失职,邪热上犯鼻窍,邪正相搏,发为鼻鼽。

患者因人体正气亏虚,正如《素问·刺法论》曰:"不相染者,正气存内,邪不可干,避其毒气……"《素问·评热病论》又言:"邪之所凑,其气必虚。"此均指明了人体正气盛衰因素在发病过程中占有主导地位。发病多为正气虚弱、卫外不固,风邪乘虚而入,致使脏腑功能失调所致。若只是疏风不能解决根本问题,相反过分的疏风会伤及人体正气,而导致变应性鼻炎顽固难愈,因此在治疗本病时要注重扶正固本。本着治病求本的原则,采用温阳健脾、补气固卫以恢复患者体内的自稳平衡系统,达到"阴平阳秘,正气存内,邪不可干"的目的,从而达到在根本上治疗变应性鼻炎。

本病宜急则治其标,缓则治其本。

急性发作期具有来势急、症状重、病情复杂,甚则传变入肺等特点。患者此时症状比较明显,甚至伴有咳嗽、哮喘、胸闷、气短等多种并发症,其病机特点表现为正虚邪实并存,因此治疗以扶正祛邪并举,扶正为主,同时针对并发症予以相应的药物。在发作期除了针对上述基本证型采用温肺散寒、益气固表、健脾和胃、升阳通窍、温补肾阳、散寒通窍、清宣肺气、利鼻通窍的治法外,还应视具体情况,酌情选用疏解表邪、芳香通窍、渗湿除涕、温阳利水、行气理气、化瘀活血、宣肺止咳、清热生津等,既可扶助正气,固本培元,又可祛除邪毒,攻邪伐标,如此标本同治,扶正祛邪,用之临床,应手而效。

缓解期临床症状大为减轻,部分患者如常人,但遇到刺激性气体或受风受凉与抵抗力下降则症状易反复发作。本病缓解期的辨证治疗亦非常重要,如辨证恰当或采用的治疗方法恰当,可延缓本病发作或减轻症状。患者此期鼻部症状轻微,甚至没有症状,但通过问诊多可发现患者有不同程度的全身表现,如易出汗、手足不温、易腹胀、腰膝酸软或冷痛、大便溏薄等症状,舌淡苔薄脉沉弱等,提示病机为不同程度的肺虚、脾虚、肾虚等,此期的病机特点以正虚为主,因此治疗应以扶正为主。此期的扶正治疗有两个关键点:一是正确用药。抓住主要病机,一般仍以补肺、健脾、温肾为主,可采用汤剂治疗,也可选择玉屏风散、附子理中丸、金匮肾气丸等成药口服。二是在关键时间点服药。变应性鼻炎的缓解期服药时间节点体现在两方面:一是在季节变化时服用药物2~3周,尤其是在大节气时,如冬至、夏至是机体阴阳转换消长的关键时间点,此时用药往往有事半功倍的效果;二是对于季节性发作的变应性鼻炎患者,建议除了在季节转换时服药以外,在发作前2~3周开始服用中药进行调整。通过缓解期的治疗,可以较好地改善患者体质,从而达到减少复发、减轻复发症状的目的,此为根本性治疗,属于治未病的范畴。《素问·四气调神大论》曰:"是故圣人不治已病治未病,不治已乱治未乱,此之谓也。夫病已成而后药之,乱已成而后治之,譬犹渴而穿井,斗而铸锥,不亦晚乎?"治病于未发之时,是中医的优势,也是指导防治季节性变应性鼻炎的思路。

在治疗本病时,强调病休期的调理,往往在病发的基础上,因证之所宜而行。在投以调补之剂时,当根据"邪气易去,正虚难还"的特点,强调宜以丸、散缓进慢补,并且用药时间宜长。如此,方能达到圆正复本之效,切不可急进强补,贪图快功,以致欲达不能,事与愿违,反易生变酿疾。

病有标本缓急,所以治也有先后,若标本并重,则应标本兼顾,标本同治。还应指出,标本的关系并不是绝对的,一成不变的,而是在一定条件下相互转化的。因此,在临证时还要注意掌握标本转化的规律,以便始终抓住疾病的主要矛盾,做到治病求本。

二、内治与外治相结合

中医治疗变应性鼻炎的方法非常丰富,其治疗方式多种多样,并不断有所创新。常用的治疗方法,归纳起来有内治与外治两大类。内治法是通过内服药物而达到治疗目的的治疗方法,而外治法则是通过外用药物、手法、手术或配合一定的器械器具等,直接作用于患者体表某部或局部病变部位而达到治疗目的的一种治疗方法。内治的目的是调理脏腑功能,恢复整体阴阳平衡以治其根本。外治的目的是迅速消除患部症状,两者的有机结合可达到标本兼治、促使疾病康复的目的。不同的治疗方法有不同的适应证,这些治疗方法既可单独应用也可有选择地互相配合使用。无论是内治法还是外治法的运用,均应从临床实际出发,根据变应性鼻炎的特点、辨证的结果、病情的轻重缓急、临床的条件等情况,有针对性地选用或配合使用,才能取得较满意的疗效。中医治疗变应性鼻炎,必须内治与外治并重,两者互相配合使用,以提高疗效。

中医特色内治法:通窍法和止涕法是变应性鼻炎的中医特色内治法,主要通过调理脏腑的功能而达到宣通鼻窍和除涕目的。通窍法是选用具有轻清、辛散、芳香的药物,与相关药物配合,以治疗各种鼻病而致的鼻塞不通。鼻居面中,为阳中之阳,鼻为肺系之前端,为肺之窍,肺的功能正常则鼻窍通利。肺居人体上部,与口鼻相通,外邪侵袭,首先犯肺;鼻窍又有多条经络循行交会,五脏六腑的病理变化常循经上犯鼻窍。因外邪侵袭或者脏腑功能紊乱,邪毒、湿浊、气滞、血瘀犯于鼻窍,可致鼻窍不利,呼吸不畅,嗅觉失灵。治疗宜用通窍之法,常用的通窍法有宣肺通窍、化浊通窍、芳香通窍等。止涕法是选用具有止涕作用的药物,与相关药物配合治疗以流涕不止为主要特征的鼻病的方法。鼻涕是通过脏腑的功能,由津液转化而成。正常鼻涕,有濡润鼻腔、保护黏膜的作用。变应性鼻炎鼻涕量过多反映津液停滞于鼻部过多,属病理状态。临证时应根据疾病缓急,鼻涕的颜色、气味、性质,鼻黏膜的色泽形态变化,结合全身的表现,辨别寒热虚实,在辨证的基础上选用相应的止涕法。常用的止涕法有渗湿除涕、温肾止涕、酸敛止涕等。

中医特色外治法不但能控制变应性鼻炎患者的症状,而且在一定程度上减少其复发率。其包括针刺类如腹针、火针、平衡针、耳针等,艾灸类如天灸、隔药灸、单穴灸等,以及按摩、拔罐、穴位刺络、雾化、自血疗法等。中医药预防变应性鼻炎最具代表性的方法是"冬病夏治",通过益肺、健脾、补肾的药物或中药穴位贴敷,利用夏季阳气最旺的伏天和变应性鼻炎的相对缓和期进行治疗,以达到从根本上改变患者虚弱体质,从而控制变应性鼻炎复发的目的,临床效果较明显。

内外兼治尤为重要,以"外治之理,即内治之理;外治之药,亦即内治之药"为宗,应充分发挥中医外治法在疾病治疗中的应用。中医外治法还有见效快、不良反应小的特点。其治疗变应性鼻炎的方法多种多样,如普通针刺、揿针、穴位贴敷、穴位埋线、刃针、艾灸、滴鼻法、吹鼻法、鼻内塞药法、鼻部涂敷法、熏蒸疗法、鼻冲洗法、鼻雾化吸入法等,还有与现代西医理论相结合的鼻丘割治、蝶腭穴针刺等新的外治法。中医外治法在治疗变应性鼻炎方面侧重不同,标本兼顾,应按照其病情轻、中、重的不同,季节变化的不同,以及个体差异等选择相应的传统治疗方法。以上外治法可以单独应用,也可以组合应用,直达病所,从而达到消肿止痛、宣通鼻窍、除涕止嚏的效果。根据经验,变应性鼻炎急性发作期可选用刃针、埋线、揿针解除鼻塞、流涕和喷嚏症状,缓解期应加强自身体质调护,可选用穴位贴敷、自我按摩、艾灸等调理气血,激发正气,扶正祛邪。

三、治疗与调摄相结合

变应性鼻炎在治疗过程中结合调养与摄生亦是重要的一环,在中医耳鼻咽喉科临床中亦能体现其独特的专科特点。

变应性鼻炎除采取积极治疗措施外,结合恰当的调养与摄生能起到巩固疗效,防变复发,同时达到健体御病的作用。若阴阳调和,饮食有节,起居有常,情志平和,则耳鼻咽喉孔窍健壮,邪既不得入,又能拒邪外出,无疾则健,有疾可愈。如《素问·上古天真论》中言"其知道者,法于阴阳,和于术数,食饮有节,起居有常,不妄作劳",可达到"形与神俱"。《素问·四气调神大论》云"圣人不治已病治未病,不治已乱治未乱",如此可达到"正气存内,邪不可干"的目的。

耳鼻咽喉的调摄以中医基本理论为依据,有自身的特点。如以《素问·生气通天论》中"苍天之气清净则志意治,顺之则阳气固,虽有贼邪,弗能为害,此因时之序,故圣人传精神,服天气,而通神明,失之则内闭九窍,外壅肌肉,卫气散解,此谓自伤,气之削也"的理论,提出顺应四时阴阳的消长而进行合适的起居调理,保护正气,调理阴阳,抵御外邪,则九窍聪明;否则起居不慎,逆忤四时,自伐阴阳,则邪害孔窍。鼻部虽为局部的独立器官,但通过经脉的联系,气血的调和,与机体形成一个统一的整体,整体正气强盛,可防止变应性鼻炎的发生,既病者可早康复。

治疗与调摄相结合,饮食的宜忌亦是重要的一环,亦有其理论依据和体现本身的特点。如《素问·五常政大论》中言:"大毒治病,十去其六;常毒治病,十去其七;小毒治病,十去其八;无毒治病,十去其九;谷肉果菜,食养尽之,无使过之,伤其正也。"指出使用药物不要过量,要适可而止,应注意用谷肉果菜等食物来调养疾病。《素问·生气通天论》曰:"阴之所生,本在五味,阴之五宫,伤在五味。"《金匮要略·禽兽鱼虫禁忌并治》指出:"所食之味,有与病相宜,有与身为害,若得宜则益体,害则成疾。"《医学心悟·保生四要》有云:"食饮非宜,疾病蜂起,外邪乘此,缠绵靡已,浸淫经络,凝塞腠理,变症百端,不可胜纪。"饮食的宜忌和适当的饮食疗法,尤为变应性鼻炎调治及患者所需要。

情志内伤,易使脏腑气血功能紊乱,致使孔窍病变,情志平和,气血和畅,气机条达,邪不易入,孔窍聪明。《素问·上古天真论》云:"恬惔虚无,真气从之,精神内守,病安从来。是以志闲而少欲,心安而不惧,形劳而不倦,气从以顺,各从其欲,皆得所愿,故美其食,任其服,乐其俗,高下不相慕,其民故曰朴。"精神情志变化的好与坏,对人体影响极大。在治疗中必须如《寿世青编》中指出的"古神圣之医,能疗人之心,预使不至于有疾。今之医者,惟知疗人之疾,而不知疗人之心,是犹舍本而逐末也。"变应性鼻炎患者,因病程较长,相关症状会对日常工作学习和生活造成较大困扰,会存在一定的紧张和焦虑情绪,要注意配合心理疏导,安抚患者情绪,使之配合治疗,心情畅达,气机通利,脏腑调和有利于早日康复。

总之,变应性鼻炎的患者,应重视治疗与调摄相结合。调摄的范围,包括适应四时气候的变化,注意起居有常,根据不同的病情注意饮食的宜忌,重视情志的调节等。

四、中西医结合治疗

中西医是两种不同的医学体系,对变应性鼻炎的诊治,有各自的特点和疗效。变应性鼻炎的发病与遗传体质、环境因素有关,也与特异性和非特异性刺激相关。由于发病因素错综复杂,给防治工作带来诸多困难。中西医的有机结合有助于提高对变应性鼻炎的认识和治疗,有助于拓宽临床思路。

西医药物治疗在短期内能改善症状,但长期服用副作用比较明显,不易从根本上改善患者的过敏体质;免疫治疗、手术治疗费用较高或耗时较长,不能被广泛接受。中医药治疗方法多种多样,在治疗变应性鼻炎上从整体出发,在实现个体化辨证施治方面具有独特的优势和特色,中医药治疗能有效标本同治,改善变应性鼻炎症状,但使用相对复杂和耗时;西医治疗和中医药治疗虽然治疗手段和药物不同,但并不冲突,适当地中西医结合能互为补充,更速效、高效地治疗变应性鼻炎。在本病不同时期,有所侧重,发作期用西药快速控制症状,缓解期用中药扶正培本,改善体质,巩固疗效,形成中西医结合特色,相得益彰,疗效持久。

在诊治疾病的过程中必须清楚耳鼻咽喉部位的解剖结构,明确西医的发病机制及诊断,同时还要有中医耳鼻喉科的临床思路和扎实的辨证论治的立法方药基本功。在立足于中医整体观念和辨证论治的特点基础上,对某些仅凭中医直观感觉难以确切辨证的疾病,借助于西医现代检查仪器的诊断及治疗方法可以补中医药治疗之短,可以更加明确疾病的性质和病位,加强立法方药的针对性,扩大中医的辨证依据和赋予中医辨证论治新的内容,进而更好地发挥中医药治疗之优势,也更利于中医药经验的总结与疗效的提高。

变应性鼻炎缓解期主要在于未病先防,运用现代科学技术通过变应原检测等可以预知可能导致变应性鼻炎发作的物质(尘螨、花粉、海鲜、动物毛屑等),从而给予患者一个病因治疗的生活指导。根据变应原测试,还可以针对性地选择免疫治疗(脱敏治疗),同时中医药擅长治未病,可以发挥中医药技术,运用穴位贴敷,如三伏天灸的冬病夏治;运用导引、沐足、耳针、针刺治疗和中药内服等改善体质,扶助正气,以达到"正气存内,邪不可干"。

在变应性鼻炎发作期,由于本病症状鼻痒、喷嚏、流清涕等症状来势迅猛,对患者生活、工作、人际交往等带来严重影响,患者迫切地需要改善症状,此时西药治疗中的鼻用激素、抗组胺药往往备受患者追捧,相比较下的中医药治疗虽然亦有类似的抗过敏作用,但因需要熬制、口感欠佳等原因在临床中使用受限。现今社会维权意识愈益加强,各种医药信息流传广泛且易获取,很多患者尤其是家长们十分重视医疗安全问题,而由于西药长期服用副作用影响较大等因素,有不少患者选择中医药治疗,但与此同时又要求快速、便捷的治疗方案和疗效,故而中西医结合治疗更适合现今社会的医疗环境。

面对初诊的变应性鼻炎患者,运用变应原检测结合症状、体征明确诊断,根据病程和病情严重程度,可以视患者的症状和体征给予生活中的病因和饮食指导,有的放矢地选用西药联合中药内服或外治,减少患者复发,提高有效性,降低患者的忧虑。针对病情反复发作的患者,可以结合变应原结果,使用免疫治疗,急性期选用鼻用激素、抗组胺药、白三烯受体拮抗剂联合中药内服和外治控制症状,减少变生变应性支气管炎、哮喘等;缓解期使用中药内服或外治法改善体质,调节脏腑功能,避免六淫侵袭,减少复发。

总之,在治疗变应性鼻炎的过程中,要重视整体观念,病证结合,内外合参,综合治疗。中医内治、外治及其他疗法甚多,根据患者实际情况,采用中西医结合治疗,避免单一疗法,全面调整人体阴阳、气血、脏腑、经络之间及代谢功能的平衡,消除病证与恢复人体最佳状态,从而缩短疗程,提高治愈率。

第二节 变应性鼻炎的辨证论治

一、感受风邪

主症:平素有鼻鼽病史,感受风寒后出现鼻痒、喷嚏、流清涕、鼻塞;鼻黏膜淡白,鼻腔有水样分泌物;恶寒重发热轻,咽痒,咳嗽痰稀,头痛,全身困倦,舌淡、苔薄白,脉浮紧或迟。

证候分析:外感风寒,肺失宣降,故鼻痒,喷嚏;风寒引动内饮,水寒射肺,津液外泄,故流清涕;鼻黏膜肿胀故鼻塞;肺气不宣,清肃失职,故咽痒,咳嗽痰稀;风寒束表,毛孔闭塞,故恶寒重发热轻;寒邪凝滞,困于肌表,故头痛,全身困倦;舌淡、苔薄白,脉浮紧或迟是风寒之象。

治法:祛风散寒,宣通鼻窍。

方药:小青龙汤加减。

方中以麻黄、桂枝发表散寒,温经通阳,干姜、细辛温肺散寒;芍药、五味子和营敛阴,收敛鼻涕;半夏温化寒饮,宣肺止咳;甘草调和诸药。其中麻黄配五味子,"一散一收",使发散不伤肺气,敛肺气而不留邪;麻黄配芍药,"一刚一柔",芍药甘润养阴,防麻黄温燥发散太过而伤阴。麻黄主要有生麻黄和蜜麻黄之分,有表证者用生麻黄,无表证者用蜜麻黄,此时当用生麻黄以发散风寒。鼻痒甚者,可加荆芥、蝉蜕、地龙干祛风止痒;伴哮喘者,可加地龙干、款冬花、百部等宣肺平喘;若眼痒可加木贼、蝉蜕明目止痒;若咽痒可加杏仁、蝉蜕利咽止痒;若皮肤痒起皮疹者可加白鲜皮、赤小豆、连翘等祛风利湿止痒。

风寒表实证,鼻痒,喷嚏,无汗,咳嗽气喘较甚者可以用麻黄汤。方中麻黄发散风寒,宣肺平喘;桂枝发表解肌,温经散寒;杏仁宣降肺气,止咳平喘;炙甘草调和诸药。

风寒表虚证,鼻痒,喷嚏,汗出恶风者可用桂枝加葛根汤治疗。其中桂枝温经散寒,发表解肌,芍药益阴敛汗,防桂枝发散太过;生姜、大枣、炙甘草散寒补益,调和营卫;葛根既能发表解肌、升发阳气,又能养阴防桂枝温燥太过。

如果鼻痒、喷嚏、发热重恶寒轻、咽痛、咳嗽、痰黄、口干、舌红、脉浮数,当是感受风热,可用银翘散治疗。方中金银花、连翘疏风清热,宣肺透邪;荆芥、薄荷、淡豆豉辛凉透表,宣肺散邪;牛蒡子、桔梗清利咽喉,化痰止咳;竹叶、芦根清热生津;甘草利咽,调和诸药。可加麻黄宣肺散邪,麻黄配荆芥、淡豆豉等辛温之品和性寒之金银花、连翘,温性被制,但辛散宣肺之力仍存,也使方剂不至于太过寒凉。

如果发热轻或无发热、恶风、鼻痒、喷嚏、咽痒、咽痛轻、咳嗽痰黄者,为风热轻证可用桑菊饮加减。

变应性鼻炎患者体质大多属于虚寒,即使感受风热也不能过用寒凉药,可以在清热药中加麻黄、桂枝等平衡药性;用药时间也不宜太长,恐寒凉太过损伤阳气。

二、肺气虚弱

主症:突发性鼻痒,喷嚏,流清涕,鼻塞;鼻黏膜淡白肿胀,鼻腔有水样清涕;平素畏风怕冷,易患感冒,自汗,少气懒言,面色苍白,舌淡、苔薄白,脉虚弱。

证候分析:肺气虚弱,卫表不固,异气之邪易乘虚而入,正邪相争,故鼻痒,喷嚏;肺失清肃,治节失司,水液外溢,故流清涕;水湿停聚鼻窍,故见鼻黏膜淡白肿胀,黏膜肿胀堵塞鼻腔而见鼻塞;肺气虚弱,抗邪无力,故畏风怕冷,易患感冒,自汗;阳气虚,温煦无力,故少气懒言,面色苍白;肺气虚故舌淡、苔薄白,脉虚弱。

治法:温肺益气,祛风散寒。

方药:玉屏风散和苍耳子散加减。

方中黄芪配白术补肺健脾,益气固表,防风走表疏风,升脾胃清阳之气;炒苍耳子、辛夷、白芷辛散疏风,通利鼻窍;薄荷散风通窍,升举清阳,制苍耳子、白芷之温燥。苍耳子有毒,当用炒苍耳子,用量不宜过大。玉屏风散和苍耳子散药性相对温和,如果畏风怕冷甚可以加蜜麻黄、桂枝、干姜等以温阳散寒;汗多者可加糯稻根、浮小麦等敛涕止汗。

此外,也可以用温肺止流丹,方中细辛、荆芥温阳疏风散寒;人参、甘草、诃子补肺敛气;桔梗、鱼脑石宣肺除涕。此方药性温和,能补肺气也能散邪。鱼脑石稀缺,可以用冬瓜仁代替。

三、脾气虚弱

主症:鼻痒,喷嚏,鼻塞;鼻黏膜肿胀明显,色淡白;食少纳呆,四肢困倦,少气懒言,腹胀,大便溏;舌淡、舌体胖、边有齿印,脉细弱。

证候分析:脾气虚弱,化生不足,鼻窍失养,风寒、异气之邪乘虚而入,邪正交争于鼻窍,故鼻痒,喷嚏频频;脾虚运化失常,水湿停于鼻窍,故鼻塞,鼻黏膜肿胀明显;脾胃虚弱,受纳、输布功能失常,故食少纳呆,四肢困倦,少气懒言,腹胀,大便溏;脾气虚弱故舌质淡、舌体胖、边有齿印,脉细弱。

治法:健脾益气,升阳通窍。

方药:补中益气汤合苍耳子散加减。

方中以人参、黄芪、白术、炙甘草益气健脾,陈皮行气通滞,当归通窍行血,升麻、柴胡升举阳气,苍耳子、辛夷、白芷、薄荷宣通鼻窍。

若清涕多,鼻塞重,鼻黏膜肿胀甚者,为脾虚湿重,可用参苓白术散合苍耳子散。方中人参、白术、怀山药、莲子健脾益气;茯苓、白扁豆、薏苡仁健脾渗湿,消肿通窍;砂仁行气通窍;桔梗宣利肺气;炙甘草、大枣补脾和中;苍耳子、辛夷、白芷、薄荷宣通鼻窍;鼻塞甚者可加用泽泻、木通、路路通等利湿通窍。

儿童变应性鼻炎多属肺脾气虚,除宣肺祛邪外还应兼顾脾胃,另外,儿童为"稚阴稚阳"之体,用药不宜太过温燥,可用四君子汤合苍耳子散加减,麻黄、桂枝等常用药用量不宜过大；胃纳差者可加山楂、麦芽、鸡内金等健脾升胃。

四、肾阳不足

主症：鼻痒，喷嚏频频，清涕如水样；鼻黏膜苍白水肿，鼻腔有多量水样清涕；耳鸣，遗精，腰膝酸软，形寒肢冷，夜尿清长，神疲乏力；舌淡、苔白，脉沉迟。

证候分析：肾阳不足，温煦无力，鼻窍失养，风寒异气之邪乘虚而入，邪正交争于鼻窍，故鼻痒，喷嚏频频；肾阳虚弱，温化无力，寒水上犯鼻窍，故清涕如水样，鼻黏膜苍白水肿，鼻腔有多量水样清涕；肾阳不足，温煦无力，故耳鸣，遗精，腰膝酸软，形寒肢冷，夜尿清长，神疲乏力，舌淡、苔白，脉沉迟。

治法：温补肾阳，固肾纳气。

方药：真武汤加减。

方中熟附子大辛大热，温肾壮阳，散寒利水；茯苓、白术健脾补气，利水渗湿，配合附子温阳利水；生姜发散水气，散寒利水；白芍酸甘养阴防附子温燥太过。清涕量多不止者可加金樱子、益智仁、乌梅等补肾敛涕。

此外，亦可用肾气丸，方中附子以温补肾中元阳，散寒利水；桂枝温经通阳；熟地黄、山茱萸、山药滋补肝肾；泽泻、茯苓、牡丹皮利水渗湿，活血通窍，辅助上三补药而为三泻，使补而不腻。

若鼻痒，喷嚏，咳嗽气喘，畏风怕冷，自汗，少气懒言，腰膝酸软，夜尿清长，属肺肾阳虚，当肺肾双补，可用麻黄附子细辛汤。方中蜜麻黄温肺散寒，宣通鼻窍；熟附子温肾壮阳，固肾纳气以固阳气之本；细辛温阳散寒。

五、肺经蕴热

主症：突发性鼻痒，喷嚏，流清涕，鼻塞；鼻黏膜红肿；咳嗽，咽痒，痰黄，口干，烦热，大便干结；舌红、苔白或黄，脉数。

证候分析：肺经有热，清肃失职，故鼻痒，喷嚏，流清涕，鼻塞；肺气上逆，故咳嗽，咽痒；肺经蕴热故鼻黏膜红肿，痰黄，口干，烦热，大便干结，舌红、苔白或黄，脉数。

治法：清宣肺气，通利鼻窍。

方药：辛夷清肺饮加减。

方中以黄芩、栀子、石膏、知母、桑白皮清泄肺热，宣通鼻窍；辛夷、枇杷叶、升麻轻清向上，清宣肺气，通利鼻窍；百合、麦冬清热养阴，润肺生津。

如病情日久，鼻塞重，鼻甲肿胀硬实为病久血瘀，可加红花、三棱、路路通、木香等活血行气通鼻窍。

第三节　变应性鼻炎中医特色疗法

一、外治法

自古以来中医外治法治疗变应性鼻炎的方法多样，经近年广泛的临床与基础研究，其疗效逐渐提高。中医外治法不但能改善患者的症状，而且能在一定程度上减少复发率。中医外治法在治疗变应性鼻炎方面尤其侧重标本兼顾,按照其病情的轻重程度不同、季节变化不同及个体差异等选择相应的方法。

(一)中药局部外用

鼻部给药治疗鼻病的世界最早记载是在晋代葛洪的《肘后方》中,历代医家相继补充,提出了鼻内熏蒸、药膏塞鼻、药膏局部嗅法、药液滴鼻法等多种疗法。结合现代药理学研究,中药局部运用也应该遵循以下原则:中药局部治疗必须符合鼻黏膜的生理要求,药液酸碱度适宜,渗透压等渗,药液不影响鼻黏膜纤毛运动;同时避免药物在局部吸收后引起全身的不良反应等。

1. 滴鼻法

滴鼻法是将药物制成鼻用液体滴入鼻腔,以治疗鼻病的外治法。鼻黏膜毛细血管丰富,该法能使滴鼻液与鼻、鼻窦黏膜广泛接触,药物直达病所,可避免肝脏的首过效应,并且局部药物浓度高,起效快,可以用于治疗多种鼻病,不同的滴鼻液有不同的治疗效果,如消肿、除涕、通窍等。其在中医古籍中很早就有记载,不仅用于鼻部疾病,还用于许多内科危重病症。直到宋代开始才广泛应用于鼻部疾病。

操作方法:滴鼻时应选择适当的体位。仰卧,头后仰或垫肩,鼻孔朝天;或侧卧,卧向患侧,头下垂于床边外,适用于治疗单侧鼻病;或坐位背靠椅背,头尽量向后仰,使鼻孔朝天。体位选定后,擤净鼻涕,将滴鼻液经前鼻孔滴入鼻腔,每侧1～2滴,轻捏鼻翼,使药液与鼻黏膜广泛接触,2～3 min后恢复正常体位。

注意事项:滴鼻液的酸碱度与渗透压应该和鼻黏膜的酸碱度、渗透压匹配,否则容易引起黏膜的刺激,甚至对鼻黏膜造成损伤。对于使用含有血管收缩剂(如麻黄碱、羟甲唑啉等)滴鼻液应注意连续使用时间不宜超过1周,以免影响鼻黏膜的纤毛运动、造成药物性鼻炎等的发生。另外,长期使用纯中药制成的滴鼻剂也要注意是否对鼻腔产生不良作用。滴鼻时,滴管口或瓶口勿触及鼻孔,以免污染药液。滴鼻时勿吞咽,以免药液进入咽部引起不适。

变应性鼻炎的发生原因有二:内因多为肺、脾、肾三脏功能失调,外因多为风寒、异气之邪侵袭鼻窍而致病,内因与外因合而为患。临床上主要分为肺气虚弱、感受风寒,肺脾气虚、水湿泛鼻,肾元亏虚、肺失温煦,肺经郁热、上泛鼻窍等证型。故常将芳香通窍药与疏风解表药、补益脾肾药配合使用,常用芳香通窍的药物有苍耳子、辛夷、白芷、薄荷、细辛、石菖蒲;常用的疏风解表药物有金银花、菊花、荆芥穗、柴胡、川芎、防风、蝉蜕。薏苡仁、茯苓、生黄芪、白术、炙甘草可以起到补益脾胃的作用,白芍、五味子酸以敛之,可以制约芳香通窍之性。

(1)葱白滴鼻液:葱白取汁过滤,用生理盐水配成40%溶液滴鼻。功效辛散风邪通窍。主治外邪而致的变应性鼻炎。

(2)滴鼻灵:鹅不食草650 g、辛夷150 g,煎水两次,药液混合,浓缩成1.5 L,加盐酸麻黄碱粉3.75 g、葡萄糖粉15 g,配成溶液滴鼻。功效行气消肿,通鼻利窍。主治变应性鼻炎等所致的鼻窍不利。

(3)滴鼻剂Ⅰ号方:柴胡12 g,辛夷15 g,川芎10 g,防风9 g,苍耳子12 g,白芷10 g,石菖蒲9 g,薄荷9 g,细辛4 g,薏苡仁9 g,茯苓9 g。主治感受风邪所致的变应性鼻炎。

（4）黄连滴鼻液：肺经郁热型变应性鼻炎患者，可酌情使用黄连滴鼻液滴鼻。黄连滴鼻液的主要成分是黄连，可以起到清热燥湿、泻火解毒的作用。对于缓解变应性鼻炎双侧鼻黏膜水肿的情况有较大的帮助。

（5）复方薄荷油或50%蜂蜜水：适用于肺经郁热型变应性鼻炎患者。薄荷油可润滑鼻黏膜，毒副作用少，但有一定的刺激性；蜂蜜水味甘甜，无明显气味及刺激性，易于接受。

2. 吹鼻法

吹鼻法是将具有凉血止血、祛邪通窍等功效的药物研成极细的药粉，以小竹管或小纸管、喷药器把药粉吹入鼻内，使药物经鼻黏膜吸收而起效的一种治疗疾病的方法。吹鼻法可根据病情选用不同功效的药物。

操作方法：清洗鼻腔后，用喷药器或小纸管将药粉少量吹入鼻腔。每日1~4次。

注意事项：吹鼻法对药物的选材和制作要求较高，选用的药粉应容易吸收，否则可能影响鼻黏膜的功能。吹药时应让患者屏住呼吸，以免将药粉喷出或吸入而引起呛咳。粉末剂型吹鼻，作用较强烈，易引起喷嚏、头痛或全身不适，因此吹药时应严格控制药量，减少不良刺激。

变应性鼻炎主要用辛温通窍、行气活血的药物粉剂吹鼻，如碧云散、鹅不食草粉等。变应性鼻炎合并哮喘患者选择吹鼻药物要谨慎，避免因吹鼻引起哮喘发作。

3. 涂敷法

涂敷法是将散瘀止痛、除湿解毒、拔毒消肿等药物调成散剂、膏剂、糊剂，直接涂敷于患处，从而达到治疗作用。临证时可根据所患疾病及局部症状特点选用不同的涂敷药物。

操作方法：将含药物的膏剂、糊剂或散剂用水调糊后直接涂敷于患处，也可用中草药捣烂外敷，鼻腔内一般仅限膏剂外涂。

注意事项：涂敷前应注意患处的清洁，如有分泌物、痂皮者，应先清理患处的分泌物、痂皮后再进行涂敷。涂敷时应注意观察患者的反应，一旦有不良反应发生应立即停止涂敷，并将药物清洗干净，必要时需采取相应措施。

（1）鹅不食草药膏：将鹅不食草干粉加入凡士林，制成100%药膏，涂入鼻腔。具有发散风寒、通鼻窍的作用，适用于治疗肺气虚弱、感受风寒型变应性鼻炎患者，而其辛温之性，对于肺脾气虚、水湿泛鼻型变应性鼻炎患者也有一定的效果。

（2）鼻敏膏：由诃子、辛夷、白芷、蒺藜、黄芩、连翘、冰片等制成，可涂于鼻内，两侧各1次，每日2次（早、晚）对于缓解变应性鼻炎双侧鼻黏膜水肿效果显著。

4. 鼻内塞药法

鼻内塞药法是将药物经过搓揉、刮削、粉碎成散剂后包裹，或将液体、油膏药物用药棉、布帛等浸泡，然后塞入鼻内达到治疗目的。鼻内塞药法能使药物与病变部位直接接触，具有施药部位准确、局部药物作用时间长、方法简单方便的特点，临床上可根据不同的疾病症状特点选用不同的药物。

操作方法：药物可以制作成散剂、水剂、膏剂，包裹药物的材料可选用纱布、明胶海绵或无纺布等有通透性的材料。具体方法：取大小合适的棉条、明胶海绵或凡纱放置于鼻前庭或鼻腔，使药物与鼻黏膜接触，每次塞鼻30~60 min，每日1~2次。

注意事项:用于塞鼻的敷料应与鼻腔大小基本相等。敷料太小容易松脱,太大则鼻腔不适。若两侧鼻腔都需要治疗,可考虑交替使用鼻内塞药法。对于儿童患者一般不考虑使用鼻内塞药法,若要使用时应由成人看管,以免发生敷料或药物松脱后掉入气管及食管而形成异物。鼻内塞药法要注意定时更换敷料,以免引起鼻腔感染。

(1)葱豉鼻炎栓:葱须、淡豆豉、金银花、黄芩、苍耳子、辛夷、白芷、石菖蒲、皂角刺等药物研末,用纱布包裹塞鼻,每日塞1个,两鼻孔交替,7日为1个疗程。

(2)其他:鹅不食草、辛夷、石菖蒲、冰片等药物研末,纱布包裹后塞鼻。适用于变应性鼻炎出现鼻塞、嗅觉不灵者。

5. 鼻腔冲洗法

鼻腔冲洗法是使用鼻腔冲洗器将中药药液经鼻孔送入,灌注到鼻腔,通过药液冲洗鼻腔,能去除鼻腔分泌物,使药物直接作用于鼻部达到治疗鼻病的目的。鼻腔冲洗能提高鼻黏液、纤毛传输功能,促进鼻腔、鼻窦内分泌物的排出;减轻鼻黏膜炎症反应,改善黏膜水肿,同时清洁鼻腔,清除病原微生物及变应原对鼻黏膜的刺激,有利于鼻黏膜内环境的稳定。

操作方法:鼻腔冲洗法是将不同功效的中药浸泡后煎煮,反复过滤后取药液250 mL冲洗鼻腔,每日1~2次。①自行吸入冲洗:将药液盛于适当的容器中,用鼻轻轻吸入药液,再从口吐出。②鼻腔冲洗器冲洗:用特制的鼻腔冲洗器吸入药液,对准一侧鼻腔进行冲洗,冲洗液从另一侧鼻腔及口中排出。③鼻腔灌洗:将药液置于吊瓶中或冲洗袋中,连接一橡皮胶管,将吊瓶或冲洗袋放置于一定的高度形成压力,橡皮胶管一端塞入一侧鼻腔,使药液通过橡皮管流入鼻腔,再从另一侧鼻腔或口腔排出。

注意事项:鼻腔冲洗法要注意冲洗液温度要适中,避免烫伤鼻黏膜。冲洗液使用前要反复过滤,不要留有杂质,以免刺激鼻腔黏膜,同时还要注意冲洗液的酸碱度和渗透压,以免引起冲洗时不适。冲洗时压力不宜太大,包括冲洗的力度不宜太大和灌洗药液放置的高度不宜太高,以免压力过大冲洗液呛入咽鼓管、气管引起并发症。鼻腔冲洗时不宜与患者说话或让患者做吞咽动作,以免呛咳。冲洗时先冲洗鼻塞严重一侧,再冲洗对侧,以免冲洗液因阻塞较重一侧鼻腔受阻而灌入咽鼓管引起中耳感染。通常患者初次冲洗时可有不适感觉,多次反复后会适应。如果出现过敏反应者应立即停止冲洗,并给予抗过敏处理。鼻腔干燥患者,不可过于频繁洗鼻。患有血液病、鼻腔大面积创伤、已有鼻出血、急性炎症期、严重鼻塞无法通气或中耳炎时,不可洗鼻。

(1)苍耳洗剂:苍耳子15 g,细辛5 g,鹅不食草10 g,麻黄根10 g,白芷15 g,共煎。使用200 mL进行鼻腔冲洗,早晚各1次,连续给药10日。

(2)玉屏风颗粒:将玉屏风颗粒3包,稀释溶解于500 mL温开水中。早中晚3次应用鼻腔冲洗器冲洗双侧鼻腔。

(3)辛防芪冲洗液:黄芪45 g,辛夷、防风、白芷、苍耳子各30 g,水煎1次至200 mL,去滓,过滤,置于鼻腔冲洗瓶中,早晚冲洗鼻腔各1次,疗程为1个月。

(4)复方徐长卿合剂:徐长卿45 g,细辛30 g,百部30 g,荆芥45 g,苍耳子45 g,辛夷50 g,黄芪100 g,水煎1次至300 mL,去滓,过滤,加入适量防腐剂,装瓶备用,每日取药液50 mL,用生理盐水250 mL稀释,置于鼻腔冲洗瓶中,早晚冲洗鼻腔各1次,疗程为1个月。

6. 喷鼻法

喷鼻法是将含有药物有效成分的蒸气或小雾滴喷入鼻腔,作用于鼻黏膜达到治病目的。喷鼻法包括鼻熏蒸疗法和鼻雾化吸入法。鼻熏蒸疗法是用芳香通窍、活血消肿的药物,放入砂锅内煎煮加热,同时嘱患者趁热用鼻吸入药物热气,从口吐出,反复熏蒸,此法常用于变应性鼻炎症见鼻塞、涕多或鼻干痒者。鼻雾化吸入法是目前临床上普遍应用的一种外治法,是由熏蒸疗法发展而成的,操作时可将药液通过雾化器形成气雾状,然后经鼻吸入,该法适用于各种证型的变应性鼻炎。

操作方法:鼻熏蒸疗法是先将中药浸泡 20 min,大火煮开后改用文火,患者端坐,面向药锅,用纸卷成纸筒收集药物的蒸气,嘱患者用鼻吸入药物蒸气。

鼻雾化吸入法是将中药煎煮后取药液反复滤过备用,或使用中药注射液,每次取药液 20 mL 置于超声波雾化器中,打开电源开关,使药液由液态变为气态,呈气雾状喷出,调整雾量,嘱患者用示指堵住雾化器排气孔,使气雾经鼻吸入,每次治疗时间为 10～20 min,每日 1～2 次。

注意事项:鼻熏蒸疗法应注意药液放置要稳妥,鼻部与容器的距离为 20～30 cm,吸入药物蒸气的温度以 40 ℃为宜,避免温度过高发生烫伤,治疗时患者不可当风受冷,如有出汗应立即用毛巾擦去,要注意保暖。儿童治疗时要有成人看护,注意安全。

鼻雾化吸入法操作时应注意观察患者是否有呛咳和呼吸不畅,若气雾量过大、雾化时间过长,或某些药物对呼吸道有不良刺激,有可能引起支气管痉挛,导致患者出现呛咳,甚至呼吸困难。一旦发现,应调整气雾量,或停止雾化吸入。对有哮喘病史者应慎用鼻雾化吸入法。雾化药液有很高要求,要反复过滤,有效成分为水溶性,无刺激性,无毒,pH 接近 7。

现代药理研究认为鼻部给药结合了中医辨证论治与局部对症治疗理论,在患者体内,药物离子积蓄时间长,发挥作用时间长,对于避免静脉、肠胃与肌肉吸收而产生的药物毒副作用、抗药性弊端等具有重要的意义,同时可减少肝脏与消化道的降解,如苍辛气雾剂、自拟方常用于变应性鼻炎。

7. 鼻腔熏洗法

鼻腔熏洗法是将药液煮沸,或用开水直接泡药物,以鼻吸其热蒸气。熏蒸后待所剩汤液变温后,可用来洗鼻,或用纱布、毛巾浸湿温敷穴位,如印堂、阳白,能通畅气血、宣通鼻窍。熏蒸治疗的中药最好预先捣碎,因取药物芳香之气,故不宜久煮,水沸后再煎5 min 即可。熏蒸时鼻部与容器距离要适当,避免烫伤,熏蒸时不可受风,熏后注意保暖。

（1）辛夷、苍耳子、白芷、薄荷、防风、紫苏梗、蔓荆子、木通、葱白、茶叶、川芎、赤芍、金银花、黄芩、鹅不食草。取其中 4 味或 5 味适量(每味 10～15 g)更替煮沸,取液熏洗。

（2）菊花 10 g,茉莉 5 g,用沸水冲泡。待蒸气出后熏鼻窍,熏后可饮用。本方具有芳香通窍的功效,适用于变应性鼻炎鼻塞明显者。

中药熏洗常常应用于鼻炎和鼻窦炎的患者,现代药理研究认为鼻腔熏洗可减轻术后黏膜水肿及分泌物,促进黏膜上皮化,减少术后复发,同时改善鼻腔血液循环,减轻鼻腔及鼻窦黏膜充血。局部冲洗治疗,还可起到机械性冲洗及引流作用,配合中药的药物作用,针对局部改善症状。

8. 熨法

熨法是使药物借助热力迅速达到肌肤,使腠理疏通而起到治疗作用的一种治疗方法。现已发现的最早医书——马王堆汉墓帛书《五十二病方》里,已有运用熨法治病的记载。《肘后备急方》及《补辑肘后方》均有以热盐包熨敷治耳卒痛的记载。《医学入门》有以"大蒜、荜茇末,杵作饼,用纱衬灸热贴脑门,熨斗火熨透"治疗鼻流浊涕的记录。到清代,熨法较广泛运用于临床各科。本法可用于治疗各种鼻科疾病。熨法有药熨、湿熨、砖瓦熨等不同方法。

操作方法:药熨一种是将芳香性药物碾成粗末,炒热后装入布袋内,放于皮肤表面,或往返推移;另一种是先将药物制成饼状,放于身体某部皮肤表面,再用熨斗一类的热器熨于药上。湿熨是将棉纸或纱布等投入药液及药酒中浸煮,取出绞去汁液,趁热湿敷皮肤,同时来回移动。砖瓦熨则是将砖瓦烧热后,以布包好,趁热熨患处。各法根据病证选用,本法主要针对虚寒型变应性鼻炎患者。

(1)姜、葱、橘皮各等份,炒热袋装熨百会、印堂、四白穴。

(2)艾叶、花椒、紫苏各30 g,炒热袋装熨风池、大椎、肺俞穴。

(3)细辛10 g,砂仁、陈皮、川芎各15 g,炒热袋装熨百会、大椎、肺俞穴。

注意事项:①无论选用哪一种熨法都应注意施熨时的温度,以患者舒适为度,不能太烫,以免烫伤皮肤。②室内注意空气流通,治疗时不可受风受凉,治疗后注意保暖。③小儿治疗时应由成人看管护理。

(二)鼻丘割治法

鼻丘割治法是从传统的针刺疗法变化而来,是根据中医经络学说发展而来的,类似于"输刺法",《灵枢·官针》云:"输刺者,直入直出,深内之至骨,以取骨痹。"鼻丘位于中鼻甲附着处前上方和钩突前方的鼻腔外侧壁,外观呈丘状隆起,有筛前神经和蝶腭神经分支,属于经外奇穴,是鼻腔的敏感部位,亦是变态反应性鼻炎的靶器官。在鼻丘处进行割治有通利鼻窍、止痒止嚏作用,此法适用于鼻齄喷嚏频作者。该疗法目的是疏通鼻部经络,宣畅气血,调和阴阳,具有效果确切、疗效时间较长等特点。

操作方法:鼻腔局部行表面麻醉,鼻内镜指引下用长柄针刀,或者钩突刀、剥离子、微波刀、射频刀及电刀分别刺入双侧鼻丘黏膜下2~3 mm,进行横向切割,每条割痕长5 mm左右,深达骨面。一般进行1次治疗即可。对于出血较多者,可行填塞或电凝止血。

注意事项:①对割治部位、刀具应进行常规消毒,注意无菌操作,以防感染。②割治时,手法要快、要准,切口要适中,不可过长、过深,切勿伤及深部血管。③割治后24 h,可能有疼痛、酸胀、麻木,甚至有发热、原有症状加重等反应,应在治疗前与患者进行沟通,获得患者理解。④在鼻丘割治过程中应密切观察患者的表情和精神变化,若有头晕、恶心、面色苍白等应立即停止手术,并进行对症处理。⑤鼻丘割治法有一定的禁忌证,若有以下情况时应禁止行鼻丘割治:急性鼻炎,急性鼻窦炎,鼻腔及鼻窦肿瘤,儿童及有精神疾病不能合作者,有严重心血管、肝、肾疾病者,出、凝血时间异常者,正值月经期、妊娠期、哺乳期者。

二、针灸疗法

针刺法、灸法是古代治疗鼻病最早使用的方法,《黄帝内经》中已有记载。如《素问·水热穴论》曰:"冬取井荥,春不鼽衄。"《素问·缪刺论》云:"邪客于足阳明之经,令人鼽衄,上齿寒。刺足中指次指爪甲上与肉交者,各一痏。左刺右,右刺左。"《备急千金要方》曰:"涕出不止,灸两鼻孔与柱齐七壮。"随着现代医学对鼻病的深入研究,通过进一步挖掘中医经典,开展中医理论的研究,同时结合临床实践及现代实验探索研究,不断发掘和创新传统的针灸疗法,取得了丰硕的研究成果。

(一)辨证治疗

1. 外感风邪

证候:阵发性鼻痒、喷嚏、流清涕,遇风冷多发,发则喷嚏频作不止,伴恶风,易感冒,面色淡白,舌质淡,苔薄白,脉细紧。检查见鼻黏膜苍白或灰暗、水肿。

治法:补肺固卫,疏风散寒。

取穴:风池、百会、迎香、上星、太阳、曲池、足三里。

操作:坐位,取风池,以1.5寸毫针,针刺1寸,得气为度,不留针;续则仰卧,取百会、上星,以1.5寸毫针平刺1寸,得气后强刺激,使针感放射至整个头顶;迎香则以1寸毫针向上斜刺0.5寸,用泻法,使患者感觉鼻部酸楚;足三里用补法;其余穴位常规针刺,平补平泻。留针30 min,中间行针1次。

2. 肺气虚弱

证候:鼻痒,喷嚏频频,清涕如水,鼻塞,嗅觉减退,畏风怕冷,自汗,气短懒言,语声低怯,面色苍白,或咳嗽痰稀,舌质淡,舌苔薄白,脉虚弱。检查见下鼻甲肿大光滑,鼻黏膜淡白或灰白,鼻道可见水样分泌物。

治法:温肺散寒,益气固表。

取穴:迎香、鼻通、印堂、大杼、风门、肺俞。

操作:先针刺迎香,向上平刺,透鼻通,采用捻针以行补法,使穴位局部胀痛扩散至鼻部。鼻通向下平刺,捻针以行补法,使局部酸胀扩散至鼻额眼球部。印堂沿皮下向鼻根方向捻转透刺,采用平补平泻法,得气后继续捻转10~20 s。针刺大杼、风门、肺俞等穴,与皮肤呈40°向外斜刺,采用捻转补法。共留针30 min,其间每10 min行针1次。

3. 脾气虚弱

证候:鼻痒,喷嚏突发,流涕清稀微黏,鼻塞、鼻胀较重;清晨或气候潮湿多发;伴头重头晕,四肢困倦,纳差,舌质淡胖有齿痕,苔白,脉缓弱。检查见鼻黏膜肿胀明显,苍白或灰暗,中鼻甲呈息肉样变。

治法:益气健脾,升阳通窍。

取穴:迎香、鼻通、合谷、足三里。

操作:先针刺合谷,给予强刺激,或平补平泻;再针刺迎香、鼻通,宜浅刺,给予弱刺激,施补法;接着针刺足三里,给予强刺激,施补法,中途不行针;嘱患者不断做皱眉或鼻深呼吸运动,即可感到鼻道通畅,涕易擤出。留针30 min,其间每10 min行针1次。

4. 肾阳不足

证候:鼻痒,喷嚏频作,连连不已,清涕长流、鼻塞;经久不愈,寒冷或冬季发作尤甚;鼻黏膜苍白或淡暗水肿;或有喘息,形寒肢冷,腰膝酸软冷痛,小便清长,尿后余沥,夜尿频,舌质淡胖,苔白,脉沉弱。检查见鼻黏膜苍白肿胀,多量清水样涕。

治法:温补肾阳,固肾纳气。

取穴:迎香、鼻通、百会、印堂、命门。

操作:先针刺命门,给予较强刺激,较重手法,或平补平泻;再依次顺督脉而上针刺百会、印堂等穴,上下交感,给予弱刺激,轻手法,或补法;然后针刺迎香、鼻通,给予弱刺激,轻手法,或补法,中途不行针。留针 30 min,其间每 10 min 行针 1 次。

5. 肺经蕴热

证候:鼻痒,喷嚏频作,流清涕,鼻塞,常在闷热天气发作;全身见咳嗽,咽痒,口干烦热,舌质红,苔白或黄,脉数。检查见鼻黏膜色红或暗红,鼻甲肿胀。

治法:清宣肺气,通利鼻窍。

取穴:迎香、鼻通、印堂、合谷、大椎、肺俞。

方法:先针刺合谷穴,给予强刺激,施泻法,使针感反应向上,同时言语诱导告诉患者针感会向上往扶突、禾髎处行走,若针感在中途停止,可在针感反应中处加针以引气,直达病所附近;继之,针刺迎香、鼻通、印堂、合谷、大椎、肺俞等穴,给予弱刺激,施补法或平补平泻,中途不行针;留针期间,合谷穴行针 3 次,每次 1 min;留针 30 min。

(二) 临床验方

体针、灸法是根据藏象理论、经络学说等传统中医理论,通过运用不同的操作手法或方式刺激人体的经络腧穴,以疏通经络,调和气血,调整脏腑功能,从而治疗疾病的一种方法;耳针等特种针法,是根据现代全息技术或解剖原理等,通过针对局部相应功能点/区进行操作,以通经调气,调节相应脏腑功能,达到治疗目的的方法,也有将其归为微针系统;脐疗则是介于两者之间的一种治疗方法,一般还是将其归为"神阙灸"范畴。

针灸或针药结合是治疗变应性鼻炎的重要手段。一些临床报道针刺可促进鼻黏膜血液循环,增强血管通透性和白细胞吞噬能力。同时现代针灸机制也表明,针灸可以促进新陈代谢、增强抵抗力、保护靶细胞膜、减少过敏介质的释放及抵御变应原,起到免疫调节作用,达到治愈疾病的目的,但目前尚缺乏严格的随机对照试验证据,而针灸或针药结合的临床及实验研究很多,正处于百家争鸣时代。

1. 针刺治疗

(1) 体针

【谢氏五官通经接气针灸法】

处方:"通经止齁针灸方"——合谷、扶突、禾髎、百会。随症加减:肺气虚甚,加肺俞;脾气虚甚,加脾俞;肾气虚甚,加肾俞。

操作:先针刺合谷,强刺激,泻法,针尖朝上,使针感反应向上,同时以语言诱导告诉患者针感会向上往扶突、禾髎处行走,若针感在途中停止,可在针感反应终止处加针以引气,直达病所附近;继之,针刺百会、肺俞、脾俞、肾俞等穴,弱刺激,补法,中途不行针;留针期间,在合谷行针 3 次,每次 1 min;留针 20 min。肺俞、脾俞、肾俞,可针上加灸,或施以热敏灸法。

疗程:每日或隔日 1 次,7 次为 1 个疗程。

释义:手阳明大肠经上行鼻腔,合谷、扶突、禾髎皆为手阳明大肠经腧穴,可疏导阳明经气,以疏风散邪、通经活络、调畅气血、温通鼻窍;督脉腧穴百会,能温阳通窍。虚证,加肺俞、脾俞、肾俞可补益阳气。合谷与扶突、禾髎、内迎香,远近相配,上下交感,温通经气,调畅气血,散邪通鼻。诸穴相配,升清降浊,温通鼻窍。

【益气通窍鼻炎方加针灸治疗变应性鼻炎临床研究】

方法:采用体针配合益气通窍鼻炎方。

取穴:主穴为足三里、迎香,或印堂、合谷。

操作:按常规针刺足三里、迎香,或印堂、合谷,得气后留针 30 min。

疗程:每日 1 次,30 日为 1 个疗程。

结果:治疗 60 例患者,临床显效 41 例,有效 13 例,总有效率为 90.0%。

【靳三针治疗肺气虚寒型变应性鼻炎疗效观察】

取穴:鼻三针(迎香、上迎香①、印堂),前额头痛时加攒竹、背三针(大杼、风门、肺俞)。

操作:患者取坐位,皮肤常规消毒后,采用管针,规格 0.25 mm×25 mm。自迎香向上平刺 15~20 mm,透上迎香,采用捻转补法,使穴位局部胀痛扩散至鼻部,有时患者可流泪。自上迎香向下平刺 10~15 mm,采用捻转补法,使局部酸胀扩散至鼻额眼球部。前额头痛加攒竹,向下斜刺 15~20 mm,采用捻转补法,使局部及眼眶周围酸胀。自印堂沿皮下向鼻根方向捻转透刺 15~20 mm,采用平补平泻法,得气后继续捻转 10~20 s,鼻根部呈持续性酸胀感觉后留针。针刺大杼、风门、肺俞,均与皮肤呈 40°~45°向外斜刺 15~20 mm,采用捻转补法,使局部酸胀向肋间放射。留针 30 min 期间每 10 min 行针 1 次。

疗程:每日治疗 1 次,10 次为 1 个疗程,2 个疗程间休息 3~5 日,共治疗 2 个疗程。

结果:针刺组治疗 33 例患者,显效 26 例,有效 5 例,总有效率为 93.9%。

【鼻周穴透刺法治疗变应性鼻炎】

取穴:印堂、上鼻通②、通天、曲池、足三里。

操作:选用 0.30 mm×40 mm 规格无菌针灸针,印堂提捏进针,向鼻根部平刺 20~25 mm,由上鼻通向迎香透刺 25 mm,其余穴位均按常规法针刺。穴位局部有酸胀感视为得气,得气后留针 30 min。

疗程:每日治疗 1 次,连续治疗 6 日为 1 个疗程,1 个疗程后休息 1 日,共治疗 4 个疗程。

结果:治疗 30 例患者,第 1 次治疗后针刺组患者鼻症状改善情况优于西药组($P<$0.05);治疗 4 个疗程后针刺组患者鼻症状和体征改善情况优于西药组($P<$0.05)。

(2) 特种针

1) 电针:是将针刺入腧穴得气后,在针具上通以接近人体生物电的微量电流,利用针和电两种刺激相结合,以防治疾病的一种方法。

【电针平刺迎香治疗变应性鼻炎】

取穴:迎香(双侧)。

操作:选取双侧迎香,用毫针(0.35 mm×25 mm)向鼻根方向平刺约 0.5 寸,将电针仪(G6805-1 型)导线分别连接在刺入两侧迎香的毫针针柄中段。使用疏密波,施以稍强刺激,以患者可耐受为度,留针 25 min。

---

① 鼻柱外侧缘中部,内当鼻翼软骨与鼻甲交界处。

② 自定穴,位于目内眦与鼻通连线中点处。

疗程:每日 1 次,10 次为 1 个疗程,休息 3 日,进行第 2 个疗程,共治疗 3 个疗程。

结果:治疗 30 例患者,第 1 次治疗后针刺组患者鼻症状改善情况优于西药组($P<$ 0.05);治疗 4 个疗程后针刺组患者鼻症状和体征改善情况优于西药组($P<0.05$)。

【丙酸氟替卡松鼻喷剂联合电针治疗常年性变应性鼻炎效果观察】

方法:采用电针联合丙酸氟替卡松鼻喷剂。

取穴:迎香、鼻通、印堂、足三里、攒竹。

操作:选用 1 寸针灸针针刺迎香、鼻通、印堂、足三里、攒竹,连接龙城 HT-2 型温针电针综合治疗仪,参数:疏密波,频率 1~20 Hz,电压峰值 6 V。以肢体轻微抖动为宜,每次 30 min。

疗程:隔日 1 次,每周 3 次,持续治疗 1 年。

适应证:常年性变应性鼻炎。

结果:治疗 310 例常年性变应性鼻炎患者,临床有效 296 例,总有效率为 95.48%,疗效优于对照组。

【头部电针透穴疗法治疗变应性鼻炎 45 例】

主穴:百会(透前庭)、上星(透神庭)、印堂(透鼻根)。

配穴:双侧迎香、列缺、合谷、足三里、关元、气海等。

操作:患者取仰卧位,用 30 号 1.5 寸毫针平刺,深度为 0.8~1.0 寸,行快速捻转手法 1~2 min,头针刺入后以局部有酸胀感并向鼻部传导为宜,印堂、迎香使针感直达鼻腔,得气后百会、上星接 G6805 型电针仪,采用连续波,时间为 30 min,强度为 1.0~2.0 mV,频率为 1.0~1.5 Hz,其余穴位用 30 号 1.5 寸毫针直刺或斜刺,行提插捻转手法,以得气为度,留针 30 min。

疗程:隔日 1 次,4 周为 1 个疗程,治疗 2 个疗程,疗程间休息 1 周,随访半年。

结果:治疗 45 例患者,显效 17 例,有效 22 例,总有效率为 86.67%。

【电针蝶腭神经节为主治疗常年性变应性鼻炎 50 例疗效观察】

主穴:蝶腭神经节(又称治鼻穴,位于耳屏前与面部上颌骨颧突中 1/2 下颌关节凹陷处)、印堂、迎香、上迎香。

配穴:肺俞、脾俞、肾俞。

操作:蝶腭神经节自下关前的弓形凹陷中央下进针,针尖斜向前上方,使患者同侧面部产生剧烈电击感或鼻内有喷水样感觉为最佳;迎香与上迎香相互透刺。针刺得气后,主穴用 G6805 型电针仪通电,采用疏密波,频率为 80~100 Hz,刺激量以患者耐受为度;配穴按常规针刺法,每次留针 30 min。

疗程:每日 1 次,10 次为 1 个疗程,疗程结束后间隔 2 日,再继续下一疗程,共观察 3 个疗程。

适应证:常年性变应性鼻炎。

结果:治疗 50 例患者,临床显效 20 例,有效 28 例,总有效率为 96%,与对照组比较 $P<0.05$。

2)穴位注射:又称水针,取穴远近配合,选用适宜于肌内注射的中药或西药注射液,注入腧穴以治疗疾病。通过针刺和药物对腧穴的作用,达到疏通经络、调和气血、调整脏腑功能、纠正阴阳失调状态,达到防治疾病的目的。

【穴位注射治疗常年变应性鼻炎疗效观察】

取穴:迎香(双侧)。

操作:采用维生素 B_{12} 注射液,每支 1 mL(0.25 mg)。将患者双侧迎香部位的皮肤表面消毒,注射器针头刺入迎香,调整至患者有针感,每穴注入 0.5 mL。

疗程:隔日 1 次,7 次为 1 个疗程。

注意事项:治疗期间停用各种药物。

结果:观察治疗后 47 例患者的近期疗效,显效 8 例,有效 26 例,总有效率为 72.34%。

【自血穴位注射治疗变应性鼻炎 32 例】

取穴:足三里(双侧)、合谷(双侧)。

操作:常规消毒,取 5 mL 一次性注射器。抽取患者静脉血 2 mL,双侧足三里采用补法,得气后各注射 0.7 mL;双侧合谷采用泻法,得气后各注射 0.3 mL。

疗程:7 日 1 次,8 次为 1 个疗程。

按语:变应性鼻炎属中医学"鼻鼽"范畴,其发病内因多以肺、脾、肾三脏虚损为主,与个人禀赋体质有关;外因多为风寒戾气侵袭鼻窍所致。足三里是足阳明胃经合穴,为五输穴之一,有补虚之功效。"正气存内,邪不可干;邪之所凑,其气必虚",运用补法,补足三里,通过补先天养后天,使元气不衰,脾气健运,邪不可干,以达治疗目的。手阳明大肠经与手太阴肺经相表里,鼻为肺窍,外邪伤肺,鼻先受之。合谷为阳明经原穴,故为治疗肺窍主穴,采用泻法,有疏风通窍、调和营卫、祛邪外出之功。自血加穴位注射,补泻适宜,可激发人体的免疫功能,改善机体的细胞免疫和体液免疫功能。

3)针刺蝶腭神经节:治疗变应性鼻炎是北京同仁医院李新吾教授,以西医的解剖学及神经生理学理论结合中医的针刺方法发明的。该神经节为副交感神经节,且为多个神经的交汇点,其节后纤维分别到达泪腺、鼻腔、腭咽等部位。支配鼻部的神经纤维分支支配鼻腔血管的舒缩及腺体的分泌。刺激该神经节,可以通过降低副交感神经对鼻腔血管及腺体支配的兴奋性,使血管收缩、腺体分泌减少而改善临床症状。

【针刺蝶腭神经节治疗常年性变应性鼻炎】

取穴:蝶腭神经节。

操作:进针在下关前 1 cm 处,即颧弓下方、咬肌前缘凹陷处,局部消毒,半张口,在该处垂直进针。针刺方向向内略向上,直抵翼腭窝,深度为 5.3~5.5 cm,给予强刺激,患者即有齿痛或放电样酸胀感,留针 10 min,起针后局部压迫片刻。

疗程:一般每周 2 次,每次一侧,交替进行,1 周为 1 个疗程。

结果:治疗 122 例常年性变应性鼻炎患者,临床显效 80 例,有效 23 例,总有效率为 84.5%。

【针刺蝶腭神经节治疗变应性鼻炎 186 例】

取穴:蝶腭神经节(双侧)。

操作:取鼻翼外侧 4 cm 处进针,针刺蝶腭神经节,留针 15 min。

疗程:每周 1 次,连续 8 周,双侧轮流针刺,8 周为 1 个疗程。

结果:1 个疗程结束后,186 例患者中痊愈 102 例,好转 62 例,总有效率为 88.2%。

【针刺双侧蝶腭神经节治疗变应性鼻炎 26 例】

取穴:蝶腭神经节。

操作:用"押手"触摸颧弓下缘,下颌骨冠突的后缘(相当于下关穴位置)。部分患者咬肌丰厚,不易触到冠突,可让患者做张口闭口动作,能感到骨面移动,此骨面即为冠突,定点于此。皮肤常规消毒后进针,针刺方向与额状面呈 15°,与矢状面呈 75°,与水平面呈 15°,深度约达 55 mm,出现明显的向鼻内放射感后,马上出针。

疗程:1 周 2 次,共需 4 周不间断治疗,4 周为 1 个疗程。

结果:治疗 26 例患者,显效 7 例,有效 16 例,总有效率为 88.50%。

4)穴位埋线:是针灸学、中药学和现代物理学相结合的产物,其通过针具和药线在穴位内产生的生物物理作用和生物化学变化,将刺激信息和能量及中药通过经络传入体内,而达到治疗疾病的目的。该疗法是 20 世纪 60 年代中期开始应用于临床的一种新型的针灸疗法,是传统针具的革新,同时也是治疗模式的重大改进,具有简便易行、治疗次数少及治疗间隔时间长、疗效持久、患者依从性良好的优点。穴位埋线疗法采用穴位处线体植入的方式,借助埋入线体对穴位持续刺激,达到持久的针刺效应,以行"通其经脉,调其气血"的作用。变应性鼻炎属于慢性虚久性疾病,《灵枢·终始》有云"久病者,邪气入深,刺此病者,深内而久留之",而穴位埋线疗法正好达到了对穴位产生持久刺激的作用。特别适合于本病反复发作、慢性迁延的治疗难点。

目前穴位埋线常用的操作方法有管套针埋线法、埋线针埋线法和医用缝合针埋线法等。关于其作用机制,亦有实验表明可能与改善感觉神经肽参与的鼻腔神经源性炎症、增加鼻黏膜免疫相关基因(如位于第 5 号和第 12 号染色体的基因)的表达强度有关。临床观察,对于小儿等对埋线接受困难者,可予揿针替代,效果亦可。

常用穴位:迎香、中脘、气海、足三里、肺俞、脾俞、肾俞、耳门、曲池、合谷、列缺、大椎、印堂、血海、三阴交、风池、风府、命门、志室、关元。随症配穴:肺气虚弱、感受风寒型,选用大椎、风池、风府、耳门、肺俞;肺脾气虚、水湿泛鼻型,选用肺俞、脾俞、足三里、气海、中脘;肾元亏虚、肺失温煦型,选用肝俞、膈俞、太溪、肾俞、三阴交、太溪、复溜、命门、志室、关元;肺经郁热、上泛鼻窍型,选用合谷、列缺。

【蝶腭神经节埋线治疗变应性鼻炎】

取穴:蝶腭神经节(颧弓下缘与下颌骨冠突后缘交界处的体表投影点)。

操作:患者取仰卧位,或侧卧位,或端坐位。常规消毒后,刺手持针,针刺方向与额状面呈 15°,与矢状面呈 75°,与水平面呈 15°,总的进针方向为前内上。触摸的同时,让患者头向对侧适当倾斜,并稍向后仰,将神经节、进针点、术者视线三点连一线,即可使进针点抬高至与蝶腭神经节位置等高,只需向前平行刺入,则更易命中。刺入时要快速突破,缓慢推进。进针时缓慢提插,探索进针,当到达蝶腭神经节时,可获得明显的针感:同侧目眦下至口角有麻木、胀、重感,齿痛或放电样酸胀感,同侧面部产生剧烈的电击感,鼻内有喷水样感,鼻腔紧缩感,鼻内吹水样感。这些针感可单独出现,亦可同时出现。获得针感后埋线出针。可以用胶原蛋白线,亦可用医用可吸收缝合线。

疗程:每周 1 次,两侧交替进行,6 次为 1 个疗程。

研究表明蝶腭神经节埋线治疗较常规针刺,发挥了"长效针感"的优势,治疗次数少,能有效地缩短疗程,短期内控制病情发展,双向良性调节,成为通过蝶腭神经节治疗变应性鼻炎的首选方法之一。

【穴位埋线治疗变应性鼻炎78例】

处方:①迎香、肺俞、脾俞、肾俞、印堂、大椎、至阳、合谷;②风池、鼻穴(双侧,第6颈椎棘突下,后正中线左右各旁开0.7~1寸处)、风门、意舍、志室、上星、攒竹、足三里。

配穴:鼻涕多加丰隆,肺热加曲池、鱼际,瘀肿加膈俞、肝俞,肾阳亏虚加命门、关元,便秘加支沟、大肠俞、天枢、上巨虚,哮喘加膻中、定喘、心俞。

操作:医师双手首先用洗手液清洗,再用75%乙醇棉球消毒,操作时戴一次性无菌手套。背部穴位采用俯卧位,腹部穴位采用仰卧位。①备物:一次性注射埋线针;医用羊肠线,规格是00号、0号、1号,长度为1~2 cm,用75%乙醇浸泡消毒后存放于无菌用品盒内;消毒镊子。②备穴:选准穴位,做好标记,常规消毒穴位及进针点。进针点在穴位中心或距穴位中心1~2 cm处,要根据不同穴位和不同进针角度来决定该穴的实际进针点。③注线:根据不同部位的穴位选用不同规格与长度的羊肠线,颈项、面部、手部穴位选用00号线,余处穴位选用0~1号线,印堂、合谷、双鼻穴、上星、攒竹、鱼际埋1 cm羊肠线,余穴埋2 cm羊肠线。先将一次性成品注射埋线针芯向外退出1 cm,然后用镊子夹取羊肠线从针头偏口装线,右手持针由进针点刺入皮下,根据需要的角度进针到位并得气,然后边退针边推芯"布线",使线体到达穴位中心的肌层,然后快速出针。④包扎:先根据病证的不同,决定应出血与否及出血量(实证者挤压针孔出血1 mL左右以泻热祛邪,虚证不需要出血),然后用无菌干棉球压迫止血。

疗程:处方①与处方②交替使用,15日治疗1次,3次为1个疗程,一般治疗2~3个疗程。

注意事项:①治疗后埋线处2日不可用力、不可沾水,轻微胀痛与全身不适属于正常现象,感觉明显时可服止痛药;②治疗后2日揭掉胶布,可以洗澡,如有红肿可每日热敷并口服消炎药,对于极少出现的硬结处每日认真热敷并用单指轻轻按摩1~2次;③治疗后1周内忌食辛辣刺激食品及发物,忌饮酒。

结果:治疗78例患者,痊愈61例,有效15例,总有效率为97.4%。

5)揿针疗法:又称穴位埋针、皮内针疗法,是将皮内针刺入并固定于腧穴皮下,进行长时间留针刺激以达到治疗疾病的方法,尤其适用于慢性病或经常发作的疼痛性疾病。对于儿童来说,揿针疗法安全无痛,针尖只到皮下,不会伤及神经、血管、脏腑,针体嵌入特殊材料和特殊胶布粘成一个平面,不易脱落。揿针针尖较传统皮内针更细,针刺基本没有痛感,对惧针的儿童来说接受度比较高。而且,揿针只涉及皮下,所以不会发生弯针、滞针的现象,对于好动的儿童来说,不仅不影响他们的活动,相反适当的运动有助于气血运行,宣肺通窍。

《黄帝内经》中"十二皮部理论"是揿针治疗疾病的理论基础。皮部是指皮肤按经络的所属分区,是十二经脉功能活动反应及其络脉之气散布之所在,具有卫外御邪、保护机体及反映证候、协助诊断的作用。《素问·阴阳应象大论》云:"善治者,治皮毛。"揿针疗法通过浅刺皮肤来激发卫气,发挥卫外固表、祛邪外出的作用;另外,通过留针以候气调气,调和气血阴阳平衡,从而达到治疗疾病的目的。肺为水之上源,五脏六腑之华盖,主气而司呼吸,具有通调水道之功;其开窍于鼻,在液为涕,在体合皮。故鼻为鼽涕,多责之于肺,肺脏病变通过外合皮毛表现在皮部,用揿针针刺皮部的腧穴,可以鼓动肺卫之气祛邪卫外,邪去则病安。

【揿针配合药物治疗儿童变应性鼻炎疗效观察】

方法:采用揿针配合氯雷他定片。

取穴:印堂、迎香(双侧)、足三里、肺俞。

操作:常规消毒后,用镊子夹持一次性新型揿针(规格 0.20 mm×1.25 mm),对准穴位,垂直慢慢按下,揿入皮内,要求圆环平贴在皮肤上,无痛刺即可,取针时用镊子夹住胶布向外拉出。

疗程:每周治疗 2 次,每次皮下留置揿针 3 日,共治疗 3 周,为 1 个疗程。

结果:治疗 26 例患者,显效 8 例,有效 16 例,总有效率为 92.3%。

【皮内针治疗变应性鼻炎】

主穴:肺俞(双侧)、风门(双侧)。

配穴:孔最(双侧)。

操作:医者以左手拇示二指将准备埋针之穴处的皮肤绷紧,右手持皮内针,针尖对准穴位,向下(孔最则向上)平行刺入皮内,以不痛舒适为宜,然后以 3 cm×3 cm 胶布固定。

疗程:3~7 日换针 1 次,14 日为 1 个疗程,可酌情休息 3~5 日,然后再进行下一个疗程。

结果:治疗 50 例患者,临床治愈 24 例,显效 22 例,有效 4 例,总有效率为 100%。

【基于络病理论揿针治疗儿童变应性鼻炎临床研究】

取穴:印堂、迎香(双侧)。

操作:常规消毒皮肤,取揿针埋贴于印堂及双侧迎香,将胶布压好以确保黏附稳妥,其间嘱患儿家属早晚各按压 1 次,每次 1 min,有酸胀感为佳,以增强针感。依据患者个体胖瘦差异及对针刺敏感程度不同,适当调整型号。

疗程:留针 2 日自行取下揿针,间隔 2 日到医院原穴位再次贴埋,共治疗 14 日,为 1 个疗程。

结果:治疗 29 例患者,临床治愈 10 例,显效 9 例,有效 8 例,总有效率为 93.1%。

【揿针联合双百颗粒解除儿童变应性鼻炎鼻塞症状临床观察】

方法:采用揿针联合双百颗粒。

取穴:迎香、印堂、通天、合谷、足三里。

操作:常规消毒后,拆下一枚揿针,撕下背后的密封纸,用镊子将带揿针的胶布从塑料容器中取出,先撕去胶布背后的一半玻璃纸,将针尖对准穴位慢慢揿入皮肤内,撕下另一半玻璃纸,按压一圈确保圆环平整地黏附在施术穴位的皮肤上。埋针期间每隔约 4 h 按压 1 次,每次按压约 1 min,每日按压 3~4 次,以产生酸胀感为宜。

疗程:留针 2 日,间断 1 日,如此反复,共治疗 18 日。

结果:治疗 40 例患者,临床显效 15 例,有效 22 例,总有效率为 92.5%。

6)耳针:耳穴治疗理论在 20 世纪 70 年代被世界所公认,发表了耳穴图并提出了耳部全息理论。耳穴治疗起源于中国,中医古籍中有很多关于耳穴治疗的记载和理论。

譬如,马王堆汉墓出土的《阴阳十一脉灸经》中提到了与上肢、眼、颊、咽喉相联系的"耳脉"。《黄帝内经》云:"耳者,宗脉之所聚也""十二经脉,三百六十五络,其气血皆上于面而走空窍,其精阳之气,上走于目而为睛,其别气走于耳而为听。"因为耳是全身经脉汇聚之处,所以可以通过刺激耳穴来调节脏腑器官功能。现代医学证明耳郭有丰富的神经、血管和淋巴组织分布,因而当人体脏腑或组织器官有异常及病变时,可以通过经络和神经体液等反映到耳郭的相应穴位上,这就是利用耳穴诊治疾病的物质基础。耳穴压豆疗法具有操作简便、痛苦小、安全无副作用、容易被患者接受等优点,广泛应用于临床。

【耳针治疗变应性鼻炎 50 例】

取穴:肺、气管、内鼻、外鼻、大肠、过敏点、肾上腺。

配穴:脾胃虚弱加脾、胃、三焦;阴虚内热加肝、肾、交感、神门。

操作:患者取坐位,常规消毒耳穴后,医者用右手固定其耳郭,右手取图钉型耳针,将针尖对准穴位刺入,使针柄平整地留在皮肤上,然后用 0.6 cm×0.6 cm 的胶布固定。嘱患者用拇指、示指对压耳针,手法由轻到重,使之产生酸胀麻痛感,每日 4~5 次,每穴按压 3~5 min。

疗程:每隔 3 日换针,治疗 8 次为 1 个疗程。

结果:共治疗 50 例患者,治愈 28 例,显效 12 例,有效 9 例,总有效率为 98%。

【纪青山教授耳针治疗变应性鼻炎】

取穴:肺①、脾②、肾③、神门④、风溪⑤、内鼻⑥、外鼻⑦。

操作:患者取坐位,选用备好的王不留行籽,将其贴附在 0.6 cm×0.6 cm 大小的胶布中央,用镊子夹住,贴敷在选用的耳穴上。每日按压 3~5 次,每次 30~60 s。

疗程:3~7 日更换 1 次,双耳交替,刺激强度视患者情况而定。

结果:共治疗 60 例患者,治愈 10 例,显效 38 例,总有效率为 80%。

7) 穴位刺血:该疗法是通过运用特定的针具刺入某些穴位,使之少量出血,以此刺激调整人体气血,增强机体抗病能力。

【穴位刺血治疗变应性鼻炎 31 例临床研究】

取穴:印堂、山根、迎香(双侧)、鼻通、曲池、合谷、鼻骨端。

操作:统一用弹簧刺血针。常规消毒后,于印堂、山根(鼻梁正中与两眼内眦连线交点处)、迎香(双侧)、鼻通、曲池、合谷、鼻骨端(鼻梁两侧骨突处)等穴位快速刺入,进针深度为 0.2 cm,随即拔出,挤出 2 滴血,以棉球压迫止血。

疗程:2 日治疗 1 次,10 次为 1 个疗程。

结果:共治疗 31 例患者,治疗后患者血清总 IgE 水平明显下降,且治疗前后自身对比显示有显著的统计学差异 ($P<0.05$)。

---

① 在心、气管区周围处,即耳甲 14 区。
② 耳甲腔后上部,即耳甲 13 区。
③ 对耳轮下脚下方后部,即耳甲 11 区。
④ 三角窝后 1/3 上部,即三角窝 4 区。
⑤ 耳轮结节前方,指区与腕区之间,即耳舟 1 区 2 区交界处。
⑥ 耳屏内侧面上 1/2 处,即耳屏 3 区。
⑦ 在耳屏外侧面中部,即耳屏 12 区之间。

【耳部刺血治疗变应性鼻炎】

取穴:耳尖、耳背静脉。

操作:常规消毒穴位后,应用三棱针点刺耳尖穴和耳背显露静脉,放血4~8滴,然后用消毒棉球擦干血液。

疗程:治疗1次好转可结束治疗,若症状未见好转,宜隔日再行治疗。

结果:共治疗230例患者,治愈227例,其中1次治愈149例,2次治愈78例;总有效率为98.7%。

8)指针疗法:又称为"点穴法",是从中华武术点穴功夫演变而来的一种经络腧穴治疗与保健方法。指针疗法通过术者徒手操作,以点、按、揉、掐、拍等手法直接施治于患者的腧穴、经络等部位,疏通经络、调理气血,以达到治疗疾病、防病保健的目的。

【指针治疗变应性鼻炎100例】

取穴:鼻通、迎香(为一组)、合谷、少商(为一组)。

操作:患者取仰卧位,医者位于患者右侧。医者右手拇指桡侧缘敷以脱脂棉(防止切伤患者皮肤),切按鼻通、迎香;拇指伸直,其他手指自然呈半握拳状,逐渐向下用力,使患者得气,产生酸胀感。再用双手拇指指腹(或偏峰)敷以脱脂棉,在合谷、少商处缓慢用力切按,使之得气并产生酸胀感。每个穴位切按5 min,两组穴位交替进行。

疗程:每日1次,10次为1个疗程,休息1周,然后巩固治疗5次。

结果:治疗100例患者,治愈80例,显效6例,有效12例,总有效率为98%。

9)腹针疗法:是以中医理论为基础、脏腑经络学说为指导、神阙调控系统为核心,以针刺腹部的腧穴调节先天、后天经络治疗疑难病、慢性病的新方法。腹针理论认为"经络内属脏腑,外络四肢百骸"。因此,脏腑和经脉是一个统一的系统,即脏腑经脉系统。"正气存内,邪不可干",即脏腑的功能正常就不会受到病邪的伤害,因此腹针疗法提出了"用针之道,立法为先,操术次之,而后机变"的主张,强调"从调理脏腑入手"治疗疾病。腹针有多种特点,而"处方标准化,操作规范化,辨证条理化"是腹针疗法的基本特点。此外,其无痛、高效、适应证广等优点也得到了广大针灸同行的认可。

【腹针治疗常年性变应性鼻炎58例疗效观察】

主穴:引气归元(中脘、下脘、气海、关元)、商曲(下脘旁开0.5寸处)、滑肉门(水分穴旁开2寸)、上风湿点(滑肉门穴旁开5寸上0.5寸)。

配穴:中脘上穴(中脘穴上0.5寸)。

操作:患者取平卧位,暴露腹部,据患者的胖瘦定针具之长短,据病程长短而定深浅(中脘、下脘、中脘上穴、商曲、滑肉门、上风湿点浅刺,气海、关元中刺)。采用只捻转不提插手法,每隔10 min行针1次,并留意针刺后鼻塞或流涕症状是否减轻,据此情况调整针的深浅,使之达到鼻塞或流涕症状减轻,即停止调整针刺深浅,留针30 min后按照腹针规范依序出针。

疗程:每日针刺1次,10次为1个疗程。

结果:治疗58例患者,痊愈39例,有效14例,总有效率为91.4%。

【腹针治疗变应性鼻炎82例临床观察】

主穴:引气归元(中脘、下脘、气海、关元)、商曲、滑肉门、上风湿点(位于滑肉门穴外0.5寸、上0.5寸)。

配穴：中脘上穴（中脘穴上 0.5 寸）。

操作：选用一次性针灸针，规格为 0.22 mm×40 mm 号毫针，按腹针的标准化取穴，中脘、下脘、气海、关元深刺，商曲、滑肉门、上风湿点中刺，中脘上穴浅刺，留针 30 min 后按照腹针的标准化规范出针。

疗程：每日针刺 1 次，10 次为 1 个疗程，疗程间隔 3 日。

结果：治疗 82 例患者，痊愈 48 例，有效 29 例，总有效率为 93.9%。

10）蜂针疗法：是蜂蜇疗法与传统针灸疗法相结合的一种疗法，是人类利用蜜蜂螫器官为针具，循经络皮部和穴位施行不同手法的针刺，以防治疾病的一种方法。蜂针既给人体经络穴位以机械刺激，同时自动注入皮内适量的蜂针液，具有独特的药理作用，其针激发局部潮红充血，以兼具温灸效应，是针、药、灸相互结合的复合型刺灸法。现代医学认为，变应性鼻炎是一种由于各种原因造成机体免疫功能紊乱，从而无法对变应原产生正常免疫反应的 I 型超敏反应性疾病。因此，调节机体免疫系统，使其功能恢复正常，是治疗本病的关键。蜂针疗法是一种自然生物免疫疗法，有资料提示，蜂针所含蜂毒液是一种自然的生物免疫应答调节剂，其中的某些肽类具有强抗原性，能够刺激机体产生大量的特异性 IgE 或非特异性 IgE。另有研究表明，蜂毒液能够促进促肾上腺皮质激素的释放。由此可见，蜂毒可通过多环节调节机体的免疫应答，从而产生抗过敏的治疗作用。

从中医角度来看，蜂针针刺背俞穴能调养气血、疏经通络。此外，蜂针针刺后局部充血，皮肤温度升高，与艾灸效应类似，有温经通络、扶正祛邪之功，还能发挥蜂毒抗菌消炎、止痛消肿的作用。故用蜂针针刺肺俞、脾俞、肾俞，能将蜂针的作用与背俞穴的主治功能巧妙地结合在一起，治疗变应性鼻炎。蜂针针刺肺俞作为一种自然的生物免疫疗法，具有取穴少、操作时间短、起效快、疗效显著的优势，适合在临床推广。

操作：治疗前将受蜇部位用温水和肥皂水洗净，用镊子夹持 1 只公蜂的胸部（勿夹腹部或尾部），然后用左手捏住蜜蜂头部，使其腹部向外，右手持解剖镊，趁蜂针伸出时将其拔出。一般宜夹持蜂针的上 1/3 处，太偏上会刺激毒囊收缩排毒；太偏下则因蜂针较细易被夹伤。拔出蜂针后应在数秒钟内使用，耽搁时间稍长，蜂毒即从蜂针尖端大量排出。夹持的蜂针应垂直刺入皮部，用力要适中，否则蜂针容易折断。最初 3~5 点，要随刺随拔。以后再刺的点，因毒量减少，当刺入皮肤后，将镊子放开，留针 2~3 s。通常一针可分刺 7~10 处，最后将蜂针刺入治疗要点，留针数分钟至 20 min。

注意事项：①对蜂毒过敏者、10 岁以下的幼童、荨麻疹者不宜采用蜂针疗法。蜂针治疗期间严禁饮酒，禁食螺、蚌、虾等食物和服用含虫类的药物，以免引起严重的过敏反应。②蜂针的反应：初次接受蜂针的患者，在治疗点或身体的某些部位产生红、肿、痒和淋巴结肿大等现象，这是蜂针（毒）温经通络的正常效应，无须用药处理，在治疗的过程中会逐步减少和消失。蜂针反应的大小，并不是衡量某一人适不适应蜂针疗法的指标和依据，其是医生掌握间隔时间和蜂针用量的依据。

2. 灸法

（1）热敏灸：为新灸法，是江西省中医院陈日新教授等在继承传统艾灸疗法的基础上结合丰富的临床经验创造的新型疗法。陈日新教授从多年的灸疗临床经验发现人体生病时，某些腧穴对灸热的敏感度较其他腧穴更甚，可出现以下灸感：透热、扩热、传热、局部不(微)热远部热、表面不(微)热深部热、非热觉等。此称为"腧穴热敏化现象"。热敏穴位呈现热敏化现象("小刺激大反应",并具有明显愉悦的远部、深部热感),非热敏穴位呈现热感现象(局部热感)。透热:灸热从施灸点皮肤表面直接向深部组织穿透,甚至直达胸腹腔脏器。扩热:灸热以施灸点为中心向周围扩散;传热:灸热从施灸点开始沿某一方向传导。局部不(微)热远部热:施灸部位不(或微)热,而远离施灸部位的病所处感觉甚热。表面不(微)热深部热:施灸部位的皮肤不(或微)热,而皮肤下深部组织甚至胸腹腔脏器感觉甚热。非热觉:施灸(悬灸)部位或远离施灸部位产生酸、胀、压、重、痛、麻、冷等非热感觉。

热敏灸与传统灸法的区别:①灸感不同,热敏灸遵循"气至而有效"的理论,对个体化传感,强调六种特有的热敏灸感和经气感;②灸位不同,热敏灸是在热敏穴位上施灸,能针对临床症状异常敏感;灸量(时间长短)不同,热敏灸的灸量由患者自身的需求量决定,而不是固定;③灸效不同,热敏灸通过辩证进行选穴。针对性的在热敏穴上施灸实现古人"气至而有效"。

热敏灸常用施灸手法如下:

1) 单点温和灸:将点燃的艾条对准选择的一个热敏穴位,在距离皮肤 3 cm 左右施行温和灸法,每 2 min 插入 30 s(雀啄灸法),以患者温热而无痛感为施灸强度。

2) 双点温和灸:同时对两个热敏穴位进行艾条灸操作,手法同单点温和灸,主要用于左右对称的同名穴位或同一经脉的两个穴位。

3) 接力温和灸:如果经气传导不理想,在单点温和灸的基础上,可以在经气传导路线上的远距离施灸穴位的端点再加一穴位行单点温和灸,这样可以延长经气的传导距离。

4) 循环往返灸:用点燃的艾条在距离患者体表 3 cm 左右,沿经脉循行方向往返匀速移动。此法适用于正气不足,感传较弱的患者。

《灵枢·九针十二原》中记载:"刺之要,气至而有效。"可见针灸治病过程中,若是能使"气至病所",对提高临床疗效有很大意义,而热敏灸疗法就有激发循经感传的作用。热敏灸临床研究表明,变应性鼻炎患者常可在头面部及背部与腹部探及热敏穴位,变应性鼻炎患者常由于肺气虚弱,卫外不固,外邪乘虚而入,犯及鼻窍,致鼻窍壅塞。而热敏灸通过高效激发经气感传,温经通络散寒,扶助正气,改善鼻黏膜过敏状态。热敏灸疗法要求在激发经气感传活动的同时,给热敏穴位施以充足的消敏灸量,以有效调节机体过敏状态,改善机体易致敏的体质,达到整体治疗变应性鼻炎的目的。

此法大幅度提高了灸疗的临床效果,充分展示了灸疗学的特色与优势,而且热敏灸疗法具有操作简便、安全无痛、成本低廉、疗效确切等优点,易于被患者接受。

热敏灸治疗变应性鼻炎原则:辨证施灸加辨敏施灸。热敏穴位探查,即对穴位热敏高发部位上印堂、通天、风池、肺俞、神阙等穴区进行穴位热敏探查,标记热敏穴位。操作方法:上印堂单点温和灸,自觉热感扩散至整个额部或额部有紧压感,灸至热敏灸感消失;风池双点温和灸,自觉热感深透,或扩散,或沿督脉上下传导,灸至热敏灸感消失;通天双点温和灸,自觉热感深透,或扩散,或紧压感,灸至热敏灸感消失;足三里双点温和灸,自觉热感扩散深透至腿部,或热感向上传导,灸至热敏灸感消失;肺俞双点温和灸,自觉热感扩散至整个胸部或整个背部,或热感向上肢传导,灸至热敏灸感消失;迎香双点温和灸,自觉热感深透,或扩散,或有紧压感,灸至热敏灸感消失;神阙单点温和灸,自觉热感深透至腹腔,灸至热敏灸感消失;关元单点温和灸,自觉热感深透至腹腔,或热感向上传导,灸至热敏灸感消失。

热敏灸注意事项:①让患者详细了解操作过程,打消其对艾灸的恐惧感或紧张感。②根据年龄、性别、体质、病情,采取舒适且能充分暴露施灸部位的体位。③施灸剂量根据病情不同、个体不同而各不相同。④过饥、过饱、过劳、酒醉等,不宜施灸。⑤要注意防止艾火脱落灼伤患者,或烧坏衣服被褥等物。⑥艾灸局部出现水疱,水疱较小时,宜保护水疱,勿使破裂,一般数日即可吸收自愈;如水疱过大,用注射器从水疱下方穿入,将渗出液吸出后,外用消毒敷料保护,一般数日即可痊愈。⑦治疗结束后,必须将燃着的艾条熄灭,以防复燃。

热敏灸禁忌证:①中暑高热、高血压危象、肺结核晚期大量咯血等忌用艾灸技术;②孕妇的腹部和腰骶部不宜施灸。

【谢氏升阳祛霾针灸法】

处方:"升阳止鼽灸方"——命门、百会、印堂、上迎香。

操作:用热敏灸艾条,在命门及周围寻找热敏点,先行回旋灸1 min,温热局部气血,续以雀啄1 min,加强敏化,循经往返1 min激发经气,再施以温和灸发动感传开通经络,当腧穴处出现透热、扩热、传热、局部不(微)热远部热、表面不(微)热深部热、非热觉(如酸、胀、压、重等)等感传时即可。接着,依法灸百会、印堂,温通及激发督阳上走;最后,依法灸上迎香。艾灸诸穴,直至经气感传消失、皮肤灼热为止。

疗程:每日或隔日1次。

适应证:阳气虚型变应性鼻炎。

释义:督脉,为"阳脉之海",循经于鼻,统摄和调节人体阳气并维系全身元气,灸之能有效地激发振奋全身阳气。命门、百会、印堂,位于督脉循行区域,灸之,温督通阳,升提督脉阳气上奉,振奋全身之阳气,增强机体抗病能力而祛邪外出;上迎香与印堂远近相配,可温阳通经、散寒通窍。诸穴相配,能升阳散寒、温通鼻窍。

【热敏灸治疗变应性鼻炎36例临床观察】

主穴:印堂、迎香(双侧)、上星、通天(双侧)、肺俞(双侧)、合谷(双侧)、足三里(双侧)、神阙。

配穴:肺虚感寒证配大椎、风池(双侧);脾气虚弱证配脾俞(双侧)、天枢(双侧);肾阳亏虚证配肾俞(双侧)、太溪(双侧)。

操作:按照《腧穴热敏化灸艾灸新疗法》中的施灸方法操作,分别在已探查出的热敏穴位上实施热敏灸操作治疗,以患者局部有温热感而无灼痛感为宜,灸至热敏灸感现象消失即停灸,为1次治疗;选择该患者已探查出的热敏穴位中的3个腧穴(鼻周腧穴、远端腧穴)进行操作,每次40 min,每次选择3个腧穴。

疗程:隔日治疗1次,10次为1个疗程,连续治疗2个疗程,疗程之间间隔2日。

结果:治疗36例患者,其中显效15例,有效15例,总有效率为83.33%。

【热敏灸与药物治疗变应性鼻炎疗效对比观察】

主穴:肺俞、肾俞、印堂。

操作:施灸操作时按4个步骤分别进行回旋、雀啄、往返、温和灸。先行回旋灸2 min

温热局部气血,继以雀啄灸 2 min 加强敏化,循经往返灸 2 min 激发经气,再施以温和灸发动感传、开通经络。当穴位出现透热、扩热、传热、局部不(微)热远部热、表面不(微)热深部热或非热觉(如酸、胀、压、重等)等感传时即是所谓的热敏穴位。以上 3 个敏感穴位予以灸疗至感传消失、皮肤灼热为止,每次每穴施灸时间不少于 30 min。

疗程:每日 1 次,10 日为 1 个疗程,疗程间休息 2 日,治疗 2 个疗程。

结果:治疗 40 例患者,其中显效 20 例,有效 15 例,总有效率为 87.5%。

(2) 督灸:又名"长舌灸""铺灸",源于隔物灸,是我国浙江地区的针灸工作者从传统和民间的方法中挖掘及总结出来的灸疗方法。在施灸时沿脊柱或分段分布,点燃艾炷后铺敷药物、姜蒜泥,因其施灸面积广,艾炷大,火气足,形如长蛇而得名。督脉为"阳脉之海",沟通全身脏腑,通过三焦的布散作用,结合生姜艾绒的温通作用,输布阳气达五脏六腑,温煦全身。

【督脉铺灸治疗变应性鼻炎及对免疫功能的影响】

取穴:选用督脉正中线上自大椎向下至命门,宽度为脊柱正中线旁开 1.5 寸区域内。

操作:患者取俯卧位,常规局部消毒后,先蘸新鲜生姜汁擦拭施灸部位,沿督脉及膀胱经区域将捣碎的新鲜生姜泥平整地铺上,厚约 0.5 cm,宽约 3 cm,从大椎至命门铺成带状。将陈细艾绒均匀地铺在生姜泥上,点燃所有艾绒,让其自然燃烧,燃尽后易炷再灸,铺灸总共 3 壮,灸毕移去生姜泥及艾灰,将背部擦干。灸后皮肤潮红属于正常现象。

疗程:每周治疗 1 次,连续治疗 2 个月。

注意事项:铺灸泥不宜过薄也不宜过厚,过薄则灼热感太强,过厚则热力不够而渗透较差;药泥带四周的低凹处如腰部两侧用干棉絮垫平,以免汁液外溢;若铺灸后局部起水疱,应根据水疱大小进行处理,可以用一次性注射器针头将其挑破,局部涂抹碘伏消毒液;灸后后背宜避风寒;不宜食用寒凉、刺激的食物。

结果:治疗 34 例患者,临床痊愈 6 例,显效 16 例,有效 9 例,总有效率为 91.2%。

【督脉铺灸治疗变应性鼻炎疗效 50 例】

铺灸区域:从大椎直至腰俞,从双侧足到太阳膀胱经第一侧线。

操作:患者俯卧,暴露督脉铺灸区域,使用生姜汁对铺灸区域进行擦拭,将铺灸药粉均匀地撒在患者膀胱经和督脉区域,然后再在药粉上铺撒碎姜末。生姜末呈带状铺撒,宽度约 3 cm,厚度约 0.5 cm,覆盖腰俞至大椎之间的区域。在生姜末上面铺撒陈细艾绒,然后将艾绒点燃。艾绒燃烧完毕后,根据炷尽再灸的原则进行 3 壮复灸。完成之后,将艾灰和生姜末去掉,清理干净患者的背部,整个督脉铺灸共 30 min。

疗程:每周治疗 1 次,共治疗 2 个月。

结果:治疗 50 例患者,临床治愈 13 例,显效 19 例,有效 14 例,总有效率为 92.0%。

(3) 雷火灸:又称雷火神灸,是用中药粉末加上艾绒制成艾条,施灸于穴位的一种灸法。本法是在古代"雷火神针"实按灸的基础上,改变其用法与配方创新发展而成的治疗方法。灸疗利用药物燃烧时的热量,通过悬灸的方法刺激相关穴位,其热效应激发经气,使局部皮肤腠理开放,药物透达相应穴位内,起到疏经活络、活血通窍、改善周围组织血液循环的作用。

雷火灸治疗变应性鼻炎是以中医学经络学说为基础,以现代医学研究为依据,运用纯中药配方,以悬灸的方法刺激鼻面部及耳部有关穴位,改善鼻面部及鼻甲的血液循环,减轻组织水肿,而达到鼻黏膜组织及鼻腔神经恢复正常功能的目的。此疗法具有使用方便,无须经人体代谢,不会造成针刺疼痛不适感,不良反应少,其燃烧产生的药味清香更让患者易于接受等多种优点,适合在临床上广泛推广。

【督脉铺灸治疗变应性鼻炎疗效 50 例】

取穴:大椎、上印堂、迎香、风门、定喘、肺俞、肾俞等。

操作:患者骑凳正坐位,双侧手臂交叉扶于椅凳靠背上,松解衣领,暴露颈部及大椎周围 15 cm 区域。将点燃的雷火灸艾条在颈背部及肩部先行回旋灸 2 min,温热局部气血;然后沿督脉循行部位自大椎至百会、上印堂到迎香进行单向熏灸 2 min,以激发督脉经气;然后固定在大椎、风门及定喘 3 穴,在距离腧穴皮肤 2~4 cm 处行温和灸,并随时询问患者灸感,当灸感变弱时,立即调整施灸距离及手法,持续熏灸 3 min。嘱患者改俯卧位躺于治疗床上,然后将上述步骤重复操作 2 次后,于肺俞、肾俞持续熏灸 3 min,将雷火灸艾条放入灸箱内并固定在适合高度,放于上述 3 穴位区,进行强化灸疗 5 min,完成全部过程共需 18 min。

疗程:隔日 1 次,5 次为 1 个疗程,疗程间休息 2~5 日,共 2~3 个疗程。

注意事项:①艾条点燃点与皮肤保持 2~4 cm,若灼痛强烈则可稍放远,或近远结合式艾灸。②注意观察局部皮肤潮红程度,以皮肤微微泛红为宜,局部明显充血或未见泛红均为治疗不当。③注意艾条与头发的距离,避免误燃。④灸迎香时嘱患者闭眼,避免眼部刺激;同时嘱患者轻微呼吸,避免吸入过多艾烟而诱发鼻腔过敏反应;在治疗过程中因灸烟诱发严重鼻腔过敏症状,可暂停治疗,在服药后或改日再行治疗。⑤卧位施灸时隔半分钟需抬起灸箱 1 次,检查艾条燃点情况,防止燃尽的艾灰烫伤皮肤。

结果:治疗 68 例变应性鼻炎患者,治愈 16 例,好转 42 例,总有效率为 85.29%。

【雷火灸治疗变应性鼻炎的临床效果评价】

灸疗部位:上星至素髎、双耳部、双耳孔、额部;穴位:上星、素髎、睛明、印堂、迎香、列缺、合谷。

操作:患者取坐位,头勿后仰。点燃 1 支艾条,固定在单头灸具上,从上星至素髎,距离皮肤 2~3 cm,上下灸 10 次为 1 壮,每壮之间用手按一下,共灸 60 壮,上下来回为 1 次,不宜过快或过慢。从印堂至两侧迎香做“八”字斜形悬灸,要求操作方法同上。用“S”形灸整个额部,共计 6 壮。用雀啄法灸印堂、双侧睛明、迎香、上星,距离皮肤 2 cm,每雀啄 10 次为 1 壮,每壮之间用手压一下,每穴各灸 3 壮(12 岁以下的患者每穴灸 2 壮)。灸耳郭的前后两面,距离皮肤 2 cm,每 10 次为 1 壮,每壮之间用手压一下,灸至耳郭发红、深部发热为度;用雀啄法灸耳心(用左手拉耳轮中部处向外拉,使耳道口暴露开大),每雀啄 10 次为 1 壮,每壮之间用手压一下,两耳孔各灸 3 壮。用雀啄法灸鼻孔的同时,让患者取坐位,头部后仰,深呼吸,两手指压上唇,一手用雀啄法灸鼻孔,距离鼻孔 2 cm,每雀啄 10 次为 1 壮,每壮之间停歇一会,共灸 3 壮。12 岁以下可灸 2 壮。最后用雀啄法灸双侧合谷 3 壮,每壮之间用手压一下,全程大约 25 min。

疗程:每个疗程为 7 日,连续灸 3 个疗程。

结果:治疗 51 例患者,显效 36 例,有效 13 例,总有效率为 96.08%。

（4）针灸结合治疗

1）温针灸法：又称温针、针柄灸及烧针柄等。温针之名首见于《伤寒论》，但其方法不详。本法兴盛于明代，明代高武之《针灸聚英》及杨继洲之《针灸大成》均有载述："其法，针穴上，以香白芷作圆饼，套针上，以艾灸之，多以取效……此法行于山野贫贱之人，经络受风寒致病者，或有效。"本法是针刺与艾灸相结合的一种方法，即在留针过程中，将艾绒搓团捻裹于针柄上点燃，通过针体将热力传入穴位。每次燃烧枣核大艾团 1~3 团。本法具有温通经脉、行气活血的作用。

【大艾段温针灸治疗肺气虚寒型变应性鼻炎临床疗效研究】

取穴：仰卧位，百会、印堂、迎香、合谷、关元、足三里、太冲；俯卧位，风池、大椎、夹脊（第 3 胸椎）、肝俞、脾俞、肾俞。

操作：仰卧与俯卧交替，均双侧取穴。大艾段温针灸的穴位为百会、关元、足三里、夹脊（第 3 胸椎）、肝俞、脾俞、肾俞，选用 0.35 mm×200 mm 针灸针，针刺得气后，使用捻转补法后插入大艾段，艾段选用 18 mm×200 mm 艾条，截取 40 mm 大艾段，插入针柄 20 mm。大艾段温针灸的穴位下面置入带缝纸板，以防掉落。非大艾段温针灸的穴位选用 0.30 mm×40 mm 针灸针。印堂、迎香针尖朝向鼻根部，风池针尖朝向鼻部，使针感传向鼻根部。合谷、太冲、肝俞使用平补平泻手法，大椎使用捻转补法，留针期间行针 2 次。

疗程：每日治疗 1 次，每周治疗 4 次，仰卧、俯卧交替治疗。4 周为 1 个疗程。

适应证：肺气虚寒型变应性鼻炎。

结果：治疗 50 例肺气虚寒型变应性鼻炎患者，治疗结束时总有效率为 90.0%。

2）温针灸配合隔姜灸

【印堂温针灸配合隔姜灸治疗变应性鼻炎疗效观察】

取穴：印堂。

操作：患者取坐位，常规消毒后，采用 0.25 mm×40 mm 毫针从上向下平刺，旋转水平方向后用胶布固定住，再加艾段，行温针灸，灸 3 壮。然后患者取仰卧位，在印堂处行隔姜灸治疗，灸 3 壮。

疗程：每日 1 次，每周治疗 5 次，共治疗 4 周。

结果：运用印堂温针灸配合隔姜灸治疗 35 例变应性鼻炎患者，总有效率为 96.8%。

3）耳穴压豆配合针刺

【耳针治疗变应性鼻炎】

取穴：耳穴压豆选穴肺、脾、肾、神门、风溪、内鼻、外鼻。针刺选穴足三里、身柱、大椎、神门。

操作：选用备好的王不留行籽，将其贴敷在 0.6 cm×0.6 cm 大小的胶布中央，用镊子夹住，贴敷在选用的耳穴上。按压 3~5 次/日，30~60 s/次，双耳交替，刺激强度视患者情况而定。针刺则选用 1.5 寸毫针，足三里直刺 1.3 寸左右，行补法，使针感扩散；身柱、大椎斜刺 0.5~1 寸；神门直刺 0.3~0.5 寸（避开尺动静脉）。所有穴位行针时要求强刺激，每 10 min 行针 1 次，留针 30 min 左右。

疗程：3~7 日更换 1 次；针刺每日 1 次，10 次为 1 个疗程，疗程间隔 3~5 日。

结果：治疗 60 例患者，临床痊愈 10 例，显效 38 例，总有效率为 80.00%。

4)针刺配合雷火灸

【针灸夹鼻穴结合雷火灸治疗变应性鼻炎60例】

取穴:①印堂、迎香、上星、素髎、前额部、睛明、耳郭、合谷等;②夹鼻穴。

操作:患者取坐位或平卧位,置雷火灸药条于相应的穴位上,以距离皮肤2~3 cm为度,用悬灸法,以灸疗部位皮肤发红、深部组织有热感为宜。用雀啄法使雷火灸火头对准印堂、迎香、睛明、上星等穴位,采用雀啄上下移动的方式于上述穴位施灸。每穴20次,每10次后用手按压1次。上下移动火头,从上星开始至素髎以1 s左右一个来回的速度平稳施灸,上下灸10次后用手按压1次,共灸60次。在前额部位以"S"形灸60次。用雷火灸火头对患者耳郭前后进行施灸,前后两面各用旋转法施灸30圈,每10次后用手按压1次。用雷火灸火头对患者合谷施灸30次。整个疗程持续20~25 min。针刺选用规格为0.25 mm×40 mm毫针,平刺入患者的夹鼻穴(鼻骨与软骨交界),得气之后行平补平泻法,捻针5 s后出针。

疗程:每日1次,1周为1个疗程,连续治疗3个疗程。

结果:治疗60例患者,显效37例,有效18例,总有效率为91.7%。

5)腹针配合拔罐

【针罐结合治疗变应性鼻炎51例】

取穴:针刺选用印堂、迎香(双侧)、合谷(双侧)、列缺(双侧)、足三里(双侧);肺虚感寒加太渊,脾气虚弱加脾俞,肾阳亏虚加肾俞、太溪。拔罐选用大椎、肺俞(双侧)、风门。

操作:针刺印堂用提捏法进针,深达鼻根处,使感应扩散至鼻尖部;迎香针尖向鼻根部,进针0.3~0.5寸;合谷沿掌骨骨膜刺入,进针0.5~0.8寸;列缺用平刺法,向心方向进针0.8~1.0寸;足三里用直刺法进针1~1.2寸,太溪、太渊直刺0.3~0.5寸,脾俞、肾俞直刺0.8~1.0寸。待患者有酸胀或重麻等感觉后,行平补平泻手法,每穴行针10~15 s,留针30 min。针刺结束后,在相应穴位上拔火罐,留罐5~10 min。

疗程:每日1次,10次为1个疗程。

结果:治疗51例患者,治愈44例,好转4例,总有效率为94.1%。

(5)其他疗法

1)脐疗:脐,即神阙,乃十二经之根,元气之所系,生气之源泉,为五脏六腑之本,其内联脏腑,外络皮肉筋骨。药物贴敷于此处,通过药物对局部的刺激,扶持元气,增强患者免疫功能,提高机体抗病力,以收"扶正祛邪"之功,故疾病得以痊愈。

【神阙贴敷治疗变应性鼻炎58例临床观察】

配方:乌梅、白芥子、细辛、辛夷、补骨脂、肉桂各等份研末。

操作:取适量的鲜姜汁将药粉调制成饼状贴敷于神阙,饼之大小视患者肚脐大小而定,以覆盖整个肚脐为度,然后用胶布固定,24 h取下。

疗程:每3日贴1次,1个月为1个疗程,间隔1个月再行第2个疗程,连治3个疗程。

结果:治疗58例患者,痊愈24例,显效19例,有效13例,总有效率为96.55%。

2)穴位贴敷:是中医传统的外治疗法,是借助药物对穴位的刺激,使局部皮肤发红充血,甚至起疱,以激发经络、调整气血而防治疾病的一种方法。

穴位贴敷疗法是传统针灸疗法和药物疗法的有机结合,其实质是一种融经络、穴位、药物为一体的复合性治疗方法,而不仅仅是单纯某一因素在起作用。一般情况下内服某药物能治某病,用某药外敷也同样治某病,如内服芒硝可治便秘,用芒硝敷脐也能治便秘。但有时也有例外,即外用某药贴敷能治某病,但内服某药却不能治某病,如葱白敷脐可治便秘,但葱白内服却不能治便秘。另外穴位贴敷疗法中单用一种药物,如炒葱白、炒盐、大蒜等外敷患处来治疗证型不一疾病的情况有许多。一种药物治疗多种证型的疾病,仅从辨证施治和药物性味主治上考虑是难以理解的,除了中药的有效生物活性物质外,还有温热刺激作用和经络腧穴本身所具有的作用及放大效应。研究还发现,治疗同一种疾病,在同一穴位上用药不同,疗效也有差异。如同为治疗哮喘的贴敷方,哮喘丸(白芥子、延胡索、甘遂、细辛、丁香、肉桂、生姜汁)的疗效明显优于哮喘糊(天南星、白芥子、生姜汁),说明药性也起着一定的作用。有的根据病的不同选用不同的贴敷部位或穴位,则更显示出穴位和经脉的作用,如咳嗽贴天突、定喘、肺俞有显著疗效,而贴敷他穴或非穴位则疗效不显。

操作:穴位贴敷疗法所用药物除极少数是名贵药材外(如麝香),绝大多数为常见中草药,价格低廉,甚至有一部分来自生活用品,如葱、姜、蒜、花椒等。而且本法用药量很少,既能减轻患者的经济负担,又可节约大量药材。操作简单,暴露贴敷部位,用乙醇棉签消毒贴敷皮肤,干燥之后,用油膏刀或小木棍将药物摊在穴位贴敷贴上,薄厚适中,贴于穴位上,具体贴敷时间,根据患者皮肤反应而定,同时考虑患者的个人体质和耐受能力。一般以患者能够耐受为度,患者如自觉贴药处有明显不适感,可自行取下,贴敷药物后注意局部防水。

注意事项:①贴敷部位有创伤、溃疡者禁用;②对药物过敏者禁用;③孕妇禁用;④久病、体弱、幼儿,以及严重心、肝、肾功能障碍者慎用。

天灸疗法是穴位贴敷一种,主要是用药和时间不同。天灸疗法是在中医"冬病夏治""冬病冬养""治未病"等理论指导下,配合了现代医学"透(经)皮给药系统"理论,体现预防为主的思想。关于天灸的贴敷时间以"三伏""三九"共用疗效最佳,其次为三伏贴,再次为三九贴。传统中医认为,选时三伏,借天时之阳以散患者之寒,三九时则以温药防外来寒邪入侵,故可取效。故其所用药物可由益肺、健脾、补肾的白芥子、干姜、细辛等研磨而成,用时将配制好的药粉用蜂蜜调成糊状,取1角硬币大小置于专用敷贴中央,贴在上述穴位上。在伏九期间,一九(伏)、二九(伏)、三九(伏)分别贴1次。选穴以大椎、肺俞、膏肓、足三里等为主。

天灸疗法针对肺气虚弱,感受风寒,肺脾气虚,水湿泛鼻,肾元亏虚,肺失温煦证型中出现鼻塞、流清涕、鼻黏膜苍白水肿、鼻腔多水样分泌物的变应性鼻炎患者,多选辛温药,通过药物对穴位的温热刺激,温煦脏腑经络,驱散内伏寒邪,以达到健脾补肺、温肾壮阳的治疗作用。另有古法记载有虚寒脐周贴敷法、斑蝥发疱灸等法,现在临床散见应用,根据患者证型及体质不同,选用特定药物及穴位施以贴敷,均可取得疗效。因此类方法各地用药、选穴差异大,临床不拘时候,可随证及患者体质选用。

天灸疗法的常用药物有黄芪、丁香、细辛、白芥子、白芷、延胡索、甘遂,将上述药物按一定比例打粉,用生姜汁调成膏状,贴敷肺俞(双侧)、脾俞(双侧)、印堂、风门、膏肓、大椎。每年入伏后开始贴敷,7日贴敷1次,连用3周;10日1次,3次为1个疗程。此外,对于肺脾气虚、水湿泛鼻型变应性鼻炎患者,可辨证拟方,如自拟处方(黄芪、白术、黄芩、薄荷、辛夷、细辛、地龙、蝉蜕、牡丹皮、甘草等混匀）装入特制的药袋。药袋采用透气好的薄棉质布料，每袋30 g戴于神阙穴处，20日换1次药，为1个疗程；用药6个疗程，效果显著。

本法针对变应性鼻炎属肺卫不足、阳气不足、脏腑功能虚弱的患者，多选辛温药，通过药物对穴位的温热刺激，温煦脏腑经络，驱散内伏寒邪，以达到温肺散寒、温阳健脾益气的治疗作用。用白芥子、延胡索、甘遂、细辛、半夏、麻黄各等份（或加麝香少许），研磨成粉，加新鲜姜汁调匀做成膏状，然后制成薄药饼，选取下列三组穴位中的一组进行贴敷，外用胶布固定，3~4 h后除去（小儿1~2 h后除去）：①百劳、肺俞、风门；②大椎、厥阴俞、脾俞；③大杼、膏肓、肾俞。贴敷后，一般局部会有灼热、皮肤发红等反应，少数患者局部皮肤起疱，可任其自然破溃，贴敷期间忌辛辣刺激食物及海鲜等发物。

【"三伏天"穴位贴敷治疗变应性鼻炎疗效观察】

主穴：大椎、肺俞（双侧）、脾俞（双侧）、肾俞（双侧）。

配穴：肺气虚者加膻中、天突；脾气虚者加足三里；肾气虚者加膏肓、命门、涌泉。

配方：将生白芥子、细辛、延胡索、甘遂分别研细末后，按2：2：1：1比例进行混合。

操作：用70%生姜汁调成较干稠的膏状，置于冰箱中冷藏备用。先用75%乙醇对贴敷部位进行常规消毒。取直径约2 cm、厚度约0.5 cm的药膏，用5 cm×5 cm的脱敏胶布固定。其间如自觉贴敷处有明显不适，可自行取下，以贴敷处皮肤出现烧灼感、充血、潮红且耐受为度。

疗程：每组均于夏季三伏天初中末伏的第1日开始进行贴敷。每伏贴敷3次，每次贴敷2~6 h，每伏的前3日连续贴敷，连续贴敷满三伏为1个疗程。

结果：治疗161例患者，显效30例，有效81例，总有效率为68.9%。

【穴位贴敷治疗变应性鼻炎临床观察】

取穴：以膻中、天突、大椎、肺俞、风门等基本穴位进行加减。

配方：选用丁香、附子、延胡索、肉桂、白芥子等药物，以一定比例混合，研磨400目细粉，用凡士林拌匀备用。

操作：将贴敷部位皮肤用75%乙醇消毒，然后取1 cm左右药膏置于6 cm×7 cm医用敷贴上，贴于所选穴位。以贴敷后不过敏、不起疱为宜。根据年龄不同，贴敷4~8 h为宜。

疗程：隔日1次，10次为1个疗程。

结果：治疗92例变应性鼻炎患者，贴敷3次后，显效73例，有效15例，总有效率为95.7%。10次（1个疗程）以内症状完全消失71例，基本无症状者8例，有效者10例，总有效率为96.7%。

3）拔罐疗法：又称吸筒疗法，具有开泄腠理、祛风散寒、通经活络、行气活血、祛瘀生新、消肿止痛等作用，拔罐产生的真空负压有较强的吸拔之力，其吸拔力作用在经络穴位上，使体内的病理产物通过皮肤毛孔而排出体外，拔罐通过温热作用及良性机械刺激可加快局部血液循环，加速新陈代谢，改善组织的营养，加快淋巴循环，增强免疫系统兴奋性，以增强个体抵御疾病的能力，实现治未病的目的。拔罐疗法可激发经气、阳气，使机体正气渐盛，从而达到治疗目的。

操作:拔罐可以根据患者具体情况、疾病分型选取相应的穴位,如肺气虚弱、感受风寒型,选用大椎、风池、风府、耳门、肺俞;如肺脾气虚、水湿泛鼻型,选用肺俞、脾俞、足三里、气海、中脘;如肾元亏虚、肺失温煦型,配肝俞、膈俞、太溪、肾俞、三阴交、太溪、复溜、命门、志室、关元;如肺经郁热、上泛鼻窍型,选用合谷、列缺。

注意事项:除遵循针灸施术的注意事项外,运用拔罐疗法还应注意拔罐时,要选择适当体位和肌肉相对丰满的部位。若体位不当、移动、骨骼凹凸不平、毛发较多者,罐体容易脱落均不适用。拔罐手法要熟练,动作要轻、快、稳、准。用于燃火的乙醇棉球,不可吸含过多乙醇,以免拔罐时乙醇滴落到患者皮肤上形成烫伤。留罐过程中如出现拔罐局部疼痛,可减压放气或立即起罐。起罐时不可硬拉或旋转罐具,以免引起疼痛,甚至损伤皮肤。带有心脏起搏器等金属物体的患者,禁用电磁拔罐器具。留针拔罐,选择罐具宜大,毫针针柄宜短,以免吸拔时罐具碰触针柄而致损伤。

【肺俞配神阙拔罐治疗变应性鼻炎52例】

取穴:肺俞(双侧)、神阙。

操作:用大号真空罐,取肺俞、神阙拔罐,抽罐真空至患者能耐受为度,神阙30 min,肺俞50 min,拔后神阙微肿,肺俞则多发疱(尤其是治疗早期),注意不要将疱弄破,让其自行吸收,待肺俞处发疱结痂消除后,行下一次治疗。

疗程:3日1次,10次为1个疗程,疗程期间不休息。

结果:治疗52例患者,痊愈28例,显效14例,有效7例,总有效率为94.2%。

4)自血疗法:是将患者血液从静脉抽出,再选取特定穴位注射回体内,目的是刺激机体,使其发生非特异性免疫反应,从而产生一种非特异性脱敏作用,能够增强白细胞的吞噬作用,可达到调理人体内环境、降低机体的敏感性和调节机体免疫力等作用。自血疗法治疗变应性鼻炎可有效改善症状,提高临床疗效。

操作:自血疗法常与针刺配合治疗,常用穴位有印堂、迎香(双侧)、风池(双侧)、上星(双侧)、合谷(双侧)、列缺(双侧)、风门(双侧)、肺俞(双侧),主要方法是用5 mL注射器于肘静脉处取静脉血4 mL快速注射于对应穴位。肺气虚弱、感受风寒型变应性鼻炎患者,可选取肺俞(双侧)、风门、风池、迎香。肺脾气虚、水湿泛鼻型变应性鼻炎患者,可选取迎香(双侧)、肺俞、脾俞和足三里。肾元亏虚、肺失温煦型变应性鼻炎患者,可选取肾俞、命门、神阙、太溪、足三里、复溜等穴。而对于肺经郁热、上泛鼻窍型变应性鼻炎患者,可选取合谷(双侧)、列缺,配合中药内服清肺散邪、通利鼻窍。

注意事项:操作需谨慎,避免导致注射血液量过多,或导致发生溶血,产生栓塞的不良情况出现。部分患者治疗之后,会有发热、眩晕等不适感,经过休息之后,会有所缓解。如果有明显的呼吸急促、血压急剧下降,这种情况则需要立即给予相应处理。

【自血疗法治疗变应性鼻炎临床疗效观察】

取穴:第一次取肺俞(左侧)、足三里;第二次取肺俞(右侧)、足三里;第三次取风池(双侧)、足三里(左侧);第四次取大椎、足三里(右侧)。

操作:患者取卧位或坐位,常规消毒肘静脉处,用一次性2.5 mL无菌注射器抽取静脉血2 mL,常规消毒穴位后,将注射器针头刺入穴位,待患者局部有酸、麻、胀、重等感觉,回抽无回血后快速将血液注射推入穴位中,每穴1 mL。术后针孔处用干棉签压迫止血。

疗程：每周治疗 1 次，共治疗 4 周，4 次依次取以上穴位，治疗后及 2 个月后随访时观察疗效。

结果：治疗 30 例患者，显效 22 例，有效 6 例，总有效率为 93.3%。

（三）病案分析

案 1.李某，男，34 岁，公务员。2017 年 8 月 28 日初诊。

主诉：反复鼻痒、喷嚏、流涕、鼻塞 4 年，加重 2 周。患者于 4 年前因突然天气变化感冒后出现鼻痒、喷嚏、流涕、鼻塞等症状，鼻涕呈清水样。天气变冷或洗冷水澡时上述症状加重，1 年内发病时间大于 6 个月。其间患者前往外院就诊，并予以鼻喷剂，症状稍有改善，但仍有反复发作。2 周前因天气炎热，吹空调后鼻塞、流涕加重，喷嚏连连，自汗，畏风怕冷，面色苍白。舌质淡，苔薄白，脉弱。

检查：鼻黏膜苍白水肿，双下鼻甲明显肿大，鼻腔见大量水样分泌物。变应原皮肤试验阳性反应示尘螨(+++)。

诊断：变应性鼻炎，鼻鼽(肺气虚寒)。

治法：温肺散寒，益气通窍。

治疗：予以针刺配合灸法。选用 32 号 1 寸毫针针刺双侧上迎香，进针得气后针尖朝向鼻根部，针感要传达至鼻腔中；上星平刺，针尖朝下，留针 20~30 min，留针时以纯艾条再次灸上迎香至上星，艾条离穴位 1.5~2.0 cm，灸至患者前额局部温热、皮肤潮红为度。选用 30 号 1.5 寸毫针针刺足三里，得气后行补法(先进针至浅层施以捻转补法，得气后于深层守气)，留针 30 min，留针期间以纯艾条裁 1 cm 高度，置于针尾，施以温针法。以上均隔日 1 次。

治疗 2 周后，患者鼻痒、喷嚏、流涕、鼻塞等症状明显改善。继续治疗 3 周后，症状基本消失。检查：鼻黏膜淡红无肿胀，鼻腔干净。随访半年未复发。

按语：本病治疗方法从发病的病因病机出发，以全身调节与局部治疗为着眼点，注重穴位的选取、针刺手法的应用、针感的控制及其传导方向的控制，尤其是再结合艾灸的应用。在选取的穴位中，上迎香为经外奇穴，位于鼻骨两侧，以主治鼻鼽见长。《针灸甲乙经腧穴重辑》曰"鼻鼽者，上星之主"，上星为督脉穴位，善治头痛，其合用再配以艾灸有良好的温通鼻窍、除湿散寒、快速减轻局部症状的作用。根据"经脉所过，主治所及"，故选择足三里——足阳明胃经的合穴，下合穴又为身体的强壮穴，艾灸该处具有良好的调整人体免疫功能的作用。诸穴相配，能温肺散寒、通利鼻窍。

案 2.王某，男，17 岁，高中生。2017 年 7 月初诊。

主诉：反复喷嚏频作，伴鼻塞流涕 8 年。患者于 8 年前天气骤降感冒后出现晨起喷嚏频作，一次 6~7 个，伴鼻塞、流清涕，且每年 11 月至次年 4 月期间病情尤重。曾在多家医院耳鼻咽喉科就诊，诊断为变应性鼻炎，服用抗过敏西药及中药固卫脱敏方，但疗效甚微。现症见晨起至上午 9 时，喷嚏断续而作，涕流量多且清，鼻痒、鼻塞、面色少华，腹胀便溏，食少纳呆，四肢倦怠，少气懒言。舌淡胖边有齿痕，苔薄白，脉弱无力。

检查：鼻黏膜苍白、肿胀明显，双下鼻甲明显肿大，鼻腔见大量清水样分泌物。

诊断：变应性鼻炎，鼻鼽(脾气虚弱)。

治法：益气健脾，温通鼻窍。

治疗：采用针刺联合穴位贴敷。先针刺印堂，提捏进针，使针感扩散至鼻尖，再针刺双侧迎香、鼻通，向鼻根部斜刺，用提插捻针泻法，使针感扩散至整个鼻腔；针刺合谷用泻法强刺激；留针 30 min，其间行平补平泻法 2 次；贴敷药物为白芥子、延胡索、细辛、甘遂和冰片混合磨成药粉按 1：1：0.5：0.5：0.1 配制，加生姜汁调和制成膏剂。将药饼置于专用贴敷胶布中央，贴敷取大椎、脾俞（双侧）、中脘等穴位，每次贴敷 2 h。隔日治疗 1 次，1 周 3 次。

治疗 3 周后，喷嚏、流涕等症状较前明显好转，仅晨起时偶有发作；鼻塞亦有所改善。遂按原方案继续治疗，治疗 4 周后，症状消失，鼻腔通畅，随访半年未有复发。

医嘱：明年三伏天再来院贴三伏贴 1 个疗程加强疗效，平时注意加强锻炼。

按语：印堂位于督脉循行线上，督脉为"阳脉之海"，有统摄和调节全身阳气的功能，取此穴有"经脉所过，主治所及"之意；合谷为手阳明大肠经原穴，肺与大肠相表里，取本穴有祛风散邪、宣通鼻窍之功；迎香、鼻通均为治疗各种鼻部疾病的要穴。大椎为"三阳、督脉之会"，可宣发阳气，扶正祛邪；脾俞、中脘可调脾胃，理中焦，补后天之本。诸穴相配，能益气补脾、温通鼻窍。

三、按摩疗法

按摩是中国最古老的医疗方法。按摩，又称推拿，是我国劳动人民在长期与疾病斗争中逐渐总结认识和发展起来的。

在古代已有关于按摩手法防治变应性鼻炎的记载。如《素问·金匮真言论》曰："春善病鼽衄……故冬不按跷，春不鼽衄。"《医部全录》引《古今医统》曰："东向坐，不息三通，手捻鼻两孔，治鼻中患；交脚踑坐，治鼻中患；通脚坐，治鼻中疮，去其涕唾，令鼻道通，得闻香臭。久行彻闻十方。"

经常按摩相应穴位可起到通鼻窍的作用。如《杂病源流犀烛》引《养性书》曰："常以手中指，于鼻梁两边揩二三十遍，令表里俱热，所谓灌溉中岳，以润于肺也。"《保生秘要》又曰："用手中指尖于掌心搓令极热，熨搓迎香二穴，可时搓时运，兼行后功（即书中所附之运功法），此法并治不闻香臭。"故以手指常揉搓鼻部周围，则有养肺健鼻之功。其方法是患者自行先将双手大鱼际摩擦至发热，再贴于鼻梁两侧，自鼻根至迎香反复摩擦至局部觉热为度；或以两手中指于鼻梁两边按摩 20~30 次，令表里俱热，早晚各 1 次；再由攒竹向太阳穴推按发热，每日 2~3 次；患者亦可用手掌心按摩面部及颈后、枕部皮肤，每次 10~15 min；或可于每晚睡觉前，自行按摩足底涌泉至发热，并辅以按摩两侧足三里、三阴交等，长期坚持不懈。通过按摩以疏通经络，使气血流通，祛邪外出，宣通鼻窍。

现代对按摩治疗本病的报道亦多见，均有疗效。除上诉方法外，还有用双手示指按摩其眶缘，点压上下迎香、人中、肺俞等。按摩迎香、肾俞、命门是预防变应性鼻炎的一种切实可行方法。具体操作：采取中指一指禅法按摩双侧迎香，用力适中，以感觉酸、胀、麻为度。迎香属于阳明大肠经，肺与大肠相表里，肺开窍于鼻，按摩迎香可使鼻局部血运及体液代谢活动增强，通过疏调手阳明经气达到益气宣肺、散邪而通鼻窍的目的，并且用双手掌按摩腰背的肾俞、命门，用力适中，以感觉酸、胀、麻、热为度。每次 5 min，每日早晚各 1 次。可调节脏腑功能，改变其过敏体质，预防变应性鼻炎的发生，同时发现，对于患有变应性鼻炎的患者可降低变应性鼻炎的发生率；稳定期，嘱患者自行按摩迎香、肾俞、命门，可以起到预防保健的作用。

具体操作方法有一指禅法、整骨合一指禅法、推拿联合穴位按摩法、推拿联合针刺法、推拿联合艾灸法等。

（1）一指禅法：选取双侧手阳明大肠经（表现为一侧鼻腔症状严重时，重点推健侧的手阳明大肠经），每次的治疗时间以鼻腔症状缓解为标准。兼症的治疗：若有脾肾阳虚的证型，一指禅推揉足三里、太溪；若有头闷头胀、空痛、嗜睡的症状，按摩头顶五经。陈俊采用一指禅推手阳明大肠经治疗变应性鼻炎，随机选取51例门诊患者，经治疗后显效率为20%，有效率为50%，并认为，一指禅推手阳明大肠经具有升清阳以和窍、轻扬走表托邪、补益卫阳的作用。

（2）整骨合一指禅法：通过脊柱整骨手法以恢复督脉的生理功能；同时配合一指禅推拿以通调督脉、祛风散寒。诸法同用，共奏宣通肺窍、温阳健脾、散寒通络之功，临床获得满意疗效。章文宇等采用脊柱整骨—胸椎旋转复位扳法——指禅推揉迎香、上星、风池、足三里各1~2 min，以有酸胀感为宜。每日推拿1次，5次为1个疗程。休息3日后，再治疗1个疗程。在120例儿童变应性鼻炎患者中，显效62例，有效48例，无效10例，总有效率达到91.67%。

（3）推拿联合穴位按摩法：小儿先天脾常不足，稍有喂养不当，调护失职，则会导致脾胃功能减退，一旦脾胃受损，则肺气生成不足，肺气虚弱则卫外不固。徐晓伟等采用宣肺健脾推拿疗法治疗小儿变应性鼻炎，先行头面四大手法（开天门、推坎宫、揉太阳、揉耳后高骨），补脾经、肺经、肾经各200次，按揉迎香、鼻通、印堂、上星各200次，按揉风池、风府、风门、肺俞各200次，按揉列缺、尺泽各200次，按揉膻中200次，分推膻中50次，按揉足三里、阴陵泉200次，按揉肺俞、脾俞各200次，捏脊5~6遍。寒证明显者加用推三关、揉丹田，热证明显者加用退六腑、揉内劳宫。隔日1次，6日为1个疗程，治疗4周。两组患儿治疗后鼻部积分、生活质量积分均改善，疗效满意。

乔建君等采用按揉推拿法治疗常年性变应性鼻炎患者，取穴：上星、印堂、鼻通、迎香、曲池、合谷，四大手法（采用开天门、推坎宫、揉太阳、揉耳后高骨）。操作：患者取仰卧位，医者取坐位，近患者头部位置，用凡士林作介质，先操作四大手法5 min，然后按揉风池10~20次，逐渐增加强度。医者再用右侧拇指指腹桡侧于患者的左侧鼻通按揉约5 min。再用左侧拇指指腹桡侧按揉患者右侧鼻通约5 min。要根据患者病情轻重、年龄大小、体质强弱等，随时调整手法的轻重，要刚柔相济，持久渗透。做完一侧再做另一侧，要交替施术，不可同时操作。然后再按揉迎香、曲池、合谷，共5 min，手法宜轻柔和缓，不宜过长。疗程：6次为1个疗程，观察治疗2个疗程。95%的患者在鼻痒、喷嚏、流清涕及鼻塞方面，经6~12次治疗都会收到良好的效果，即近期疗效显著。治疗后变应原体检测试验、IgE定性、鼻分泌物上皮细胞指标均显著下降，认为该疗法可调节免疫、神经及循环系统，促进疾病恢复。

（4）推拿联合针刺法：主穴选取迎香、鼻渊（迎香外侧旁开0.5寸），针刺与指揉交替选用，针刺得气后行捻转泻法，中指或示指指腹按摩15 min；配穴选取肺俞、合谷、足三里，施平补平泻手法，留针30 min。迎香、鼻渊居鼻旁，针刺、按摩能疏通局部经气。肺气通于鼻，阳明经行于鼻旁，针刺肺俞、合谷、足三里能宣通肺气，调和气血，扶助正气。诸穴相配,则肺窍通利,症状减轻。于学平等采用该疗法治疗变应性鼻炎疗效满意。

(5) 推拿联合艾灸法:先让患儿俯卧,艾条温和灸足太阳膀胱经两侧肺俞、膏肓、脾俞、胃俞、肾俞等穴,1次20 min,后取平卧位艾灸中脘、下脘、天枢、气海、关元、足三里等穴20 min,每日1次,治疗4周。艾灸结束后,让患儿平卧,以轻手法点按揉中脘、下脘、天枢、足三里等穴位20 min,以舒适为度。每日或隔日1次,治疗3周。艾灸其肺脾两脏、背部腧穴旨在温补肺脾,扶正祛寒;艾灸中焦各穴能温化寒凉,健脾益胃。按摩中焦各穴而消积化滞,调畅气机,补益中焦,以滋肺府。两者配合,效果满意。

对于小儿,有具体的鼻鼽推拿术,推拿前准备好滑石粉、糯米粉、精盐、润滑油等推拿介质,具体操作如下:

1) 常例开穴(开天门—推坎宫—推太阳—恰总筋—分阴阳各10次)。

2) 五经推拿(以补手肺、脾、肾经为主,各200次)。

3) 通鼻窍(起势黄蜂入洞10次—按揉印堂、鼻通、迎香各1 min—捏鼻、指擦鼻翼至发热—按揉上星、通天、百会18次—指推风池、指叩首各1 min—深呼吸3次)。

4) 温诸阳(指推项三线至发热—搓拍大椎发红—盐擦背"八"字、温肺"介"字推至发红,按揉肺俞、脾俞、肾俞—掌擦胸腰胁各1 min)。

5) 儿童正脊(推拿、擦背、捏脊法各10次,按脊3遍)。

6) 脏腑按摩(理肺法3次,揉膻中、中脘、神阙、丹田及摩腹各1 min)。

7) 收穴(按压肩井3~5次—按合谷10次)。

徐慧贤等采用儿童鼻鼽推拿术联合中药治疗儿童变应性鼻炎,三组患儿分别予鼻鼽推拿术联合中药口服、单纯口服中药、口服氯雷他定片联合糠酸莫米松喷雾剂喷鼻治疗,疗程均为2周。患儿治疗结束和随访1个月时,鼻鼽推拿术联合中药组症状、体征积分均低于中药组和西药组($P<0.05$),其总有效率均高于中药组和西药组($P<0.05$),鼻鼽推拿术联合中药口服治疗变应性鼻炎疗效满意,效果维持时间比单纯使用中药或西药长。

临床上,按摩可作为本病的一种防治手段,但一般较少单独应用,除了上述综合疗法,还有配合中药汤剂、丸剂联合应用。周晓松等报道采用穴位按摩配合中药益气脱敏汤口服治疗肺虚感寒型变应性鼻炎患者。操作:取主穴迎香,配穴肺俞、合谷、足三里,用拇指或示指指腹按揉,稍用力,手法频率为120~160次/分,每次5~10 min,每日早晚各1次;每次主穴加配穴2~3个;指导患者及家属根据"同身寸"原则取穴,并教会其按摩的方法。加服益气脱敏汤,每日2袋,并行鼻部按摩,1周为1个疗程,共4个疗程,取得了较好的效果。

参 考 文 献

陈俊,2008.一指禅推手阳明大肠经治疗变态性鼻炎[J].按摩与导引,24(12):8.

陈玲,2017.辛菊雾化液改善慢性鼻炎鼻通气功能的临床研究[D].广州:广州中医药大学.

陈永红,吴兰强,李芳芳,等,1998.穴位刺血治疗变应性鼻炎31例临床研究[J].中国针灸(8):453-455.

程艳红,2010.头部电针透穴疗法治疗过敏性鼻炎45例[J].首都医药,17(22):45.

崔林华,邢潇,2014.电针平刺迎香穴对变应性鼻炎治疗的研究[J].河北中医药学报,29(2):36-37.

丁定明,李思康,张正龙,等,2016.督脉铺灸治疗变应性鼻炎及对免疫功能的影响[J].针刺研究,41(4):338-342.

樊玉华,2004.耳针治疗过敏性鼻炎50例[J].中国民间疗法,12(5):13.

范雅婷,王耀华,邵亮,2019.揿针联合双百颗粒解除儿童过敏性鼻炎鼻塞症状的临床观察[J].光明中医,34(4):547-549.

方樱琳,2018.针刺双侧蝶腭神经节治疗过敏性鼻炎26例[J].江西中医药大学学报,30(2):56-58.

冯江,李艺梅,韦明,等,2017.丙酸氟替卡松鼻喷剂联合电针治疗常年性变应性鼻炎效果观察[J].临床误诊误治,30(11):101-105.

侯慧先,付克英,崔尚志,等,1990.指针治疗过敏性鼻炎100例[J].中国针灸(2):42.

胡兴立,1994.皮内针治疗过敏性鼻炎[J].针灸临床杂志,10(1):46.

黄健,曾科学,2017.督脉铺灸治疗过敏性鼻炎疗效50例[J].云南中医中药杂志,38(1):69-70.

黄荣孝,2014.针灸夹鼻穴结合雷火灸治疗过敏性鼻炎60例[J].河南中医,34(7):1405-1406.

吉增宏,丁允中,1996.针刺蝶腭神经节治疗常年性变应性鼻炎(附122例临床分析)[J].中国中西医结合耳鼻咽喉科杂志,4(1):43.

李天印,李镇,1996.穴位注射治疗常年变应性鼻炎疗效观察[J].中国针灸(7):25-26.

李月梅,赖新生,庄礼兴,等,2007.电针蝶腭神经节为主治疗常年性变应性鼻炎50例疗效观察[J].新中医,39(3):51-52,8.

李珍,李文喜,2013.穴位埋线治疗变应性鼻炎78例[J].中国针灸,33(3):211-212.

林煜芬,钟泽斌,苏燕娜,2017.热敏灸治疗变应性鼻炎36例临床观察[J].中医杂志,58(3):235-238.

刘恋,吴清明,李梦瑶,等,2017.自血疗法治疗变应性鼻炎的临床疗效观察[J].中医药通报,2017,16(4):36-38,68.

刘少清,耿金花,2015.雷火灸治疗变应性鼻炎68例观察[J].实用中医药杂志,31(7):665-666.

吕敏,范新华,谢强,2013.热敏灸与药物治疗过敏性鼻炎疗效对比观察[J].上海针灸杂志,32(12):1020-1021.

毛秀文,2012.益气通窍鼻炎方加针灸治疗变应性鼻炎临床研究[J].河北中医药学报,27(2):29-30.

欧宛新,罗秋燕,林青梅,等,2014.靳三针治疗肺气虚寒型变应性鼻炎疗效观察[J].中国针灸,34(5):445-448.

乔建君,王吉俊,潘德军,等,2004.按揉法治疗常年性变应性鼻炎临床研究[J].山东中医杂志,23(5):284-286.

阮岩,2016.中医耳鼻咽喉科学[M].2版.北京:人民卫生出版社.

石磊,曲中源,张琦,等,2019.基于络病理论揿针治疗儿童过敏性鼻炎的临床研究[J].中国中西医结合儿科学,11(1):66-69.

孙爱华,官丽丽,2016.苍辛气雾剂喷鼻联合离子导入治疗变应性鼻炎的临床疗效分析[J].中国中西医结合耳鼻咽喉科杂志,24(6):422-423,431.

孙敦坡,姚文平,马小闵,等,2019.大艾段温针灸治疗肺气虚寒型变应性鼻炎临床疗效研究[J].针灸临床杂志,35(9):41-45.

王洪泉,吴丽娟,2001.耳部刺血治疗过敏性鼻炎[J].中医临床医生,29(10):4.

王璞,2016.穴位贴敷治疗变应性鼻炎临床观察[J].光明中医,31(4):544-546.

王瑜,2004.肺俞配神阙拔罐治疗过敏性鼻炎52例[J].中国针灸,24(5):332.

谢强,杨淑荣,黄冰林,2016.盱医谢强五官针灸传珍[M].北京:中国医药科技出版社.

徐慧贤,沈志勇,陈舒,等,2018.推拿联合中药治疗儿童变应性鼻炎临床研究[J].新中医,50(3):135-138.

徐静艳,陈彧,陆伟慧,等,2012.针罐结合治疗变应性鼻炎51例[J].中国中医急症,21(2):300-301.

徐晓伟,李守栋,2018.宣肺健脾推拿疗法治疗小儿过敏性鼻炎的临床观察[J].浙江中医药大学学报,42(7):576-579.

严欣,刘洋,王志国,2001.神阙穴贴敷治疗过敏性鼻炎58例临床观察[J].针灸临床杂志,17(11):26.

杨才德,赵达,于灵芝,等,2015.蝶腭神经节埋线治疗变应性鼻炎[J].中国中医药现代远程教育,13(13):62-64.

勇入琳,吴磊,金泽,2016.鼻周穴透刺法治疗变应性鼻炎的即刻效应及远期疗效观察[J].针灸临床杂志,32(7):9-12.

于学平,于春雷,1998.针刺配合推拿治疗过敏性鼻炎[J].中国针灸(6):361.

俞年塘,许成华,鲁静,等,2017.印堂穴温针灸配合隔姜灸治疗过敏性鼻炎疗效观察[J].上海针灸杂志,36(11):1333-1335.

苑娜,张宁,刘春,等,2016.纪青山教授耳针治疗过敏性鼻炎[J].长春中医药大学学报,32(2):231-233.

曾荣,陈晓玲,张艳勤,2009.腹针治疗常年性过敏性鼻炎58例疗效观察[J].中医药导报,15(1):67-68.

詹育和,王德瑜,2007.自血穴位注射治疗变应性鼻炎32例[J].针灸临床杂志,23(11):3637.

张福蓉,金荣疆,刘利,等,2018.揿针配合药物治疗儿童过敏性鼻炎的疗效观察[J].上海针灸杂志,37(5):552-556.

张红丽,赵铭辉,胡烨涛,等,2017."三伏天"穴位贴敷治疗变应性鼻炎疗效观察[J].上海针灸杂志,36(5):588-593.

章文宇,方雪婷,2013.脊柱整骨合一指禅穴位推拿治疗小儿过敏性鼻炎120例[J].浙江中医杂志,48(5):318.

赵翠巧,颜红,郝建勋,2017.雷火灸治疗过敏性鼻炎的临床效果评价[J].内蒙古中医药,36(7):61-62.

赵进,2013.针刺蝶腭神经节治疗过敏性鼻炎186例[J].浙江中医杂志,48(11):838.

周文瑾,2007.中药熏洗在鼻窦炎术后的应用[J].四川中医,25(7):94-95.

周晓松,史军,2019.穴位按摩在治疗肺虚感寒型变应性鼻炎中的效果观察[J].世界最新医学信息文摘,19(12):266-267.

第七章 儿童变应性鼻炎诊治

第一节 儿童变应性鼻炎的西医诊断及治疗

一、概述

（一）定义与范畴

儿童变应性鼻炎也称为儿童过敏性鼻炎，是机体暴露于变应原后发生的、主要由IgE介导的、鼻黏膜非感染性的慢性炎性疾病。变应性鼻炎与哮喘、鼻窦炎、呼吸道感染和中耳炎等相邻解剖器官部位的炎性疾病关系密切，变应性鼻炎可使哮喘的患病率增加3倍，从2.5%升至10%。

（二）流行病学

变应性鼻炎是目前儿童中最常见的慢性疾病，也是学龄期儿童中患病率最高的疾病。儿童变应性鼻炎全球发病率已经达到0.5%~28%，随着时间波动趋势也不同。Ait-Khaled等针对56个国家百万级样本量发现，13~14岁青少年变应性鼻炎的平均患病率为14.6%。我国儿童变应性鼻炎的患病率尚缺少一个多中心的包括港澳台地区的流行病学调查，不同地区的调查数据波动也较大。我国在20世纪90年代开始有关儿童变应性鼻炎的流行病学研究。Zhao等在北京和乌鲁木齐对7 754名小学生进行哮喘、变应性鼻炎和湿疹的调查，发现北京和乌鲁木齐的变应性鼻炎患病率分别是30%和31.2%。21世纪以来，陆续有关于儿童变应性鼻炎的小样本量的流行病学调查，患病率为5.1%~20.1%。Huang等在上海对13 335名学龄前期儿童（4~6岁）进行一个问卷式的横断调查，发现变应性鼻炎的患病率为12.6%。赵京等采用多阶抽样的方法，对北京、重庆、广州三座城市儿童变应性鼻炎进行流行病学调查，发现患病率分别为14.46%、20.42%、7.83%，同时也发现我国变应性鼻炎患病水平逐渐升高，与发达国家患病水平差距有所缩小。

（三）免疫病理学机制

人们最初认为由B细胞产生特异性IgE介导的鼻黏膜慢性炎症损伤是变应性鼻炎的主要发病机制，而后来研究表明辅助性T细胞（Th细胞）才是这一过程的关键。据统计，被动吸烟、油烟吸入、喂养宠物、通风差、住宿条件不良、雾霾、家族史等均可能成为儿童变应性鼻炎的危险因素，但这些因素引起变应性鼻炎的机制并不明确。

二、临床诊断和鉴别诊断

（一）发病特征

特应性体质患者易出现临床症状，总体而言，儿童中的特应性体质者占10%~15%。

婴儿和 2 岁以下幼儿常见的过敏反应是食物过敏,鼻部症状和特应性体质在 2 岁以前出现率低(2%以下),一般在春季和夏初出现症状,至少经过两个花粉季节症状稳定。随年龄增大发病率渐升,至 7 岁时,变应性鼻炎的患病率可达 15%,而鼻部症状的出现率可达 30%,特应性体质可达 25%。

儿童变应性鼻炎有明显的家族遗传特征,父母双方均为特应性体质的儿童与父母双方均非特应性体质的儿童对比,变应性鼻炎患病率明显升高。

(二) 病史采集

诊断儿童变应性鼻炎的主要依据是患儿家长对症状和病史的描述,除临床症状外,应特别注意症状出现和发展的过程及家庭成员(特别是父母和直系亲属)的患病情况。

(三) 查体

症状严重的患儿经常出现三个特征面容:①过敏性黑眼圈,由于眶下水肿而出现下睑暗影;②过敏性褶皱,由于经常揉搓而在鼻尖和鼻背下方出现横行皱纹;③过敏性敬礼,为减轻鼻痒和使鼻腔通畅而用手掌向上揉鼻。其他面部特征包括张口呼吸、面部长度增加、眼结膜充血等。鼻内镜检查应注意鼻黏膜的外观、鼻甲的大小、分泌物的性质等与主诉是否吻合。耳部检查注意排除中耳炎。

(四) 检测

SPT 是诊断变应性鼻炎的金标准,简便快速。2 岁以下儿童由于特异性 IgE 生成少,因而 SPT 阳性反应的风团和潮红较小。体外血清学检测成本较高且较费时,应作为不能耐受体内检测患儿的替代方法。不同检测方法和设备的正常值不同。婴儿出生时脐带血 IgE 水平一般小于 0.5 IU/mL,出生后随年龄增长而逐渐升高,12 岁时达到成人水平(20~200 IU/mL,1 IU = 2.4 ng),大于 333 IU/mL 为异常升高(或 UniCap 检测系统检测值在 60 kU/L 以上)。特异性 IgE 一般应在 0.35 kU/L 以下(UniCap 检测系统)。鼻分泌物细胞学检查可用于判定患儿是否出现气传变应原致敏,4 个月至 7 岁的儿童鼻分泌物中嗜酸性粒细胞和嗜碱性粒细胞数量密切相关。

(五) 分型

目前较常见的分型方式是依据症状出现的时程,将变应性鼻炎分为间歇性变应性鼻炎和持续性变应性鼻炎,前者症状出现少于每周 4 日,或少于连续 4 周。依据患者是否出现睡眠异常,日间活动、休闲和运动受限,学习与工作受限及症状是否显著,将变应性鼻炎的严重程度分为轻度和中重度。依据发病时间将变应性鼻炎分为季节性变应性鼻炎和常年性变应性鼻炎。季节性变应性鼻炎,即由树、草花粉、真菌孢子等室外变应原导致的季节性鼻痒、喷嚏、流大量水样清涕和眼痒等鼻部与眼部症状发作,鼻塞症状可能并不严重。常年性变应性鼻炎,即由尘螨、蟑螂、室内真菌、猫狗等动物皮毛等变应原引起 1 年中至少有 9 个月出现至少下列三个症状中的两个:浆液性或浆黏液性涕、黏膜水肿引起的鼻塞、阵发性喷嚏。其中多数患者鼻塞和鼻后滴流严重。儿童季节性变应性鼻炎的树、草花粉致敏过程至少需要两个花粉季节,而常年性变应性鼻炎的尘螨、动物皮毛和蟑螂的致敏过程可缩短至数月甚至数周。

三、治疗

(一) 避免接触变应原

儿童变应性鼻炎的治疗包括三个方面：以避免或减少接触变应原为目的的环境控制、药物治疗和免疫治疗。通过改变或控制环境因素，减少或脱离与变应原的接触，是治疗变应性鼻炎的首要内容。对 SPT 屋尘螨和(或)粉尘螨阳性的平均年龄 2 岁半的儿童，2 年后 58% 的患者 SPT 转变为阴性。

1. 屋尘螨

①将床垫、床架和枕头用抗变应原护套包裹；②每周用热水(54 ℃)清洗床单；③将室内湿度降到 50% 以下；④彻底清扫室内，特别是橱柜和家具；⑤洗涤剂使用苯甲酸苄酯或鞣酸；⑥经常清洗窗帘或取消窗帘；⑦不铺地毯；⑧使用合成材料产品替代羽绒被和羽绒枕；⑨每周清洗床上的毛绒玩具或不要放置；⑩安装高效空气过滤网装置，可高效过滤空气中直径为 0.5~2.0 μm 的微粒；⑪不使用软垫家具；⑫不使用风扇等。

2. 花粉

①关闭住宅门窗和车窗；②在花粉传播季节减少户外活动，尽量在门窗关闭的室内活动；③使用汽车和居室空调，将空调置于室内循环和空气净化状态；④户外活动后马上洗澡以去除花粉，避免污染床上用品；⑤避免修整草坪；⑥安装高效空气过滤网装置等。

3. 其他

①蟑螂：保证食品来源清洁；保持厨房和卫生间干燥；定时清除厨房垃圾；专业除蟑等。②真菌：清除潮湿局域；降低儿童房间的湿度；修理漏水等。③宠物：停止饲养宠物，特别是不能在儿童房间里饲养；将宠物移至户外；常给宠物洗澡(至少每 2 周 1 次)；清洗所有宠物接触过的物品等。

(二) 药物治疗

1. 治疗方案

药物治疗是目前治疗儿童变应性鼻炎的主要方式。常见的药物包括口服抗组胺药、鼻用皮质类固醇激素、减充血剂和肥大细胞膜稳定剂。各类药物对不同症状的作用强度不同(表 7-1)，总体治疗原则与成人没有显著区别，均需在依据病情进行准确分型的前提下选择治疗方案。

表 7-1　不同药物对变应性鼻炎症状的作用强度比较

药物种类	鼻痒喷嚏	流涕	鼻塞	嗅觉障碍
鼻用减充血剂	-	-	+++	+
口服或鼻用抗组胺药	++	++	+	-
色酮类药物	+	+	±	-
鼻用皮质类固醇激素	+++	+++	++	±
口服皮质类固醇激素	+++	+++	+++	++

2. 药物选择

一般来说，色泽鲜艳的甜味液体状产品较为容易被患儿接受。目前主要治疗药物是口服抗组胺药(表 7-2)和鼻用皮质类固醇激素(表 7-3),前者多用于治疗间歇性变应性鼻炎或轻度持续性变应性鼻炎,后者多用于治疗中重度持续性变应性鼻炎。如果上述药物治疗效果不佳,还可考虑应用口服白三烯受体拮抗剂、鼻用抗组胺药、鼻用抗胆碱药物、鼻用减充血剂及免疫制剂。避免接触变应原或刺激物为佳。结膜炎加用口服 H_1 抗组胺药,或眼用 H_1 抗组胺药,或眼用色酮类药物(或生理盐水)等,同时应注意适当清洗鼻腔。治疗过敏性结膜炎的主要药物是肥大细胞膜稳定剂滴眼液。例如,以色甘酸钠滴眼液为代表的色酮类药物[色甘酸钠,0.32 g/8 mL,1~2 滴/(侧·次),4 次/日,未标明年龄低限]和 0.1%洛度沙胺滴眼液(1~2 滴/次,每日 4 次,年龄低限 4 岁);还可选用 H_1 受体拮抗剂滴眼液等,如 0.1%奥洛他定滴眼液(Olopatadine,1~2 滴/次,每日 2 次,年龄低限 3 岁)。

表 7-2 主要口服和鼻用抗组胺药临床应用数据

药物	包装	推荐剂量	年龄低限
氯雷他定	糖浆 1 mg/mL,60 mL/瓶	2~12 岁(体重 30kg 以上)10 mg,qd 2~12 岁(体重 30kg 以下)5 mg,qd	2 岁
西替利嗪	片剂	2~5 岁 2.5~5.0 mg,qd 6~11 岁 5~10 mg,qd	2 岁
地氯雷他定	片剂	5 mg,qd	12 岁
非索非那定	片剂	6~11 岁 30 mg,bid	6 岁
左西替利嗪	片剂	6~11 岁 5 mg,qd	6 岁
左卡巴斯汀	鼻用 5 mg/10 mL	2 喷/(侧·次),bid/tid/qid	—
氮䓬斯汀	鼻用 10 mg/10 mL	2 喷/(侧·次),bid	6 岁

注:qd,每日 1 次;bid,每日 2 次;tid,每日 3 次;qid,每日 4 次,以下同。

表 7-3 主要鼻用皮质类固醇激素临床应用数据

药物	包装	推荐剂量用法	国外推荐剂量	年龄低限	价格(元)	医保
BDP	50 μg 200 喷	400 μg/d; bid 或 tid	100~400 μg/d	6 岁	54.6	是
BUD	64 μg 120 喷	256 μg/d; qd 或 bid	100~400 μg/d	6 岁	78	是
FP	50 μg 120 喷	100 μg/d; qd,3 周	100~200 μg/d	4 岁	99	是
MF	50 μg 60 喷或 140 喷	100 μg/d; qd	100 μg/d	3 岁	80/168	是

注:BDP,倍氯米松;BUD,布地奈德;FP,丙酸氟替卡松;MF,糠酸莫米松。

口服白三烯受体拮抗剂是半胱氨酰白三烯受体拮抗剂,通过与 1 型半胱氨酰白三烯受体的选择性结合而拮抗白三烯的生物学作用。代表性药物为孟鲁司特钠咀嚼片或颗粒剂(15 岁以上 10 mg/次、6~14 岁 5 mg/次、2~5 岁 4 mg/次,每日 1 次,年龄低限 2 岁)。抗胆碱药物通过阻断迷走神经释放的递质乙酰胆碱和毒蕈碱受体相互作用,从而抑制迷走神经的反射,达到松弛支气管平滑肌和减少腺体分泌的目的,代表性的药物是异丙托溴铵[6 岁以上 42 μg/次(测·次),每日 2 次或每日 3 次,年龄低限 6 岁]。

3. 安全性

口服抗组胺药和鼻用皮质类固醇激素应用最为广泛,其安全性问题也备受医患双方关注。部分抗组胺药有心脏毒性和影响中枢神经系统功能的报道,相关发生严重副作用的产品临床已停用。推荐变应性鼻炎患儿口服第 2 代非镇定性 H_1 受体拮抗剂,如氯雷他定、西替利嗪和非索非那定。

皮质类固醇药物可对内分泌系统产生影响,总体来看,短期(数周)推荐剂量鼻用皮质类固醇激素对儿童生长发育和下丘脑-垂体-肾上腺(hypothalamic-pituitary-adrenal, HPA)轴没有显著影响。文献中罕见由于鼻用皮质类固醇导致 HPA 轴功能受抑制的报道,据不完全统计,从 1980~2002 年,世界范围内仅报道了 5 例由鼻用皮质类固醇导致的库欣综合征。

针对儿童患者应用鼻用皮质类固醇需特别注意:①严格执行产品说明中的推荐剂量、疗程和年龄低限;②在控制症状的前提下,尽量降低剂量并缩短疗程,儿童患者的疗程尽量控制在 6 周内;③当推荐剂量无法控制症状时,应考虑使用其他药物;④最好每日清晨一次性给药,剂量超过 400 μg/d 时,应注意监测药物对全身的影响;⑤对长期使用鼻用皮质类固醇的儿童,应在治疗的第 1 年,每 4 个月评估生长状况 1 次,从第 2 年起,每 6 个月随访 1 次;⑥不使用难以控制剂量的皮质类固醇激素滴鼻剂。

(三) 免疫治疗

1. 总体评价

特异性变应原免疫治疗指通过应用逐渐增加剂量的变应原制剂,减轻由于变应原暴露引发的症状,使患儿实现临床和免疫耐受,具备远期疗效,阻止过敏性疾病的进展,是目前唯一可能通过免疫调节机制改变过敏性疾病自然进程的治疗方式,临床适用于药物治疗不能有效控制临床症状的 5 岁以上患儿。因此,针对变应性鼻炎患儿,提倡在明确诊断的前提下早期进行免疫治疗,该疗法在欧洲和北美等多数国家广泛应用,是免疫治疗的主要方式,既可用于单纯变应性鼻炎患儿,也可用于变应性鼻炎合并哮喘的患儿,但需注意监测肺功能。

2. 适应证

由于免疫治疗的疗程较长、花费较大,同时存在一定的风险性,应严格把握适应证:①确诊由 IgE 介导的 I 型超敏反应性疾病;②变应原数量为 1 个或 2 个;③药物治疗疗效不佳;④难以脱离接触变应原;⑤患儿家长充分理解治疗的风险性和局限性,医患关系和谐。

3. 必要条件

由于免疫治疗可发生局部和全身副作用,甚至有出现严重全身反应的可能,因而必须在条件完备的医疗中心进行,包括:①医护人员经过必要的专业培训;②配备急救药物和设备;③相关科室(耳鼻咽喉头颈外科、儿科和麻醉科等)密切协作;④严格的药品储存、发放和配置管理;⑤和谐的医护、医患关系。

4. 操作

目前国内临床所用的标准化变应原免疫治疗产品还比较单一,以尘螨变应原为主(年龄低限为 5 岁)。免疫治疗的疗程分为剂量累加阶段和剂量维持阶段,总疗程为2~3 年,根据剂量累加阶段的不同,可将免疫治疗分为常规免疫治疗和加速免疫治疗,后者又分为集群免疫治疗和冲击免疫治疗。

四、健康教育

在现实生活中鼻炎是一种比较常见的鼻腔疾病，不仅是成年人，儿童也容易患鼻炎。鼻炎分为很多种类型，而变应性鼻炎十分常见，儿童出现变应性鼻炎会对其成长发育造成很大的影响，儿童变应性鼻炎日常健康教育也很重要。

（一）保证室内干燥

保持室内干燥，湿度在40%～50%，建议使用有滤网的空气净化器。

（二）保证室内清洁

维持室内清洁，可以防止蟑螂或螨虫带来的感染，建议对以下空间、物件进行定期清理。

（1）布艺用品：床上用品、床垫、窗帘、衣物、被褥、地毯、毛绒玩具或沙发类家具等布艺用品要定期清理。

（2）用具：用餐后要将食物及时密闭，将地上及垃圾袋内的垃圾及时清理，并将餐具、炉灶用热水擦洗干净，避免不洁的餐具引来蟑螂。

（3）空间：仔细检查下水沟、墙上裂缝，地板隔层及窗户，用漂白粉或者其他清洁剂清洗卫生间及垃圾箱，防止蟑螂进入。

（三）母乳喂养

建议至少在婴儿出生的前3个月完全使用母乳喂养；一方面可以避免接触奶粉或辅助食品中的添加剂；一方面有助于提高孩子自身的免疫力。

（四）避免接触变应原

家长们在带宝宝外出时，要尽量让其少接触或不接触花粉、动物皮毛、烟草烟雾。

（五）祛除霉变

霉变滋生的霉菌会让患有变应性鼻炎的儿童异常敏感，不但不利于疾病的康复，还可能让病症加重，所以家长们要注意在日常生活中清洁以下几种可能滋生霉菌的地方。

（1）喜阴类植物：房间和阳台上最好不要种植需要经常浇水的喜阴类植物，潮湿的土壤里可能隐藏着大量的霉菌。

（2）霉变物品：如果衣物、地毯、旧报纸、食物等发生霉变要尽早扔掉，或者酌情处理，去除霉菌，并注意保持干燥，做好防潮工作，防止霉变。

（六）日常护理

（1）清理鼻腔：患有变应性鼻炎的儿童"后鼻腔"内有大量的黏鼻涕，这种黏鼻涕是导致儿童咽炎、扁桃体炎、咳嗽、哮喘的重要原因，普通的抗菌药物往往对其作用不理想。家长们帮助宝宝冲洗"后鼻腔"，能取得清除致病原的良好效果。

（2）多喝水：患有变应性鼻炎的儿童往往比较烦躁，鼻塞严重而张嘴呼吸导致嘴干，所以家长们要监督其多喝水。

（3）加强锻炼：家长们可以让宝宝多锻炼身体，加强体质，增强抵抗力，可以有效预防变应性鼻炎的发生。

（4）冷水洗脸：家长们可以从夏天开始用冷水为宝宝洗脸，使宝宝的皮肤经常受刺激，增加局部血液循环，以保持鼻腔呼吸道通畅。

（5）做鼻保健操：家长们可以为宝宝做鼻保健操，具体做法为用两个拇指的侧边在鼻梁两侧做上下交替摩擦皮肤的动作，每次擦至局部皮肤有温热感觉为止，每日早晚各1次。

第二节　儿童变应性鼻炎的中医诊断及治疗

一、概述

儿童变应性鼻炎又称为儿童鼻鼽，是以突然和反复发作的鼻痒、喷嚏、流清涕、鼻塞为特征的鼻病。

二、病因病机

《颅囟经》中言："孩子气脉未调，脏腑脆薄。"隋代巢元方在《诸病源候论》中言："小儿脏腑娇弱。"宋代《小儿药证直诀》中指出："小儿……骨气未成，形声未正，悲啼喜笑，变态不常""五脏六腑，成而未全……全而未壮。"明代万全在《育婴秘诀》中提到"小儿血气未充……肠胃脆薄……精神怯弱"的"三有余，四不足"的病理生理学说。清代吴鞠通在《温病条辨》中曾倡导"稚阴稚阳"之说，明确地指出小儿为"稚阴稚阳"之体，生理特点是"稚阳未充，稚阴未长"，说明小儿在物质基础和生理功能方面，都是幼稚和不完善的，处于不断生长发育的过程中，即小儿肝、心常有余，而肺、脾、肾常不足。因此根据儿童的生理病理特点，随着医学的不断发展，衍生出了众多的派系学说。

因此儿童变应性鼻炎发生的原因不外有内因和外因之分，外因责之于感受外邪，接触异气之邪等，内因则与小儿肺、脾、肾常虚的生理特点及特禀体质有关。其病机为因其肺、脾、肾不足，水液代谢失常而聚湿成痰，上凌鼻窍，或邪郁化热，或痰热互结，或病久而瘀。本病之标在表在鼻，其本则以肺、脾为主，其次为肾。现代医家根据临床循证医学调查产生了对"儿童鼻鼽"病因病机的认识。

（1）阮岩教授对91例门诊及病房的变应性鼻炎患儿，根据拟定的"儿童鼻鼽的证型诊断标准"和"儿童鼻鼽脏腑辨证分型调查表"进行了统计发现儿童变应性鼻炎的六大证型：肺气虚寒证、脾气虚弱证、肾阳不足证、肺经伏热证、脾肺气虚证等。其中以肺气虚寒证及脾肺气虚证为主。儿童变应性鼻炎有遇风遇冷易发作及晨起发作尤甚的特点，根据历代医家关于儿童体质类型总结有"纯阳""稚阴稚阳""少阳""五脏有余不足"四说。儿童的肺、脾、肾易虚，而肺为娇脏，鼻为肺之外窍。若患儿先天肾阳不足或后天失养导致脾肺气虚，则肌腠官窍失于温煦，发为变应性鼻炎。

（2）邢向晖教授对200例门诊的变应性鼻炎患儿进行研究，根据国家级规划教材《中医耳鼻咽喉科学》第一版（王士贞主编）的中医辨证标准进行统计，发现变应性鼻炎患儿的变应原以螨虫为主，其次是蟑螂。食物过敏者多为淡水鱼组合（鲢鱼/鲈鱼/鲤鱼），其次为螃蟹，以冬季发病为主，晨起症状较重，其中中医证型以肺气虚寒型、脾气虚弱型、肺经伏热型为主，其次为肾阳不足型。患儿为稚阴稚阳之体，肺脾气虚，卫外不固，营卫失调，风寒乘虚而入，肺气不得通调，脾气不能升散，津液停聚，鼻窍壅塞；脾阳亏虚，脾失健运，清阳不升，使浊阴阻窍；因肾不足，失于温煦，阳气不能升腾于外，阳不化气，易感风寒。内在以肺、脾、肾阳气亏虚为根,不能温煦,卫阳不足,鼻窍为阳中之阳,对阳虚最为敏感。

（3）孙浩认为儿童变应性鼻炎的发生有"标"和"本"两层关系。"标"为外感因素,如风寒、风热、湿热之邪及致敏之物,使肺气上逆,喷嚏连连,鼻塞不通。"本"为身体素质,常见的是肺脾气虚体质:肺气虚,宣肃功能失常,其气逆行而上;脾气虚,气血津液匮乏,不足以滋养肺经,使肺气无力抗邪。

三、辨证论治

（一）辨证要点

1. 辨证

主症:鼻痒、挠鼻、喷嚏、流清涕、鼻塞、黑眼圈、面部褶皱。

其他次要症状:张嘴、鼻衄、眼红肿等。鼻内镜检查应注意鼻黏膜的外观、鼻甲的大小、分泌物的性质等与主诉是否吻合。

变证:本病如误治或失治可转变严重的哮喘。

2. 辨脏腑

辨脏腑依据的病因病机主要有两点:①肺主鼻,肺气虚弱,卫表不固,风寒和异气袭肺,鼻窍不利。②脾、肾气虚均会导致肺失充养、摄纳,或肺失宣降、津液停聚鼻窍,或肺失温养、阳气易于耗散,上越鼻窍。病位:肺、脾、肾,病性以气虚、阳虚（虚寒）、伏热为主。

（二）治疗

1. 内治法

（1）肺经郁热,上犯鼻窍

主症:鼻痒、喷嚏、流涕、鼻塞,以换季为主,晨起发病,有家族及个人过敏史,眼痒及咽痒,咳嗽痰黏,鼻气灼热,大便秘结,舌质红,苔白或黄厚,脉数。

治法:清宣肺气,通利开窍。

方药:辛夷清肺饮加减（《外科正宗》）。方中重用石膏,与黄芩、栀子、知母、桑白皮清泻肺热;辛夷、枇杷叶、升麻宣肺疏气,清肺鼻窍;百合、麦冬清养肺金。全方有清肺热、通鼻窍之功。

（2）肺气虚寒,卫外不固

主症:鼻痒、喷嚏、流涕、鼻塞,以冬季发病为主,晨起发病,以间歇轻症为主,有家族及个人过敏史,眼痒及咽痒,多汗,自汗,遇到冷风、寒冷加重,舌质淡,舌苔薄白,脉虚弱。

治法:温肺散寒,益气固表。

方药:温肺止流丹加减（《辨证录》）。方中以人参、甘草、诃子补肺敛气,细辛、荆芥疏风散寒,桔梗、鱼脑石散结除涕。此方性温味辛,既能温肺,又能祛邪。

（3）脾气虚弱,清阳不升

主症:鼻痒、喷嚏、流涕、鼻塞,以冬季发病为主,晨起发病,有家族及个人过敏史,眼痒及咽痒,食少纳呆,倦怠乏力,大便溏薄,舌质淡,舌体胖大,边有齿痕,舌苔薄白,脉弱无力。

治法:益气健脾,升阳通窍。

方药:补中益气汤加减(《脾胃论》)。方中重用黄芪,味甘,性微温,入脾、肺经,补中益气,升阳固表,为君药。人参、炙甘草、白术补气健脾为臣,与黄芪合用,以增强其补益中气之功。血为气之母,气虚时久,营血亦亏,故用当归养血和营,协人参、黄芪以补气养血,陈皮理气和胃,使诸药补而不滞,共为佐药。并以少量升麻、柴胡升阳举陷,协助君药以升提下陷之中气。

(4) 肾阳亏虚,温煦失职

主症:鼻痒、喷嚏、流涕、鼻塞,无固定的季节,以白天发病为主,持续发作,形寒肢冷,易患感冒,遗尿,更容易合并哮喘,舌质淡,舌苔白,脉沉细无力。

治法:温补肾阳,固肾纳气。

方药:金匮肾气丸加减(《济生方》)。熟地黄、山药、山茱萸(酒炙)三药配合能滋肾阴、养肝血、益脾阴而涩精止遗,泽泻能清泻肾火,并能防止熟地黄之滋腻,牡丹皮能清泻肝火,并能制止山茱萸的温燥,茯苓淡渗脾湿,能助山药健脾之功效。方中六味地黄丸滋补肝肾,补泻并用,使补而不腻;配少许肉桂、附子以温补肾中元阳,以少火生阳,但因其为大温大热之品,不宜久用,中病即止。

(5) 脾肺气虚

主症:鼻痒、喷嚏、流涕、鼻塞,以冬季发病为主,晨起发病,有家族及个人过敏史,眼痒及咽痒,遇到冷风、寒冷加重,纳差,便溏,苔薄白,脉细弱。

治法:益气健脾,宣肺固表。

方药:玉屏风散及人参健脾丸加味(《究原方》)。玉屏风散用防风、黄芪相辅相成,白术益气更实卫,表虚自汗服之应。人参健脾丸中人参、茯苓、白术、黄芪益气健脾;山药、陈皮、砂仁健脾和胃;木香理气健脾,调理中焦气机;酸枣仁、远志安神定志;当归活血养血。诸药共奏健脾益气、和胃止泻之功。

2. 外治法

(1) 滴鼻:选用芳香散邪通窍的中药滴鼻剂滴鼻。

(2) 嗅鼻:可用白芷、川芎、路路通、细辛、辛夷共研细末,置瓶内,时时嗅之。

(3) 塞鼻:细辛膏,棉裹塞鼻。

(4) 涂鼻:可用鹅不食草干粉,加入凡士林,制成药膏,涂入鼻腔,每日 2~3 次;或用干姜适量,研末,蜜调涂鼻内。

(5) 凝胶剂:中药醒鼻凝胶剂(中药醒鼻方组成:冰片、牛黄、徐长卿等)。

(6) 雾化剂:常选苍耳子、辛夷、白芷、薄荷等通窍之品,煎熬成汤,使用现代超声雾化之法应用。

(7) 针灸治疗

1) 体针:可选迎香、印堂、风池、风府、足三里等为主穴,以上星、合谷、肺俞、肝俞、肾俞、三阴交等为配穴。每次主穴、配穴各选 1~2 个,留针 20 min,每日 1 次。

2) 耳针:可用针刺或耳压法。取穴:过敏点、肺俞、脾俞、肾俞、肾上腺、内分泌、内鼻、皮下质等。

3) 艾灸:主穴为百会、上星、印堂、身柱;配穴为膏肓、命门、足三里、三阴交、气海等。用艾条悬灸或隔姜灸。

4）揿针疗法：在穴位上埋针疼痛轻，将锨针刺入特定穴位（印堂、迎香、足三里、大椎、肺俞、脾俞），每周 1 次。

5）经络导平疗法：应用 SMD-C 数码经络导平治疗仪，通过电极作用于穴位而取效，根据辨证选取主穴肺俞、大椎，连接负极片，配穴根据辨证分型选取肺俞（肺虚）、脾俞（脾虚）或者肾俞（肾虚），连接正极片，通电后调节各经穴分调，逐级加大刺激量，以患者耐受为度，30 分/次，每日 1 次，10 次为 1 个疗程，治疗 2 个疗程。

6）按摩：通过按摩双迎香、双手大鱼际摩擦致发热等方法或者小儿推拿鼻部八法，能温阳助气，对阳气虚寒症状改善明显。

7）姜片推痧法：运用姜片辛温通散之效，推拿与刮痧并存之推痧，温通经络，扩张经络之处毛细血管，改善血液循环。

8）鼻冲洗：用生理盐水 5 mL，每日冲洗鼻腔 2~3 次，可有效地减少鼻炎的发作。

9）穴位注射：可选取风池、迎香、肺俞、肝俞、肾俞、足三里、三阴交、气海等穴位，药物可选当归注射液、人参注射液或维生素 B_1 等注射制剂，每次 1~2 穴，每穴 0.5~1.0 mL。

10）针刺新吾穴：本穴位是由北京市耳鼻咽喉研究所李新吾教授发明，针刺蝶腭神经节（新吾穴）治疗变应性鼻炎，每周 1 次，4~5 个疗程疗效最佳，5 岁以上可以使用，年龄过小，不能配合者不宜使用。

四、中医治疗和研究进展

中医学已有数千年的历史，是中国人民长期同疾病作斗争的极为丰富的经验总结，随着循证医学的发展，人们越来越重视中医在变应性鼻炎等过敏性疾病的应用，并被国外医学认可。近几年美国研究发现应用一些中草药方剂能够明显地调节人体免疫系统，几种亚临床研究也发现在动物模型中应用抗食物过敏的中草药有效，使得部分中草药产品已经进入美国，治疗过敏性疾病。因此，目前在美国国立卫生研究院的支持，以及 FDA 在注重疗效性、安全性和一致性的精神指导下，开始研究植物药品，包括复杂的含多肽链的中草药，促进中医药成为美国的植物药物产品。其中，治疗过敏性疾病的中草药产品已经作为膳食补充剂被列为研究新植物药物的重要目标。同样，在我国台湾、香港地区，以及欧洲、日本、韩国、马来西亚等国家均广泛应用中医疗法，并将中医药治疗纳入部分保险范围，如 Yen 等报道 2002~2010 年随机抽取了我国台湾地区 100 万民众健康保险计划的受益人，97 401 名诊断为变应性鼻炎的儿童中，63.11%（$N=61\ 472$）曾使用中医治疗。在学龄期儿童和青少年中，中医治疗使用者明显多于未使用者（$P=0.001$），其中接受中草药（99.1%）；只有 0.9%接受针灸或操作疗法。辛夷清肺汤是最常用的中药配方（23.44%），而最常见的中药单药是蝉蜕（13.78%）。我国台湾地区约 2/3 的儿科变应性鼻炎患者接受中医治疗。因此，传统的中医医疗体系已经被世界卫生组织认可，特别是对于过敏性疾病的治疗，是一种非常重要的"补充和替代疗法"。

现代著名儿科及耳鼻喉中医专家汪受传、阮岩、田理、常克、严道南等对儿童变应性鼻炎均有不同的论述，大概分为四类。

1. 风束肺窍

汪受传教授认为先天禀赋差异,伏风内潜为夙因,责之于肺,风束肺窍为病机。变应性鼻炎以鼻塞、喷嚏、流涕、鼻痒为主症,临床上常伴见眼痒、肤痒、皮疹等症。变应性鼻炎常伴有湿疹、荨麻疹、哮喘等过敏性疾病并发,汪受传教授认为这些疾病与中医学的"风症"相关,由风邪所致。汪受传教授认为风邪除了外感六淫的外风,以及内生五邪的内风以外,还有一种深藏于体内的"伏风",这种伏风来自先天禀赋,因为遗传因素差异,形成特禀质,即过敏性体质。伏风平时深潜在体内不发,但当有外感风邪、寒邪侵袭,或某气、某物所触,则易引动内潜伏风而发为风病。小儿脏腑娇弱,肺常不足,肺气虚弱,易受外邪侵袭,外邪从鼻窍、肌表而入,侵袭肺脏,肺气宣降失司,而致鼻塞、流涕、嗅觉丧失等症状。风邪、寒邪侵袭肺或触及发物为外因,外因引动特禀质小儿体内深潜的伏风,风束肺窍,合而发病为变应性鼻炎。汪受传教授运用宣散外邪、内消伏风,以通利鼻窍之法,根据多年临证经验总结拟定出治疗变应性鼻炎有效方——消风宣窍汤。消风宣窍汤是由八味中药组成,分别是炙麻黄、桂枝、辛夷、苍耳子、五味子、乌梅、胆南星、地龙。

2. 肺脾气虚

阮岩教授认为儿童变应性鼻炎发病与肺、脾、肾三脏,尤其与肺、脾两脏功能失调密切相关,临床分为肺气虚寒型、肺脾两虚型及肾阳不足型。肺气虚寒型治以温肺散寒、益气固表法。方选苍耳子散合玉屏风散加减。肺脾两虚型治以健脾益肺、升阳通窍法。方选四君子汤合苍耳子散加减。肾阳不足型治以温补肾阳、固肾纳气法。方选麻黄附子细辛汤合苍耳子散加减。陈四文教授认为肺、脾、肾三脏虚损是儿童变应性鼻炎反复发作的重要原因。盖因小儿稚阳未充,稚阴未长,气血未充,经脉未盛,神气怯弱,肺脾娇弱,肾气未固,筋骨未坚,内藏精气未足,卫外功能未固,加之肺、脾、肾三脏受损,禀赋不足,易感邪气侵袭,遂致喷嚏、鼻塞、流清涕等,发为变应性鼻炎,在传统采用"补肺固表、健脾益气"治疗变应性鼻炎的基础上,提出了"益气温阳"作为一个整体治疗方案,采用中药口服配合艾灸百会穴联合治疗,内外合治,中药方剂为"益气通鼻散",组成:黄芪10 g、白术10 g、桂枝10 g、防风6 g、五味子5 g、石菖蒲6 g、徐长卿10 g、苍耳子6 g、薄荷6 g、白芷6 g。田理教授认为脾为肺之母,培土生金最为关键,方选保和丸合玉屏风散加减治疗肺脾气虚证患儿。

3. 饮停少阳

常克教授认为鼻涕为水逆之应,这与喻昌的《尚论篇》观点一致,其言风寒不解,心下有水气,水即饮也,水寒相搏,必伤其肺,或为多证者,人身所积滞饮,或上,或下,或中,或热,或冷,各不相同,两肺为总司,但又一二证见,即水逆之应也。从六经辨证分析,小儿为稚阴稚阳之体,正气相对不足,感受外邪后病邪可至半表半里之地,少阳枢机不利,邪合内外,水泛高原,上侵上焦之鼻,而致变应性鼻炎。治法当疏解少阳,温化痰饮,清解郁热,以畅气机,请邪外出。而和解少阳第一方当首推小柴胡汤,选此方的柴胡、黄芩疏解少阳,清解郁热,半夏燥湿化痰,以除水饮久停而成之痰。此三味药共同组成半柴汤,"病痰饮者,当以温药和之",故取解表蠲饮经方小青龙汤中桂枝、细辛、五味子和白芍以收敛及温化水饮,兼顾调和营卫,畅达表阳,除在外之表邪,此四味药共同组成半青汤。半青汤与半柴汤合并组成双半汤(柴胡、黄芩、半夏、细辛、桂枝、五味子、白芍、炙甘草)则少阳得以疏解、痰饮得以温化、郁热得以清解、气机得以畅达、外邪得以祛除。

4. 寒热错杂

严道南教授从寒热性质入手,将儿童变应性鼻炎分为 7 个证型:表实寒证,急予辛温解表、宣发肺气,方用麻黄汤加减;表虚寒证,方用桂枝汤加减;里实寒证,此类患儿常合并哮喘发作,故发作期先宣肺化痰平喘,后通利鼻窍,方药多用温阳重剂;里虚寒证,方用玉屏风散、补中益气汤加减;里热证,方用脱敏汤加减;表寒里热证,方用脱敏汤合玉屏风散加减;表热里寒证,于益气温阳基础上加用清凉之品,寒温并施。

参 考 文 献

闭旭,2013.变应性鼻炎的研究进展[J].中外医学研究,114(34):154-156.

陈智荷,崔玉霞,2017.过敏性疾病与注意力缺陷多动障碍研究进展[J].贵州医药,41(4):420-423.

程雷,三好彰,渡边昭仁,1994.儿童鼻出血与鼻变态反应关系初探[J].临床耳鼻咽喉科杂志,8(5):270-271.

段丽华,赵慎林,尹兆富,等,2007.淄博市 10~11 岁儿童变应性鼻炎的相关调查[J].滨州医学院学报,30(4):276-278.

顾瑞金,陈锡润,1982.宁夏泉七沟地区花粉症的流行病学研究[J].中华耳鼻咽喉科杂志,17(3):155-159.

顾之燕,赵邠兰,刘青,1982.花粉症普查资料分析[J].中华耳鼻咽喉科杂志,17(3):153-154.

韩德民,2014.过敏性鼻炎[M].2 版.北京:人民卫生出版社.

何霞,冯彦,贾敏敏,等,2017.变应性鼻炎患者心理特征研究进展[J].临床耳鼻咽喉头颈外科杂志,31(6):487-489.

黄庆山,李静美,刘红玉,等,1996.小柴胡汤治疗变应性鼻炎的临床及实验研究[J].中国中西医结合耳鼻咽喉科杂志,4(2):76-78.

黄赛瑜,高金建,金建新,等,2005.变应性鼻炎与分泌性中耳炎相关性的研究[J].山东大学基础医学院学报,19(3):164-165.

江满杰,王秋萍,李泽卿,等,2006.南京市 9~10 岁儿童变应性鼻炎的相关调查[J].中国耳鼻咽喉头颈外科,13(2):107-109.

江晓婷,严道南,2017.严道南从脾论治变应性鼻炎三法[J].四川中医,35(7):20-21.

蒋灵鸽,2017.儿推鼻部八法治疗肺气虚寒型 AR 的疗效观察[D].广州:广州中医药大学.

劳春梅,湛健,崔云江,等,2018.小儿推拿联合针灸治疗儿童变应性鼻炎临床观察[J].深圳中西医结合杂志,28(7):38-40.

类延华,黄杰,郭萍,等,2016.儿童分泌性中耳炎与腺样体肥大、变应性鼻炎的相关性分析[J].中国实用医药,11(30):100-101.

李萌,魏肖云,汪受传,2014.218 例小儿变应性鼻炎中医临床证型调查分析[J].中国中医基础医学杂志,20(9):1266-1268.

李烁,杨琼,钱迪,等,2010.深圳市学龄前儿童变应性鼻炎与反复呼吸道感染相关性的流行病学调查[J].临床耳鼻咽喉头颈外科杂志,24(23):1060-1061.

李幼瑾,丁丽凤,芮晓清,等,2018.穴位敷贴联合孟鲁司特治疗儿童肺虚感寒型变应性鼻炎临床观察[J].上海中医药大学学报,32(3):42-46.

李芸,2016.111例变应性鼻炎的六经辨证研究[D].南宁:广西中医药大学.

林煜芬,钟泽斌,苏燕娜,2017.热敏灸治疗变应性鼻炎36例临床观察[J].中医杂志,58(3):235-238.

刘焕鑫,赵兴林,曹洪福,等,2018.针刺蝶腭神经节联合四缝穴点刺治疗小儿变应性鼻炎43例[J].世界最新医学信息文摘,18(72):197-199.

刘婷,朱昕昀,肖志贤,等,2017.田理教授运用保和丸加味治疗儿童变应性鼻炎经验举隅[J].山西中医,33(10):3-4.

刘应波,程冬兰,赖忠华,2010.广东佛山市顺德区乐从镇过敏性鼻炎儿童发病情况及其生活质量的调查[J].新医学,41(5):293-295.

卢文促,2017.姜片推痧联合三伏贴对过敏性鼻炎患儿的临床疗效观察[D].福州:福建中医药大学.

陶利元,夏丽霞,2011.小儿变应性鼻炎的临床表现与鉴别[J].中国误诊学杂志,11(19):4676.

王秉权,申琪,2015.小青龙汤治疗变应性鼻炎Meta分析[J].中医学报,30(5):665-667.

王德鉴,王士贞,2008.中医耳鼻喉科学[M].2版.北京:人民卫生出版社.

王海俊,2010.桂苓汤治疗小儿常年变应性鼻炎(营卫不和,痰饮上泛证)临床研究[D].成都:成都中医药大学.

王佩玲,2016.针刺结合经络导平治疗儿童过敏性鼻炎临床疗效观察[J].中医临床研究,8(3):100-101,106.

王倩,董幼祺,2017.董幼祺教授辨证治疗小儿过敏性鼻炎经验[J].中医儿科杂志,13(2):11-13.

王士贞,2003.中医耳鼻喉科学[M].北京:中国中医药出版社.

王秀刚,2011.针灸治疗变应性鼻炎临床观察[J].四川中医,29(5):109-110.

王益,2017.小儿变应性鼻炎的推拿治疗进展[J].临床医药文献杂志,4(54):10688.

魏萍,寇巍,姚红兵,2016.儿童变应性鼻炎伴哮喘患病率的Meta分析[J].临床耳鼻咽喉头颈外科杂志,30(9):698-701.

魏肖云,李萌,汪受传,等,2015.汪受传教授以消风法为主治疗小儿变应性鼻炎的经验[J].时珍国医国药,26(1):214-215.

魏永新,林进潮,洪雪云,等,2009.汕头市中小学生变应性鼻炎流行情况调查[J].中国热带医学,9(7):1340-1341.

夏凤云,张友芹,刘莉,等,1987.沈阳地区豚草花粉症患病率的调查[J].中华耳鼻咽喉科杂志,22(1):18-19.

谢庆玲,甄宏,谭颖,等,2008.南宁市3~14岁儿童睡眠打鼾及相关情况调查[J].实用儿科临床杂志,23(16):1239-1241.

熊大经,刘蓬,2012.中医耳鼻咽喉科学[M].北京:中国中医药出版社.

张福蓉,金荣疆,刘利,等,2018.揿针配合药物治疗儿童过敏性鼻炎的疗效观察[J].上海针灸杂志,37(5):552-556.

张红卫,沈祖法,金晶,等,2013.从痰饮论治变应性鼻炎30例临床观察[J].中医药导报,19(6):27-29.

张罗,韩德民,2008.解读2008年新版变应性鼻炎及其对哮喘的影响[J].中华耳鼻咽喉头颈外科杂志,43(7):552-557.

张罗,韩德民,2010.转化医学在过敏性鼻炎相关研究中的应用[J].中国耳鼻咽喉头颈外科,17(1):1-2.

张罗,韩德民,顾之燕,2006.变应性鼻炎的药物治疗(二):随访监测[J].中国耳鼻咽喉头颈外科,13(4):273-276.

张罗,王成硕,王向东,等,2008.变应性鼻炎集群免疫治疗的疗效和安全性临床分析[J].中华耳鼻咽喉头颈外科杂志,43(3):187-191.

张罗,魏均民,韩德民,2010.变应性鼻炎诊疗现状调查[J].中华耳鼻咽喉头颈外科杂志,45(5):420-423.

张雁雁,程燕,2016.程燕主任医师治疗小儿过敏性鼻炎经验[J].中医儿科杂志,12(1):13-15.

赵京,柏娟,申昆玲,等,2011.北京、重庆、广州三城市中心城区0~14岁儿童过敏性疾病问卷调查[J].中华儿科杂志,49(10):740-744.

赵丽萍,袁韬,金兰,等,2016.从寒郁少阳辨证治疗变应性鼻炎的临床观察[J].云南中医中药杂志,37(11):31-32.

郑伟明,陈容升,李建章,等,2009.广州市白云区石井街8~11岁儿童变应性鼻炎、慢性鼻-鼻窦炎的相关调查[J].国际医药卫生导报,15(23):121-124.

中华耳鼻咽喉头颈外科杂志编辑委员会鼻科组,中华医学会耳鼻咽喉头颈外科学分会鼻科学组、小儿学组,中华儿科杂志编辑委员会,2011.儿童变应性鼻炎诊断和治疗指南(2010年,重庆)[J].中华耳鼻咽喉头颈外科杂志,46(1):7-8.

钟萍,冯文大,阮岩,2014.阮岩治疗儿童变应性鼻炎经验[J].广州中医药大学学报,31(4):653-655.

朱康,侯晓玲,皇惠杰,等,2017.吸入变应原sIgE在不同气道过敏性疾病儿童中的分布特征[J].中国当代儿科杂志,19(11):1185-1190.

Allen D B, 2000. Do intranasal corticosteroids affect childhood growth? [J]. Allergy, 55 (Suppl 62): 15-18.

Allen D B, 2000. Systemic effects of intranasal steroids: an endocrinologist's perspective[J]. J Allergy Clin Immunol, 106(4 Suppl): S179-S190.

Allen D B, Meltzer E O, Lemanske R F, et al., 2002. No growth suppression in children treated with the maximum recommended dose of fluticasone propionate aqueous nasal spray for one year[J]. Allergy Asthma Proc, 23(6): 407-413.

Alvarez-Cuesta E, Bousquet J, Canonica G W, et al., 2006. Standards for practical allergen-specific immunotherapy[J]. Allergy, 61(Suppl 82): 1-20.

Amin H S, Liss G M, Bernstein D I, 2006. Evaluation of near-fatal reactions to allergen immunotherapy injections[J]. J Allergy Clin Immunol, 117(1): 169-175.

Aït-Khaled N, Pearce N, Anderson H R, et al., 2009. Global map of the prevalence of symptoms of rhinoconjunctivitis in children: the International Study of Asthma and Allergies in Childhood(ISAAC) phase three[J]. Allergy, 64(1): 123−148.

Baena-Cagnani C E, 2004. Safety and tolerability of treatments for allergic rhinitis in children[J]. Drug Saf, 27(12): 883−898.

Bauchau V, Durham S R, 2004. Prevalence and rate of diagnosis of allergic rhinitis in Europe[J]. Eur Respir J, 24(5): 758−764.

Berger W E, 2004. Allergic rhinitis in children: diagnosis and management strategies[J]. Paediatr Drugs, 6(4): 233−250.

Björkstén B, Clayton T, Ellwood P, et al., 2008. Worldwide time trends for symptoms of rhinitis and conjunctivitis: phase Ⅲ of the International Study of Asthma and Allergies in Childhood [J]. Pediatr Allergy Immunol, 19(2): 110−124.

Bousquet J, Khaltaev N, Cruz A A, et al., 2008. Allergic Rhinitis and its Impact on Asthma (ARIA) 2008 update(in collaboration with the World Health Organization, GA(2)LEN and AllerGen)[J]. Allergy, 63(Suppl 86): 8−160.

Bousquet J, Reid J, van Weel C, et al., 2008. Allergic rhinitis management pocket reference 2008[J]. Allergy, 63(8): 990−996.

Brinkhaus B, Witt C M, Jena S, et al., 2008. Acupuncture in patients with allergic rhinitis: a pragmatic randomized trial[J]. Ann Allergy Asthma Immunol, 101(5): 535−543.

Dass K, Petrusan A J, Beaumont J, et al., 2017. Assessment of sleep disturbance in children with allergic rhinitis[J]. Ann Allergy Asthma Immunol, 118(4): 505−506.

Ellwood P, Asher M I, Beasley R, et al., 2005. The international study of asthma and allergies in childhood(ISAAC): phase three rationale and methods[J]. Int J Tuberc Lung Dis, 9(1): 10−16.

Eng P A, Reinhold M, Gnehm H P E, 2002. Long-term efficacy of preseasonal grass pollen immunotherapy in children[J]. Allergy, 57(4): 306−312.

Fireman P, 2000. Therapeutic approaches to allergic rhinitis: treating the child[J]. J Allergy Clin Immunol, 105(6 Pt 2): S616−S621.

Ghaffari J, Rokni G R, Kazeminejad A, et al., 2017. Association among thyroid dysfunction, asthma, allergic rhinitis and eczema in children with alopecia areata[J]. Open Access Maced J Med Sci, 5(3): 305−309.

Golden D B K, Kagey-Sobotka A, Norman P S, et al., 2004. Outcomes of allergy to insect stings in children, with and without venom immunotherapy[J]. N Engl J Med, 351(7): 668−674.

Hsu S P, Lin K N, Tan C T, et al., 2009. Prenatal risk factors and occurrence of allergic rhinitis among elementary school children in an urban city [J]. Int J Pediatr Otorhinolaryngol, 73(6): 807−810.

Hu D, Zhang Z, Ke X, et al., 2017. A functional variant of miRNA-149 confers risk for allergic rhinitis and comorbid asthma in Chinese children[J]. Int J Immunogenet, 44(2): 62−70.

Huang C, Liu W, Cai J, et al., 2017. Breastfeeding and timing of first dietary introduction in relation to childhood asthma, allergies, and airway diseases: a cross-sectional study[J]. J Asthma, 54(5): 488-497.

Kong W J, Chen J J, Zheng Z Y et al., 2009. Prevalence of allergic rhinitis in 3—6-year-old children in Wuhan of China[J]. Randomized Controlled Trial, 39(6): 869-874.

Kung Y Y, Chen Y C, Hwang S J, et al., 2006. The prescriptions frequencies and patterns of Chinese herbal medicine for allergic rhinitis in Taiwan[J]. Allergy, 61(11): 1316-1318.

Lenon G B, Li C G, Xue C C, et al., 2007. Inhibition of release of vasoactive and inflammatory mediators in airway and vascular tissues and macrophages by a chinese herbal medicine formula for allergic rhinitis[J]. Evid Based Complement Alternat Med, 4(2): 209-217.

Lenon G B, Xue C C L, Story D F, et al., 2007. Inhibition of release of inflammatory mediators in primary and cultured cells by a Chinese herbal medicine formula for allergic rhinitis[J]. Chin Med, 15(2): 2.

Leung R, Ho P, Lam C W, et al., 1997. Sensitization to inhaled allergens as a risk factor for asthma and allergic diseases in Chinese population[J]. J Allergy Clin Immunol, 99(5): 594-599.

Lipworth B J, Jackson C M, 2000. Safety of inhaled and intranasal corticosteroids: lessons for the new millennium[J]. Drug Saf, 23(1): 11-33.

Loekmanwidjaja J, Carneiro A C F, Nishinaka M L T, et al., 2018. Sleep disorders in children with moderate to severe persistent allergic rhinitis[J]. Braz J Otorhinolaryngol, 84(2): 178-184.

Ma Y, Zhao J, Han Z R, et al., 2009. Very low prevalence of asthma and allergies in schoolchildren from rural Beijing, China[J]. Pediatr Pulmonol, 44(8): 793-799.

Makino T, 2005. Pharmacological properties of Gyokuheifusan, a traditional Kampo medicinal formula[J]. Yakugaku Zasshi, 125(4): 349-354.

Niggemann B, Jacobsen L, Dreborg S, et al., 2006. Five-year follow-up on the PAT study: specific immunotherapy and long-term prevention of asthma in children[J]. Allergy, 61(7): 855-859.

Okubo K, Kurono Y, Fujieda S, et al., 2014. Japanese Guideline for Allergic Rhinitis 2014[J]. Allergol Int, 63(3): 357-375.

Pedersen S, 2001. Do inhaled corticosteroids inhibit growth in children? [J]. Am J Respir Crit Care Med, 164(4): 521-535.

Scadding G, 2008. Optimal management of nasal congestion caused by allergic rhinitis in children: safety and efficacy of medical treatments[J]. Paediatr Drugs, 10(3): 151-162.

Srivastava K D, Kattan J D, Zou Z M, et al., 2005. The Chinese herbal medicine formula FAHF - 2 completely blocks anaphylactic reactions in a murine model of peanut allergy[J]. J Allergy Clin Immunol, 115(1): 171-178.

Strachan D, Sibbald B, Weiland S, et al., 1997. Worldwide variations in prevalence of symptoms of allergic rhinoconjunctivitis in children: the International Study of Asthma and Allergies in Childhood(ISAAC)[J]. Pediatr Allergy Immunol, 8(4): 161-176.

Wen M C, Wei C H, Hu Z Q, et al., 2005. Efficacy and tolerability of anti-asthma herbal medicine intervention in adult patients with moderate-severe allergic asthma[J]. J Allergy Clin Immunol, 116(3): 517-524.

Wheatley L M, Togias A, 2015. Clinical practice. Allergic rhinitis[J]. N Engl J Med, 372 (5): 456-463.

Wickman M, Korsgaard J, 1996. Transient sensitization to house-dust mites: a study on the influence of mite exposure and six[J]. Allergy, 51(7): 511-513.

Wong G W, Hui D S, Chan H H, et al., 2001. Prevalence of respiratory and atopic disorders in Chinese schoolchildren[J]. Clin Exp Allergy, 31(8): 1225-1231.

Yang S H, Yu C L, 2008. Antiinflammatory effects of Bu-zhong-yi-qi-tang in patients with perennial allergic rhinitis[J]. J Ethnopharmacol, 115(1): 104-109.

Yang S H, Yu C L, Chen Y L, et al., 2010. Traditional Chinese medicine, Xin-yi-san, reduces nasal symptoms of patients with perennial allergic rhinitis by its diverse immunomodulatory effects[J]. Int Immunopharmacol, 10(8): 951-958.

Yen H R, Liang K L, Huang T P, et al., 2015. Characteristics of traditional Chinese medicine use for children with allergic rhinitis: a nationwide population-based study[J]. Int J Pediatr Otorhinolaryngol, 79(4): 591-597.

Zhang L, Han D, Huang D, et al., 2009. Prevalence of self-reported allergic rhinitis in eleven major cities in china[J]. Int Arch Allergy Immunol, 149(1): 47-57.

Zhao T, Wang H J, Chen Y, et al., 2000. Prevalence of childhood asthma, allergic rhinitis and eczema in Urumqi and Beijing[J]. J Paediatr Child Health, 36(2): 128-133.

第八章 变应性鼻炎常用中药

第一节 中草药应用

变应性鼻炎的主要症状有反复发作的鼻痒、喷嚏、流清涕、鼻塞,同时可伴有眼部、气道、皮肤等鼻部以外的临床表现。从中医角度来讲多为本虚标实之证,病性方面多以虚证、寒证居多。内因多为脏腑亏虚,正气不足,卫表不固;外因多与感受风邪有关。发病多与肺、脾、肾三脏相关。因此,治疗变应性鼻炎的辨证用药方面,多选用祛风解表药、补益药、通窍药、化湿消肿药;同时根据"上下呼吸道一个气道,一种疾病"的理论,选用止咳化痰平喘类药物;根据"治风先止血、血行风自灭"的理论,选用血证药,包括活血、止血类药物;虫类药物多有祛风的特性,遣方用药时,也可以根据情况适当选用。

一、祛风解表药

1. 麻黄

【来源】 为麻黄科多年生草本状小灌木草麻黄或木贼麻黄、中麻黄的草质茎。

【性味归经】 味辛、微苦,性温。入肺、膀胱经。

【功效主治】 发汗解表,宣肺平喘,利水消肿。本品性浮而升散,既能用于外感风寒所致的恶寒发热、头身疼痛、鼻塞、无汗、脉浮紧等表实证;又能用于风寒外束、肺气壅遏所致的喘咳证,能开宣肺气、散风寒而平喘;还可用于水肿而兼有表证,能发汗利水、消散水肿。对于变应性鼻炎表现有鼻痒、喷嚏、流清涕、鼻塞等风邪束表不得宣泄者,尤需重用。治疗变应性鼻炎的常用方剂小青龙汤、麻黄附子细辛汤、麻黄汤等的君药就是"麻黄"。

【现代研究】 麻黄主要有效成分为麻黄碱、伪麻黄碱和挥发油等。其具有解热发汗、镇咳平喘、抗炎、抗过敏、兴奋中枢等作用。其中伪麻黄碱能抑制过敏介质的释放,并选择性收缩鼻黏膜血管,发挥抗炎、抗过敏作用,从而缓解鼻塞、流涕等症状,故常在多个治疗变应性鼻炎的复方中皆有使用。

【用法用量】 煎服,3~9 g,宜先煎。

【毒副作用】 麻黄中能引发不良反应的主要物质是麻黄碱。麻黄碱有中枢兴奋作用,较大治疗量即能兴奋大脑皮质和皮质下中枢,引起神经兴奋、失眠等症状,长期应用会出现头晕、恶心、心悸、多汗、颤动等不良反应。

【使用注意】 生麻黄发汗之力量峻猛,风寒表实证用生麻黄,变应性鼻炎患者虚证为多,临床上治疗变应性鼻炎多用炙麻黄,其性较生麻黄平和、毒性低。同时本品能升高血压,故失眠及高血压患者慎用。

2. 桂枝

【来源】　为樟科植物肉桂的干燥嫩枝。

【性味归经】　味辛、甘,性温。入心、肺、膀胱经。

【功效主治】　发汗解肌,温经通脉,通阳化气。既能解肌发表,调和营卫,用于外感风寒、表虚有汗、恶风、多汗等伤寒表虚证;又能用于风寒湿痹、肩背肢节酸痛,能祛风寒湿邪、温经通络而缓解疼痛;还能用于治疗心脾阳虚、水湿内停所致的胸胁支满、心悸、气短、水肿、小便不利等症,能温运脾阳,化湿利水;亦可用于胸痹、胸痛或心悸、脉结代之症,能温经通脉。桂枝主要用于变应性鼻炎表现为卫阳不足、正邪相争于肌表、营卫不和之喷嚏频作、流清涕、畏风自汗者。在治疗变应性鼻炎的常用方剂桂枝汤、苓桂术甘汤中,桂枝为主要组成药物。

【现代研究】　现代研究表明桂枝中主要活性物质为挥发油类,其中主要成分为桂皮醛;尚含有有机酸类、多糖类等其他成分。其具有抗病毒、抗菌、抗炎解热、抗过敏、镇静抗焦虑、扩张血管、保护神经等药理作用。桂枝挥发油对急慢性和免疫炎症均有显著的拮抗作用,其作用与抑制花生四烯酸代谢、影响炎症介质生成及抗氧化等有关。

【用法用量】　煎服,6~10 g。

【毒副作用】　无。

【使用注意】　桂枝辛温助热,易动阴血。凡外感热病、阴虚火旺、血热妄行等证者忌用。孕妇及月经量过多者慎用。

3. 荆芥

【来源】　为唇形科一年生草本植物荆芥的带花序的全草或花穗。

【性味归经】　味辛,性温。入肺、肝经。

【功效主治】　祛风解表,透疹止痒。用于外感风寒头痛、发热恶寒、无汗等症。若配伍辛凉解表药亦可用于风热证发热头痛、咽喉肿痛,能疏散风热、利咽喉、清头目。若用于风疹瘙痒或麻疹透发不畅者,能祛风止痒、宣散透疹。用于疮疡初起有表证者,有消疮之效,常与防风、金银花、连翘等同用。本品能祛风解表而性较平和,对于鼻痒、鼻塞、无汗明显的年老体弱、儿童等变应性鼻炎患者推荐使用。在治疗肺气虚弱型变应性鼻炎的代表方剂温肺止流丹中,荆芥是方中的一个重要组成药物。

【现代研究】　荆芥的主要化学成分为挥发油及黄酮类化合物。现代研究发现,荆芥具有解热镇痛、抗炎、抗菌、止血、抗氧化等药理作用。荆芥内酯可通过抑制神经中枢系统起到明显的发汗、解热作用。荆芥挥发油可以升高疼痛阈值,起到镇痛作用。此外,荆芥中的有效成分可以抑制细菌生长、降低炎症因子的含量,起到抗菌、抗病毒作用。

【用法用量】　煎服,5~10 g。不宜久煎。

【毒副作用】　无。

【使用注意】　无。

4. 防风

【来源】　为伞形科多年生草本植物防风的根。

【性味归经】　味辛、甘,性微温。入膀胱、肝、脾经。

【功效主治】　祛风解表,胜湿止痛止痉。防风质松而润,祛风之力较强,被称为"风药之润剂""治风之通用药"。防风能发散表邪、祛风止痛,用于风寒感冒之发热恶寒、头痛、身痛诸症,又可治风热感冒之恶寒发热、目赤、咽痛等症,还用于风寒湿痹、关节疼痛、四肢拘急等症。对于畏风、遇风喷嚏频作的年老体弱、儿童变应性鼻炎患者推荐使用。

【现代研究】 防风中的主要活性成分包括色原酮、香豆素、挥发油等。其药理作用主要有解热镇痛、镇静、抗炎、抗氧化,以及调节免疫力的作用。变应性鼻炎的发病与人的免疫状态息息相关。防风能提高免疫的有效部位为多糖成分,防风多糖能够刺激巨噬细胞释放相关细胞因子,同时还可剂量依赖性地提高特异性免疫和细胞免疫功能。

【用法用量】 煎服,5~10 g。亦可入酒剂或丸散服。

【毒副作用】 无。

【使用注意】 本品药性偏温。阴血亏虚、热病动风者不宜使用。

5. 白芷

【来源】 为伞形科多年生草本植物白芷或杭白芷的干燥根。

【性味归经】 味辛,性温。入胃、大肠、肺经。

【功效主治】 祛风散寒,通窍止痛,消肿燥湿止涕。白芷色白气香,善走气分,又走血分,可用于治疗外感风寒引起的头痛、鼻塞;又可用于阳明经头痛、眉棱骨痛、头风痛、齿痛等症,能祛风止痛、芳香上达。无论是虚证、实证的变应性鼻炎,对于表现有鼻塞、流涕、太阳或阳明经头痛的患者,白芷都是首选药物。白芷是鼻科常用方剂苍耳子散的主要组成药物。

【现代研究】 白芷有效成分十分复杂,主要含有香豆素类和挥发油成分。白芷香豆素具有降血压、抗凝血、抗微生物、抗病毒、抗癌、抗氧化等多种药理活性。白芷挥发油镇痛、抗炎效果显著,因此在治疗变应性鼻炎的方剂多有使用。

【用法用量】 煎服,3~10 g。

【毒副作用】 无。

【使用注意】 无。

6. 细辛

【来源】 为马兜铃科多年生草本植物北细辛、汉城细辛或华细辛的全草。

【性味归经】 味辛,性温。入肺、肾经。

【功效主治】 祛风解表,散寒止痛,温肺化饮,通窍。细辛味辛而厚,气温而烈,为治寒饮伏肺之要药,用于寒饮伏肺、咳嗽气喘、痰多清稀者,取其温肺化饮之功而止咳喘。细辛芳香气浓,其性善走窜,有较好的祛风、散寒、止痛作用,用于头痛、牙痛、痹证,亦可用于素体阳虚、外感风寒所致的恶寒、发热、脉反沉者。本品辛温走窜,在治疗变应性鼻炎中常用于虚寒型患者,鼻塞、头痛、失嗅兼有喘证、咳嗽、咳白痰等推荐使用。变应性鼻炎的常用方剂小青龙汤、麻黄附子细辛汤中均含有细辛。

【现代研究】 细辛主要成分为挥发油,油中含丁香油酚甲醚、优藏茴香酮、黄樟醚、β-蒎烯、细辛醚、细辛酮,另含 N-异丁基十二碳四烯胺及消旋去甲乌药碱等。现代药理学研究表明细辛具有解热镇痛、镇静、抑制中枢、局部麻醉、抗变态反应等多种药理作用。实验研究表明,细辛水或醇提取物均能使速发型变态反应中炎症介质释放量减少40%以上,具有较明显的抗变态反应作用。

【用法用量】 煎服,每次1~3 g。散剂每次服0.5~1.0 g。外用适量。

【毒副作用】 现代药理研究表明细辛毒性成分主要为挥发油,其所含黄樟醚毒性很大,对中枢神经系统初呈兴奋现象,继而陷入麻痹状态,过量服用可导致死亡。但细辛所含的挥发油会随着煎煮时间的延长而挥发,因此,临床应用细辛,在正确辨别病症的前提下,应选择适当剂型,在服用含大剂量细辛的复方汤剂时,要延长煎煮时间以减轻其毒性,确保用药安全性。

【使用注意】 散剂不宜长期服用,需久煎。气虚多汗、阴虚阳亢头痛、阴虚肺热咳嗽者忌用。反藜芦。

7. 苍耳子

【来源】 为菊科一年生草本植物苍耳的成熟带总苞果实。

【性味归经】 味辛、苦,性温,有小毒。入肺经。

【功效主治】 祛风解表,宣通鼻窍,除湿止痛。用于鼻病头痛、不闻香臭、时流浊涕等症;也可用于风湿痹痛、四肢拘挛等症;还能祛风止痒,用于治疗皮肤瘙痒症。苍耳子为鼻科专科方剂苍耳子散的君药。

【现代研究】 苍耳子化学成分复杂多样,目前研究出的成分主要为酚酸及其衍生物、噻嗪类、木脂素类、挥发油等。苍耳子具有降血压、抗过敏、抑菌、抗炎、镇痛、抗肿瘤和降血脂等药理作用。实验研究表明苍耳子70%乙醇提取物是抗过敏的有效成分,其抗过敏作用机制可通过稳定肥大细胞膜,抑制细胞内钙离子(Ca^{2+})摄入和cAMP含量增加有关。

【用法用量】 煎服,每日3~9 g。

【毒副作用】 苍耳子主要毒性成分是毒蛋白、倍半萜内酯类和水溶性苷类。苍耳子药用引起的不良反应主要累及消化系统、呼吸系统、心血管系统、泌尿系统等,表现为急性腹痛、恶心、呕吐、嗜睡、出汗,严重者可出现心悸、呼吸困难,甚至发生实质性脏器损伤,尤其是对肝脏损伤严重。研究发现苍耳子炮制后羧基苍术苷含量显著降低,苍术苷含量先升高后降低。这提示炮制后苍耳子的毒性成分明显降低。

【使用注意】 不能超量长期使用,超量易致中毒,引起呕吐、腹痛、腹泻等症。临床使用苍耳子要炮制,炒过后毒性可大大降低。

8. 辛夷

【来源】 为木兰花科植物望春花、玉兰或武当玉兰的干燥花蕾。

【性味归经】 味辛,性温。入肺、胃经。

【功效主治】 发散风寒,宣通鼻窍。辛夷芳香走窜,专走头目,既能疏散风寒,又能宣通鼻窍,为治变应性鼻炎之常用药。用于治疗寒证鼻病的头痛、鼻塞,尤适用于变应性鼻炎引起的头痛、鼻塞、不闻香臭、常流清涕等症。辛夷为苍耳子散的主要组成药物。

【现代研究】 辛夷的主要成分存在于挥发油中。木脂素和新木脂素是其主要药理活性成分。辛夷主要有抗炎、抗过敏的作用,用于治疗急慢性鼻炎、变应性鼻炎等。此外还有其他较广泛的药理作用,如收敛作用、保护黏膜、改善局部血液循环、促进分泌物的吸收、抑菌、抗病毒等。辛夷能够减轻肥大细胞释放组胺,并影响下游的炎性介质IL-4、IFN-γ的表达,发挥明显的抗炎、抗过敏作用。药理实验还发现辛夷对气道炎症也有抑制作用。辛夷挥发油可以延长豚鼠哮喘发作的潜伏期,减轻哮喘的严重程度,可能与其能够促进嗜酸性细胞和淋巴细胞的凋亡有关。

【用法用量】　3~9 g,包煎。外用适量。

【毒副作用】　无。

【使用注意】　因辛夷为绒毛包被,使用时需要包煎,以免绒毛溢出引起咽喉不适。

9. 藁本

【来源】　为伞形科植物藁本或辽藁本的干燥根茎和根。

【性味归经】　味辛,性温。入膀胱经。

【功效主治】　祛风散寒,胜湿止痛。常用于治疗变应性鼻炎头痛明显的患者,特别是巅顶头痛及偏头痛等症。而且藁本性温,芳香走窜,有祛风湿的作用,对于寒证明显的鼻黏膜苍白、水肿引起的鼻塞有较好的治疗作用。

【现代研究】　藁本的主要活性成分为挥发油,还含有萜类、香豆素类、苯酞类、烯丙基苯类等。实验研究显示藁本及藁本提取物有解热镇痛、抗炎、抗血栓形成、扩血管、改善微循环等作用。

【用法用量】　煎服,3~10 g。

【毒副作用】　无。

【使用注意】　本品辛温发散,凡血虚头痛及热证均忌用。

10. 薄荷

【来源】　为唇形科植物薄荷的干燥地上部分。

【性味归经】　味辛,性凉。入肺、肝经。

【功效主治】　疏风散邪,清利咽喉,透疹解毒,疏肝解郁。本品清轻凉散,善解肺经郁热,可用于肺经郁热型变应性鼻炎所致的喷嚏频作、鼻塞等症,还能治疗风热感冒、温病初起之发热、恶寒、无汗、头身疼痛等症;用于治疗肺经郁热型的咳嗽、失音等症;也可用于变应性鼻炎合并荨麻疹的患者,其能轻扬宣散表邪而透疹。对于热证变应性鼻炎引起的鼻塞、头痛者亦适合使用。薄荷为鼻科专科方剂苍耳子散的中药组成药物。

【现代研究】　薄荷的主要成分为挥发油类、黄酮类、有机酸等活性物质。实验研究发现薄荷有发汗解汗、抗炎镇痛、抗菌、促透、利胆等药理作用。

【用法用量】　煎服,3~6 g。后下。

【毒副作用】　无。

【使用注意】　表虚自汗者不宜使用。

11. 杭菊花

【来源】　为菊科植物菊的干燥头状花序。

【性味归经】　味甘、苦,性微寒。入肝、肺经。

【功效主治】　发散风热,清肝明目,平抑肝阳。可用于治疗热证变应性鼻炎引起的鼻塞、头痛等症。杭菊花对于变应性鼻炎并发的眼痒、目赤、分泌物增多等眼结膜炎症状具有清肝明目的治疗作用。杭菊花是头面部疾病常用方剂蔓荆子散、天麻钩藤饮的重要组成药物。

【现代研究】　药用菊花含有挥发油、黄酮类物质等活性物质。其主要的药理作用为抗病毒、杀菌抗炎、抗肿瘤、抗病毒等,而且可以增强心血管系统和免疫系统的功能,改善胆固醇的代谢能力,从而提高机体免疫力。相关研究结果发现,不同菊花对葡萄球菌、金黄葡萄球菌、变形杆菌、肺炎链球菌、乙型链球菌均具有抑制作用,尤其是抑制金黄色葡萄球菌的效果显著。菊花的提取物总黄酮和挥发油都具有明显的抗炎作用,可以提高毛细血管的通透性。因此,在变应性鼻炎患者合并眼部症状时多有使用。

【用法用量】 煎服,10~15 g。治疗变应性鼻炎清利头目多用白菊花。

【毒副作用】 无。

【使用注意】 无。

12. 蔓荆子

【来源】 为马鞭草科落叶小灌木植物单叶蔓荆或蔓荆的果实。

【性味归经】 味辛、苦,性寒。入膀胱、胃、肝经。

【功效主治】 祛风清热,清利头目。用于治疗热证变应性鼻炎所致的鼻塞、头痛,亦用于治疗变应性鼻炎并发的目昏、目赤肿痛。蔓荆子是治疗头面部疾病常用方剂蔓荆子散的君药。

【现代研究】 现代研究表明其主要含有挥发油、黄酮类、环烯醚萜类、二萜类、生物碱、甾体等化学成分。蔓荆子有抗肿瘤、解热镇痛、抗菌抗炎、改善微循环、抗氧化等药理作用。近期结果表明紫花牡荆素、木犀草素、3-甲氧基-4-羟基肉桂醛是其发挥抗炎镇痛效果的主要活性成分。

【用法用量】 6~10 g,打碎煎服。

【毒副作用】 无。

【使用注意】 无。

13. 柴胡

【来源】 为伞形科多年生草本植物(北柴胡)或狭叶柴胡(南柴胡)的根或全草。

【性味归经】 味辛、苦,性微寒。入肝、胆、肺经。

【功效主治】 和解少阳,升举阳气。本品善于透表泻热,为治少阳证之要药。用于伤寒邪在少阳、寒热往来、胸胁苦满、口苦、咽干、目眩等症,也用于治疗疟疾所致的寒热往来等症。寒热往来为少阳证的特点,变应性鼻炎具有反复发作的特点,与少阳证的特点有一定的相同之处,所以对于有一定发作时间规律的变应性鼻炎患者在用药方面常加入柴胡。此外,柴胡还能升阳举陷,治疗气虚下陷证明显的变应性鼻炎所表现出的气短、乏力等。

【现代研究】 柴胡根部的主要生物活性成分为柴胡皂苷、挥发油和多糖类物质。现代研究显示柴胡有明显的抗炎、镇痛作用,还有较强的镇咳、抗菌、抗病毒作用。此外,柴胡可通过激活巨噬细胞和淋巴细胞来增强机体特异性免疫反应,从而起到免疫调节作用。

【用法用量】 煎服,3~10 g。

【毒副作用】 无。

【使用注意】 真阴亏损、肝阳上亢证者慎用。

14. 蝉蜕

【来源】 为蝉科昆虫黑蚱的若虫羽化时脱落的皮壳。

【性味归经】 味甘,性寒。入肺、肝经。

【功效主治】 发散风热,透疹止痒,祛风止痉,退翳明目。用于治疗变应性鼻炎引起的鼻痒、喷嚏、咽部不适等症,亦用于变应性鼻炎并发的风疹瘙痒、皮肤瘙痒、眼痒等症。蝉蜕轻清,味甘,为儿科、耳鼻喉科的常用药物。

【现代研究】 现代研究发现,蝉蜕化学成分复杂,含有大量的甲壳质、蛋白质、氨基酸、有机酸类成分及多种微量元素等。实验研究发现,蝉蜕具有抗惊厥、镇静止痛、镇咳、祛痰、平喘解痉、抗感染、抗氧化、抗肿瘤等药理作用。小鼠实验证明,蝉蜕水提物具有明显的止咳平喘作用。其平喘作用机制可能是通过抑制过敏介质的释放和神经-体液-免疫系统的整体调节来发挥效应的。

【用法用量】 煎服,3~6 g。

【毒副作用】 无。

【使用注意】 蝉蜕为昆虫的皮壳,异性蛋白较多,虽然药理学显示其有一定抗过敏作用,对于一些过敏体质明显的患者要慎用。

15. 木贼

【来源】 为木贼科植物木贼的干燥地上部分。

【性味归经】 味甘、苦,性平。入肺、肝经。

【功效主治】 疏散风热,明目退翳。用于治疗变应性鼻炎合并眼结膜炎出现的眼痒、眼结膜充血等症。

【现代研究】 木贼的主要成分有挥发油类成分、黄酮及苷类成分。实验研究显示木贼有镇静、镇痛、抗血小板聚集、抗肿瘤、抗病毒、抗氧化的作用。

【用法用量】 煎服,3~9 g。

【毒副作用】 无。

【使用注意】 无。

二、补益药

1. 党参

【来源】 为桔梗科植物党参、素花党参或川党参的干燥根。

【性味归经】 味甘,性平。入脾、肺经。

【功效主治】 补中益气,生津养血。临床上多用于治疗中气不足引起的食少便溏、四肢倦怠等症,多与白术、茯苓、炙甘草同用。本品有益肺气的功效,故又适用于肺气亏虚引起的气短咳喘、言语无力、声音低弱等症。本品可用于治疗体虚外感证,可与解表药同用。既扶正又祛邪,变应性鼻炎多为本虚标实证,党参为治疗变应性鼻炎的常用补益药。在治疗肺脾气虚型变应性鼻炎的代表方剂温肺止流丹、补中益气汤、参苓白术散等方剂中,党参(替代人参)为君药。

【现代研究】 党参中含有多糖、炔苷、生物碱、三萜类、苯丙素类、甾醇等化学成分。实验研究显示,党参及其提取物具有调节免疫、调节肠胃功能、抗氧化、抗肿瘤等多种药理作用。变应性鼻炎患者免疫功能常常失调,党参及其化学成分能够通过增强淋巴细胞增殖、提高抗体效价、增强单核巨噬细胞系统吞噬能力、影响补体系统等途径发挥免疫调节作用。

【用法用量】 煎服,10~30 g。

【毒副作用】　无。

【使用注意】　本品对虚寒证最为适用,若属热证,则不宜单独应用。反藜芦。

2. 黄芪

【来源】　为豆科植物蒙古黄芪或膜荚黄芪的干燥根。

【性味归经】　味甘,性微温。入脾、肺经。

【功效主治】　补气升阳,益卫固表,托毒生肌,利水退肿。用于脾肺气虚或中气下陷之证。黄芪能补脾肺之气,为补气要药,且有升举阳气的作用,故可用于上述诸证,须随不同的气虚表现而进行相应的配伍。用于变应性鼻炎卫气虚所致表虚自汗者,本品能益卫气、固表止汗;用于气虚失运、水湿停聚引起的鼻黏膜水肿之症,黄芪能补气利湿消肿;此外,还可用于气虚血滞导致的鼻塞者。在治疗脾气虚弱型变应性鼻炎的代表方补中益气汤中,黄芪是君药。

【现代研究】　黄芪具有丰富的化学成分,如黄芪皂苷、黄芪多糖、黄酮类化合物及三萜类物质等。黄芪的药理作用较为广泛,大量研究证实,黄芪及其提取物具有保护心肌、调节免疫功能、改善血液循环、抗肿瘤、延缓衰老等作用,对多种疾病具有独特的疗效。

【用法用量】　煎服,10～15 g,大剂量可用 30～60 g。补气升阳宜炙用,其他多生用。

【毒副作用】　无。

【使用注意】　本品补气升阳,易于助火,又能止汗,故凡表实邪盛、气滞湿阻、食积内停、阴虚阳亢、痈疽初起或溃后热毒尚盛等,均不宜用。

3. 白术

【来源】　为菊科植物白术的干燥根茎。

【性味归经】　味苦、甘,性温。入脾、胃经。

【功效主治】　补气健脾,燥湿利水,止汗。用于脾气虚弱、运化失常所致的食少便溏、脘腹胀满、倦怠无力等症,可补气健脾;用于脾虚不能运化、水湿停留所致的痰饮水肿等症,既可补气健脾,又可燥湿利水,故白术为治痰饮水肿之良药;也用于脾虚气弱、肌表不固而自汗者。对于治疗肺脾气虚型变应性鼻炎表现出的流清涕、鼻塞、汗多、鼻黏膜水肿等,白术是常用的中药。在治疗变应性鼻炎常用方玉屏风散、参苓白术散等中,白术是一个重要的组成药物。

【现代研究】　白术的活性成分中以挥发油作为主要化学成分,同时含有白术内酯和白术多糖等。白术有增强脾胃功能、调节胃肠运动、利尿、调节心血管系统、调节免疫系统、调节生殖系统、调节神经系统、抗肿瘤、抗菌、抗炎等药理作用。

【用法用量】　煎服,5～15 g。燥湿利水宜生用,补气健脾宜炒用,健脾止泻宜炒焦用。

【毒副作用】　无。

【使用注意】　本品燥湿伤阴,故只适用于中焦有湿之证,如属阴虚内热或津液亏耗燥渴者,均不宜服用。

4. 山药

【来源】　为薯蓣科植物薯蓣的干燥根茎。

【性味归经】　味甘,性平。入脾、肺、肾经。

【功效主治】　益气养阴,补脾肺肾。可用于脾虚气弱,食少便溏或泄泻者;又可用于肺虚久咳或虚喘者,能补肺气、益肺阴;也可用于肾虚遗精、尿频、妇女白带过多者,能补肾,且兼有固涩之功。对于气阴两虚,可取本品大量(每日 250 g)以水煎代茶饮;亦可配伍黄芪、葛根、知母、天花粉等,如玉液汤。在治疗脾虚型儿童变应性鼻炎的代表方参苓白术散和肾阳亏损型的桂附地黄丸中,山药均为重要的组成药物。

【现代研究】　山药中有效成分为皂苷类、黏液质(主要是甘露聚糖、植酸等)、胆碱、多糖等活性物质,是药食兼用的名品。山药具有调节免疫、改善消化、降血糖、降血脂、延缓衰老、抗肿瘤、抗突变、促进肾脏再生修复等药理作用。

【用法用量】　煎服,10~30 g,大剂量可用 60~250 g。研末吞服,每次 6~10 g。补阴宜生用,健脾止泻宜炒黄用。

【毒副作用】　无。

【使用注意】　本品养阴能助湿,故湿盛中满或有积滞者忌服。

5. 茯苓

【来源】　为多孔菌科真菌茯苓的干燥菌核。

【性味归经】　味甘、淡,性平。入心、肺、脾、肾经。

【功效主治】　利水渗湿,健脾安神。对于变应性鼻炎有鼻塞、流清涕、鼻黏膜水肿者,可选用茯苓以利水消肿。小儿"脾常不足,肝常有余",儿童变应性鼻炎的治疗中尤其推荐使用,其可以健脾利湿、消肿通窍。茯苓是治疗脾气虚型变应性鼻炎代表方参苓白术散的臣药,也是治疗水湿痰饮证代表方苓桂术甘汤的君药。

【现代研究】　茯苓的主要化学成分有茯苓多糖、三萜类化合物,此外还含有甾体类、挥发性成分、脂肪酸和氨基酸等。茯苓及其提取物主要有利尿、调节免疫、抗炎、抗肿瘤等作用。

【用法用量】　煎服,10~15 g。

【毒副作用】　无。

【使用注意】　无。

6. 炙甘草

【来源】　为豆科植物甘草、胀果甘草或光果甘草的干燥根和根茎。

【性味归经】　味甘,性平。入心、肺、脾、胃经。

【功效主治】　补脾益气,润肺止咳,缓急止痛,缓和药性。可用于脾胃虚弱、中气不足、气短乏力、食少便溏者,有补脾益气的功效;又可用于咳嗽气喘者,能润肺、止咳平喘;本品还有缓和药性、调和百药的功效。

【现代研究】　甘草中含有黄酮类、三萜类、活性多糖、生物碱、微量元素和少量香豆素。大量研究表明炙法可使甘草中的化学成分甘草总黄酮增加,以及其他的化学成分组成发生变化,对其药理作用和临床应用会产生影响。实验研究表明甘草及其提取物有抗抑郁、调节免疫、抗心力衰竭、抗心律失常、抗炎抗癌等药理作用。炙甘草及其相关化学成分能够通过促进相关免疫细胞的分泌发挥调节机体免疫力的功效。

【用法用量】　煎服,2~10 g。变应性鼻炎多为本虚标实,对于本虚者多用炙甘草,对于标实明显者多用生甘草。

【毒副作用】　无。

【使用注意】 本品味甘,能助湿壅气,令人中满,故湿盛而胸腹胀满及呕吐者忌服。反大戟、芫花、海藻。

7. 当归

【来源】 为伞形科植物当归的干燥根。

【性味归经】 味甘、辛,性温。入肝、心、脾经。

【功效主治】 补血,活血,止痛,润肠。用于血虚诸证。本品为良好的补血药,故适用于血虚引起的各种证候。当归除了养血活血作用外,其性温通,善走七窍,对于气血亏虚明显的变应性鼻炎患者表现出来的鼻塞、黏膜肿胀灰暗,可适当用当归以养血通窍。

【现代研究】 当归的主要化学成分为挥发油、水溶性成分、油脂类成分、多糖类成分。其中,藁本内酯是当归挥发油部分的主要成分,水溶性部分主要有阿魏酸及多糖等。当归的药理作用非常广泛,有着增强造血功能、保护血管内皮、延缓衰老、增强机体免疫力等功能。

【用法用量】 煎服,5~15 g。治疗变应性鼻炎中用全当归以补血活血,酒制能加强活血的功效。

【毒副作用】 无。

【使用注意】 湿盛中满、泄泻者忌服。

8. 熟地黄

【来源】 为生地黄的加工炮制品。

【性味归经】 味甘,性微温。入肝、肾经。

【功效主治】 养血滋阴,补精益髓。可用于一切精血亏虚证,对于变应性鼻炎合并腰膝酸软、头晕眼花、耳鸣耳聋、须发早白等症,可适当选用熟地黄。在治疗肾阳虚型变应性鼻炎的代表方桂附地黄丸中,熟地黄是重要组成药物之一。

【现代研究】 现代药理学研究证实,熟地黄内含梓醇、糖类、地黄素、氨基酸、地黄苷(ABD 等),以及多种化学微量元素。其具有抗氧化、延缓衰老、调节免疫、促进造血功能、抗疲劳、抗肿瘤等药理作用。

【用法用量】 煎服,10~30 g。宜与健脾胃药如陈皮、砂仁同用。熟地黄炭可用于止血。

【毒副作用】 无。

【使用注意】 本品黏腻,较生地黄更甚,有碍消化,凡气滞痰多、脘腹胀痛、食少便溏者忌服。

9. 白芍

【来源】 为毛茛科植物芍药的干燥根。

【性味归经】 味苦、酸,性微寒。入肝、脾经。

【功效主治】 养血敛阴,柔肝止痛,平抑肝阳。其性酸收,可柔肝止痉,常与桂枝配伍治疗变应性鼻炎表现出来的鼻痒、喷嚏频作等营卫不和、腠理不开的症状,也可用于变应性鼻炎所致之自汗、头痛等症。在治疗变应性鼻炎的常用方剂桂枝汤中,白芍是臣药。

【现代研究】 白芍的主要成分有单萜及其苷类、三萜类、黄酮、鞣质、多糖、挥发油等,有效成分为白芍总苷。白芍及其提取物有抗炎、镇痛、镇静、调节免疫、护肝等作用。

【用法用量】   煎服,15～10 g,大剂量可用 15～30 g。

【毒副作用】   无。

【使用注意】   阳衰虚寒之证不宜单独应用。反藜芦。

10. 制附子

【来源】   为毛茛科植物乌头的子根的加工品。

【性味归经】   味辛、甘,性大热,有毒。入心、肾、脾经。

【功效主治】   回阳救逆,补火助阳,散寒止痛。对于变应性鼻炎合并畏寒明显、冷汗淋漓、四肢不温、胃脘冷痛、大便不成形者首推使用制附片,其可以温阳散寒。在治疗变应性鼻炎的常用方剂麻黄附子细辛汤、真武汤中,制附子是其中的主要药物。

【现代研究】   主要是生物碱类物质,此外还有脂类物质及多糖等。附子及其提取物对心血管作用明显,有强心,抗心肌缺血、缺氧,抗心律失常,调节血压,抗休克等作用。此外,还有抗炎、抗肿瘤等作用。

【用法用量】   煎服,3～15 g。宜先煎 30～60 min 以减弱毒性。

【毒副作用】   附子中的主要毒性成分是乌头生物碱类物质,如乌头碱、中乌头碱、次乌头碱是附子中的主要毒性成分,又是其镇痛、抗炎的有效成分。乌头碱可使迷走神经兴奋,并对周围神经造成损害。乌头碱中毒的主要临床表现为口舌及四肢麻木、全身紧束感等,通过兴奋迷走神经而降低窦房结的自律性,引起易位起搏点的自律性增高而诱发各种心律失常,损害心肌,最后由于呼吸麻痹和中枢抑制而死亡。

【使用注意】   孕妇忌用。

11. 干姜

【来源】   为姜科植物姜的干燥根茎。

【性味归经】   味辛,性热。入脾、胃、心、肺经。

【功效主治】   温中散寒,回阳通脉,温肺化饮。可用于脾胃寒证,无论是外寒内侵之实证,或阳气不足之虚证均适用,症见脘腹冷痛、呕吐泄泻等,干姜能祛脾胃寒邪,助脾胃阳气;又可用于亡阳证,其性辛热,能通心助阳,祛除里寒,与附子同用,能辅助附子以增强回阳救逆之功效,并可降低附子的毒性。在治疗变应性鼻炎中,干姜常用于治疗寒饮伏肺证,表现有鼻塞、流清涕、咳嗽气喘、形寒背冷、痰多清稀,本品能温散肺寒而化痰饮,常与麻黄、细辛、五味子等同用。在治疗变应性鼻炎的代表方小青龙汤、苓甘五味姜辛汤中,干姜均是其中的一味主要用药。

【现代研究】   干姜中含有挥发油、二苯基庚烷、姜辣素等多种化学成分。除上述主要成分外,干姜中还含有少量黄酮类、糖苷类、氨基酸、多种维生素和多种微量元素。干姜具有抗炎杀菌、抗氧化、抗血小板聚集和抗肿瘤等多种药理活性,可用于消炎、镇痛及止呕等。

【用法用量】   煎服,3～10 g。

【毒副作用】   无。

【使用注意】   孕妇慎用。

三、化湿消肿药

1. 广藿香

【来源】　为唇形科植物广藿香的干燥地上部分。

【性味归经】　味辛,性微温。入肺、脾、胃经。

【功效主治】　化湿,解暑,止呕。可用于变应性鼻炎合并湿阻中焦,症见脘腹胀满、纳差、恶心呕吐、呕吐泄泻者。藿香芳香通窍、醒脾化湿,对于变应性鼻炎引起的鼻塞、鼻黏膜肿胀也有很好的治疗作用。

【现代研究】　广藿香主要含有挥发油,还含有黄酮类成分和微量元素等,挥发油多为小分子萜类化合物,如广藿香醇、广藿香酮等,其香味浓烈,具有良好的药理作用。藿香及其挥发油具有保护胃肠道、抗炎抗菌、解热镇痛、镇吐、止咳化痰、通便、抗氧化、调节免疫系统等药理作用。

【用法用量】　煎服,5~10 g。

【毒副作用】　无。

【使用注意】　无。

2. 豨莶草

【来源】　为菊科植物豨莶、腺梗豨莶或毛梗豨莶的干燥地上部分。

【性味归经】　味辛、苦,性寒。入肝、肾经。

【功效主治】　祛风除湿,通经活络,清热解毒。变应性鼻炎在中医病因病机上可理解为一种表现在鼻部的痰湿水饮证,所以对于变应性鼻炎引起的鼻痒、鼻塞、鼻黏膜肿胀等,豨莶草具有一定的治疗作用。豨莶草还可用于变应性鼻炎合并皮肤瘙痒等病症。

【现代研究】　豨莶草中已经分离得到的主要化学成分包括二萜类、倍半萜类和黄酮类等化合物。现代药理实验表明,豨莶草的提取物具有抗炎镇痛、抗血栓、抗过敏、抗菌及抗肿瘤等药理作用。豨莶草水提取物的抗过敏作用可能与其能够通过稳定肥大细胞膜阻止组胺的释放,达到抗过敏的效果有关。

【用法用量】　煎服,9~12 g。

【毒副作用】　无。

【使用注意】　无。

3. 路路通

【来源】　为金缕梅科植物枫香树的干燥成熟果序。

【性味归经】　味苦,性平。入肝、肾经。

【功效主治】　祛风活络,利水,通经下乳。本品"大能通十二经穴",既能祛风湿,又能舒筋络,通经脉。对于变应性鼻炎表现出来的鼻塞、流清涕、鼻甲肿胀等,路路通具有通行经脉而散邪通窍、消肿的作用,多与茯苓、猪苓、泽泻等同用,还能治疗变应性鼻炎合并风疹而表现出来的瘙痒。

【现代研究】　路路通主要成分包括桦木酮酸、没食子酸、路路通酮 A 及其他萜类、脂肪族、芳香族等。其主要有抗炎、镇痛、抑制病原微生物、保护神经、抗氧化、抗肿瘤等作用。其发挥抗炎、镇痛作用的主要成分是桦木酮酸(又名路路通酸)和没食子酸,主要通过降低毛细血管通透性,抑制炎性介质分泌,参与 NF-κB 信号通路等途径发挥抗炎效应。

【用法用量】　煎服,5~10 g。

【毒副作用】　无。

【使用注意】　月经过多及孕妇忌服。

4. 泽泻

【来源】　为泽泻科植物泽泻的干燥块茎。

【性味归经】　味甘、淡,性寒。入肾、膀胱经。

【功效主治】　利水渗湿,泄热。用于脾虚湿困型变应性鼻炎引起的鼻塞、鼻黏膜肿胀等症。在治疗水湿证的常用方剂泽泻汤中,泽泻为君药。

【现代研究】　萜类化合物是泽泻的主要化学成分。此外,泽泻中还含有挥发油、生物碱、黄酮类、多糖等活性物质。现代药理研究表明,泽泻具有利尿、降血脂、抗动脉粥样硬化、抗肾结石、调节免疫、降血糖、保肝、抗肿瘤、抗炎、抗氧化应激等多种药理作用。

【用法用量】　煎服,5~10 g。

【毒副作用】　无。

【使用注意】　无。

四、凉血收敛止血药

1. 白茅根

【来源】　为禾本科植物白茅的干燥根茎。

【性味归经】　味甘,性寒。入肺、胃、膀胱经。

【功效主治】　凉血止血,清热利尿。用于血热妄行所致的衄血、咯血、吐血及尿血等症,白茅根功善凉血止血。常单味应用,亦可与其他止血药同用。对于热证变应性鼻炎喷嚏过激引起的鼻出血,常用本品以凉血止血,而且本品味甘性寒,也常用于变应性鼻炎合并肺热咳嗽等症,能清泄肺胃蕴热。

【现代研究】　白茅根的活性成分主要有三萜类、糖类、内酯类、有机酸类、香豆素类等,并含有钾、铁、钙等多种元素。白茅根及其提取物有显著的降压、利尿作用。此外,还有止血、抗炎抗菌、护肝、调节免疫的作用。白茅根生品和炒炭均能明显缩短小鼠出血时间、凝血时间,对凝血第二阶段(凝血酶生成)有促进作用,并能降低血管通透性。

【用法用量】　煎服,9~30 g,鲜品30~60 g。以鲜品为佳。

【毒副作用】　无。

【使用注意】　无。

2. 茜草

【来源】　为茜草科植物茜草的干燥根和根茎。

【性味归经】　味苦,性寒。入肝经。

【功效主治】　凉血止血,活血止痒。用于血热所致的各种出血证。本品炒用凉血止血,凡无瘀滞者宜炒用;生用既能活血化瘀,又能止血,还有止痒作用。茜草可用于变应性鼻炎导致的鼻痒、喷嚏不止、鼻出血等症,具有收敛止血的作用。

【现代研究】　研究发现茜草中主要含有醌类、环己肽类、多糖类等化学成分。实验显示茜草及其提取物有止血抗凝、抗炎抗氧化、调节免疫、护肝的药理作用。在止血抗凝方面,茜草能够显著延长凝血酶原时间,缩短凝血酶时间和活化部分凝血活酶时间,茜草炭则可以缩短上述 3 种凝血时间并对由二磷酸腺苷(ADP)诱导的血小板聚集表现出更加明显的促进作用。因此,对于变应性鼻炎伴有鼻出血的患者,常常使用。

【用法用量】　煎服,6~10 g。

【毒副作用】　无。

【使用注意】　无。

3. 仙鹤草

【来源】　又名脱力草。为蔷薇科植物龙芽草的干燥地上部分。

【性味归经】　味苦、涩,性平。入心、肝经。

【功效主治】　收敛止血,补虚。用于咯血、吐血、衄血、尿血、便血及崩漏等症。仙鹤草味涩收敛,止血作用较佳,可广泛应用于各种出血之症。可单味应用,亦可随症配伍相应的药物。可用于变应性鼻炎合并鼻出血者,又可用于虚证变应性鼻炎所致的神疲乏力者,每日用本品 30 g 与等量红枣水煎浓汁,分服,以调补气血。

【现代研究】　仙鹤草中分离得到的化合物主要为三萜及其苷类、黄酮及其苷类、间苯三酚衍生物类、酚酸类、鞣质类、甾醇类、有机酸类等。现代药理研究表明,仙鹤草具有降血糖、抗肿瘤、抗炎、抗菌、抗疲劳、驱虫等药理活性。

【用法用量】　煎服,6~12 g。外用适量。

【毒副作用】　无。

【使用注意】　无。

五、止咳化痰平喘药

1. 陈皮

【来源】　为芸香科植物橘及其栽培变种的干燥成熟果实。

【性味归经】　味辛、苦,性温。入脾、肺经。

【功效主治】　理气健脾,燥湿化痰。可用于脾胃气滞所致的脘腹胀满、嗳气、恶心、呕吐等症,陈皮气香性温,能行能降,具有理气运脾、调中降逆之功;也可用于湿浊中阻所致的胸闷腹胀、纳呆倦怠、大便溏薄、舌苔厚腻,以及痰湿壅滞、肺失宣降、咳嗽痰多气逆等症,陈皮为脾、肺二经之气分药,既能理气,又能燥湿。对于变应性鼻炎合并咳喘者,推荐使用陈皮。陈皮是治疗虚证变应性鼻炎代表方剂补中益气汤、参苓白术散中的重要组成药物。

【现代研究】　陈皮的主要有效成分为黄酮类(陈皮苷、陈皮多甲氧基黄酮、川陈皮素)、挥发油(柠檬烯)、生物碱类(辛弗林)等。陈皮中黄酮类化合物有显著的护肝、抗肿瘤作用,而挥发油类和生物碱类有抗炎、抗氧化的作用。

【用法用量】　煎服,3~10 g。

【毒副作用】　无。

【使用注意】　本品辛散苦燥,温能助热,舌赤少津、内有实热者须慎用。

2. 半夏

【来源】　为天南星科植物半夏的干燥块茎。根据不同炮制方法可分为生半夏、姜半夏、法半夏、清半夏。

【性味归经】　生半夏,味辛,性温,有毒,入脾、胃、肺经;姜半夏、法半夏、清半夏,味辛,性温,入脾、胃、肺经。

【功效主治】　燥湿化痰,降逆止呕,消痞散结。可用于治疗变应性鼻炎合并哮喘而出现咳喘、痰白而稀者;又可用于治疗变应性鼻炎合并痰阻气郁所引起的梅核气、瘿瘤痰核等症。清半夏、法半夏燥湿化痰力强,多用于痰湿引起的咳喘、眩晕、头痛等症。姜半夏温中化痰,降逆止呕力强,多用于痰饮呕吐、胃脘痞满。

【现代研究】　目前所知的半夏有效成分有生物碱类物质、蛋白类物质、多糖、氨基酸、β-谷甾醇等。半夏酸有抗过敏作用,半夏及其提取物有明显的镇咳、祛痰、止吐作用。此外,还有抑制胃酸分泌、抗心律失常、抗肿瘤等作用。

【用法用量】　内服一般炮制后使用,3~9 g。外用适量,磨汁涂或研末以酒调敷患处。

【毒副作用】　有临床报道指出半夏中毒后一般会出现声音嘶哑或失音、口舌麻木、咽喉干燥、呕吐、腹泻等症状,严重者可引起呼吸麻痹、心律失常、心力衰竭,甚至死亡。草酸钙针晶是半夏药材中的主要刺激性成分,具有强烈的刺激性(主要是对多种黏膜的刺激),所产生的刺激性炎症反应是其毒性反应的具体表现。半夏中的凝集素蛋白是半夏药材产生生殖毒性反应和细胞毒性的主要物质基础。结合了凝集素蛋白的草酸钙针晶的毒性反应更为强烈。

【使用注意】　反乌头。因其性温燥,对阴亏燥咳、血证、热痰等症,当忌用或慎用。

3. 苦杏仁

【来源】　为蔷薇科植物山杏、西伯利亚杏、东北杏或杏的干燥成熟种子。

【性味归经】　味苦,性微温,有小毒。入肺、大肠经。

【功效主治】　止咳平喘,润肠通便。用于变应性鼻炎合并咳嗽气喘者。杏仁有苦泄降气、止咳平喘之功,可随配伍不同而用于多种咳喘证。

【现代研究】　苦杏仁中主要成分有苦杏仁苷、脂肪油、苦杏仁酶、苦杏仁苷酶、樱叶酶及黄酮等多酚类成分。苦杏仁及其提取物有着镇咳平喘、抗炎镇痛、抗氧化、调节免疫的作用。

【用法用量】　煎服,5~10 g。生品入煎剂后下。

【毒副作用】　苦杏仁中毒的临床症状可因服量的多少、年龄的大小及是否空腹服用而有轻重不同,服后初觉口中苦涩,舌麻流涎,头痛呕吐,胸闷心悸,烦躁不安等,重者可见剧烈呕吐、呼吸困难、昏迷抽搐甚至休克,最后因呼吸麻痹、呼吸衰竭而死亡。苦杏仁的苦杏仁苷属氰苷类,若食用大量苦杏仁,在苦杏仁酶的作用下,可产生过量的氢氰酸而导致中毒。

【使用注意】　有小毒,勿过量;婴儿慎用。

4. 百部

【来源】　为百部科植物直立百部、蔓生百部或对叶百部的干燥块根。

【性味归经】　味甘、苦,性平。入肺经。

【功效主治】　润肺止咳,杀虫止痒。百部有润肺止咳之功,暴咳、久咳均可用之,如《续十全方》治暴咳,《备急千金要方》治久咳,均单用本品煎浓汁服。对于变应性鼻炎合并咽痒、咳嗽者可选用百部。此外,还用于变应性鼻炎合并荨麻疹、皮肤瘙痒等症,以鲜品切断,用断面涂搽患部。

【现代研究】　百部的主要活性成分为百部生物碱。此外,百部还含有去氢苯并呋喃醇类、绿原酸类、类鱼藤酮类、醌类和香豆素类等非生物碱类成分。现代药理学研究发现百部能通过降低呼吸中枢兴奋性、抑制咳嗽反射而具有良好的镇咳祛痰作用。此外,百部水煎液对头虱、臭虫、牛虱等虫类有杀灭作用,亦有抗炎抗菌作用。

【用法用量】　煎服,3~9 g。外用适量,水煎或酒浸。

【毒副作用】　百部有小毒。服用过量百部可降低呼吸中枢的兴奋性,进而致使呼吸中枢麻痹。

【使用注意】　无。

5. 僵蚕

【来源】　为蝉蛾科昆虫家蚕 4~5 龄的幼虫感染(或人工接种)白僵菌而致死的干燥体。

【性味归经】　味咸、辛,性平。入肝、肺、胃经。

【功效主治】　息风止痉,祛风止痛,解毒散结。白僵蚕能息风止痉,并兼化痰之效。可用于变应性鼻炎合并腺样体肥大,或咳嗽、痰涎壅盛者。此外,本品还有祛风止痒作用,可用于变应性鼻炎合并荨麻疹之皮肤瘙痒者,多与蝉蜕、薄荷等同用。

【现代研究】　僵蚕中有蛋白质、多肽、氨基酸、核苷、挥发油、有机酸和衍生物、甾体、香豆素、黄酮、多糖、微量元素等多种成分。僵蚕具有多种药理活性,现代药理学研究发现其具有抗凝、抗血栓、抑菌、抗惊厥、抗癌、催眠等药效。

【用法用量】　煎服,5~10 g。散剂每次 1~1.5 g。

【毒副作用】　无。

【使用注意】　因为富含异性蛋白质,所以会有过敏的现象,对于过敏体质的患者应慎用。

6. 地龙

【来源】　为钜蚓科动物参环蚓蚓、通俗环毛蚓、威廉环毛蚓或栉盲环毛蚓的干燥体。

【性味归经】　味咸,性寒。入肝、脾、膀胱经。

【功效主治】　清热息风,平喘,通络,利尿。可用于壮热惊痫、抽搐等症,能息风止痉,又善清热,可单用,或入复方应用;又可用于痰鸣喘息,能扩张支气管而有良好的平喘作用,对哮喘以肺热型较为适宜,可研末单用,或配伍麻黄、杏仁、石膏等。对于变应性鼻炎喷嚏明显,又合并哮喘者可选用地龙。

【现代研究】　地龙的主要活性成分为蛋白质、高度不饱和脂肪酸、脂类、核苷酸、微量元素和酶类等。地龙及其主要成分有较明显抗凝血、抗血栓的作用。此外,还有调节免疫、降血压、抗肿瘤、止咳平喘等作用。

【用法用量】　煎服,5~10 g。研粉吞服,每次 1~2 g。外用适量。

【毒副作用】　无。

【使用注意】　无。

六、收敛药

1. 五味子

【来源】　为木兰科植物五味子的干燥成熟果实。

【性味归经】　味酸,性温。入肺、肾、心经。

【功效主治】　敛肺滋肾,生津敛汗,涩精止泻,宁心安神。用于肺虚久咳及肝肾不足之喘咳,其性温而润,能上敛肺气,下滋肾阴,有止咳平喘之效。又可用于治疗津伤口渴、自汗盗汗,能酸涩生津,又能敛汗;也可用于治疗遗精、滑精、久泻不止,能补肾涩精,收敛止泻;还可用于治疗心悸、失眠、多梦,能宁心安神。对于变应性鼻炎表现为鼻流清涕、量多不止,或变应性鼻炎并发久咳久喘、自汗、难寐者可以适当使用。

【现代研究】　五味子的主要活性成分包括木脂素类、挥发油类、三萜类、多糖类及黄酮类化合物,其中木脂素类为五味子中的主要特征性活性成分。五味子及其提取物有镇静、抗氧化、延缓衰老、抗肿瘤、提高心血管功能的药理作用。

【用法用量】　煎服,2~6 g。研末服,每次 1~3 g。

【毒副作用】　无。

【使用注意】　本品酸涩收敛,凡表邪未解,内有实热,咳嗽初起,麻疹初发均不宜用。

2. 山茱萸

【来源】　为山茱萸科植物山茱萸的干燥成熟果肉。

【性味归经】　味酸,性微温。入肝、肾经。

【功效主治】　补益肝肾,收敛固涩。可用于肝肾亏虚、头晕目眩、腰膝酸软、阳痿等症,能补益肝肾,既能补精,又可助阳;又可用于遗精滑精、小便不禁、虚汗不止,有良好的收敛固涩作用。对于变应性鼻炎出现的清涕不止症状时推荐使用山茱萸。山茱萸是治疗肾阳亏损型变应性鼻炎代表方剂肾气丸中的重要组成药物。

【现代研究】　山茱萸中的主要活性成分有糖苷类、有机酸及其酯类和部分挥发性成分。山茱萸及其提取物的药理作用主要有调节免疫、抗炎抗菌、抗氧化、抗心律失常等。山茱萸对免疫系统的兴奋作用主要归因于多糖类成分,其能够改善免疫低下小鼠的脾淋巴细胞增殖反应。

【用法用量】　煎服,5~10 g,或入丸散;大剂量可用 30 g。

【毒副作用】　无。

【使用注意】　本品温补收敛,故命门火炽,素有湿热及小便不利者不宜用。

3. 鸡内金

【来源】　为雉科动物家鸡的干燥沙囊内壁。

【性味归经】　味甘,性平。入脾、胃、小肠、膀胱经。

【功效主治】　运脾消食,固精止遗。用于消化不良、食积不化,以及小儿疳积等症。本品消食力量较强,且有运脾健胃之功,对消化不良症状较轻者,可单用本品炒后研末服用,有一定疗效。本品还有固精止遗作用。对于脾气虚弱型变应性鼻炎所表现的儿童消化不良、食少纳呆、清涕量多不收者可选用鸡内金,同时鸡内金还有活血消积的作用,可治疗变应性鼻炎日久、经脉不通所致之顽固鼻塞、鼻黏膜暗红明显者。

【现代研究】　鸡内金的主要成分包括多种蛋白质、多糖、氨基酸和微量元素。现代药理学研究证实,鸡内金具有调节消化系统功能、血液系统功能,改善血液流变学,抑制肌瘤生长等药理作用。

【用法用量】　煎服,3~10 g。研末服,每次 15~30 g,效果更佳。

【毒副作用】　无。

【使用注意】　无。

第二节　常用方剂应用

变应性鼻炎临床常用方剂的使用,应注意遵循中医基本理论,熟练掌握中医诊断方法,准确把握病因病机与证候,四诊合参,辨证选方,临床根据疾病证候分类的不同,可以原方加减或多方联合使用,以期获得更好疗效。

1. 小青龙汤

【来源】　《伤寒论》曰:"伤寒表不解,心下有水气,干呕发热而咳,或渴,或利,或噎,或小便不利、少腹满,或喘者,小青龙汤主之……伤寒有水气,咳而微喘,发热不渴。服汤已渴者,此寒去欲解也。小青龙汤主之。"

【组成】　麻黄9 g、芍药9 g、细辛3 g、干姜9 g、炙甘草9 g、桂枝9 g、五味子9 g、半夏9 g。

【服法】　上八味,以水一斗(一斗 = 10 升,1 升 = 200 mL),先煮麻黄,减二升(400 mL),去上沫,纳诸药,煮取三升(600 mL),去滓,温服一升(200 mL)。

【功用】　发散风寒,温化内饮,主治肺虚内饮、风寒客表型变应性鼻炎,症状特点为鼻痒、喷嚏频频、清涕如水、鼻塞、咳嗽痰多清稀、恶寒。舌质淡,舌苔薄白,脉浮。检查见下鼻甲肿大光滑,鼻黏膜淡白,鼻道可见水样分泌物。

【方义】　素有水饮之人,一旦感受外邪,每致表寒引动内饮。《难经·四十九难》云:"形寒饮冷则伤肺。"水寒相搏,内外相引,饮动不居,寒饮射肺,肺失宣降,则咳喘痰多而稀;饮停心下,阻滞气机,则胸痞;胃气上逆,则干呕;饮溢肌肤,则浮肿身重。法当解表散寒,温肺化饮。方中以辛温之麻黄、桂枝相须为君,开肺气以解喘、化气行水以利饮。佐以半夏燥湿化痰,伍以五味子敛肺止咳、芍药补助营血,散中有收,利肺气开合,化内水饮,共奏表里双解之功。

【临床加减】　临证可加减或合方而治,如有肺气不足表虚汗出较多者,合玉屏风散加减;如有往来寒热或胃纳欠佳、口干口苦者,合小柴胡汤加减;如清涕量多,酌加乌梅、石榴皮、诃子等,可加用生黄芪以行气利水,配以木香、青皮、陈皮、大腹皮、乌药、苍术、泽泻以渗湿行气通窍。

【方论选录】　王子接《绛雪园古方选注》曰:"小青龙汤治太阳表里俱寒,方义迥异于大青龙汤之治里热也,盖水寒上逆,即涉少阴肾虚,不得已而发表,岂可不相绾照,独泄卫气,立铲孤阳之根乎? 故于麻桂二汤内,不但留芍药之收,拘其散表之猛,再复干姜、五味摄太阳之气,监制其逆,细辛、半夏辛滑香幽,导纲药深入少阴,温散水寒,从阴出阳。推测全方,是不欲发汗之意,推原神妙,亦在乎阳剂而以敛阴为用,偶方小制,故称之为小青龙。"

张秉成云:"治伤寒表不解,心下有水气,干呕而咳,或渴,或利等证。然水气不除,肺气壅遏,营卫不通,虽发表,何由得汗? 故用麻黄、桂枝解其表,必以细辛、干姜、半夏等辛燥之品,散其胸中之水,使之随汗而出。方《金匮要略》所谓腰以上者当发汗,故以白芍、五味子、甘草三味,一以防肺气耗散,一则缓麻黄、桂枝、干姜、细辛之刚猛也。"

【现代研究】 根据现代实验研究发现,小青龙汤治疗变应性鼻炎主要通过减少嗜酸性粒细胞数目及抑制其功能、抑制炎性介质的释放和降低细胞因子含量以阻断致敏的发生等实现。纪雯婷等研究发现,小青龙汤可以抑制Th1细胞代表性细胞因子IFN-γ和Th2细胞代表性细胞因子IL-4,以及其转录因子T-bet、GATA-3 mRNA表达,从而减少过敏反应的产生。小青龙汤解表散寒、温肺化饮,是治疗外感风寒、水饮内停的常用方剂,变应性鼻炎是发生在鼻黏膜的变态反应性疾病,以鼻痒、喷嚏、鼻分泌亢进、鼻黏膜肿胀为特点,其主要是由于肺气虚、卫表不固、腠理疏松、风寒乘虚而入、犯及鼻窍而致,邪正相搏,肺气不得通调,津液停聚,鼻窍壅塞,遂致喷嚏、清涕。

2. 麻黄汤

【来源】 《伤寒论》曰:"太阳病,头痛发热,身疼腰痛,骨节疼痛,恶风,无汗而喘者,麻黄汤主之""太阳病,脉浮紧,无汗,发热,身疼痛,八九日不解,表证仍在,此当发其汗……麻黄汤主之。"

【组成】 麻黄去节,三两(9 g)、桂枝去皮,二两(6 g)、杏仁去皮尖,二两(6 g)、甘草炙,一两(3 g)。

【服法】 上四味,以水500 mL,先煮麻黄,减100 mL,去上沫,纳诸药,煮取250 mL,去滓,温服八合,覆取微似汗,不须啜粥,余如桂枝法将息(现代用法:水煎服,温服取微汗)。

【功用】 发散风寒,宣肺平喘,主治肺卫不固、风寒束表型变应性鼻炎,症状特点为鼻痒、喷嚏、流清涕、鼻塞,伴有恶寒发热、无汗而喘、头项疼痛等。舌质淡,舌苔薄白,脉浮紧。检查见下鼻甲肿大,鼻黏膜淡白或淡红,初期鼻道可见水样分泌物,后期鼻道可见黏涕。

【方义】 方中麻黄味苦、辛,性温,归肺、膀胱经,善开腠理发汗,可祛在表的风寒之邪,宣肺平喘,开闭郁之肺气,为君药。桂枝解肌发表,温通经脉,可透营达卫,为臣药,既助麻黄解表,使发汗之力倍增;又可畅行营阴,减轻疼痛之苦。杏仁降利肺气,与麻黄相伍,一宣一降,可恢复肺气之宣降,加强宣肺平喘的功效。炙甘草既能缓和麻黄、桂枝之峻烈,又能调和麻黄、杏仁之宣降。

【临床加减】 伴自汗出者加煅龙骨、煅牡蛎;鼻流稠涕、色黄者加黄芩、黄柏;鼻流清水、难以休止者加五味子、乌梅;手脚冰凉、脉弱、腰腿酸软、怕冷者可酌加附子、干姜、金樱子、补骨脂、山茱萸等;反复感冒者可合用玉屏风散;气血不足者加黄芪、党参、当归;血瘀者加桃仁、丹参、路路通。

【方论选录】 柯琴《伤寒来苏集》曰:"此为开表逐邪发汗之峻剂也。古人用药法象之义。麻黄中空外直,宛如毛窍骨节,故能祛骨节之风寒,从毛窍而出,为卫分发散风寒之品。桂枝之条纵横,宛如经脉系络,能入心化液,通经络而出汗,为营分散解风寒之品。杏仁为心果,温能助心散寒,苦能清肺下气,为上焦逐邪定喘之品。甘草甘平,外拒风寒,内和气血,为中宫安内攘外之品。此汤入胃,行气于玄府,输精于皮毛,斯毛脉合精而溱溱汗出,在表之邪,其尽去而不留,痛止喘平,寒热顿解,不烦啜粥而籍汗于谷也。"

【现代研究】 阮岩等的研究表明麻黄汤有一定的改善鼻症状的功能。麻黄汤的主药是麻黄、桂枝,两者均有抗过敏的作用,尤其是麻黄,在我国古典医著里记载有用麻黄治疗气喘,而从麻黄里提取的麻黄碱至今仍是国内外治疗哮喘的主要药物;以麻黄为主药的中药制剂麻黄附子细辛汤和小青龙汤在临床上对变应性鼻炎有较好的治疗作用,实验研究表明,麻黄对被动皮肤过敏反应(passive cutaneous anaphylaxis, PCA)有抑制作用,对鼻过敏模型的豚鼠鼻黏膜色素渗出有抑制作用,说明其有较好的抗过敏作用。阮岩等在研究中发现,对变应性鼻炎小鼠模型的实验研究,结果表明服用麻黄汤后的小鼠鼻部的过敏症状减轻,提示该方具有抗组胺作用,能够提高组胺阈值。进一步的人体实验结果提示麻黄汤抗组胺的机制可能是抑制肥大细胞脱颗粒作用,减少组胺的分泌,而不是直接抑制组胺。刘永刚等研究表明麻黄汤及拆方组合有一定抑制致敏大鼠腹腔肥大细胞脱颗粒反应的作用;进一步的研究表明麻黄汤对二甲苯致小鼠耳肿胀和中性粒细胞释放白三烯具有抑制作用。刘永刚等的试验结果表明,麻黄汤全方在对中性粒细胞趋化和中性粒细胞分泌白三烯的抑制作用方面明显高于其拆方组合,并且有麻黄、桂枝的组合对中性粒细胞趋化和中性粒细胞分泌白三烯的抑制作用要强于其他组,说明麻黄汤中麻黄、桂枝作为君、臣的合理性。姚良忠等研究发现,麻黄汤可以抑制肥大细胞脱颗粒,从而减少肥大细胞释放炎性介质(组胺、慢反应物质、缓激肽等),理论上分析可以减轻过敏反应的症状。范文娜等实验结果表明,麻黄汤用以治疗变应性鼻炎,改善症状,减少炎症因子的释放,减轻鼻黏膜的炎症反应等作用机制与调控 cAMP-PKA-CREB 信号途径,上调水通道蛋白5(aquaporin 5, AQP5)及 mRNA 的表达有关。cAMP-PKA 通路是目前研究的经典通路之一,该通路调控基因转录通过激酶 A(PKA)使其特异性磷酸底物环磷腺苷效应原件结合蛋白(CREB)丝氨酸在 133 位点(ser133)磷酸化,磷酸化的 CREB 可与细胞核内钙结合蛋白特异性结合后诱导相应的基因转录。

3. 桂枝汤

【来源】　《伤寒论》。

【组成】　桂枝 9 g、芍药 9 g、甘草 6 g、大枣 20 g、生姜 9 g。

【服法】　上五味,以水 500 mL,微火煮取 250 mL,分 2～3 次温服,服后可喝热稀粥,以助药力。禁生冷、黏滑、肉面、五辛、酒酪、臭恶等物。

【功用】　发表解肌,调和营卫,主治肺卫虚损、风寒外袭型变应性鼻炎,症状特点为鼻痒、喷嚏、流涕清稀、鼻塞、畏风怕冷、发热、自汗等。舌质淡,舌苔薄白,脉虚弱。检查见下鼻甲肿大,鼻黏膜淡白或灰白,鼻道可见水样鼻涕或黏涕。

【方义】　桂枝汤对机体的作用,主要通过三组药对桂枝与芍药、桂枝与甘草、芍药与甘草而实现。桂枝温经通阳,芍药敛阴和营,两药一散一收,一刚一柔,以调和营卫;桂枝配甘草,甘温补虚,辛甘化阳;芍药配甘草,敛阴和营。全方调和营卫,畅通循环,调理脾胃,建复中气,则"正气存内,邪不可干"。

【临床加减】　根据病因病机与证候不同可合方而治,如有表虚汗出较多者,可合玉屏风散加减;如有往来寒热或胃纳欠佳、口干口苦者,可合小柴胡汤加减;如有血瘀证,鼻甲暗红色淡,质较硬实,舌暗红或有瘀点者,或月经量少,月经后期或痛经者,可合桃红四物汤加减。如鼻塞明显,或伴后颈强痛与头痛者,加用麻黄、羌活、葛根、细辛、白芷等;如清涕量多,酌加五味子、乌梅、石榴皮、诃子等;如清涕不止且夜尿频多者,酌加益智仁、乌药、金樱子等;如腰膝酸软者,酌加淫羊藿、仙茅、杜仲、桑寄生;如鼻痒明显,喷嚏多者,酌加干地龙、蝉蜕;如涕中带血者,酌加墨旱莲、仙鹤草、茜草、紫草等。

【方论选录】　吴谦《医宗金鉴·删补名医方论》曰:"凡风寒在表,脉浮弱自汗出者,皆属表虚,宜桂枝汤主之。名曰桂枝汤者,君以桂枝也。桂枝辛温,辛能散邪,温从阳而扶卫。芍药酸寒,酸能敛汗,寒走阴而益营。桂枝君芍药,是于发散中寓敛汗之意;芍药臣桂枝,是于固表中有微汗之道焉。生姜之辛,佐桂枝以解肌表;大枣之甘,佐芍药以和营里。甘草甘平,有安内攘外之能,用以调和中气,即以调和表里,且以调和诸药矣。以桂、芍之相须,姜、枣之相得,借甘草之调和阳表阴里,气卫血营,并行而不悖,是刚柔相济以为和也。"

【现代研究】　在实验研究方面,董培良等通过系列实验室研究表明桂枝汤具有治疗变应性鼻炎的作用。采用卵清蛋白(ovalbumin, OVA)作为变应原诱发豚鼠制备变应性鼻炎的模型,观察豚鼠鼻痒、喷嚏、流清涕等行为学指标、组织学观察指标及血清组胺、IgE、T细胞亚群(CD4、CD8)、血清Th1/Th2的代表因子IL-4、IL-12和TNF-α,通过血涂片观察嗜酸性粒细胞数,并以ELISA和原位杂交法检测嗜酸性粒细胞趋化因子、嗜酸性粒细胞阳离子的水平。结果表明,桂枝汤组血清组胺和IgE含量低于模型组,组织学观察桂枝汤组可见组织结构重建、黏膜增厚、炎性细胞浸润减少、间质无水肿,表明桂枝汤治疗变应性鼻炎有效。进一步的实验证明此作用与其调节CD4/CD8平衡,血清IL-4、IL-12和TNF-α水平有关;与其通过降低嗜酸性粒细胞趋化因子、嗜酸性粒细胞阳离子水平抑制嗜酸性粒细胞的聚集与活化有关。李上云等的实验研究也表明桂枝汤可有效治疗豚鼠变应性鼻炎,其作用机制为通过提高体内cAMP,降低体内环磷酸鸟苷(cyclic guanosine monophosphate, cGMP),抑制炎性介质释放,从而减轻和缓解局部症状。而张卫华等的研究也表明桂枝汤对变应性鼻炎具有一定的治疗作用。其作用机制可能与调节鼻黏膜上皮细胞AQP5表达及cAMP-PKA-CREB信号通路有关。在临床研究方面,袁碧华运用桂枝汤治疗变应性鼻炎,临床痊愈率为40%,好转率为53.33%,总有效率为93.33%。吕斌等应用桂枝汤加味治疗120例小儿变应性鼻炎,得出桂枝汤加味组疗效持久,明显改善主证及兼证。万树全等用加减桂枝汤治疗64例变应性鼻炎患者,并设辛芩颗粒对照组,结果显示治疗组总有效率为90.65%,对照组为81.25%,两组比较差异有统计学意义($P<0.05$)。郑斌用桂枝汤加减治疗100例变应性鼻炎,总有效率为100%。

4. 苍耳子散

【来源】　《济生方》。

【组成】　苍耳子二钱半,薄荷叶、辛夷各半两,白芷一两。

【服法】　共研细末,葱茶调服;亦可作汤剂。

【功用】　疏风散邪,宣通鼻窍,主治风邪外袭型变应性鼻炎,症状特点为鼻痒、喷嚏频作、流清涕、鼻塞等。检查见鼻黏膜色红或暗红,鼻甲肿胀。

【方义】　本方所治乃风热上扰脑中,清阳不升,浊阴逆上,浊气上灼于脑,鼻流浊涕之证,治宜疏风散邪,升阳通窍。苍耳子温和疏达,味辛散风,苦燥湿浊,善通鼻窍以除鼻塞;薄荷辛凉疏散,轻扬升浮,芳香通窍;辛夷、白芷均可宣利肺气,升阳通窍;加葱茶调服,葱白散邪通阳,清茶以降助升,清利头目。诸药相合,共奏疏风散邪、升阳通窍之功。

【临床加减】　苍耳子散是鼻方之祖,很多治疗鼻病方剂都是由本方加减而成,若肺热较重者,加桑白皮、地骨皮;浊涕多者,加金银花、鹅不食草、甘草;头痛者,加川芎、细辛;风寒重者,加荆芥、防风;风热重者,加金银花、连翘、桑叶、菊花;鼻流黄浊涕者,加黄芩、七叶一枝花;咽痒或痛者,加牛蒡子、桔梗、甘草。

【方论选录】《二十七脉详辨证治》记载双寸洪脉主病之上焦实火:"[病状]咳嗽气喘,烦热口渴,小便色赤,或淋沥疼痛,或鼻癌鼻渊而头痛,或咽痛咯血。[分析]温毒之邪从口鼻而入,乃生是病。[治法]清上焦火。[方药]泻白散加栀子、黄芩,苍耳散,辛夷散,清咽太平丸,导赤散,伯夫鼻渊验方。"

【现代研究】现代药理学研究发现,苍耳子具有抗微生物、抗炎、抗过敏作用。辛夷具有抑菌作用,且有明显的消炎、镇痛作用,能使鼠鼻黏膜组织血流量明显增加,对离体平滑肌有不同程度的抗组胺作用。白芷具有抗菌消炎、调节免疫的作用。薄荷的主要成分薄荷醇可以促进药物透过鼻黏膜。于宙等将 64 例儿童变应性鼻炎患者分成两组,对照组予以舌下免疫治疗,研究组在对照组基础上加以三拗汤合苍耳子散辅助治疗,干预后研究组各项症状积分、IgE、嗜酸性粒细胞、TNF、IL-4、IL-6、生活质量各项评分均低于对照组,IFN-γ、IL-2、IL-10 均高于对照组,差异均有统计学意义($P<0.05$);研究组总有效率为 93.75%,高于对照组的 75.00%($P<0.05$)。牛银花等将 110 例肺气虚型变应性鼻炎患者随机分为两组,对照组 55 例给予氯雷他定片口服联合丙酸氟替卡松鼻喷雾剂治疗,观察组 55 例在此基础上加用玉屏风散合苍耳子散治疗。结果:观察组近期总有效率为 87.3%,明显高于对照组的 69.1%($P<0.05$);两组治疗后喷嚏、流涕、鼻塞、鼻痒及鼻黏膜水肿评分与治疗前比较均显著降低($P<0.05$),且观察组治疗后上述指标评分均显著低于对照组($P<0.05$);两组治疗后 IgE、嗜酸性粒细胞、IL-4 和 IL-13 水平与治疗前比较均显著降低($P<0.05$),IFN-γ 和 IL-2 水平与治疗前比较均显著升高($P<0.05$),且观察组治疗后上述指标改善情况均显著优于对照组($P<0.05$)。

5. 玉屏风散

【来源】《究原方》曰:"玉屏风散:治腠理不密,易于感冒。防风一两,黄芪蜜炙、白术各二两,右咬咀,每三钱重,水盏半,枣一枚,煎七分,食后热服。"

【组成】防风 30 g、黄芪(蜜炙)60 g、白术 60 g。

【服法】水煎服。

【功用】益气固表,补益肺脾,主治卫气不固型鼻鼽,症状特点为鼻痒、流清涕、喷嚏连连、鼻塞、畏风怕冷、自汗。舌质淡,舌苔薄白,脉虚。检查见下鼻甲肿大光滑,鼻黏膜淡白或灰白,鼻道可见水样分泌物。

【方义】黄芪为君药,味甘性温,具有补脾益肺固表之功;白术为臣药,益气健脾并有加强黄芪补气固表之力;防风走表而祛风邪,为佐药,合芪术有扶正兼散邪之功效。诸药合用具有益气固表、扶正散邪之功。

【临床加减】肺气虚重者加党参;脾气虚重者加山药;肾阳虚重者加淫羊藿、肉苁蓉;肾阴虚重者加龟板;鼻塞较重,鼻黏膜苍白者,选加桂枝、附子、细辛、木香等辛散行气药,以温通鼻窍;喷嚏较多者,选加僵蚕、蛇蜕、全虫等虫类药,以止痉镇嚏;鼻流清涕不止,伴汗多者,选加浮小麦、糯稻根以养阴敛汗止涕。

【方论选录】宋代陈自明《管见大全良方》曰:"玉屏风散治男子妇人腠理不密,易感风邪……鼻流清涕,续续不止,经久不愈,宜服此药。"元代朱丹溪《丹溪心法》载:"玉屏风散:治自汗。防风、黄芪(各一两),白术(二两)。上每服三钱,水一钟半,姜三片,煎服。"

明代王肯堂《证治准绳·类方》曰："防风、黄芪(各一两),白术(二两)。每服三钱,水二盏,姜三片,煎六分,不拘时温服。"

明代朱橚等《普济方》曰："治腠理不密,易感风寒,头昏眩,甚则痛,项强,肩背拘急,喷嚏不已,鼻流清涕,续续不断,经久不愈,气虚人不宜发散,常服效。黄芪(四两),防风(二两),白术(三两)。上粗捣筛,每服三钱,以水一盏,煎至六分,去滓温服,瘥再服。"

【现代研究】　在实验室方面,林甦等采用卵清蛋白致敏建立变应性鼻炎大鼠模型。实验大鼠随机分为正常组、模型组,以及玉屏风散低、中、高剂量组。采用变应性鼻炎行为学指标进行评分,HE 染色观察大鼠鼻黏膜形态;ELISA 测定大鼠血清 IL-4、IL-5、IL-10、IgE 和 IFN-γ 含量,Western blot、RT-PCR 检测大鼠鼻黏膜 Toll 样受体4(TLR4)和 NF-κB p65 蛋白与基因的表达。结果为模型组大鼠血清 IL-4、IL-5 和 IgE 含量均显著升高,IL-10 和 IFN-γ 含量显著降低;当给予玉屏风散干预后,各给药组大鼠血清炎症因子水平均有所回调,其中玉屏风散中、高剂量组 IL-4、IL-5 和 IgE 含量显著降低,IL-10 和 IFN-γ 含量显著升高,表明玉屏风散对变应性鼻炎引发的炎症因子水平异常有明显改善作用。张丽娟等选取 19 例肺气虚寒型变应性鼻炎患者,10 例健康志愿者作对照,将肺气虚寒型变应性鼻炎患者组分为四组:轻度间歇性、中-重度间歇性、轻度持续性及中-重度持续性,用玉屏风散加味方治疗 14 日,通过治疗前后量表评分,评价其临床疗效,以及 ELISA 检测治疗前后各组血清 IL-17A、TGF-β1 的表达。结果表明,玉屏风散加味方治疗后,鼻痒、喷嚏、水样清涕的症状及黏膜水肿明显改善,量表评分值显著降低,Th17/Treg 免疫失衡有所改善,玉屏风散加味方对肺气虚寒型变应性鼻炎患者有确切的临床疗效及调节 Th17/Treg 免疫失衡的作用。在临床方面,邓一刀采用玉屏风散加味治疗 60 例变应性鼻炎患者,伴有流涕者加僵蚕、蝉蜕,喷嚏加重者加珍珠母,所有药物煎煮服用,每日 2 次,1 个疗程为 7 日,共 3 个疗程,结果总有效率为 93.33%,各患者鼻塞、喷嚏、流清涕等症状都有效缓解。王可超在治疗儿童变应性鼻炎时在玉屏风散的基础上加党参 20 g、辛夷 12 g、甘草 12 g,喷嚏多者加蛇蜕,鼻塞重者加麻黄、细辛,鼻流清涕不止者加五味子,每日 1 剂,早、晚温服,14 日为 1 个疗程,连续服用 2 个疗程,结果显示,采用玉屏风散加味治疗儿童变应性鼻炎可有效减轻鼻塞、鼻痒、喷嚏、流涕等症状,缓解鼻黏膜水肿,其治疗的总有效率高达 95.0%。李头清采用玉屏风散和温肺止流丹加减治疗 42 例变应性鼻炎患者,方药组成:人参 15 g、荆芥 10 g、细辛 3 g、诃子 10 g、桔梗 10 g、鱼脑石 10 g、黄芪 15 g、炒白术 10 g、防风 10 g、甘草 5 g。6 日为 1 个疗程,连续服用 2 个疗程,治疗后患者的鼻塞、鼻痒、流涕、喷嚏等症状较治疗前有明显改善,总有效率为 90.48%。

6. 温肺止流丹

【来源】　《辨证录》曰："而肺金益寒,愈流清涕矣。方用温肺止流丹。"

【组成】　诃子 10 g、甘草 5 g、桔梗 10 g、鱼脑石 15 g(煅过存性,为末)、荆芥 10 g、细辛 3 g、人参 10 g。

【服法】　上药水煎服,取水 500 mL,煮成 250 mL,去滓,分 2 次服用。

【功用】　温肺益气,疏风散寒,主治肺气虚寒型变应性鼻炎,症状特点为鼻痒、喷嚏频作、清涕如水、鼻塞、嗅觉减退、畏风怕冷、自汗、气短懒言、语声低怯、面色苍白、咳嗽痰稀。舌质淡,舌苔薄白,脉虚弱。检查见下鼻甲肥大光滑,鼻黏膜淡白或灰白,鼻道可见水样分泌物。

【方义】　方中以细辛、荆芥疏风散寒;人参、甘草、诃子补肺敛气;桔梗、鱼脑石散结除涕。本方气味温和,功能暖肺,而性宣散,又能祛邪。

【临床加减】　根据证候不同可合方而治,如有表虚汗出较多者,合玉屏风散加减;如有咳喘痰多色白,合小青龙汤加减;如有脾气虚弱、纳呆、疲倦乏力、便溏等,可合补中益气汤加减。如鼻塞明显,酌加羌活、苍耳子、辛夷、白芷等;如清涕量多,酌加五味子、乌梅、石榴皮、金樱子等;如有咽痒咳嗽,酌加杏仁、苏叶等;如有肾气不足,四肢不温,酌加附子、桂枝、肉桂等。

【方论选录】　《辨证录》曰:"兹但流涕而不腥臭,正虚寒之病也。热证宜用清凉之药,寒证宜用温和之剂,倘概用散而不用补,则损伤肺气,而肺金愈虚寒,愈流清涕矣。方用温肺止流丹。"

【现代研究】　实验研究方面,卢健敏等研究温肺止流丹对肺气虚型变应性鼻炎大鼠模型血清 IL-4 和鼻黏膜组织 IL-4 mRNA 表达的影响,结果表明,温肺止流丹可降低变应性鼻炎大鼠模型血清 IL-4 和鼻黏膜组织 IL-4 mRNA 的表达及嗜酸性粒细胞阳离子的含量,此可能是温肺止流丹治疗变应性鼻炎的免疫调节机制。临床研究方面,陈文明等应用温肺止流丹治疗肺气虚寒型变应性鼻炎患者 60 例,并设枸地氯雷他定加糠酸莫米松为对照组。观察治疗前后两组 RQLQ 评分、TNSS、中医辨证肺气虚寒量表,以及血清炎症因子 TNF-α、INF-γ、IL-33,免疫指标 IgE,嗜酸性粒细胞数,嗜酸性粒细胞趋化酞(eosinophilic chemotactic phthalein, EOT)的含量;比较两组总有效率及不良反应发生率。结果表明,温肺止流丹组总有效率(91.5%)与对照组(82.5%)比较,差异有统计学意义($P<0.05$);且明显改善肺气虚寒型变应性鼻炎患者的 RQLQ、TNSS、中医辨证肺气虚寒症状及血清炎症因子与免疫指标,有较低不良反应发生率。黄桂锋观察温肺止流丹对常年性变应性鼻炎患者血清 IL-4、INF-γ 的影响,设立西替利嗪组为对照,结果表明,温肺止流丹可降低常年性变应性鼻炎患者血清 IL-4 水平,并提高 INF-γ 水平,与对照组比较,差异有统计学意义($P<0.05$)。方军等应用温肺止流丹治疗肺气虚寒型变应性鼻炎患者 136 例,进行随机平行对照研究,设立氯雷他定为对照组。结果表明,治疗组总有效率为 86.76%,对照组总有效率 50.29%,两组比较,差异有统计学意义($P<0.05$)。景朝丽应用温肺止流丹加减治疗肺气虚寒型变应性鼻炎患者 64 例,结果表明治疗组有效率为 92.19%,与对照组(65.63%)比较,差异有统计学意义($P<0.05$),而且可明显改善嗜酸性粒细胞数。胡铁阳等应用温肺止流丹合参苓白术散治疗儿童变应性鼻炎,得出近期、远期效果显著,安全性高等优点,并对改善患儿 IgE、白三烯 E4、IL-2、IL-4 水平具有正向意义。李头清应用温肺止流丹合玉屏风散治疗变应性鼻炎患者 42 例,并设氯雷他定为对照组。结果表明,治疗组总有效率为 90.48%,对照组为 80.95%,两组比较,差异有统计学意义($P<0.05$)。

7. 麻黄附子细辛汤

【来源】　《伤寒论》曰:"少阴病,始得之,反发热,脉沉者,麻黄附子细辛汤主之。"

【组成】　麻黄(去节)二两,细辛二两,附子(炮,去皮,破八片)一枚。

【服法】　上三味,以水 2 000 mL,先煮附子,减 400 mL,去上沫,纳诸药,煮取 600 mL,去滓。温服 200 mL,日三服。

【功用】 补肾益肺,温经散寒,主治肾阳不足型变应性鼻炎,症状特点为鼻痒、喷嚏频频、清涕长流、鼻塞、面色苍白、形寒肢冷、腰膝酸软、神疲倦怠、小便清长,或见遗精早泄。舌质淡,苔白,脉沉细。检查可见下鼻甲肥大光滑,鼻黏膜淡白,鼻涕清稀多见。

【方义】 本方为主治素体阳虚、外感风寒的方剂,方中麻黄发汗解表,附子温经助阳,以鼓邪外出,两药相合,温散寒邪而恢复阳气,共为主药,辅佐细辛外解太阳之表,内散少阴之寒,既助麻黄发汗解表,又助附子温经散寒。三药合用,补散兼施,可使外感寒邪从表散,又可因护其阳,使里寒为之散逐,共奏助阳解表之功。

【临床加减】 临证可加减或合方而治,若喷嚏多、清涕长流不止,可加乌梅、五味子等;若遇冷风即打喷嚏、流清涕者,可加黄芪、白术、防风;腰膝酸软者,可酌加枸杞子、菟丝子、杜仲等;兼腹胀、便溏者,可酌加白术、黄芪、人参、砂仁。

【方论选录】 《伤寒论》曰:"少阴病,始得之,反发热,脉沉者,麻黄附子细辛汤主之。"

【现代研究】 魏梅等研究发现麻黄附子细辛汤抑制哮喘发病的作用机制可能主要是促进 Th2 细胞的凋亡,并抑制 Th2 型细胞因子的分泌,进而恢复 Th1/Th2 平衡,与激素在治疗哮喘方面有相似的作用机制。王树鹏通过实验研究发现麻黄附子细辛汤对大鼠实验性变应性鼻炎的抑制作用,可能与红细胞 C3b 受体和红细胞免疫复合物花环率升高有关。褟子才等将 160 例变应性鼻炎患者随机分为两组,各 80 例,对照组用氯雷他定片,观察组用桂枝汤合麻黄附子细辛汤加减治疗。治疗 3 个月及 6 个月的复发率与鼻塞、喷嚏、流涕、鼻痒等积分观察组均低于对照组($P<0.05$),总有效率观察组高于对照组($P<0.05$)。魏科祥等筛选诊断为中-重度持续性变应性鼻炎的患者 80 例,随机分为两组,每组 40 例。对照组给予孟鲁司特钠片及外用盐酸氮䓬斯汀鼻喷雾剂,治疗组给予针刺翼腭神经节和口服麻黄附子细辛汤。通过观察两组治疗前后临床症状评分指标,比较疗效。结果:治疗组总有效率为 95%,显著高于对照组的 80%($P<0.05$)。治疗后两组患者喷嚏、流涕、鼻塞、鼻痒评分指标均显著降低($P<0.05$),治疗组评分显著低于对照组($P<0.05$)。

8. 补中益气汤

【来源】 《脾胃论》曰:"脾胃气虚,则下流于肾,阴火得以乘其土位,故脾证始得,则气高而喘,身热而烦,其脉洪大而头痛,或渴不止,其皮肤不任风寒,而生寒热……此皆脾胃之气不足所致也……惟以辛甘温之剂,补其中而升其阳,甘寒以泻其火则愈。"

【组成】 黄芪 15 g、人参(或党参)15 g、白术 10 g、炙甘草 15 g、当归 10 g、陈皮 6 g、升麻 6 g、柴胡 12 g、生姜 9 片、大枣 6 枚。

【服法】 上药同煎,取水 500 mL 煮成 250 mL,去滓,进食 2 h 后稍热服用。阴虚发热、内热炽盛者忌用。

【功用】 补中益气,健脾和胃,主治脾气虚弱型变应性鼻炎,症状特点为鼻痒、流清涕、喷嚏频发、鼻塞、面色萎黄无华、消瘦、食少纳呆、腹胀便溏、四肢倦怠无力、少气懒言。舌淡胖,边有齿痕,苔薄白,脉弱无力。检查见下鼻甲肥大光滑,鼻黏膜淡白或灰白,鼻道见清稀分泌物。

【方义】 本方证多由素体禀赋偏弱,后天饮食失调,脾胃受损,摄纳无力,气血亏虚,清阳下陷所致。脾胃为营卫气血生化之源,主四肢、肌肉,脾胃气虚,饮食劳伤,纳运失调,四肢、肌肉承受水谷精微无由,故见肢体疲倦、神疲少力、少气懒言,大便稀溏。脾主升清,脾胃虚则谷气不盛,清阳不升,故清阳陷于下焦,郁遏不达则发热,气虚腠理不固,阴液外泄则自汗,脉洪而按之虚弱,舌淡苔薄白,其非外伤发热之可鉴;脾胃虚则中气亦虚,升举无能,故亦见脱肛、子宫脱垂等症。方中黄芪味甘,性微温,入脾、肺经,补中益气,升阳固表,故为君药;配伍人参、炙甘草、白术补气健脾,其为臣药;当归养血和营,协人参、黄芪补气养血,陈皮理气和胃,使诸药补而不滞,共为佐药;配以少量升麻、柴胡升阳举陷,协助君药以升提下陷之中气,共为使药;炙甘草同具调和诸药之功用。

【临床加减】 根据病证不同加减应用,如表虚汗出较多者,可加防风、麻黄根、浮小麦;若鼻塞明显,或伴鼻胀头痛者,加用麻黄、细辛、白芷、桂枝、羌活等;如清涕量多,酌加五味子、乌梅、石榴皮、诃子等;如清涕不止且夜尿频多者,酌加金樱子、益智仁、山茱萸、乌药等;若腰膝酸软者,酌加淫羊藿、仙茅、杜仲、桑寄生等;如鼻痒明显,喷嚏多者,酌加僵蚕、干地龙、蝉蜕等。

【方论选录】 罗美《古今名医方论》曰:"凡脾胃一虚,肺气先绝,故用黄芪护皮毛而闭腠理,不令自汗,元气不足,懒言气喘,人参补之;炙甘草之甘以泻心火而除烦,补脾胃而生气。此三味,除烦热之圣药也。佐白术以健脾,当归以和血,气乱于胸,清浊相干,用陈皮以理之,且以散诸甘药之滞;胃中清气下沉,用升麻、柴胡气之轻而味之薄者,引胃气以上腾,复其本位,便能升浮以行生长之令矣。补中之剂,得发表之品而中自安;益气之剂,赖清气之品而气益倍,此药有相须之妙也。"

【现代研究】 现代研究表明,补中益气汤治疗变应性鼻炎主要表现为以下几个方面的作用:①促进淋巴细胞的增殖。王运平等将小鼠造成脾虚模型,将其与正常小鼠比较后发现造模后脾脏白细胞数及外周血白细胞均降低,而以补中益气汤对脾虚小鼠灌胃后脾脏白细胞数及外周血白细胞均升高,这说明补中益气汤对于淋巴器官的白细胞活化具有增殖作用。②纠正 Th1/Th2 平衡机制。龙镇等将变应性鼻炎模型小鼠用补中益气汤灌胃后发现其 Th1 细胞因子 INF-γ 升高,而 Th2 细胞因子 INF-4 降低,表明补中益气汤可调整 Th1/Th2 平衡。③抑制嗜酸性粒细胞浸润等。邱宝珊等以豚鼠造变应性鼻炎模型,并分为 A、B、C 组:A 组为变应性鼻炎模型组,B 组为变应性鼻炎脾气虚组,C 组在 B 组的基础上予补中益气汤灌胃,D 组为空白对照组。结果显示 C 组与 D 组的鼻腔分泌物嗜酸性粒细胞数量较 A、B 两组都降低,且 C 组豚鼠鼻部症状也较 A、B 两组减轻,这表明补中益气汤对变应性鼻炎有治疗作用,并且能降低嗜酸性粒细胞数量。变应性鼻炎是特应性个体接触变应原后由 IgE 介导介质释放多种免疫活性细胞和细胞因子,导致鼻黏膜慢性炎症反应性疾病。研究发现,黄芪多糖能促进 IgE 抗体的生成,诱导脾细胞产生 INF-γ,并能减少 IL-4 的生成。党参中含有参皂苷、党参多糖、苯丙素类、甾醇等化学成分,其活性成分具有调节免疫、抑制炎症、抗氧化、调节糖脂代谢等作用。严道南等认为变应性鼻炎的病因病机以气虚阳虚为主,应用补中益气汤,以补气为主,升提中气为次。景大驰用补中益气汤加减治疗变应性鼻炎的临床验案,认为变应性鼻炎与肺寒有关:鼻乃多气多血之窍,阳明胃经起于鼻根;脾主升清降浊,脾气健旺则清气通鼻,脾虚则清气不升,浊气干清道,补中益气汤作用主要在于调节脾升清降浊之功。

9. 参苓白术散

【来源】 《太平惠民和剂局方》曰:"方中人参、白术、茯苓、甘草补气健脾,山药、扁豆、莲肉补脾渗湿,砂仁醒脾,桔梗升清,宣肺利气,用以载药上行。诸药合用,共成健脾益气,合胃渗湿之功效。"

【组成】 莲子肉(去皮)9 g、薏苡仁 9 g、缩砂仁 6 g、桔梗(炒至深黄色)6 g、白扁豆(姜汁浸,去皮,微炒)12 g、白茯苓 15 g、人参(去芦)15 g、甘草(炒)10 g、白术 15 g、山药 15 g。

【服法】 上为细末,每服二钱,枣汤调下,小儿剂量以岁数加减服用(现代用法:散剂,每服 6~9 g,大枣煎汤送服;汤剂,加大枣 3 枚,上药加水 500 mL 煮成 250 mL,去滓,进食 2 h 后稍热服用)。

【功用】 补益脾胃,利水渗湿,主治脾气虚弱型变应性鼻炎,症状特点为鼻痒、流清涕、喷嚏、鼻塞、病程较长、缠绵不愈、面色萎黄无华、消瘦、食少纳呆、腹胀便溏。舌淡胖,边有齿痕,苔薄白,脉弱无力。检查见下鼻甲肥大光滑,鼻黏膜淡白或灰白,鼻腔分泌物清稀。

【方义】 脾胃为后天之本,气血生化之源,主肌肉、四肢百骸。脾气既虚,则气血生化不足,故气短乏力,肌肉、四肢百骸失其濡养,故形体消瘦。脾虚失运,湿浊内停,则饮食不化。方中以人参补益脾胃,白术、茯苓健脾除湿,山药补脾胃,莲子运脾气,白扁豆、薏苡仁健脾渗湿,砂仁行气和胃,桔梗调畅肺气以通调水道,佐以大枣补脾和中。全方肺脾双补,适用于肺虚久咳、纳差、便溏、少气咳喘等。

【临床加减】 根据临床证候不同加减或合方而治,如表虚汗出较多者,合玉屏风散加减;如有咳喘痰多色白,合小青龙汤加减;若兼有湿热,可加黄芩、茵陈、车前草、川木通等;如鼻塞明显,加麻黄、细辛、羌活、苍耳子、辛夷、白芷等;如清涕量多,酌加五味子、诃子、乌梅、石榴皮、金樱子等;如咳嗽有痰,酌加杏仁、苏叶等;如肾气不足,四肢不温,酌加附子、肉桂、桂枝等。

【方论选录】 吴昆《医方考》曰:"脾胃虚弱,不思饮食者,此方主之。脾胃者,土也。土为万物之母,诸脏百骸受气于脾胃而后能强。若脾胃一亏,则众体皆无以受气,日见羸弱矣。故治杂证者,宜以脾胃为主。然脾胃喜甘而恶苦,喜香而恶秽,喜燥而恶湿,喜利而恶滞。是方也,人参、扁豆、甘草,味之甘者也;白术、茯苓、山药、莲子肉、薏苡仁,甘而微燥者也;砂仁辛香而燥,可以开胃醒脾;桔梗甘而微苦,甘则性缓,故为诸药之舟楫,苦则喜降,则能通天气于地道矣。"

徐大椿《医略六书》曰:"脾胃两虚,不能健运胜湿,而输纳无权,故食少体倦,吐泻不止焉。人参抚元补胃,白术燥湿健脾。山药补脾益阴,莲肉清心醒脾,扁豆健脾和胃气,米仁健脾渗湿热,炙草缓中,桔梗清肺,茯苓湿以和脾胃也。为散米饮煎服,使湿化气调,则脾胃壮盛而体强食进,何吐泻之不止哉? 此健脾强胃之剂,为土虚不能胜湿吐泻之专方。"

【现代研究】 王永茂的研究将哮喘合并变应性鼻炎的 86 例患者,随机分为治疗组和对照组,各 43 例。在常规治疗基础上,对照组经口吸再经口呼布地奈德气雾剂,治疗组经口吸再经鼻呼布地奈德气雾剂,合中药参苓白术散加减用药。两组患者经治疗和护理 12 周后,治疗组哮喘完全控制率显著优于对照组,变应性鼻炎控制有效率治疗组也显著高于对照组。这表明参苓白术散联合药物治疗哮喘及变应性鼻炎,临床效果较显著。

10. 真武汤

【来源】 《伤寒论》曰："太阳病,发汗,汗出不解,其人仍发热,心下悸,头眩,身瞤动,振振欲擗地者,真武汤主之。"

【组成】 附子9 g,茯苓9 g,白芍9 g,白术6 g,生姜9 g。

【服法】 以水1 600 mL,煮取600 mL,去滓,温服七合,日三服。

【功用】 温肾壮阳,散寒利水,主治脾肾阳虚型变应性鼻炎,症状特点为鼻痒、清涕长流、喷嚏鼻塞、头眩短气、面色苍白、神疲倦怠、形寒肢冷、四肢沉重、腰膝酸软、小便不利,或见遗精早泄。舌质淡,苔白,脉沉细无力。检查见下鼻甲肥大,鼻黏膜淡白,鼻道可见水样分泌物。

【方义】 本方为治疗脾肾阳虚、水湿泛溢的基础方。盖水之制在脾,水之主在肾,脾阳虚则湿难运化,肾阳虚则水不化气而致水湿内停。肾中阳气虚衰,寒水内停,则小便不利;水湿泛溢于四肢,则沉重疼痛,或肢体浮肿;水湿流于肠间,则腹痛下利;上逆肺胃,则或咳或呕;水气凌心,则心悸;水湿中阻,清阳不升,则头眩。若由太阳病发汗太过,耗阴伤阳,阳失温煦,加之水渍筋肉,则身体筋肉瞤动、站立不稳。其证因于阳虚水泛,故当以温阳利水为基本治法。本方以附子为君药,本品辛甘性热,用之温肾助阳,以化气行水,兼暖脾土,以温运水湿。臣以茯苓利水渗湿,使水邪从小便去;白术健脾燥湿。佐以生姜之温散,既助附子温阳散寒,又合茯苓、白术宣散水湿。白芍亦为佐药,其义有四:一者利小便以行水气,《神农本草经》言其能"利小便",《名医别录》亦谓之"去水气,利膀胱";二者柔肝缓急以止腹痛;三者敛阴舒筋以解筋肉瞤动;四者可防止附子燥热伤阴,以利于久服缓治。

【临床加减】 临证可加减或合方而治,若喷嚏多、清涕长流不止,可加乌梅、五味子等;若遇冷风即打喷嚏、流清涕者,可加黄芪、防风;腰膝酸软者,可酌加枸杞子、菟丝子、杜仲等;兼腹胀、便溏者,可酌加黄芪、人参、砂仁。

【方论选录】 《伤寒论》曰："太阳病,发汗,汗出不解,其人仍发热,心下悸,头眩,身瞤动,振振欲擗地者,真武汤主之""少阴病二三日不已,至四五日,腹痛,小便不利,四肢沉重疼痛,自下利者,此为有水气。其人或咳,或小便利,或下利,或呕者,真武汤主之。"

《古今名医方论》云："真武一方,为北方行水而设。用三白者,以其燥能治水,淡能伐肾邪而利水,酸能泄肝木以疏水故也。附子辛温大热,必用为佐者何居?盖水之所制者脾,水之所行者肾也,肾为胃关,聚水而从其类。倘肾中无阳,则脾之枢机虽运,而肾之关门不开,水虽欲行,孰为之主?故脾家得附子,则火能生土,而水有所归矣;肾中得附子,则坎阳鼓动,而水有所摄矣。更得芍药之酸,以收肝而敛阴气,阴平阳秘矣。若生姜者,并用以散四肢之水而和胃也。"

【现代研究】 肺系疾病常见"喘证""哮证""肺胀""咳嗽"之证,肺系感邪,肺气虚弱,子病及母,致脾阳受损;金水相生,肺伤及肾,致肾阳虚弱,日久肺、脾、肾三脏俱虚,更使水液运行障碍,寒饮停肺,导致肺系疾病反复发作,日益加重;其病本虚标实,治疗应抓住阳气虚这一关键。近年来有许多真武汤治疗呼吸系统疑难病的临床案例,慢性阻塞性肺疾病(chronic obstructive pulmonary diseases, COPD)是一种以持续气流受限为特征的长期慢性消耗性疾病,西医治疗以抗感染、氧疗及支气管舒张剂为主,却不能阻止 COPD 患者肺功能日渐下降的趋势,而运用经方真武汤取得了临床佳效。尹玉妹等报道在茶碱缓释片的基础上加服真武汤治疗哮喘患者,治疗组肺通气功能指标呼气峰流速变异率(peak expiratory flow rate, PEFR)、最大肺活量、第 1 秒用力呼气容积(forced expiratory volume in one second, FEV_1)、第 1 秒用力呼气容积预计值百分比($FEV_1\%$)均优于单纯西药治疗,差异有统计学意义。郭雄伟用真武汤温阳利水治疗 106 例鼻漏型鼻炎患者,总有效率为 94.34%,鼻漏型血管运动性鼻炎常可见大量水样清涕,全身症状常伴形寒、肢冷、苔白不渴,属于脾肾阳虚、水气上泛之象,与真武汤证不谋而合。

11. 肾气丸

【来源】《金匮要略·消渴小便不利淋病脉证并治》曰:"男子消渴,小便反多,以饮一斗,小便一斗,肾气丸主之。"《金匮要略·血痹虚劳病脉证并治》曰:"虚劳腰痛,少腹拘急,小便不利者,八味肾气丸主之。"

【组成】 干地黄 240 g,山茱萸 120 g,山药 120 g,茯苓 90 g,牡丹皮 90 g,泽泻 90 g,桂枝 30 g,制附子 30 g。

【服法】 上为末,蜜为丸,如梧桐子大。每服 15 丸(6 g),酒送下,一日 3 次。亦可作为汤剂,用量按原方比例酌减。

【功用】 温肾壮阳,主治肾阳不足型变应性鼻炎,症状特点为鼻痒、喷嚏频发、流涕清稀、鼻塞、神疲倦怠、面色苍白、形寒肢冷、少腹拘急、腰膝酸软、小便清长,或见遗精早泄。舌质淡,苔白,脉沉细无力。检查可见下鼻甲肥大光滑,鼻黏膜淡白,鼻涕清稀。

【方义】《古方选注》曰:"肾气丸者,纳气归肾也。地黄、萸肉、山药补足三阴经,泽泻、牡丹皮、茯苓补足三阳经。脏者,藏经气而不泄,以填塞浊阴为补;腑者,如府库之出入,以通利清阳为补。复以肉桂从少阳纳气归肝,复以附子从太阳纳气归肾。方中地黄、山茱萸补益肾阴而摄精气;山药、茯苓健脾渗湿,泽泻泄肾中水邪;牡丹皮清肝胆相火;桂枝、附子温补命门真火。合方助阳化水,滋阴生气,使肾阳振奋,气化复常,则诸症自除。"

【临床加减】 临床常用金匮肾气丸合小青龙汤治疗肺肾两亏兼夹伏饮型,以达温补肾气、温肺化饮之功;以鼻痒为主要症状、伴发特应性皮炎等风胜证型,可予金匮肾气丸合消风散化裁补益肾气、祛风止痒。

【方论选录】《医宗金鉴·删补名医方论》曰:"命门之火,乃水中之阳。夫水体本静,而川流不息者,气之动,火之用也,非指有形者言也。然少火则生气,火壮则食气,故火不可亢,亦不可衰。所云火生土者,即肾家之少火,游行其间,以息相吹耳!若命门火衰,少火几于熄矣。欲暖脾胃之阳,必先温命门之火,此肾气丸纳桂、附于滋阴剂中十倍之一,意不在补火,而在微微生火,即生肾气也。故不曰温肾,而名肾气,斯知肾以气为主,肾得气而土自生也。且形不足者,温之以气,则脾胃因虚寒而致病者固痊,即虚火不归其源者,亦纳之而归封蛰之本矣。"

《素问·宣明五气》云:"肾为欠,为嚏。"《素问·至真要大论》云:"少阴司天……民病……轨嚏……少阴之复……烦躁鼽嚏甚,甚则入肺咳而鼻渊。"《素问·阴阳应象大论》云:"气大衰,九窍不利,下虚上实,涕泣俱出矣。"《医方考》曰:"若阳气自虚,则阴气凑之,令人脑寒而流清涕。"李东垣《内外伤辨惑论》云:"元阳本虚弱,更以冬月助其冷,故病者善嚏……"《证治汇补》曰:"凡戴渊疮痔,久不愈者,非心血亏,则肾水少。"《奇效良方》曰："肺者,肾之母,皮毛之阳,元本虚弱,更以冬月助其冷,故病者善嚏,鼻流清涕,寒甚出浊涕,嚏不止,比常人大恶风寒,小便数而欠,或上饮下便,色清而多,大便不调。"古代医家已明确变应性鼻炎病机在肺、脾、肾,但是以肾虚为根本,经久不愈者需要以温肾补阳为主。

【现代研究】　阮岩等的研究表明,金匮肾气丸具有减轻变应性鼻炎临床症状的作用,温肾补阳法能减轻上皮组织嗜酸性粒细胞、肥大细胞浸润等,减轻鼻黏膜变态反应,这可能与其纠正失衡的 Th1/Th2 细胞因子,使 T 细胞分化偏移发生逆转,促进 Th1/Th2 分泌的细胞因子恢复平衡有关,可能是温补肾阳法对变应性鼻炎产生治疗作用的机制之一。马红等的研究表明,肾气汤具有促进肾上腺皮质功能、增强血淋巴转化率、防治动脉硬化、降低血糖、延缓衰老等作用。肾气汤中的干地黄、制附子、山茱萸、桂枝、茯苓、牡丹皮都具有调节机体免疫功能的作用。干地黄能促进脾淋巴细胞 DNA 和生物蛋白的合成,提高脾淋巴细胞分泌 IL-2 的能力,减轻二硝基氯苯引起的迟发型超敏反应,对小鼠抗体的生成也有一定的促进作用。茯苓对抗体的产生有促进作用,对接触性皮炎有一定的抑制作用。山茱萸可明显抑制绵羊红细胞所致的小鼠迟发型超敏反应,并能明显降低小鼠胸腺的重量,对环磷酰胺引起的白细胞下降具有显著的促进回升作用。这证明肾气汤除了改善肾阳虚证外,还对机体的免疫功能有一定的作用。杨占军等研究发现,变应性鼻炎鼻黏膜存在重塑现象,随着变应原的持续接触,重塑将加重,发生不可逆性病理改变,而金匮肾气丸可有效控制变应性鼻炎临床症状,并可减缓或在一定程度上逆转鼻黏膜重塑。杨占军等研究表明温肾补阳法可通过调节 T-bet/GATA-3 表达,纠正失衡的 Th1/Th2 细胞因子网络,从而对变应性鼻炎产生治疗作用。李笋等实验结果提示,肾阳虚变应性鼻炎小鼠服用金匮肾气丸后,能减轻上皮组织嗜酸性粒细胞、肥大细胞浸润等,减轻鼻黏膜变态反应状况,可能与金匮肾气丸能纠正失衡的 Th1/Th2 细胞因子,使体内 T 细胞分化偏移发生逆转,促进 Th1/Th2 分泌的细胞因子恢复平衡有关。

12. 薯蓣丸

【来源】　《金匮要略》曰:"虚劳诸不足,风气百疾,薯蓣丸主之。"

【组成】　薯蓣 300 g,当归、桂枝、神曲、干地黄、大豆黄卷各 100 g,甘草 150 g,人参 70 g,川芎、芍药、白术、麦冬、防风、杏仁各 60 g,柴胡、桔梗、茯苓各 50 g,阿胶 70 g,干姜 30 g,白蔹 20 g,大枣 100 g。

【服法】　上为末,蜜为丸,如弹子大,空腹酒服一丸,一日 2 次。亦可作为汤剂,用量按原方比例酌减。

【功用】　健脾补肺,益气生血,主治肺脾虚弱、气血不足型变应性鼻炎,症状特点为鼻痒、清涕连连、喷嚏突发、鼻塞、病程较长、病情反复、面色萎黄无华、消瘦、食少纳呆、腹胀便溏、四肢倦怠无力、少气懒言。舌淡胖,边有齿痕,苔薄白,脉弱无力。检查见下鼻甲肥大光滑,鼻黏膜淡白或灰白,鼻道可见水样涕或黏涕。

【方义】　虚劳不足,人体气血阴阳皆不足,治疗以扶正为主,祛邪为辅,方中薯蓣专理脾胃,人参、茯苓、白术、干姜、大枣、大豆黄卷、甘草、神曲益气调中,当归、川芎、芍药、麦冬、阿胶、干地黄滋阴养血,柴胡、桂枝、防风祛风散寒,杏仁、桔梗、白蔹理气开郁。诸药合用以健脾扶正为主,脾胃健运,气血生化之源充足,则诸虚可复。

【临床加减】　伴出汗者加煅龙骨、煅牡蛎;鼻流脓涕、色黄者加黄芩、茵陈、苍耳子;

鼻流清水、难以休止者加五味子、乌梅；手脚冰冷、脉弱、腰膝酸软、怕冷者加附子；气虚明显者加黄芪；血瘀者加桃仁、红花。

【现代研究】　实验研究方面，孙艳红等通过实验室研究表明薯蓣丸具有治疗变应性鼻炎的作用，高剂量更有效。将 60 只豚鼠随机分为空白组，薯蓣丸高、中、低剂量组，模型组和通窍鼻炎片组，每组 10 只。在造模后分别按相应剂量灌胃。检测各组豚鼠血清 IgE 和鼻腔灌洗液 IL-17 水平并进行统计分析。结果：空白组、通窍鼻炎片组、薯蓣丸高剂量组 IgE 值均低于薯蓣丸中、低剂量组及模型组（$P<0.05$）；薯蓣丸中、低剂量组 IgE 值均低于模型组（$P<0.05$）。薯蓣丸低剂量组和模型组 IL-17 值均高于空白组，通窍鼻炎片组，薯蓣丸高、中剂量组（$P<0.05$）。黄腾炜等通过实验室研究表明薯蓣丸可抑制大鼠同种 PCA，使致敏处皮肤毛细血管通透性降低，吸光度值下降。薯蓣丸对抗体介导的大鼠肥大细胞脱颗粒具有抑制作用，并能够使致敏大鼠血清中细胞因子 IL-4 含量减少、IFN-γ 含量增加、IFN-γ/IL-4 值升高、IgE 抗体的含量减少。实验结果还表明薯蓣丸低、中、高剂量的量效关系明显，且高剂量效果良好。王寅等将 80 例患者分为两组，对照组服用辛芩颗粒，20 g/次，一日 3 次，治疗组服用薯蓣丸，每日 1 剂，连续服用 4 周，治疗组总有效率为 87.5%，显著高于对照组的 65%。两组疗效比较，差异有统计学意义（$P<0.05$）。于治疗结束 1 个月后对患者进行电话回访，比较两组患者的复发情况，治疗组复发率为 20.0%，低于对照组的 32.5%。两组复发率比较，差异有统计学意义（$P<0.05$）。

第三节　中成药应用

治疗变应性鼻炎的中成药品种繁多，本部分按照全国高等中医药教育教材、国家卫生和计划生育委员会"十三五"规划教材《中医耳鼻咽喉科学》（阮岩主编，人民卫生出版社）中变应性鼻炎的辨证分型来归纳分类此类中成药。变应性鼻炎辨证分为四型：肺气虚寒证、脾气虚弱证、肾阳不足证、肺经蕴热证。以下将根据这四种辨证分型将临床上常见有效的治疗变应性鼻炎的中成药进行逐一阐述。

一、肺气虚寒证

临床症状：鼻痒，打喷嚏，流清涕，鼻塞；检查见鼻黏膜淡白，鼻腔有水样分泌物；伴见遇寒症状加重，平素畏风怕冷，语声低，易患感冒，自汗，咳嗽痰稀，气短乏力，面色苍白，舌淡、苔薄白，脉虚弱等。

辨证要点：鼻痒、阵发性喷嚏、清涕量多；畏风怕冷，易患感冒；气短乏力，面色苍白，舌淡、苔薄白，脉虚弱。

治法：温肺散寒。

常用中成药：散风通窍滴丸，玉屏风颗粒（口服液）、辛芩颗粒（片）、通窍鼻炎片（胶囊、颗粒）、鼻炎宁颗粒。

【散风通窍滴丸】

主要成分：黄芩、荆芥、羌活、细辛。

功效:祛风散寒通窍。用于急性单纯性鼻炎、变应性鼻炎属于外感风寒、郁肺化热证,症见鼻塞、流涕、喷嚏、鼻黏膜充血等。

服用方法:口服,1次20丸,1日3次。1个疗程为4日。

不良反应:尚不明确,暂未发现相关不良反应。

禁忌证:尚不明确。

【玉屏风颗粒(口服液)】

主要成分:黄芪、防风、白术。常见剂型为颗粒制剂和口服液。

功效:益气,固表,止汗。用于肺气虚型变应性鼻炎患者,除鼻痒、喷嚏等症状外兼有自汗恶风、面色㿠白,或体虚易感风邪者。

服用方法:开水冲服,1次5g,1日3次。

注意事项:①忌油腻食物;②本品宜饭前服用;③按照用法用量服用,小儿、孕妇、高血压、糖尿病患者应在医师指导下服用。

【辛芩颗粒(片)】

主要成分:细辛、黄芩、苍耳子、白芷、荆芥、防风、石菖蒲、白术、桂枝、黄芪。

功效:益气固表,祛风通窍。用于肺气不足、风邪外袭所致的鼻痒、喷嚏、流清涕等症状的鼻炎及变应性鼻炎。

服用方法:开水冲服,1次5g,1日3次。1个疗程为20日。

注意事项:①忌烟酒、辛辣、鱼腥食物;②不宜在服药期间同时服用滋补性中药;③有高血压、心脏病、肝病、糖尿病、肾病等慢性病及严重者应在医师指导下服用;④儿童、孕妇、哺乳期妇女、年老体弱者应在医师指导下服用;⑤严格按用法用量服用,本品不宜长期服用。

【通窍鼻炎片(颗粒)】

主要成分:苍耳子(炒)、防风、黄芪、白芷、辛夷、白术(炒)、薄荷。

功效:散风消炎,宣通鼻窍。用于鼻炎、鼻窦炎及变应性鼻炎等患者出现鼻塞、流涕、喷嚏等。

服用方法:口服,1次5~7片,1日3次。

【鼻炎宁颗粒】

主要成分:蜜蜂巢脾。

功效:清湿热,通鼻窍,疏肝气,健脾胃。用于慢性鼻炎、慢性副鼻窦炎、变应性鼻炎。

服用方法:开水冲服,1次15g(1袋),1日2~3次。

不良反应:①全身及皮肤,主要为过敏样反应,临床表现为面色潮红、皮疹、瘙痒、面部水肿、寒战、发热等,严重者可出现过敏性休克;②消化系统,症见恶心、呕吐、腹痛、腹泻;③呼吸系统,症见胸闷、憋气、呼吸困难、喉水肿;④心血管系统,症见心悸;⑤神经系统,症见头晕、头痛、四肢麻木、抽搐;⑥其他,症见视物模糊。

禁忌证:①妊娠期禁用;②对本品过敏者禁用。

二、脾气虚弱证

临床症状:鼻痒,喷嚏,鼻塞;检查见鼻黏膜肿胀明显,色淡白;食少纳呆,四肢困倦,少气懒言,腹胀,大便溏;舌淡、舌体胖、边有齿印,脉细弱。

辨证要点:阵发性喷嚏、清涕量多,鼻黏膜色淡;便溏,倦怠乏力,舌淡红或胖。

治法:健脾益气。

常用中成药:补中益气丸、参苓白术丸、附子理中丸、十全大补丸、薯蓣丸。

【补中益气丸】

主要成分:黄芪(蜜炙)、党参、甘草(蜜炙)、白术(炒)、当归、升麻、柴胡、陈皮、生姜、大枣、辛夷、白芷、桔梗。

功效:补中益气,升阳举陷。用于脾胃虚弱型变应性鼻炎患者,症见鼻痒、喷嚏、流清涕、体倦乏力、食少腹胀、便溏久泻等。

服用方法:口服,1次8~10丸,1日3次。

注意事项:①本品不适用于恶寒发热表证者与暴饮暴食脘腹胀满实证者;②不宜和感冒类药同时服用;③高血压患者慎服;④服本药时不宜同时服用藜芦或其制剂;⑤本品宜空腹或饭前服为佳,亦可在进食时服用;⑥按照用法用量服用,小儿应在医师指导下服用;⑦服药期间出现头痛、头晕、复视等症,或皮疹、面红者,以及血压有上升趋势,应立即停药。

【参苓白术丸】

主要成分:人参、茯苓、白术(麸炒)、山药、白扁豆(炒)、莲子、薏苡仁(炒)、砂仁、桔梗、甘草。

功效:健脾,益气。用于脾气虚弱型变应性鼻炎患者,症见鼻痒、喷嚏、流清涕、体倦乏力、食少便溏。

服用方法:口服,1次6g,1日3次。

注意事项:①泄泻兼有大便不通畅、肛门有下坠感者忌服;②服本药时不宜同时服用藜芦、五灵脂、皂荚或其制剂;③不宜喝茶和吃萝卜,以免影响药效;④不宜和感冒类药同时服用;⑤高血压、心脏病、肾脏病、糖尿病严重者及孕妇应在医师指导下服用;⑥本品宜饭前服用或在进食时服用;⑦按照用法用量服用,小儿应在医师指导下服用。

【附子理中丸】

主要成分:附子(制)、党参、白术(炒)、干姜、甘草。辅料为蜂蜜。

功效:温中健脾。用于脾胃虚寒型变应性鼻炎患者,症见鼻痒、喷嚏、流清涕、脘腹冷痛、呕吐泄泻、手足不温。

服用方法:口服,大蜜丸1次1丸,1日2~3次。

注意事项:①忌不易消化食物;②感冒发热患者不宜服用;③有高血压、心脏病、肝病、糖尿病、肾病等慢性病者应在医师指导下服用;④孕妇慎用,哺乳期妇女、儿童应在医师指导下服用;⑤吐泻严重者应及时去医院就诊;⑥严格按用法用量服用,本品不宜长期服用。

【十全大补丸】

主要成分:党参、白术(炒)、茯苓、炙甘草、当归、川芎、白芍(酒炒)、熟地黄、炙黄芪、肉桂。辅料为蜂蜜。

功效:温补气血。用于气血两虚型变应性鼻炎患者,症见鼻痒、喷嚏、体倦乏力、气短心悸、头晕自汗、面色苍白、四肢不温、月经量多。

服用方法:口服,1次8~10丸,1日3次。

注意事项:①忌食生冷、油腻食物;②外感风寒、风热,实热内盛者不宜服用;③不宜和感冒类药同时服用;④服本药时不宜同时服用藜芦、赤石脂或其制剂;⑤本品中有肉桂,属温热药,因此有实热者忌用;⑥本品宜饭前服用或在进食时服用;⑦按照用法用量服用,小儿应在医师指导下服用;⑧服药期间出现口干、便干、舌红、苔黄等症应去医院就诊。

【薯蓣丸】

主要成分:山药、茯苓、当归、阿胶、大枣(去核)、柴胡、桔梗、人参、甘草、白芍、六神曲(麸炒)、苦杏仁(去皮、炒)、防风、白蔹、白术(麸炒)、地黄、川芎、大豆黄卷、桂枝、干姜、麦冬。

功效:调理脾胃,益气和营。用于气血两虚、脾肺不足型变应性鼻炎患者,症见鼻痒、喷嚏、流清涕、胃脘痛、痹证、闭经、月经不调。

服用方法:口服,1次2丸,1日2次。

注意事项:①忌油腻食物;②感冒患者不宜服用;③服用本品同时不宜服用藜芦、五灵脂、皂荚或其制剂;④不宜喝茶和吃萝卜,以免影响药效;⑤按照用法用量服用,小儿、孕妇、高血压、糖尿病患者应在医师指导下服用。

三、肾阳不足证

临床症状:鼻痒,喷嚏频频,清涕如水样;检查见鼻黏膜苍白水肿,鼻腔多量水样清涕;耳鸣遗精,形寒肢冷,夜尿清长,神疲乏力;舌淡、苔白,脉沉迟。

辨证要点:喷嚏,清涕量多,鼻黏膜苍白;腰膝酸软,面色苍白,脉沉细。

治法:温补肾阳。

常用中成药:别敏胶囊、金匮肾气丸、桂附地黄丸、右归丸。

【别敏胶囊】

主要成分:黄芪、防风、五味子、乌梅、银杏叶、补骨脂、黄精、地黄、淫羊藿、黄芩、白芷。

功效:补益肺肾,益气固表。用于肾阳不足型变应性鼻炎。

服用方法:口服,1日2次,每次2~3粒。

【金匮肾气丸】

主要成分:地黄、山药、山茱萸(酒炙)、茯苓、牡丹皮、泽泻、桂枝、附子(制)、牛膝(去头)、车前子(盐炙)。辅料为蜂蜜。

功效:温补肾阳,化气行水。用于肾阳不足型变应性鼻炎,症见鼻痒、喷嚏、腰膝酸软、小便不利、畏寒肢冷。

服用方法:口服,1次20~25粒(4~5 g),1日2次。

注意事项:忌房欲、气恼;忌食生冷。

【桂附地黄丸】

主要成分:地黄、山药、山茱萸(酒炙)、茯苓、牡丹皮、泽泻、桂枝、附子(制)、牛膝(去头)、车前子(盐炙)。辅料为蜂蜜。

功效:温补肾阳,化气行水。用于肾阳不足型变应性鼻炎,症见鼻痒、喷嚏、腰膝酸软、小便不利、畏寒肢冷。

服用方法:口服,1次20~25粒(4~5 g),1日2次。

注意事项:①忌不易消化食物;②感冒发热患者不宜服用;③治疗期间,宜节制房事;④阴虚内热者不适用;⑤有高血压、心脏病、肝病、糖尿病、肾病等慢性病者应在医师指导下服用;⑥儿童、孕妇、哺乳期妇女应在医师指导下服用;⑦本品宜饭前服或在进食时服用;⑧服本药时不宜同时服用赤石脂或其制剂。

【右归丸】

主要成分:熟地黄、附子(炮附片)、肉桂、山药、山茱萸(酒炙)、菟丝子、牡丹皮、鹿角胶、枸杞子、当归、杜仲(盐炒)。

功效:温补肾阳,填精止遗。用于肾阳不足型变应性鼻炎,症见鼻痒、喷嚏、腰膝酸冷、精神不振、怯寒畏冷、阳痿遗精、大便溏薄、尿频而清。

服用方法:口服,小蜜丸1次9 g,大蜜丸1次1丸,1日3次。

四、肺经蕴热证

临床症状:突发性鼻痒,喷嚏,流清涕,鼻塞;检查见鼻黏膜红肿;咳嗽,咽痒,头痛,口干,烦热,大便干结;舌红,苔白或黄,脉数。

辨证要点:喷嚏,清涕量多或为黏稠涕,鼻黏膜偏红。

治法:清宣肺气,通利鼻窍。

常用中成药:辛夷鼻炎丸、鼻炎康片、苍鹅鼻炎片、香菊胶囊、鼻舒适片、康乐鼻炎片。

【辛夷鼻炎丸】

主要成分:辛夷、薄荷、紫苏叶、甘草、广藿香、苍耳子、鹅不食草、板蓝根、山白芷、防风、鱼腥草、菊花、三叉苦。

功效:祛风,清热,解毒。用于肺经风热型变应性鼻炎。

服用方法:口服,1次3 g,1日3次。

注意事项:①忌辛辣、鱼腥食物;②用药后如感觉唇部麻木者应停药;③按照用法用量服用,儿童应在医师指导下服用。

【鼻炎康片】

主要成分:广藿香、鹅不食草、野菊花、黄芩、薄荷油、苍耳子、麻黄、当归、猪胆粉、马来酸氯苯那敏。

功效:清热解毒,宣肺通窍,消肿止痛。用于肺经郁热型急、慢性鼻炎及变应性鼻炎。

服用方法:口服,1次4片,1日3次。

不良反应:困倦、嗜睡、口渴、虚弱感;个别患者服药后偶有胃部不适,停药后可消失。

注意事项:①忌辛辣、鱼腥食物。②凡变应性鼻炎属虚寒症者慎用;运动员慎用。③本品含马来酸氯苯那敏。膀胱颈梗阻、甲状腺功能亢进、青光眼、高血压和前列腺增生者慎用;孕妇及哺乳期妇女慎用;服药期间不得驾驶机、车、船,从事高空作业、机械作业及操作精密仪器。④有心脏病等慢性病者,应在医师指导下服用。⑤按照用法用量服用,儿童、老年患者应在医师指导下使用。⑥个别患者服药后偶有胃部不适,停药后可消失,建议饭后服用。⑦急性鼻炎服药3日后症状无改善,或出现其他症状,应去医院就诊。⑧不宜过量、久服。

【苍鹅鼻炎片】

主要成分:苍耳子、黄芩、广藿香、鹅不食草、白芷、菊花、荆芥、野菊花、猪胆膏、马来酸氯苯那敏、鱼腥草素钠、薄荷油。

功效:清热解毒,疏风通窍。用于风热而致的变应性鼻炎、慢性单纯性鼻炎及鼻窦炎引起的头痛、鼻塞、流涕。

服用方法:口服,1 次 3~4 片,1 日 3 次,饭后服。

不良反应:困倦、嗜睡、口渴、虚弱感。

禁忌证:肝肾功能不全者禁用;儿童、孕妇及哺乳期妇女禁用。

注意事项:①忌烟酒、辛辣、鱼腥食物。②不宜在服药期间同时服用温补性中药。③本品不适用于慢性鼻炎属虚寒者。④本品含马来酸氯苯那敏、鱼腥草素钠,膀胱颈梗阻、甲状腺功能亢进、青光眼、高血压和前列腺增生者慎用;服药期间不得驾驶机、车、船,从事高空作业、机械作业及操作精密仪器。⑤脾虚大便溏者慎用。⑥严格按照用法用量服用,患有其他疾病及年老体弱者应在医师指导下服用。

【香菊胶囊】

主要成分:化香树果序(除去种子)、夏枯草、野菊花、黄芪、辛夷、防风、白芷、甘草、川芎。

功效:辛散祛风,清热通窍。用于肺经风热型变应性鼻炎,急、慢性鼻窦炎,鼻炎。

服用方法:口服,1 次 2~4 粒,1 日 3 次。

注意事项:①忌辛辣、鱼腥食物;②孕妇慎用;③凡外感风寒之鼻塞、流清涕者,应在医师指导下使用;④急性鼻炎服药 3 日后症状无改善,或出现其他症状,应去医院就诊;⑤按照用法用量服用,儿童应在医师指导下服用。

【鼻舒适片】

主要成分:苍耳子、野菊花、鹅不食草、白芷、防风、墨旱莲、白芍、胆南星、蒺藜、甘草、马来酸氯苯那敏。

功效:清热消炎,通利鼻窍。用于慢性鼻炎,变应性鼻炎,慢性鼻窦炎引起的喷嚏、流涕、鼻塞、头痛。

服用方法:口服,1 次 4~5 片,1 日 3 次。

注意事项:胃溃疡患者宜饭后服用;用药期间不宜驾驶车辆、管理机器及高空作业等。

【康乐鼻炎片】

主要成分:苍耳子、辛夷、白芷、麻黄、穿心莲、黄芩、防风、广藿香、牡丹皮、薄荷脑、马来酸氯苯那敏。

功效:疏风清热,活血祛瘀,祛湿通窍。用于外感风邪、胆经郁热、脾胃湿热而致的伤风鼻塞、鼻窒、鼻鼽、鼻渊(急、慢性鼻炎,变应性鼻炎,鼻窦炎)。

服用方法:口服,1 次 4 片,1 日 3 次。

不良反应:个别患者服药后有轻度嗜睡现象。

注意事项:服药期间,不宜驾驶车辆,操作精密仪器、车床及高空作业。运动员慎用。

参 考 文 献

曹国琼,张永萍,徐剑,等,2013.乌头的药理与毒理作用及减毒的研究进展[J].贵州农业科学,41(2):61-64.

岑经途,李春桥,闫亚杰,等,2019.补中益气汤治疗变应性鼻支气管炎的理论和临床实践探讨[J].时珍国医国药,30(5):1170-1171.

陈文明,李静波,王慧敏,等,2019.温肺止流丹治疗肺气虚寒型变应性鼻炎及机制[J].中国实验方剂学杂志,25(22):55-59.

邓婧,彭成,彭顺林,2014.鼻敏颗粒对肺气虚型变应性鼻炎大鼠血清IL-4、IL-10水平的影响[J].四川中医,32(8):59-61.

邓一刀,2019.加味玉屏风散对季节性过敏性鼻炎患者临床症状的影响[J].中医临床研究,11(12):20-21.

董培良,曲娜,王旭,等,2013.桂枝汤治疗过敏性鼻炎的实验研究(Ⅲ)[J].中医药信息,30(6):77-79.

董培良,曲娜,张天宇,等,2013.桂枝汤治疗过敏性鼻炎的实验研究(Ⅱ)[J].中医药信息,30(5):49-51.

董培良,张天宇,殷鑫,等,2013.桂枝汤治疗过敏性鼻炎的实验研究(Ⅰ)[J].中医药信息,30(2):70-72.

董庆海,吴福林,王涵,等,2018.山药的化学成分和药理作用及临床应用研究进展[J].特产研究,40(4):98-103.

樊晋萍,单宝英,倪新强,等,2017.鼻渊通窍颗粒联合匹多莫德治疗儿童过敏性鼻炎的临床研究[J].现代药物与临床,32(8):1486-1490.

樊兰兰,陆丽妃,王孝勋,等,2017.百部药理作用与临床应用研究进展[J].中国民族民间医药,26(8):55-59.

范文娜,张卫华,刘舟,等,2017.麻黄汤对变应性鼻炎大鼠炎症、AQP5 及 cAMP/PKA-CREB 信号通路的影响[J].中医学报,32(9):1603-1608.

方军,沈翠干,2015.温肺止流丹治疗肺气虚寒型变应性鼻炎随机平行对照研究[J].实用中医内科杂志,29(10):51-53.

费可,胡瑕瑜,邹璐,等,2010.细辛临床应用与药理作用研究进展[J].上海中医药大学学报,24(6):87-90.

封若雨,朱新宇,邢峰丽,等,2019.路路通的药理作用研究概述[J].中国中医基础医学杂志,25(8):1175-1178.

府明棣,叶进,2015.杏仁毒性之探析[J].辽宁中医杂志,42(2):382-384.

高长久,张梦琪,曹静,等,2015.蝉蜕的药理作用及临床应用研究进展[J].中医药学报,43(2):110-112.

郭雄伟,2011.真武汤加味治疗鼻漏型血管运动性鼻炎106例疗效观察[J].中国社区医师(医学专业),13(20):188-189.

韩双红,张昕新,李萌,等,1990.两种辛夷药理作用比较[J].中药材,13(9):33-35.

胡海波,王燕青,王宁,等,2014.从《伤寒论》少阴论治慢性阻塞性肺疾病合并Ⅱ型呼吸衰竭的研究[J].世界中西医结合杂志,9(2):172-174.

胡铁阳,徐复娟,李胜,2016.温肺止流丹联合参苓白术散治疗儿童过敏性鼻炎疗效观察[J].新中医,48(4):137-139.

黄桂锋,2008.温肺止流丹对常年性变应性鼻炎患者血清IL-4、IFN-γ的影响[J].吉林中医药,28(12):884-885.

黄腾炜,洪蕾,2016.薯蓣丸抗Ⅰ型变态反应作用及其机理研究[J].实用中医药杂志,32(9):852-854.

黄晓巍,刘玥欣,刘轶蔷,等,2017.荆芥化学成分及药理作用研究进展[J].吉林中医药,37(8):817-819.

黄跃,甘金梅,黄碧霞,2002.辛芩颗粒治疗小儿鼻炎150例[J].华西药学杂志,17(4):311-312.

纪雯婷,潘利叶,刘敏,等,2017.小青龙汤对单纯型和复合型变应性鼻炎豚鼠模型Th1/Th2失衡的影响[J].世界中医药,12(7):1631-1632.

景朝丽,2018.温肺止流丹加减治疗变应性鼻炎肺气虚寒型疗效观察[J].实用中医药杂志,34(12):1432-1433.

景天驰,2009.补中益气汤治验3则[J].江苏中医药,41(1):44.

景玉霞,兰卫,2012.薄荷的化学成分和药理作用[J].新疆中医药,30(4):122-124.

考玉萍,刘满军,袁秋贞,2010.附子化学成分和药理作用[J].陕西中医,31(12):1658-1660.

李海峰,肖凌云,张菊,等,2016.茜草化学成分及其药理作用研究进展[J].中药材,39(6):1433-1436.

李建生,余学庆,2011.中医药治疗慢性阻塞性肺疾病临床研究要点的思考[J].中医杂志,22(21):1805-1809,1821.

李晶峰,孙佳明,张辉,2015.僵蚕的化学成分及药理活性研究[J].吉林中医药,35(2):175-177.

李立顺,时维静,王甫成,2011.白茅根化学成分、药理作用及在保健品开发中的应用[J].安徽科技学院学报,25(2):61-64.

李乃谦,2017.熟地黄活性成分药理作用的研究进展[J].中国处方药,15(1):14-15.

李上云,王岩,2002.桂枝汤对变应性鼻炎豚鼠环核苷酸的影响[J].中医药学刊,20(3):366-367.

李笋,王培源,钟萍,等,2013.金匮肾气丸对肾阳虚变应性鼻炎缓解期小鼠Th1/Th2细胞因子的影响[J].中药新药与临床药理,24(3):258-260.

李头清,2016.温肺止流丹合玉屏风散治疗变应性鼻炎42例疗效观察[J].湖南中医药杂志,32(3):78-79.

李文恋,陈双民,刘珍珍,2017.豨莶草中总黄酮测定方法和提取工艺研究[J].长江大学学报(自科版),14(24):3,7-10.

李岩,2015.白芍及其化学成分的药理研究进展[J].职业与健康,31(15):2153-2156.

梁学清,李丹丹,2011.细辛药理作用研究进展[J].河南科技大学学报(医学版),29(4):318-320.

梁学清,李丹丹,黄忠威,2012.茯苓药理作用研究进展[J].河南科技大学学报(医学版),30(2):154-156.

林甦,黄敬之,2018.玉屏风散对变应性鼻炎模型大鼠 TLR4/NF－κB 信号通路的影响[J].中国中医药信息杂志,25(12):48-52.

刘传梦,陈海鹏,谭柳萍,等,2019.苍耳子药理作用及毒性研究进展[J].中国实验方剂学杂志,25(9):207-213.

刘杰,徐剑,郭江涛,2019.五味子活性成分及药理作用研究进展[J].中国实验方剂学杂志,25(11):206-215.

刘美霞,戚进,余伯阳,2018.党参药理作用研究进展[J].海峡药学,30(11):36-39.

刘双利,姜程曦,赵岩,等,2017.防风化学成分及其药理作用研究进展[J].中草药,48(10):2146-2152.

刘位杰,梁敬钰,孙建博,等,2016.仙鹤草化学成分及药理作用研究进展[J].海峡药学,28(2):1-7.

刘文雅,王曙东,2013.地龙药理作用研究进展[J].中国中西医结合杂志,33(2):282-285.

刘永刚,罗佳波,贺丰,2005.麻黄汤及拆方对中性粒细胞趋化和释放白三烯的影响[J].中国中药杂志,30(11):860.

刘永刚,罗佳波,吴忠,等,2005.麻黄汤拆方对过敏性炎症的抑制作用[J].中草药,36(4):565-566.

龙镇,谢民强,田道法,等,2011.加味补中益气汤治疗小鼠变应性鼻炎的实验研究[J].广东医学,32(13):1661.

卢健敏,2013.温肺止流丹对变应性鼻炎大鼠免疫调节作用机制的研究[J].西部中医药,26(7):26-27.

卢健敏,2013.温肺止流丹对肺气虚变应性鼻炎模型大鼠鼻黏膜组织 IL-4 mRNA 表达和血清 IL-4 的影响[J].陕西中医学院学报,36(3):95-96.

吕斌,常克,王海俊,等,2011.调和营卫法治疗过敏性鼻炎 60 例疗效观察[J].山西中医,27(3):10-11.

马红,沈继译,张名伟,等,2000.金匮肾气丸免疫调节作用的实验研究[J].中药药理与临床,16(6):5-6.

牛莉,于泓岑,2018.中药当归的化学成分分析与药理作用研究[J].中西医结合心血管病电子杂志,6(21):90,92.

牛银花,侯红枝,2019.玉屏风合苍耳子散治疗持续性肺气虚型变应性鼻炎疗效及对血清 Th1/Th2 细胞因子表达的影响[J].四川中医,37(2):181-184.

潘旭,张昌浩,2018.木贼化学成分和药理作用研究近况[J].吉林医药学院学报,39(3):216-218.

齐红艺,李莉,吴纯洁,2006.薄荷醇促渗透作用的研究进展[J].时珍国医国药,17(9):1776-1778.

邱宝珊,刘蓬,黄可儿,等,2003.补中益气汤对脾虚型变应性鼻炎的治疗作用[J].中药新药与临床药理,14(3):147.

阮岩,冈本美孝,松崎全成,2002.麻黄汤抗过敏作用的实验研究[J].中药新药与临床药理,13(3):152-154.

阮岩,李笋,封彦蕾,等,2006.小青龙汤和麻黄汤抗组胺作用[J].中药新药与临床药理,17(2):144-147.

阮岩,杨占军,陈蔚,等,2006.温肾补阳法对肾阳虚变应性鼻炎大鼠模型血清 Th1/Th2 细胞因子表达的影响[J].中药药理与临床药理,17(1):29-32.

沈梅芳,李小萌,单琪媛,2012.薄荷化学成分与药理作用研究新进展[J].中华中医药学刊,30(7):1484-1487.

时登龙,刘代缓,曹喆,等,2018.苦杏仁药理作用及炮制工艺研究进展[J].亚太传统医药,14(12):106-109.

舒文将,姚昕利,陈宗游,等,2017.中药柴胡的药理研究与临床应用[J].广西科学院学报,33(4):268-273.

孙凤娇,李振麟,钱士辉,等,2015.干姜化学成分和药理作用研究进展[J].中国野生植物资源,34(3):34-37.

孙晓卉,张量,2017.柴胡药理作用的研究进展[J].中国医药导报,14(10):52-55.

孙艳红,张晓琳,张妙兴,等,2017.薯蓣丸对豚鼠变应性鼻炎模型 IgE、IL-17 的影响[J].中医药导报,23(18):51-52,76.

孙政华,邵晶,郭玫,2015.黄芪化学成分及药理作用研究进展[J].中医临床研究,7(25):22-25.

唐忠,2011.藁本化学成分及药理研究[J].中国医药指南,9(30):34-35.

滕天立,徐世芳,陈峰阳,等,2015.中药豨莶草的化学成分及其药理作用研究进展[J].中国现代应用药学,32(2):250-260.

田华,杜婷,黄开合,等,2013.蔓荆子的药理作用研究进展[J].中国医药导报,10(9):29-30.

田婷,陈华,冯亚龙,等,2014.泽泻药理与毒理作用的研究进展[J].中药材,37(11):2103-2108.

田晓华,2015.不同菊花的药理作用分析[J].中国现代药物应用,9(4):212-213.

万树全,李建挺,2018.加减桂枝汤治疗冷空气过敏性鼻炎 69 例临床观察[J].内蒙古中医药,37(9):24-25.

王秉权,申琪,2015.小青龙汤治疗变应性鼻炎 Meta 分析[J].中医学报,30(5):665-667.

王涵,杨娜,谭静,等,2018.白术化学成分、药理作用及临床应用的研究进展[J].甘肃医药,37(1):23-26.

王会,金平,梁新合,等,2018.鸡内金化学成分和药理作用研究[J].吉林中医药,38(9):1071-1073.

王可超,2018.玉屏风散加味辅助治疗小儿过敏性鼻炎的临床疗效及对免疫功能的影响[J].中医儿科杂志,14(6):57-60.

王树鹏,2008.麻黄细辛附子汤对变应性鼻炎大鼠行为学和红细胞 C3b 受体及红细胞免疫复合物花环率的影响[J].中药药理与临床,24(5):10.

王寅,李宁,盖沂超,2016.薯蓣丸治疗过敏性鼻炎 40 例临床观察[J].中国民族民间医药,25(5):85-86.

王永慧,叶方,张秀华,2012.辛夷药理作用和临床应用研究进展[J].中国医药导报,9(16):12-14.

王永茂,2016.参苓白术散辅助治疗支气管哮喘及过敏性鼻炎的临床意义[J].中医临床研究,8(4):68-69.

王运平,邱世翠,李波清,等,1998.补中益气汤对脾虚小鼠非特异性免疫和体液免疫的影响[J].滨州医学院学报,21(1):13-15.

王志强,李炳超,2009.半夏药理作用研究进展[J].山西医药杂志(下半月刊),38(1):65-67.

魏科祥,张璇,曹华,2019.针刺翼腭神经节合麻黄附子细辛汤治疗中-重度持续性变应性鼻炎临床研究[J].陕西中医,40(7):957-959.

魏梅,宋煜勋,梁仁,2005.麻黄附子细辛汤对Th1、Th2型细胞因子和淋巴细胞凋亡的影响[J].广东药学院学报,21(6):727.

吴惠君,欧金龙,池晓玲,等,2013.陈皮药理作用研究概述[J].实用中医内科杂志,27(17):91-92.

吴媛媛,蒋桂华,马逾英,等,2009.白芷的药理作用研究进展[J].时珍国医国药,20(3):625-627.

徐雯,吴艳清,丁浩然,等,2017.广藿香的药理作用及机制研究进展[J].上海中医药杂志,51(10):103-106.

许源,宿树兰,王团结,等,2013.桂枝的化学成分与药理活性研究进展[J].中药材,36(4):674-678.

禤子才,2019.桂枝汤合麻黄附子细辛汤加减治疗过敏性鼻炎临床观察[J].实用中医药杂志,35(9):1052-1053.

闫丽,何丽清,2013.小青龙汤治疗过敏性鼻炎的现代研究[J].世界中西医结合杂志,8(8):853-855.

严道南,马华安,蒋中秋,2011.补中益气汤治疗变应性鼻炎临床药物选择探讨[J].辽宁中医杂志,38(1):15-16.

严道南,阮岩,2017.中成药临床应用指南·耳鼻咽喉疾病分册[M].北京:中国中医药出版社.

杨昕宇,肖长芳,张凯熠,等,2015.麻黄临床应用与药理作用研究进展[J].中华中医药学刊,33(12):2874-2877.

杨占军,阮岩,廖榴业,等,2012.温肾补阳法对变应性鼻炎患者转录因子T-bet/GATA-3表达的影响[J].中医临床研究,4(8):6-7.

杨占军,阮岩,王慧敏,2013.温补肾阳法对肾阳虚变应性鼻炎大鼠模型鼻黏膜重塑的影响[J].新中医,45(2):130-133.

姚良忠,阮岩,孙奋勇,2011.麻黄汤对体外肥大细胞脱颗粒影响的实验研究[J].中国中西医结合耳鼻咽喉科杂志,19(3):148.

尹玉妹,杨显成,尹玉荣,2006.加味真武汤治疗支气管哮喘患者临床观察[J].中国社区医师,22(12):42-43.

于宙,王丽娟,2019.三拗汤合苍耳子散辅助治疗儿童变应性鼻炎的效果及对患儿血清IgE水平、EOS水平和Th1/Th2细胞因子水平的影响[J].中国医学创新,16(22):84-88.

袁碧华,2009.桂枝汤治疗过敏性鼻炎60例[J].四川中医,27(5):114.

袁菊丽,姜红波,2011.山茱萸的主要化学成分及药理作用[J].化学与生物工程,28(5):7-9.

张丹芳,2015.真武汤加味治疗慢性阻塞性肺疾病脾肾阳虚证31[J].河南中医,35(12):2904-2905.

张丽娟,李得堂,庞志宇,等,2018.玉屏风散加味方对肺气虚寒型变应性鼻炎患者的临床疗效及IL-17A、TGF-β1表达的影响[J].云南中医学院学报,41(4):41-46.

张明发,沈雅琴,2006.苍耳子药理与临床[J].中南药学,4(3):216-218.

张群,石建国,王琴,等,2013.辛芩颗粒联合氯雷他定治疗变应性鼻炎疗效观察[J].现代中西医结合杂志,22(15):1667-1669.

张卫华,刘舟,王俊壹,等,2016.桂枝汤对AR大鼠鼻黏膜上皮细胞AQP5表达及cAMP/PKA-CREB信号通路的影响[J].中华中医药杂志,31(1):283-287.

张星煜,黄春龙,张丕华,2015.氯雷他定与辛芩颗粒治疗过敏性鼻炎的临床分析[J].中国临床研究,28(3):377-379.

张玉龙,王梦月,杨静玉,等,2015.炙甘草化学成分及药理作用研究进展[J].上海中医药大学学报,29(3):99-102.

张岳,唐年亚,2015.通窍止鼽汤对变应性鼻炎SD大鼠血清IL-4、IL-5和IFN-γ的影响[J].国医论坛,30(5):51-52.

赵立子,魏建和,2013.中药荆芥最新研究进展[J].中国农学通报,29(4):39-43.

赵子佳,周桂荣,王玉,等,2017.蝉蜕的化学成分及药理作用研究[J].吉林中医药,37(5):491-493.

郑斌,2002.桂枝脱敏汤治疗过敏性鼻炎100例[J].四川中医,20(3):67.

郑勇凤,王佳婧,傅超美,等,2016.黄芩的化学成分与药理作用研究进展[J].中成药,38(1):141-147.

周承,2014.中药黄芪药理作用及临床应用研究[J].亚太传统医药,10(22):100-101.

朱华,秦丽,杜沛霖,等,2017.桂枝药理活性及其临床应用研究进展[J].中国民族民间医药,26(22):61-65.

朱艺欣,李宝莉,马宏胜,等,2014.白芷的有效成分提取、药理作用及临床应用研究进展[J].中国医药导报,11(31):159-162,166.

邹阳,龚静蓉,庞宇峰,2015.辛芩颗粒联合氯雷他定治疗过敏性鼻炎临床研究[J].现代中西医结合杂志,24(30):3314-3316,3320.

Sharma N, Lopez D I, Nyborg J K, 2007. DNA binding and phosphorylation induce conformational alterations in the kinase-inducible domainof CREB. Implications for the mechanism of transcription function[J]. J Biol Chem, 282(27): 19872-19883.

第九章 变应性鼻炎调摄护理

第一节 一般调摄护理

现代医学强调调摄和护理在本病的作用。研究发现,变应性鼻炎属于慢性疾病,因此治疗时间长,为获得较好临床疗效,适当的护理干预在辅助治疗变应性鼻炎方面有很好的临床疗效,现将本病的一般护理整理如下。

一、心理护理

变应性鼻炎具有久治难愈、容易复发,病程长且疗效欠佳的特点,医疗负担重,长此以往患者难免会出现焦躁心理,严重影响了患者的生活质量,部分患者存在轻中度的焦虑或抑郁,对治疗缺乏信心等情况。医务人员应有更多的耐心,关心和体贴患者,及时安慰并做好解释工作,为患者提供心理支持,帮助患者了解疾病,面对现实,振作精神,若有必要可邀请治疗效果较好的患者来现身说法,以消除患者疑虑与担忧心理,使其积极配合治疗,增强战胜疾病的信心。

二、生活环境调护

生活环境对变应性鼻炎的影响不容忽视,指导患者管理好生活环境能很好地控制变应性鼻炎,如居住环境的清洁,室温的调节,告知患者勿吸入皮屑、尘埃、花粉、化学粉末及动物毛发等;外出旅游应尽量勿接触花粉及枯草落叶;可在家中使用空调,以降低室内花粉量,平时需确保房间空气处于流通状态;若患者对宠物皮毛过敏尽量勿饲养宠物;更换被褥或枕头里的糠皮、蒲绒及鸭绒等,采用不过敏填充物;保持室内卫生,勤晒被褥,去霉除尘;注重个人防护,花粉或者寒冷季节时出门应佩戴口罩;也可以根据变应原检查情况,尽量避开自身过敏的物质,在空调环境呆的时间不宜过长,空调温度不宜过低,定期清洗空调滤过网;电风扇不宜直吹,偏冷的天气,早上起床时可用手按摩迎香至发热,外出注意防寒保暖。

三、饮食护理

(1)变应性鼻炎患者体质多虚寒,因此少食冰冻寒凉食品或寒性食物,如冷饮、冰淇淋、冰凉水果、苦瓜、西瓜等,平时多喝温开水。

(2)忌食酸辣刺激性食物,如酸萝卜、辣椒、芥末等容易刺激呼吸道黏膜食品。

(3)避免肥甘厚腻饮食,饮食宜清淡、易消化。

(4)根据变应原检查情况,避免进食过敏食物,如鸡蛋、牛奶、牛肉、芒果、虾、蟹等。

（5）宜多食含维生素丰富及健脾的食物,如菠菜、白菜、红萝卜、新鲜水果、山药、莲子、薏苡仁、红糖、桂圆等。

四、鼻腔护理

（1）对变应性鼻炎较重的患者,可考虑用（温）生理盐水清洗,坚持每日1次,使用鼻腔冲洗器,两侧各100 mL,每日1次,早晚均可进行。疗程为10日,连续2个疗程后不再使用生理盐水,也可以用100 mL温开水,调节温度至30~36 ℃作为冲洗液,尤其对刚在户外吸入大量花粉、尘螨等症状发作的患者,又没有药物在身边的情况下,用温开水冲洗,确实能达到很好的缓解作用。

（2）按揉法对缓解症状或预防复发都有一定的疗效,临床观察显示大多患者有遇寒冷发病的特点,根据中医理论"寒则热之"的治疗原则,采用祛风散寒,通利鼻窍的穴位,如上星、鼻通、迎香、太阳、风池、合谷、曲池等。因此法简便、疗效好,而且无痛苦、无副作用,易于接受。

五、运动健康指导护理

根据患者身体状况、喜好等指导患者适当运动,避免剧烈的体育运动,可选择散步、做健身操、慢跑、爬山、打太极拳等,通过体育锻炼,增强体质,减少复发。

第二节　中医调摄护理

在变应性鼻炎的防治方面,祖国医学具有疗效确切、方法多、简便易行等优势。本病病因主要与个人体质、不良生活环境和饮食结构等因素密切相关。

个人体质,影响体质因素有遗传因素和后天因素,大部分变应性鼻炎患者的父母、兄弟也存在本病,其子女患病率较高,这就是遗传因素。后天因素与患者的饮食、生活方式、生活环境有关。例如,长期熬夜、长时间待在空调房里、进食冰冻寒凉或致敏性食物、生活在空气污染较严重的环境里,致使人体免疫功能失调而发病,这就是后天因素。

不良生活环境,如居住地周围灰尘大,周围有花粉存在,家里床铺、窗帘、空调不经常清洗造成尘螨等致敏物质过多易诱发症状。

饮食结构,包括过量食用寒凉或致敏性食物,辛辣、烟酒刺激性食物。偏食肥甘厚味之品等易伤脾胃,致脾胃功能运化失常,津液不能正常输布,不能濡养百脉从而发病。

本病从临床上来看:一是以虚证、寒证为多见,少数表现为实证、热证,亦有虚实夹杂,虚者主要有气虚和阳虚,实者主要有寒邪,也有少数为热邪。二是从脏腑辨证的角度来看,本病主要与肺、脾、肾三脏关系密切,肺开窍于鼻,外合皮毛,由于肺气虚,卫表不固,腠理疏松,易致外邪侵袭,使肺失宣降,水液通调不利,津液停聚,这里的外邪以寒邪为主,故多表现为肺气虚寒,若有热邪侵犯,则可表现为肺经郁热。三是脾为气血生化之源,肺气的充实,有赖于脾气的上输,肺气虚往往兼有脾气虚,所以常见肺脾气虚的患者居多。肾阳为一身阳气之本,阳虚则寒,故本病若具有明显寒证表现者,多属于肾阳虚。

肺气虚寒,卫表不固;脾气虚弱,清阳不升;肾阳不足,温煦失职;肺经伏热,上犯鼻窍是本病主要病机。因此,调节饮食、畅情志、调理体质和生活环境为中医调摄护理的重点。此外,中医特色护理法如饮食辨证调护、体质辨证调护、生活起居调护、情志调摄法、保健疗法、五音疗法等对本病的防治也有良好的效果。

一、饮食辨证调护

1. 肺气虚寒,卫表不固

多为肺气不足,体内寒邪过盛,中药汤剂宜偏温服用,不宜食用绿豆、冬瓜、苦瓜、西瓜等寒性的食物,忌吃辛辣油腻的刺激性食物,多食银耳、山药、黄芪、百合、花生、猪肺、燕窝等。

2. 脾气虚弱,清阳不升

多为饮食所伤,不宜食用绿豆、冬瓜、苦瓜、西瓜等寒性食物。忌大鱼大肉、肥甘厚腻之品,忌酒、烟、咖啡等,多食羊肉、茯苓、薏苡仁、粳米、山药、大枣、黄芪、白术。

3. 肾阳不足,温煦失职

不宜进食黄豆、牛奶、蜂蜜、虾、鱼、猕猴桃、葡萄糖等,忌食滋阴、生冷寒凉、油腻辛辣刺激食物,如鸭肉、阿胶、苦瓜、生萝卜、冬瓜等;宜进食羊肉、韭菜、鸡肉、芡实、山药、核桃仁、板栗、黑芝麻等。

4. 肺经伏热,上犯鼻窍

忌酸辣刺激、荤腥油腻及甜食和冷饮等,少进食鸡蛋、肥肉、鱼、虾、蟹、羊肉等,多进食银耳、雪梨、百合、无花果、橄榄、罗汉果等。

二、体质辨证调护

对于变应性鼻炎的易患体质者,可以通过服用中药或改变饮食习惯来进行体质调理,以此达到"未病先防,既病防变"的目的。

1. 阳虚体质

调体方法为温补肾阳,散寒通窍,代表方有金匮肾气丸或真武汤加减。常用药物:桂枝、附子、山药、茯苓、白术、淫羊藿等。可配合天灸疗法。

2. 气郁体质

调体方法为疏肝行气,开其郁结,代表方有逍遥散、柴胡疏肝散、越鞠丸等。常用药物:柴胡、陈皮、川芎、香附、枳壳、白芍、甘草、当归等。

3. 痰湿体质

调体方法为清热健脾利湿,泄浊通窍,代表方有参苓白术散、三子养亲汤等。常用药物:党参、白术、茯苓、炙甘草、山药、白扁豆、薏苡仁、砂仁、莱菔子、苏子等。

4. 气虚体质

调体方法为培补元气,补气健脾,代表方有四君子汤、补中益气汤。常用药物:党参、白术、茯苓、甘草、黄芪、陈皮、大枣等。

5. 阴虚体质

调体方法为甘凉滋润,生津养阴,代表方有清肺补阴汤、左归丸、六味地黄丸。常用药物:墨旱莲、女贞子、沙参、麦冬、百合、玉竹。

6. 血瘀体质

调体方法为活血化瘀、通经活络,代表方有血府逐瘀汤、桃红四物汤。常用药物:桃仁、红花、赤芍、丹参、三七。

7. 特禀体质

调体方法为益气固表,养血祛风,代表方有玉屏风散、参苓白术散、补中益气汤、三和汤(由玉屏风散、桂枝汤、小柴胡汤组成)。常用药物:桂枝、太子参、党参、黄芪、五指毛桃、白术、防风等。

三、生活起居调护

慎起居,顺应四时"春生、夏长、秋收、冬藏"规律的变化,有助于免疫功能的调节。春季五行属木,万物复苏,气机升发,应该早睡早起,此时气血经肝气的疏调渐走于外,顺应天时变化,对自己的日常饮食起居及精神摄养进行相应调整,"未病先防,有病防变"。夏季气温高涨,万物繁茂,夏天内应于心,心主血脉,其液为汗。夏天人体气血都走到了体表,毛孔开张,因而汗出较多,以利暑热的排出,这时千万不可过于贪图凉快,使毛孔闭塞,汗液不畅,致暑热内闭不能外泄。秋季养生贵在养阴防燥,秋季阳气渐收,阴气生长,故保养体内阴气成为首要任务,而养阴的关键在于防燥。冬季草木凋零,水寒成冰,树木已成枯枝,许多动物也已入穴冬眠,人体此时也顺应天地闭藏之势,气血内收,运行于内,这时不要过分地扰动阳气,应早睡晚起,待日出而活动。

运用十二时辰养生法,子午流注学将每日的十二个时辰对应人体十二条经脉,寅时手太阴肺经当令(3~5时),肺朝百脉,主一身之气,养肺经最好的方法是3~5时深睡眠,如果早醒了,说明肺经气血分配时力不从心,心神得不到濡养,此时醒了不宜着急起床,可以打坐练瑜伽调呼吸,坚持一段时间,睡眠会有所改善。足三里穴是足阳明胃经的主要穴位之一。辰时胃经当令,辰时(7~9时)按压足三里穴,具有调理脾胃、补中益气、通经活络、疏风化湿、扶正祛邪之功,这时候进早餐最容易消化,因为脾经和胃经在运行,所以早餐一定要吃好、多吃。子时胆经当令(夜间11时至次日凌晨1时),子时是一天中最黑暗的时候,阳气开始生发,胆气升发起来,全身气血才能随之而起,子时把睡眠养好了,对一天至关重要,尽早卧床休息,以利于养生机,房事有节,每餐后散步,睡前不进食,适当活动,动静结合,以"小劳不倦"为度,使气血流畅。

四、情志调摄法

七情内伤、五志过极会极大损害人体健康,因此医家都非常重视情志调节,方法较多,可分节制法、疏导法、转移法、制约法等情志调摄方法。节制法包括遇事戒怒、宠辱不惊;疏导法包括直接发泄、疏导宣散;转移法包括升华超脱、移情易性、运动移情;制约法包括五脏情志制约法、阴阳情志制约法。本病的发生与患者的情绪变化也有关,情绪抑郁容易导致气机郁滞,出现情绪紧张或恼怒,肝气犯脾,脾失健运,气机升降失常,使病情反复发作。患者可通过沟通交流、功法导引、聆听音乐、穴位按摩(如揉合谷、太冲、膻中、百会)等方法,保持心情舒畅、气机宣畅,从而促进疾病康复。同时合理运用节制法、疏导法、转移法、制约法等中医情志调摄方法给予健康指导,应采用使之产生有针对性的情志变化的刺激方法,通过相反的情志变动,调整整体气机,从而起到协调情志的作用。

五、保健疗法

（一）穴位按摩

穴位按摩历史悠久,可刺激局部经络腧穴对机体自我调节功能予以调节,调整并激发经气,促使机体代谢水平提升,强化细胞免疫功能,进而改善体质。按摩可及时调整阴阳失调,促使患者恢复健康状态。取穴:上星、印堂、鼻通、迎香、曲池、合谷。按摩四大手法包括开天门、推坎宫、揉太阳、揉耳后高骨。

上星:在头部,前发际正中直上1寸,为督脉上的穴位。

印堂:两眉头连线之中点,为经外奇穴。

鼻通:鼻背的两侧,鼻唇沟的尽端,为经外奇穴。

迎香:在鼻翼外缘中点旁,当鼻唇沟中间,为手阳明大肠经上的穴位。

曲池:在肘横纹的外侧端,曲肘,当尺泽与肱骨外上髁连线中点,为手阳明大肠经上的穴位。

合谷:在手背第一、二掌骨间,当第二掌骨桡侧的中点,为大肠经上的穴位。

风池:在项部,当枕骨之下,与风府相平,胸锁乳突肌与斜方肌上端之间的凹陷处。

开天门:用双手拇指偏峰自印堂向上推至前发际正中。

推坎宫:用双手拇指桡侧偏峰自两眉毛内侧端向外分推至眉毛外侧端。

揉太阳:用双手示指指端揉太阳穴,方向为顺时针。

揉耳后高骨:用双手示指指端揉耳后乳突后下方凹陷。

（二）操作步骤

患者取仰卧位,医者取坐位,近患者头部位置,用橄榄油或凡士林作介质,先操作四大手法共5 min,开天门约2 min,推坎宫约1 min,揉太阳约1 min,揉耳后高骨10~20下(约1 min),顺时针轻轻按揉,根据患者耐受强度的增加,逐渐增加其按揉强度。按揉鼻通,双侧共约10 min,医者先用右手拇指指腹桡侧于患者的左侧鼻通按揉约5 min,再用左手拇指指腹桡侧按揉患者右侧鼻通约5 min。要根据患者病情轻重、年龄大小、体质强弱等,随时调整手法的轻重,若年龄较大、体质较强、病情较重,操作时手法宜重,反之手法宜轻,做完一侧再做另一侧,要交替施术,切勿同时操作。用双手拇指偏峰,同时分别自左右鼻通向左右迎香用抹法,20~30次,按揉双侧曲池、合谷共5 min。医者取站位,患者取坐位,医者用拇指指端按揉曲池、合谷,手法宜轻柔和缓,持久渗透。

（三）穴位的加减应用

病程较长者,加足三里;因精神紧张症状加重者,加肝俞、胆俞;体质较弱,易患感冒后诱发本病者,加肺俞、风门;50岁以上者,加太溪、三阴交;12岁以下者,加捏脊,重提脾俞、胃俞;孕期患者,禁用合谷、三阴交。每日治疗1次,15次1个疗程。

六、五音疗法

五音包括角、徵、宫、商、羽,被中国传统哲学赋予了五行的属性,对应木、火、土、金、水,通肝、心、脾、肺、肾五脏。音乐可以深入人心,在中医心理学中,音乐可以感染、调理情绪,可以舒体悦心、流通气血、宣导经络,进而影响身体。在聆听中让曲调、情志、脏器共鸣互动,达到动荡血脉、通畅精神和心脉的作用。生理学上,如音乐振动与人体内的生理振动(心率、心律、呼吸、血压、脉搏等)相吻合时,可以产生生理共振、共鸣,这是五音疗法的基础。针对疾病发生的经络、脏腑结合阴阳五行之间的相生相克关系选择对应的音乐给患者进行治疗。对于肺气虚的可选取以"商"音为主旋律的乐曲,如《阳关三叠》《黄河大合唱》;对于脾气胃或脾胃不和的可选取以"宫"音为主旋律的乐曲,如《球湖月夜》《鸟投林》;对于肾阳不足、肾气虚的可选取以"羽"音为主要旋律的乐曲,如《昭君怨》《塞上曲》;对于肝气郁结的可选取"角"调式曲目,如《草木青春》《绿叶迎风》。

参 考 文 献

岑经途,李春桥,闫亚杰,等,2019.补中益气汤治疗变应性鼻支气管炎的理论和临床实践探讨[J].时珍国医国药,30(5):1170-1172.

杜恩光,2017.小青龙汤治疗肺气虚寒型变应性鼻炎的临床效果研究[J].中医临床研究,9(36):42-44.

韩德民,张罗,黄丹,等,2007.我国11个城市变应性鼻炎自报患病率调查[J].中华耳鼻咽喉头颈外科杂志,42(5):378-384.

秦华佗,2015.玉屏风散合苍耳子散治疗过敏性鼻炎60例临床观察[J].中医临床研究,7(27):82-83.

阮岩,2012.中医耳鼻咽喉科学[M].北京:人民卫生出版社.

王士贞,2009.中医耳鼻咽喉科临床研究[M].北京:人民卫生出版社.

王卓,朱萍,2015.五音入五脏——中医五音疗法探析[J].中医药文化,10(5):57-61.

蔚晓慧,2018.浅谈《黄帝内经》之十二时辰养生观[J].中国农村卫生事业管理,38(9):1239-1241.

张辉,张先庚,梁小利,等,2014.中医情志护理研究进展[J].中国疗养医学,23(3):208-209.

中华耳鼻咽喉头颈外科杂志编辑委员会鼻科组,中华医学会耳鼻咽喉头颈外科学分会鼻科学组,2016.变应性鼻炎诊断和治疗指南(2015年,天津)[J].中华耳鼻咽喉头颈外科杂志,51(1):6-24.

钟文晖,2004.情志护理的特点和注意事项[J].广州医药,35(2):78-79.

第十章 变应性鼻炎食疗药膳

第一节 食疗药膳概述

"药膳"一词,简单理解就是对人体既能提供能量和营养,又能预防疾病和治疗疾病的食物。其是中国传统的医学知识与烹饪经验相结合的产物。其"寓医于食",既将药物作为食物,又将食物赋以药用,药借食物增强疗效,食助药威。药膳既可充饥又能治病,还可以调养生息,可谓是三位一体。

药膳发源于我国传统的饮食和中医食疗文化,药膳是在中医学、烹饪学和营养学理论指导下,严格按药膳配方,将中药与某些具有药用价值的食物相配,采用我国独特的饮食烹调技术制作而成的具有一定色、香、味、形的美味食品。其承载着传统文化中"药食同源"的理念,并与中医药学的起源同步发展,历经中华民族数千年的不断丰富和完善而逐渐形成的独具特色的一门学科。其标志着中华民族的药膳文化将得到深入的研究、发掘、发展、传播,并走出国门对全世界人类的健康贡献出"中国方案"。

"药膳"一词,最早记载于《后汉书·列女传》:"母亲调药膳思情笃密。"《黄帝内经》有关于药膳较早的记载,也首创了一些药膳良方,《黄帝内经》中记载"药以祛之,食以随之",说明了饮食与药物治疗是密不可分的。《素问·五常政大论》中提到:"大毒治病,十去其六;常毒治病,十去其七;小毒治病,十去其八;无毒治病,十去其九,谷肉果菜,食养尽之,无使过之,伤其正也。"对于食疗药膳予以了高度的评价,药膳治疗往往治病又不伤正,能对人体损伤降到最低。《黄帝内经》中提出的食疗概念与药膳组方理论,为今后药膳的发展奠定了基石。唐代的孙思邈在其著作《备急千金要方》中指明:"夫为医者,当须先洞晓病源,知其所犯,以食治之,食疗不愈,然后命药。"与药物治疗一样,一款上乘的药膳也须辨证施膳,更是提出先膳后药的理念。金元四大家之首张从正也继承前人对药膳的理论,主张治病攻邪前必先以药膳调养。近代医家张锡纯在《医学衷中参西录》中曾指出:"食物患者服之,不但疗病,并可充饥;不但充饥,更可适口,用之对症,病自渐愈,即不对症,亦无他患。"此对药膳的安全性做出了肯定。药膳可分为四大类。

(1)粥类:是用米加水及药物同煮,即药粥,也有将药汁直接加入煮好的粥中食用。粥类药膳特点是简单易行,善于温中健脾,补充元气,适合早晚服用。老少皆宜。

(2)汤类:是以肉类、蛋类、干货类等食材为主体,佐以适量的糖、盐及香辛料,经大火熬制和文火慢炖而成的较为稠厚的汤汁。汤类的药膳特点是口味醇厚,善于健脾开胃,滋补元气,适合与正餐同食,睡前服用一碗热汤可健脑安神。

(3)茶类:又称"代茶饮",以茶叶、中药叶(薄荷、菊花等)共同经沸水冲泡饮用。混合物直接加水,也可粉碎后冲服。茶类药膳的特点是清爽解渴,善于解表通窍,清心安神,一般可频频饮用。

（4）酒类：也称"药酒"，将中药浸泡于各种酒类中密闭一段时日后饮用，酒类药膳的特点是吸收较快，善于散寒温中，活血通脉，适合与菜同食，但老人、小孩及肝肾功能不佳者不宜服用。

第二节　变应性鼻炎常用的药膳良方

变应性鼻炎的中医病名为"鼻鼽"，本病病位在鼻窍，与肺、脾、肾三脏关系密切，其多由脏腑虚损，正气不足，腠理疏松，卫表不固，外邪和异气侵袭，寒邪束于皮毛，阳气无从泄越，故喷而上出为嚏。故本病辨证施膳从肺卫不固、脾气虚、肾阳虚三方面重点介绍。

一、肺卫不固

1. 主要症状

遇冷风则发，鼻痒剧烈，难以忍受，喷嚏连连，清涕如水，鼻塞不通，嗅觉减退，或咳嗽痰稀，平素恶风畏冷，懒言气短，声音低微，面色苍白，动则气喘，自汗乏力，畏寒咳嗽等肺卫不固表现。观其舌淡红，苔薄白，切其脉势虚弱。

2. 证候分析

肺气寒，卫表不固，风寒乘虚犯鼻，内伤于肺，正邪相争剧烈则致鼻痒难忍，继而喷嚏频发；寒邪继而入里，肺失清肃，气不摄津，津液外溢则冷涕自流不止，水湿之邪聚于鼻内则鼻黏膜淡白、水肿，鼻塞不通，鼻窍失司继而出现嗅觉暂时减退。肺气虚损，精微输布受阻，则少气懒言，语音低微；气虚卫外不固，腠理不密，则自汗出，易受外邪侵袭，壅塞鼻窍；舌淡红，苔薄白，脉虚弱为气虚之征象。

3. 治法

益气温肺，散寒固表。

4. 用膳忌宜

忌过于生冷寒凉、过饥过饱、食后外出，宜选用祛风、固表、通窍，兼补肺益气，性味辛散兼能温补之品，如黄芪、白芷、生姜、白术、防风、葱白、香菜、紫苏叶、大枣、五指毛桃等。

5. 常用药膳

（1）白芷粥

【组成】　粳米 100 g，白芷 10 g，白糖 5 g。

【制法】　将粳米淘洗干净，加入适量清水，先用大火煮开，然后改用小火煮至粥成。在煮粥的时间里将白芷研成细末，粥成时调入白芷末和白糖搅匀，再略煮片刻，即可盛出食用。

【服用方法】　早晚分食。

【功效】　祛风固表，增强机体免疫功能。适用于因外感风寒所致肺卫不固型变应性鼻炎。

【评价】　白芷味辛，性温，入肺、脾、胃经，能解表散寒，祛风止痛，通鼻窍，燥湿止涕，消肿排脓，祛风止痒。与粳米制成粥剂增强了解表散寒之功，能够有效地缓解变应性鼻炎患者的鼻痒难忍、清涕频流、鼻塞症状。

（2）姜糖苏叶饮

【组成】　苏叶 3 g，生姜 3 g，红糖 15 g。

【制法】　将生姜、苏叶洗净后切细丝，放入陶瓷杯内，再加红糖，以沸水冲泡，盖上盖子焖浸 10 min 后即可饮用。

【服用方法】　每日 1 剂，每日 2 次，趁热饮用。

【功效】　益肺解表，温中散寒。适用于因外感风寒所致肺卫不固型变应性鼻炎。

【评价】　本药膳中生姜性微温味辛，入肺、脾、胃经，具解表温肺散寒之功；苏叶性温味辛，入肺经，能发散风寒、发汗解表、宣肺止咳；红糖性温味甘，入脾经，具有益气、缓中的作用。三物合用，具有散寒温肺之功效。

（3）珠玉二宝粥

【组成】　山药 60 g，薏苡仁 60 g，柿饼 30 g。

【制法】　山药洗净、去皮，切成滚刀块备用；柿饼稍冲水后，切成小块备用；薏苡仁淘水后煮 30 min 至完全烂熟，加山药、柿饼块同煮 15 min 至粥水黏稠即可食用。

【服用方法】　每日分 2 次服用，以 5~7 日为 1 个疗程。

【功效】　补肺、健脾、养胃。适用于肺卫不固型变应性鼻炎。

【评价】　山药性平味甘，能够补肺健脾，益精补气；薏苡仁性凉味甘淡，入脾、胃、肺经，有利水渗透湿、健脾止泻、除痹、排脓、解毒散结的作用。方中山药、薏苡仁相须为用，皆为清补脾肺之药。如单用山药，久用过于黏滞，单用薏苡仁，久用则失于淡渗，两者合用，则可久服无弊。辅之柿饼味甘，清燥润肺。本药膳具有补肺、健脾、养胃之功。

（4）玉屏鸡

【组成】　黄芪 60 g，白术 20 g，防风 20 g，家鸡肉约 1 000 g。

【制法】　将鸡宰杀去毛及内脏，再将以上三味中药纳入鸡腹中，以文火炖至熟烂，调味，即可食用。

【服用方法】　当菜佐餐，与正餐同时服用。食鸡肉并喝汤。

【功效】　固表，健脾，益气。适用于肺卫不固型变应性鼻炎。

【评价】　本品中的黄芪、白术、防风即为成方"玉屏风散"。黄芪补肺气，白术可健脾，培土生金，脾气旺则肺气足，防风外散风邪，内升清阳，可助黄芪、白术二药。而家鸡甘、温，有补中益气作用，合而用之，共奏益气固本之功。

（5）黄芪鲢鱼汤

【组成】　黄芪 20 g，白鲢鱼 1 条（约重 500 g）。

【制法】　鲢鱼净膛洗净，再将黄芪纳入鱼腹中，常法炖鱼，至熟。

【服用方法】　当菜佐餐，与正餐同时服用。食鱼肉并喝汤。

【功效】　补气固本益胃。适用于肺卫不固型变应性鼻炎。

【评价】　黄芪乃补益肺脾之品，白鲢鱼甘、温，既能益气补虚，又可温中暖胃，合用共奏扶正固本之功。

（6）葱白红枣鸡肉粥

【组成】　红枣 10 枚（去核），葱白 5 根，鸡肉连骨 100 g，芫荽 10 g，生姜 10 g，粳米 100 g。

【制法】　鸡肉洗净后切成肉丝,生姜洗净切成姜片备用,将洗净的粳米、红枣及肉丝、姜片加入砂锅中,大火烧制 15 min 后转小火慢熬 60 min,粥水黏稠即成,再加入葱白、芫荽,调味服用,每日 1 次。

【服用方法】　每日早晨空腹食用。7~10 日为 1 个疗程。

【功效】　解表散邪,益气温里。适用于肺卫不固型变应性鼻炎。

【评价】　葱白、生姜及芫荽性味辛温香窜,有祛风解毒、固表散邪之功,红枣益气养血,鸡肉为血肉有情之品,可增强温补气血功效以增强卫表功能。

（7）苍耳茶

【组成】　炒苍耳子 6 g,辛夷 6 g,白芷 10 g,薄荷叶 2 g。

【制法】　先将辛夷用纱布包扎备用,炒苍耳子、白芷洗净后同辛夷共同加入锅中煮 30~40 min,起煲前 5 min 放入薄荷叶即可。

【服用方法】　代茶饮,每周 1 剂。

【功效】　散风寒,通鼻窍,祛湿化痰。适用于肺卫不固型变应性鼻炎及兼鼻窦炎患者。

【评价】　炒苍耳子、辛夷、白芷三者共奏通窍解表之功效,苍耳子尤善通鼻窍,又为鼻科引经药,又能祛湿止痛,辛夷、白芷善排脓止涕,可减轻鼻塞、流涕、喷嚏等变应性鼻炎典型症状。鼻塞重、流涕多的变应性鼻炎患者及兼鼻窦炎伴头痛昏沉感者皆可食用本茶饮,苍耳子、辛夷有毒副作用,不宜久用。

（8）猪肺萝杏汤

【组成】　猪肺 200 g,白萝卜 200 g,杏仁 9 g,食盐少许。

【制法】　猪肺、萝卜洗净后切块,猪肺加入热水焯洗后滤出,将猪肺块、萝卜块、杏仁加入砂锅中用大火炖制 15 min,后转文火炖 30 min,加入食盐少许后即可食用。

【服用方法】　可与正餐同时服用。

【功效】　补肺,益气,润燥。适用于肺卫不固型变应性鼻炎。

【评价】　猪肺性平味甘,归肺经,具有补肺止咳、止血之功效,在《证治要诀类方》已有用猪肺做药膳治疗咳嗽、咯血等肺损证。"薏苡仁研细末,煮猪肺,白蘸食之""猪肺一具,切片,麻油炒熟,同粥食",可见猪肺的补肺功效显著。萝卜性凉味辛甘,无毒,入肺、胃经,行气宽中力量强,还能止咳化痰、除燥生津、清热解毒、利便,治痰嗽失音、肺痨咯血等肺部疾病也有较好的疗效。杏仁性温味苦,有小毒,入肺、大肠经,能降气止咳平喘。三者皆能止咳平喘,猪肺补肺力量强,萝卜行气则补而不滞,又能解杏仁小毒,使得全方更加平和。本药膳适合肺卫不固型变应性鼻炎本虚伴久咳者。

（9）野菊白芷葱须汤

【组成】　野菊花 10 g,白芷 10 g,连须葱白 3~4 根。

【制法】　连须葱白洗净,和野菊花、白芷一同放入砂锅中,加 3 碗水,煎至汤汁浓缩至 1 碗,取汁后留渣,再加 1 碗水煎至半碗。

【服用方法】　将头煎与二煎混合,分 2 次温服,连服 3 日。

【功效】　清肺解表,宣肺通窍。适用于肺经伏热型变应性鼻炎。

【评价】　野菊花清热解表,葱白发汗解表通阳,白芷散寒祛风、通鼻窍,三者连用宣肺通窍,解表力量强,适用于变应性鼻炎患者邪在表者。

（10）辛夷花鱼头汤

【组成】　鱼头 2 只(150 g),辛夷 9 g,细辛 2 g,白芷 12 g,生姜 15 g。

【制法】　将鱼头去鳃,洗净,辛夷用纱布另包。细辛、白芷、生姜洗净,把全部用料一起放入锅内,加清水适量,武火煮沸后,文火煮 2 h,调味即可。

【服用方法】　当菜佐餐,与正餐同时服用,食肉喝汤。

【功效】　温肺通窍止涕。适用于肺卫不固型变应性鼻炎。

【评价】　辛夷、细辛、白芷、生姜性温味辛。辛夷、白芷善通窍止涕,细辛、生姜解表散寒力量较强,又能温肺化饮,减少黏膜水肿。对于冷涕频作,量多清稀者效果颇佳。

（11）银耳白果粥

【组成】　银耳 10 g,白果仁 10 g,粳米 100 g,红糖 50 g。

【制法】　先将银耳用温水泡发半小时,洗净去沙后去蒂撕成小块备用,白果仁去芯捣碎,粳米淘洗干净,三味共放砂锅中,加适量清水用文火慢熬 2 h,待熬至米烂粥熟时,加入红糖煮沸片刻,搅匀后即可起锅。

【服用方法】　早晚 2 次温服,隔日 1 剂。

【功效】　补肺止咳,固肾益气。适用于肺卫不固型变应性鼻炎。

【评价】　银耳性平味甘,无毒,归肺经,具有滋阴润肺、养胃生津之功效,能治虚劳咳嗽、痰中带血、虚热口渴之症。白果仁性平味甘苦涩,入肺、肾经,能收敛肺气,定喘止嗽,兼能祛痰。粳米、红糖护胃和中养血,补脾气。银耳与白果仁共成膳,止咳化痰润肺定喘,又能滋阴生津敛肺,无论是风寒燥邪等外邪犯肺还是肺脏久病虚衰均可服用,加粳米、红糖化生气血,对于肺肾两虚型变应性鼻炎合并哮喘者效果更佳。

二、脾气虚

1. 主要症状

鼻痒喷嚏,鼻塞,平素可见面色无华,神疲肢倦,纳差胀气,便溏等脾阳不升表现。观其舌胖色淡有齿印,苔薄白,切其脉势濡弱等。

2. 证候分析

脾气虚弱,脾阳不温则鼻窍失养,继而鼻痒喷嚏;升清失职则水湿内停,聚于鼻窍则鼻塞、流涕不止,停于中焦,清阳不升,则腹胀便溏、食少纳呆、舌体胖大有齿痕;脾气虚弱,水谷精微运化失常,气血生化不足,则四肢困倦、面色萎黄,舌淡、苔白、脉濡弱是脾气虚之征象。

3. 治法

健脾益气,升阳化湿。

4. 用膳忌宜

忌暴饮暴食、油腻辛辣、过甜过腻、过于寒凉,忌饮食不规律。宜少食多餐,选用补气健脾、化湿和中、升阳举陷、甘温平和之品,如山药、芡实、茯苓、猪肉、莲子肉、姜片、糯米、粳米、薏苡仁、大枣、白扁豆、红糖、白糖等。

5. 常用药膳

（1）芡实莲肉糕

【组成】　芡实 50 g,莲子 50 g,黄芪 20 g,粳米 50 g,白糖适量。

【制法】 上四味共研末,加水白糖调匀,放入食盒蒸熟。

【服用方法】 可经常食用,不拘时服。

【功效】 补脾气,益肺气。适用于脾气虚型变应性鼻炎。

【评价】 芡实健脾益气,收涩固敛;莲子清心安神,可用于变应性鼻炎日久者出现的夜寐不安;黄芪补中益气;粳米益胃和中,补脾气。四味共用可健脾益气。

（2）薏苡仁粥

【组成】 薏苡仁 50 g,粳米 100 g。

【制法】 将薏苡仁、粳米一同洗净,放入锅内,加水适量,大火煮开后,改用小火继续熬煮,煮至米熟烂即成。

【服用方法】 每日 1 剂,早晚温热服食,连服 7 日。

【功效】 健脾祛湿。适用于脾气虚型变应性鼻炎。

【评价】 方中薏苡仁性凉味甘淡,有健脾渗湿、除痹止泻的作用;粳米性平味甘,有补中益气的作用。本药膳中薏苡仁淡渗之力强,一般人群不可长期服用,孕妇禁食。

（3）扁豆山药粥

【组成】 炒扁豆 60 g,山药 60 g,粳米 100 g。

【制法】 炒扁豆洗净,山药刨皮后切片;粳米淘洗净,与适量的水同时加入砂锅中,用炭火或灶上大火熬制半小时,待米粥黏稠时加入炒扁豆和山药片,转文火共同熬制 15 min 后即可食用。

【服用方法】 每日 1 剂,早晚温热服食,连服 1 周或半个月。

【功效】 健脾气,养胃气,补中气。适用于脾气虚型变应性鼻炎。

【评价】 扁豆性微温味甘,能补气以健脾,炒制后化湿和中之力增强,药性温和。山药补肺又健脾、益气又生精,得以炒扁豆使全方补而不滞。

（4）山药枣泥糕

【组成】 山药 100 g,大枣 10 g,糯米粉 250 g。

【制法】 将山药洗净、去皮切块,大枣去核,放入锅内蒸软并去皮,将山药枣肉捣成泥状待用。再将糯米粉加水和软面,放入蒸糕模型中,在中间加一层山药枣泥,共同蒸制成糕,水开后入蒸笼蒸制 15 min。

【服用方法】 可与正餐同时服用,也可作饭后茶余之点心。

【功效】 补气健脾养血。适用于脾气虚型变应性鼻炎。

【评价】 山药入肺、脾、肾三经,补一身之气,又可补先后天之精;大枣性温味甘,入脾、胃经,补中益气养血;糯米治虚劳不足:糯米在《本草纲目》有记载治自汗不止:"糯米、小麦麸（同炒）。为末,每服三钱,米饮下,或煮猪肉点食。"以及治疗虚劳不足:"入猪肚内蒸干,捣作丸子,日日服之。"可见其补气固表健脾补虚之功,为食补之首选。本药膳适合变应性鼻炎脾气虚弱见面色少华、食少纳呆者,久食能改善食欲,面色渐渐有荣。

（5）茯苓葱白猪肉包

【组成】 茯苓 60 g,面粉 250 g,猪肉 1 000 g,葱白 150 g,生姜 3 片,酵母粉一包,食盐适量。

【制法】 茯苓洗净后煮水 3 遍,去滓留汤,待汤汁温后加入酵母粉及面粉和匀,醒面 90 min 后排气,继续醒面 30 min 揉成长段后切成大小均匀剂子。醒面时将猪肉、葱白、生姜剁成肉馅,加入适量盐调味。醒面完毕包肉馅包,水开后上蒸笼烹 12 min 即可食用。

【服用方法】　每日清晨作早餐食用。可置冰箱保存,每次食用前上蒸笼 5 min 后即可食用。

【功效】　健脾,温阳,利湿。适用于脾气虚型变应性鼻炎。

【评价】　茯苓性平味甘淡,入心、肺、脾、肾经,具有利水渗湿、健脾之功效。猪肉味甘,可与茯苓共同健脾补脾,茯苓渗利使猪肉补而不滞。葱白、生姜温中,使脾阳得以化生。长期食用本药膳可补充人体元气,适合体形瘦弱、免疫功能失调者。

(6) 芡实辛夷粥

【组成】　芡实米 30 g,辛夷 9 g,粳米 100 g,精盐、味精适量。

【制法】　先将辛夷用纱布包扎,放锅内并加入纯净水 750 mL,煮沸半小时后去滓取汁,然后将淘洗干净的芡实米、粳米放入药汁中,用文火熬粥 2 h,熬至米烂粥熟时,加入适量精盐、味精调匀即可起锅。

【服用方法】　早晚 2 次温服,每日 1 剂。

【功效】　健脾益气,除湿止涕。适用于脾气虚型变应性鼻炎。

【评价】　芡实性平味甘涩,入脾、肾经,能健脾益气,收涩固敛,除湿止涕;辛夷发散风寒,通鼻窍功效较强。粳米补中益气,健脾开胃。芡实和辛夷两者共用能通窍止涕,而辛夷作为花类药能引药上行,对于脾气不足、清阳不升、涕多不止者效果较好。

(7) 燕窝莲参汤

【组成】　燕窝 10 g,莲子肉 20 g,人参 5 g,冰糖适量。

【制法】　先将燕窝放入碗中,用温水浸泡至松软时除去杂质,用水洗净,沥干水分后撕成细条备用,莲子肉去芯捣碎,人参用温水浸软后切薄片,三味共放锅中,加水适量,煮沸后用文火煨炖 1 h,炖至莲子肉熟透,加入冰糖溶化后即可起锅。

【服用方法】　可当点心食用,每日 1 剂。连续服用不宜超过 1 周。

【功效】　补中益气,固本培元。适用于脾气虚型或兼有心气虚、肺气虚的变应性鼻炎患者。

【评价】　人参味甘微苦性温平,入脾、肺、心经,能大补元气,补脾益肺,敛汗生津,安神定智;燕窝能养阴润燥,益气补中,化痰止咳;莲子肉能补脾止泻,祛湿,养心安神。燕窝加人参补中益气力量强大,现代研究认为燕窝能抗病毒,人参能提高人体免疫力,两者合用益气扶正,补充元气,适合年老体衰者和久病体虚者。人参与莲子肉都入心经,可养心安神定志,心失神明主宰则涕液肆意横流。本药膳适于体虚自汗、冷涕无时不下,兼有心神不宁、惊悸怔忡等症状的患者。本药膳不可长期食用,年轻体壮者慎用。

三、肾阳虚

1. 主要症状

鼻内刺痒,喷嚏频发,清涕长流,鼻塞,伴面色苍白,四肢不温,阵发性咳喘,腰膝酸软,阳痿早泄,遗精遗尿,小便清长,夜尿多等肾阳虚表现。观其舌质淡嫩,苔白,切其脉势沉细。

2. 证候分析

肾阳不足,鼻窍极易受外邪侵袭,导致鼻痒、喷嚏频作;肾阳虚弱,气化失司,气不摄精,则早泄遗精,气不摄津,则冷涕横流;阳气不足,不能强健筋骨,故见腰膝酸软,温煦生化,故四肢不温;肾气不足,纳气失调,呼吸深度表浅,可见咳喘。舌质淡嫩、苔白润、脉沉细等,皆为肾阳不足的表现。

3. 治法

温肾壮阳,固肾纳气。

4. 用膳忌宜

饮食忌辛辣油腻、过食生冷、烟酒浓茶,宜选用温肾壮阳、固精纳气之品,应选择甲鱼、怀山药、枸杞子、核桃仁、生姜、猪肾、羊肉、羊肾、金樱子、鳝鱼、菟丝子、石斛等。

5. 常用药膳

（1）怀山药炖甲鱼(《名医别录》)

【组成】　甲鱼 1 只,怀山药 30 g,黄芪 15 g,枸杞子 15 g,料酒适量。

【制法】　将甲鱼宰杀、放血后,用开水及适量料酒泡 30 min,去鳖甲,并除去内脏,与怀山药、黄芪、枸杞子一同放入锅内,加水,武火煮开后,改用文火慢炖至肉熟,食肉喝汤。

【服用方法】　每日 1 剂,每日 3 餐,佐餐服食。

【功效】　补肾,健脾,益气。适用于肾阳虚兼脾阳虚型变应性鼻炎。

【评价】　方中甲鱼肉性平味甘,入肝经,可滋阴养血、滋养肝肾、补益调中;山药性平味甘,入脾、肺、肾经,可补脾养胃、补气益肺、补肾涩精;黄芪性温味甘,入肺、脾经,是补气之上品;枸杞子性平味甘,入肝、肾经,可滋阴补肾。诸物合用,共奏阴中求阳、补肾益气、安神之功。本药膳对于老年人及阳痿早泄、形寒肢冷者效果颇佳。

（2）生姜核桃茶

【组成】　生姜 3 g,核桃仁 10 g。

【制法】　将生姜洗净切成片备用。核桃仁放入锅中加水 500 mL,煮沸 20 min 后,放入生姜片,再煮 5 min,即可饮用。

【服用方法】　随时饮服,饮茶食核桃仁。

【功效】　补肾气,助阳气。适用于肾阳虚型变应性鼻炎。

【评价】　核桃仁性温味甘,入肾、肺经,有补肾固精、温肺定喘作用;而生姜性温味辛,可温肾而发散风寒。凡风寒内袭,冬季尤重的,症见畏冷、四肢不温,阵发性喘咳的变应性鼻炎患者皆宜食用本药膳。

（3）加味山药饼

【组成】　山药 250 g,补骨脂 20 g,面粉 250 g,红糖适量。

【制法】　将补骨脂炒后研末,山药洗净后上蒸笼蒸 10 min,去皮捣烂研成泥,加入面粉与适量水及红糖和匀,醒面 20 min 后,用擀面杖擀成薄饼,放入平底锅中烙至两面稍黄,冷却后即可食用。

【功效】　温肾益精。适用于肾阳虚型变应性鼻炎。

【评价】　补骨脂性温味辛苦,入肾、脾经,具有温脾补肾、固精作用;山药味甘性平,补肺健脾益肾;红糖兼以和中暖胃,三者合而用之,温补而不燥烈,对于肾虚下元不固者尤佳。对肺肾阳虚患者有较好的效果。

（4）猪肾粥

【组成】　猪肾 2 枚,粳米 50 g,葱白、五香粉、生姜、盐各适量。

【制法】　将猪肾去膜切细,加入啤酒抓洗出血水后用清水洗净备用;将粳米淘洗净,与适量的水同时加入砂锅中,用炭火或灶上大火熬制半小时,待米粥黏稠时加入猪肾片,转文火共同熬制 15 min,起锅前加入葱片、姜白、盐及五香粉调之,即可食用。

【服用方法】　晨起作早餐食。

【功效】　温肾助阳。适用于肾阳虚型变应性鼻炎。

【评价】　猪肾为食补中补肾之上品,《经验后方》记载:"猪肾一对(去脂膜,切),枸杞叶半斤。用豉汁二大盏半相和,煮作羹,入盐、椒、葱,空腹食之。"可治阴痿羸瘦,精髓虚弱,四肢少力。依据本法制成粥有健脾补肾作用,适用于脾肾阳虚型变应性鼻炎患者,症见发作时喷嚏频作、清涕不止,兼有形寒畏冷、四肢不温、腰酸者。

（5）苁蓉金樱羊肉粥

【组成】　肉苁蓉 15 g,金樱子 15 g,精羊肉 100 g,粳米 100 g,细盐少许,葱白 2 根,生姜 3 片。

【制法】　羊肉洗净切片备用。将肉苁蓉、金樱子水煎去滓取汁,入羊肉片、粳米同煮粥,待熟时,入细盐、生姜、葱白稍煮即可。

【服用方法】　早晚分食。

【功效】　温肾固精,滋肝养血。适用于肾阳虚型变应性鼻炎。

【评价】　肉苁蓉性温味甘咸,入肾、大肠经,可补肾阳、益精血;金樱子性平味酸甘涩,入肾、膀胱、大肠经,可固精涩肠;羊肉补益肾阳的作用强。三者合用可温阳补肾,补中带固,使肾精不流失。对于变应性鼻炎患者症见冷涕清长,无时不下,伴四肢常年不温、腰膝冷痛者疗效较好。

（6）鳝鱼猪肾煲

【组成】　黄鳝 250 g,猪肾 100 g,细盐少许。

【制法】　将黄鳝洗净切段,将猪肾去膜切细片,共同加入啤酒抓洗后用清水洗净备用。两者用开水焯 30 s 去血水,共同加入砂锅中烹饪 25 min,加入细盐后分次食用。

【服用方法】　每日正餐佐食服用。

【功效】　补肾养血,利水养阴。适用于肾阳虚型变应性鼻炎。

【评价】　黄鳝肉性温味甘,据《本草纲目》中记载,黄鳝有补血、补气、祛风、除湿等功效,乃补虚之佳品;猪肾性平味咸,能补肾益阴,利水。两者共同制作成药膳,对于肾虚遗精,腰膝酸软,兼有盗汗者疗效较好。

（7）虫草枸杞炖猪肺

【组成】　冬虫夏草 5 g,枸杞子 20 g,猪肺 250 g,葱、精盐、味精各适量。

【制法】　先将猪肺用清水洗净,沥干后切成小块,加入一瓶啤酒抓洗一遍去除异味和血水,冬虫夏草、枸杞子淘洗干净,三味共放锅中,加入适量水,先用武火煮沸 15 min,再转用文火炖煮 2 h,炖至猪肺完全熟烂,汤汁黏稠时,加入精盐、味精拌匀,撒上葱花即可起锅。

【服用方法】　与正餐同食,饮汤食猪肺,每日 1 剂。

【功效】　补肾益精,滋阴养血。适用于肾阴阳两虚型变应性鼻炎。

【评价】 冬虫夏草性平味甘,补肾益肺,止血化痰,为平补肺肾之佳品,与猪肺一同炖服,能增强补肾固本、补肺益卫之功,枸杞子既滋肾又润肺,兼能养肝明目。肝肾阴亏导致腰膝酸软、遗精阳痿者,精血虚弱导致头晕目眩、目昏多涕者,肺肾虚衰而致虚劳咳喘、喷嚏连连者,都适合食用本药膳。

（8）杞菊二冬饮

【组成】 枸杞子 20 g,菊花 15 g,天冬 15 g,麦冬 15 g,冰糖 50 g。

【制法】 除冰糖外的四味洗净后,全部放入锅中,加水 750 mL,用小火煎煮至一半汁水色稍深时,捞去药渣,加入冰糖溶化后即可食用。

【服用方法】 代茶饮,每日分 3 次饮用。亦可煎后倒保温杯中饮用。

【功效】 补肾养血,养阴生津。适用于肝肾亏虚型变应性鼻炎。

【评价】 枸杞子性平味甘,能补肾养血;天冬、麦冬养阴生津,清肺降火,清心除烦,以上三者性味平和,补益又能生津血,加菊花清热解毒,疏散风热,清肝火,补中有散,使全方补而不滞,清热又不伤阴。对于腰膝酸软、肝肾亏虚、目痛连鼻窍者效果较好。

（9）菟丝细辛粥

【组成】 菟丝子 15 g,细辛 3 g,粳米 100 g,白糖适量。

【制法】 将菟丝子洗净后,捣碎,同细辛水煎,去滓取汁,入米煮粥,粥熟时加入白糖,即可食用。

【服用方法】 早晚服用。

【功效】 温阳固肾。适用于肾阳虚型变应性鼻炎。

【评价】 菟丝子味辛甘,入肝、肾、脾经,有补益肝肾、固精缩尿、安胎等功效;细辛解表散寒,祛风通窍力量强;加入粳米又能补中气益中焦脏腑。肾阳虚型变应性鼻炎患者可食用本药膳。

第三节 防治变应性鼻炎的合理饮食

饮食是气血生化之源,建立健康的饮食习惯,合理饮食使人精力充沛、可改善免疫功能,可以有效预防和治疗变应性鼻炎,同时也是维持健康的基础。针对防治变应性鼻炎,对饮食也有相应要求。

1. 可进食之物

日常生活中可以多用些具有增强体质的食物,如蜂蜜、酸奶;富含维生素 C 食物,如卷心菜、椰菜、橙子、山楂、大枣、柠檬等。

（1）蜂蜜里面含有微量蜂毒,蜂毒具有促肾上腺皮质激素样作用,能够改善人体内环境状态,调节人体免疫力,具有抗过敏、抗辐射、增强机体抗病能力的作用。

（2）每日喝酸奶,乳酸菌能够增强人体抵抗能力,从而在一定程度上缓解过敏症状。

（3）多食用维生素 C 可以减轻流涕、喷嚏的症状,因为维生素 C 在体内能够抑制组胺的生成,且可改善毛细血管通透性,减少组织液的渗出。富含维生素 C 食物有红萝卜、红枣、金针菇、洋葱、大蒜等。

（4）虚寒型变应性鼻炎患者应多食温补性食物，如生姜、辣椒、蒜头、大葱、胡萝卜、茼蒿、高粱、糯米及其制品等。

2. 不可进食或减少进食之物

（1）不可进食：明确有过敏或者变应原检测为阳性的食品。

（2）对于虚寒体质者忌食生冷食物：变应性鼻炎患者在病因病机上多属肺、脾、肾三脏虚损为主，过食生冷食品，损伤脾胃，脾胃功能失职，生化不足，鼻窍失养，易引起变应性鼻炎发作或加重。

生冷食物是指未经烹饪处理的凉性、寒性食物，具有清热解毒、滋阴降火的功效。忌食生冷食物包括螃蟹、牡蛎、生鱼、生虾、蛤、蚌、海蜇、海带、紫菜、生藕、冬瓜、绿豆芽、金针菇、草菇、金银花、薏苡仁、胖大海、菊花、芦根、苦瓜等。

（3）对于肺经伏热者，禁食热性食物：如芒果、榴莲、菠萝、生姜、辣椒，尽量少进食蒜头、大葱、胡萝卜、茼蒿、高粱、糯米及其制品等。

（4）对于特禀体质，尽量减少进食易诱发变应性鼻炎的高蛋白食品：变应性鼻炎主要是由 IgE 介导的鼻黏膜非感染性炎性疾病，变应原刺激是诱发本病的直接原因，而高蛋白食品如鱼虾、牛乳、鸡蛋等多属于食物性变应原，尽管变应性鼻炎多由吸入性变应原引起，但亦有部分患者由食入性变应原引起，过多摄入异体蛋白容易引发患者过敏反应，因此本病患者应尽量少食用高蛋白食品，以免引发或加重，如牛奶、羊奶、鸡蛋，以及鱼、虾、蟹类等。

饮食有节，避免不良饮食习惯。不良饮食习惯除了常见的暴饮暴食、酗酒、吸烟外，还有不吃早饭、吃饭过快、爱喝饮料、边吃边看电视、饭后吃水果、吃夜宵、喝咖啡、喝浓茶等。对于虚寒型体质的变应性鼻炎患者宜多食温性食物，少食或忌食高蛋白食品、生冷海鲜等食物。伏热型体质患者宜食平和性食物，不宜食用温热性食物。

参 考 文 献

陈静，2006.中医药膳学[M].北京:中国中医药出版社.

胡俊媛，段练，董艳，等，2018.从"药食同源"谈到"医厨同道"[J].中华中医药杂志,33（1）:42-46.

李磊，张小梅，2015.中医药治疗儿童变应性鼻炎研究进展[J].河北中医,37(3):466-468.

李宇俊，2001.药膳防治过敏性鼻炎[J].药膳食疗(1):15.

廖式，2009.过敏性鼻炎食疗药膳精选[J].家庭保健(4):9.

刘光辉，祝戎飞，2014.临床变态反应学[M].北京:人民卫生出版社.

刘蓬，2016.中医耳鼻咽喉科学[M].北京:中国中医药出版社.

卢长庆，2006.过敏性鼻炎患者的药膳[J].中老年保健(3):22.

倪立坚，罗春燕，2017.浅议药膳应用[J].海峡药学,29(9):231-233.

潘秋平，张晓利，段晓华，2014.《黄帝内经》与《淮南子》养生思想比较[J].广州中医药大学学报,31(2):295-297.

阮岩，2016.中医耳鼻咽喉科学[M].2版.北京:人民卫生出版社.

田道法，2012.中医名家鼻炎防治经验[M].北京:人民军医出版社.

王东升，2010.药膳的起源和发展[J].解放军健康(1):40.

王荣华,2015.过敏性鼻炎药膳食疗方[J].祝您健康(8):43.

邬少全,2009.缓解过敏性鼻炎药膳两款[J].饮食科学(2):65.

杨相国,2017.变应性鼻炎的中医辨证食疗[J].东方药膳(10):23-24.

佚名,2008.变应性鼻炎的食疗[J].长寿(9):36-37.

佚名,2019.提高免疫力药膳方[J].东方药膳(4):24.

余茂基,2006.家庭疗法保健康[M].上海:上海科学技术文献出版社.

俞雪如,2002.中医学食养、食治、药膳的起源与发展史[J].中药材,25(5):359-362.

张娟,丛品,2011.儿童鼻鼽的证治探讨[J].浙江中医杂志,46(12):872-873.

张煜,李傅尧,李峰,等,2017.变应性鼻炎的中医药膳调理方案初探[C]//中国中西医结合学会.第八届全国中西医结合营养学术会议论文资料汇编.银川:第八届全国中西医结合营养学术会议.

张煜,李傅尧,闫永钇,等,2016.中医"通"法在治未病中的应用[J].环球中医药,9(6):707.

张煜,刘晗,马捷,等,2017.合作学习在临床常见病康复教学中的应用[J].中医临床研究,9(9):137-138.

第十一章 变应性鼻炎古今名医经验

变应性鼻炎,属于中医学"鼻鼽"范畴,此外在古代文献中尚有"鼽鼻""鼽水""鼻流清水"等别称。我国古代医家在千百年实践中积累了许多对本病的认识,其中很多方药沿用至今。时代是变化发展的,随着人类认知水平的提高,对疾病的认识也在不断提高。故而将古代名医著作中记载本病的医学理论、名医经验摘录汇总,以资共享;至现代,百家争鸣,名医辈出,现代各中医名家根据其理论造诣和临床经验,结合现代的科学理论和方法,对于变应性鼻炎的论治各有发挥,应用中医药治疗本病取得了满意的临床疗效。

第一节 古代医家治疗变应性鼻炎的经验

一、春秋战国时期《黄帝内经》

《素问·水热穴论》曰:"冬取井荥,春不鼽衄。"冬日,人体表现为阴长阳消,故取井荥以助阳,使阴阳调和,其目的是使肝脏能在春季发挥其正常的疏泄功能,从而避免变应性鼻炎的发生。《灵枢·经脉》云:"实则鼽窒头背痛,虚则鼽衄,取之所别也。"在治疗上,《素问·金匮真言论》提出:"冬不按跷,春不鼽衄。"王冰注解曰,若冬令按跷,致"扰动筋骨,则阳气不藏,春阳气上升,重热熏肺,肺通于鼻,病则形之"。

二、汉代张仲景《伤寒杂病论》

张仲景,名机,字仲景,东汉南阳郡涅阳县(今河南南阳)人,是我国历史上最杰出的医学家之一。他为我国的中医学发展做出了重要的贡献。他创作的传世巨著《伤寒杂病论》,确立了辨证论治原则,是中医临床的基本原则,是中医的灵魂所在,故《伤寒杂病论》是后代学者研习中医必备的经典著作,它不仅奠定了中医内科学基础,也为中医耳鼻喉科学奠定了临床基础。《伤寒杂病论》云:"太阳中风……鼻鸣干呕者,桂枝汤主之。""鼻鸣"类似于鼻涕堵塞鼻道,呼吸时鸣响,肺外合皮毛,开窍于鼻,风寒外袭,肺气失宣而致;鼻鼽者,若遇风加重,属营卫不和证,可予桂枝汤。此外,小青龙汤、麻黄附子细辛汤、肾气丸等虽然《伤寒杂病论》没有直接提到可以治疗本病,但现在用于治疗变应性鼻炎均取得了较好疗效。

三、魏晋时期皇甫谧《针灸甲乙经》

皇甫谧(公元215—公元282年),幼名静,字士安,自号玄晏先生。其著作《针灸甲乙经》是将《素问》、《针经》(即《灵枢》)、《明堂孔穴针灸治要》三部医学著作纂集起来,取其精华弃其糟粕,加以自己的临床经验编纂而成,简称《甲乙经》。《针灸甲乙经》为中国现存最早的一部针灸学专著,也是最早将针灸学理论与腧穴学相结合的一部著作。皇甫谧被誉为"针灸鼻祖"。其中《针灸甲乙经》记载了针灸治疗变应性鼻炎的方法:"鼻鼽衄,上星主之……鼻鼽不利……迎香主之。"

四、唐代孙思邈《备急千金要方》

孙思邈(公元581—公元682年),唐代医药学家,《备急千金要方》是孙思邈通过总结唐代以前医学成就并结合个人从医经验而撰成,共30卷,是综合性临床医著,被誉为中国最早的临床百科全书。在《备急千金要方》中有"治鼻塞脑冷清涕出方",方剂组成为通草、辛夷、细辛、甘遂(一作甘草)、桂心、川芎、附子。该方是外治方,有温肺散寒的功效。而且孙思邈仍认为本病的病机是"肺脏有寒",与《诸病源候论》所持观点一致。

五、金代刘完素《素问玄机原病式》《黄帝素问宣明论方》《素问病机气宜保命集》

刘完素(约1110—1200年),字守真,河间(今河北省河间县)人,故后世又称其为刘河间,寒凉派的代表人物,为金元四大家之首。学术上以倡言"火热论"著称。其阐发《黄帝内经》之病机十九条,认为人体致病皆为火热,治病需从寒凉法入手。

刘完素在《素问玄机原病式·六气为病》提出火热致病的理论:"鼽者,鼻出清涕也。夫五行之理,微则当其本化,化甚则兼有鬼贼……以火炼金,热极而反化为水,及身热极而反汗出也……经曰:鼻热者出浊涕。凡痰涎涕唾稠浊者,火热极甚,销灼致之然也。或言鼽为肺寒者,误也。彼但见鼽涕鼻塞,冒寒则甚,遂以为然,岂知寒伤皮毛,则腠理闭密,热极怫郁而病愈甚也。"其意在表达变应性鼻炎为火热致病,认为以火炼金,热极化水,身热汗出,故而流涕为鼻热。并在其他著作中记载了相对应的方剂,治法皆为清热通窍。例如,记载于《黄帝素问宣明论方》的神芎丸(黄连、薄荷、川芎、大黄、黄芩、牵牛、滑石),记载于《素问病机气宜保命集·六气为病》的防风通圣散(防风、川芎、当归、黄芩、白术、栀子、荆芥穗、滑石、芍药、大黄、芒硝、连翘、薄荷、麻黄、石膏、桔梗、生姜、甘草),二方皆有清热通窍、消肿除涕的功效。

六、宋代严用和《济生方》

严用和(约1199—1267年),字子礼,江西庐山人,著有《济生方》(又名《严氏济生方》)和《济生续方》。《济生方》原书共10卷,归纳了近70种病症,有论有方,内容丰富,充分反映了严氏重脏腑、重脾肾、重调气的学术思想和丰富的辨证论治经验。

《济生方·鼻门》中提到辛夷散:"治肺虚,风寒湿热之气加之,鼻内壅塞,涕出不已,或气息不通,或不闻香臭。"由辛夷仁、细辛(洗去土叶)、藁本(去芦)、升麻、川芎、木通、防风(去芦)、羌活(去芦)、甘草(炙)、白芷各等份而成。上为细末,每服二钱,食后茶清调服。辛夷仁、细辛、藁本、木通散寒通窍;升麻、川芎调理气血,改善通气;防风、羌活、白芷发表祛湿;甘草调和诸药。全方共奏温肺散寒、健脾化痰、芳香通窍之功效。另外,《济生方》所记载苍耳子散为耳鼻喉科经典方:"辛夷仁半两,苍耳子散两钱半,香白芷一两,薄荷叶半钱,上晒干,为细末,每服两钱,食后用葱、茶清调下。"苍耳子、辛夷、白芷三者性温,能祛风散寒,薄荷辛凉,疏散风热。苍耳子药性温和疏达,可上通脑顶,辛夷、白芷、薄荷气味芳香,升散通窍,且四药皆归肺经,共奏祛风通窍之效。现代药理研究表明苍耳子散具有抗微生物、抗过敏、抗炎、镇痛及抗血栓形成作用,临床用于变应性鼻炎的治疗。

七、明代张景岳《景岳全书》

张景岳(1563—1640年),明代的杰出医学家,《景岳全书》为记录了张景岳毕生治病经验和学术成果的综合性著作,将张景岳一生之临床心得、处方体会、用药特长熔于一炉。

张景岳将变应性鼻炎之病机归为火热之邪犯肺而致。《景岳全书·鼻证》提到:"鼻涕多者,多由于火。故曰:肺热甚则鼻涕出。"肺为华盖,居于人体上部,肺开窍于鼻,与天气直接相通,故六淫中火邪侵袭机体,易犯肺而致鼻涕。《景岳全书·鼻证》还对清热法进行了详细的阐述:"火邪上炎而鼻塞者,单宜清火;火之微者,多近上焦,出自心肺,宜清化饮,黄芩知母汤之类主之;火之甚者,多出阳明,或微兼头痛,宜竹叶石膏汤、凉膈散之类主之;若风寒兼火者,即防风通圣散之类亦可用。"

八、明代朱橚《普济方》

朱橚(1361—1425年),安徽凤阳人。明朝宗室,医学家。明太祖朱元璋第五子。《普济方》为大型方书,共426卷。《普济方》是朱橚汇集各代方书,博采众长,集古今医方于一体,记载详细,是我国现存最大的方书,保存了极为丰富和珍贵的医方资料。

《普济方》中记载了用吴茱萸丸治疗鼻流清涕。吴茱萸丸药物组成为吴茱萸、草豆蔻、陈皮、益智仁、人参、黄芪、升麻、泽泻、白僵蚕、姜黄、柴胡、当归身、甘草、木香、青皮、大麦、半夏等,诸药配伍调理脾胃,治疗脾虚所致变应性鼻炎。书中论述了另一病机:冬季,阴长阳消,阴在外,阳居于内,在外应该助长阳气,不能发汗,在内消阴火,这才是冬日闭藏的关键。根据五行相生原理,金水相生,冬季水旺,水旺则金旺,肺为肾之母,子能令母实。由此得出肾虚也是变应性鼻炎发病病机之一。

九、明代李梴《医学入门》

李梴(不详),字建斋,江西南丰人,明代著名儒医,江西历史上十大名医之一。《医学入门》为中医全书,受到国内外医家的高度重视和赞扬,日本曾掀起持续近百年的学习热,《潜德录》评价:"其论以不欺为本,养性为功,行仁为要,博极群书为究竟。"

李梴在《医学入门》中提到:"鼽者,鼻流清涕,热微,二陈汤加芎、归、细辛、白芷、防风、羌活、桔梗等分,姜煎,入薄荷少许。"久患变应性鼻炎者多采用内外兼施之法,"芷黄散去薄荷,加荆芥、黄芩、神曲、南星、半夏等分,食后煎服,外用细辛膏"可获得良好疗效。

十、清代张璐《张氏医通》

张璐(不详),少年时攻举子业,后因明亡清兵南下,避战乱于太湖"洞庭山中十余年",因此弃绝科举而专心于医药学,至1659年返回故里行医与著述。著作《张氏医通》共十六卷,系一部以杂病为主的综合性医著,初名《医归》,为反映张氏学术思想的代表著作。张璐认为变应性鼻炎由外感风邪或寒邪所致,在《张氏医通》中提出,风邪所致变应性鼻炎以香苏散加川芎、蜀椒、细辛、肉桂、诃子治疗;寒邪所致变应性鼻炎用辛夷散去木通、防风、升麻、藁本,加桂枝、附子、蔓荆子、诃子、白术等治疗。

第二节　现代医家治疗变应性鼻炎的经验

一、干祖望

干祖望(1912—2015年),江苏省金山县人。第二届国医大师荣誉获得者,我国著名中医耳鼻喉科学家,现代中医耳鼻喉学科奠基人之一,南京中医药大学教授。干祖望从医69年,积累了丰富的临床经验,对变应性鼻炎的治疗有独到之处,并自创脱敏汤,随证化裁,每每获效。

(一)病因病机

干祖望认为变应性鼻炎仅仅是过敏性疾病表现于鼻部而已,治疗应该站在过敏性疾病角度上治疗鼻病,而并非站在鼻病的角度上来治疗过敏性疾病。干老通过多年临床经验,将变应性鼻炎归为虚、实两证。实证为肺经伏热,也是变应性鼻炎的常见的原因。虚证有肺虚感寒、肺脾气虚、肾阳不足。实证多因五脏气机失调,郁热内生,或过嗜辛辣刺激之品,化为五志之火,邪热郁肺,肺失宣降,则狂嚏不止,抑或寒邪袭肺,肺气郁闭,金叩则鸣。虚证因肺脾肾虚损,脏腑功能失调,肺卫不固,营卫失调,脾不升清,浊阴上泛;肾阳不足,肺失温煦。干祖望重视整体辨证,把辨证思维从局部推向整体,为临床变应性鼻炎的诊治提供了新思路。

(二)辨证论治

干祖望通过多年临床经验,将变应性鼻炎分为五型。

1. 营卫不和,风寒袭肺

主症:鼻痒难耐,或眼睛瘙痒,喷嚏连连,鼻塞不通,继则清涕连绵,可伴嗅觉减退,双下鼻甲水肿,鼻黏膜多苍白,苔薄白,脉浮缓。病机:鼻为空清之窍属肺经所主,风寒袭肺,宣降失司,阴邪上犯。治法:调和营卫,温肺开窍。方药:桂枝汤加减。若鼻黏膜苍白水肿严重、鼻塞甚者,加细辛、川芎;若清涕难止者,加鱼脑石。

2. 清阳不升,浊阴上犯

主症:鼻塞,鼻痒喷嚏连绵,鼻涕稍稠,淋漓而下,时多时少,鼻塞头昏,鼻黏膜苍白或正常,下鼻甲轻度水肿,并可有便溏、腹胀纳呆等脾虚症状,舌边有齿印,脉虚弱。病机:脾主运化,脾气虚弱,脾失健运,易生痰饮,痰饮之邪循经上犯鼻窍,脾气虚,脾不升清,则浊阴不降,致清窍不利。治法:补气健脾,升清降浊。方药:补中益气汤合玉屏风散加减。若兼食滞者,加山楂、神曲,减少甘草、党参、黄芪用量;若清涕较多者,加诃子、五味子、赤石脂;若浊涕较多者,加藿香、佩兰。

3. 肺经伏热,上凌清窍

主症:鼻塞不通,狂嚏不止,涕多似黄脓,嗅觉迟钝或减退,常发于夏季,头脑昏沉,鼻黏膜正常或呈紫红色,下鼻甲多水肿,舌红苔黄,脉平或数。患者一般对寒凉、冷风不敏感,但是对其他刺激如煤烟热气等很敏感。病机:肺经伏热,上凌鼻窍。治法:清肺脱敏。

方药:清肺脱敏汤加减(紫草、茜草、墨旱莲、防风、蝉蜕、地龙、豨莶草、徐长卿、乌梅等)。

4. 肾阳不足,脾肺失温

主症:鼻病经年不愈,喷嚏声低而阵发,鼻塞不通,鼻涕色白量少而难止,鼻黏膜苍白,下鼻甲水肿,舌薄白,脉沉。病机:肾阳为一身阳气之根本,温助脾阳,使脾阳升举有力,肺气失于温煦,故喷嚏连绵无力,脾虚则鼻塞不通,涕出清白。治法:温补元阳。方药:金匮肾气丸加减。

5. 冥顽不灵,诸药无效

顽固的变应性鼻炎干祖望采用铃医的劫法,自拟脱敏乌梅汤(乌梅、紫草、茜草、墨旱莲、防风、蝉蜕、地龙、豨莶草、徐长卿等),临床效果甚好。

二、王德鉴

王德鉴(1926—2006年),为现代中医耳鼻喉科学的开拓者之一,广州中医药大学教授,是第一批全国老中医药专家学术经验继承工作指导老师。

(一)病因病机

王德鉴教授将变应性鼻炎病因归为脏腑功能失调,肺开窍于鼻,主一身之气,一旦肺气虚弱则卫表失司,邪气乘虚而入,肺失宣降,致鼻窍不利而发为病。除肺气虚这一主要病因,肾脏虚寒也是本病常见病因之一,肾阳为一身阳气的根本,肾阳虚,肺失温煦,脾为气血生化之源,脾运化水谷精微以充养肺气,脾虚则肺气不足,肺失宣降,水湿停聚鼻部而为病。王德鉴教授认为本病的发生除了脏腑失调,与经脉气血运行不畅也密切相关,头面部为诸阳之汇,鼻为阳中之阳,手足三阳经均循行于鼻,督脉由巅顶下行至鼻尖。故经脉气血运行不畅也是本病发生的重要原因。

(二)辨证论治

王德鉴教授将本病分为肺经风寒、脾虚气弱、肾脏虚寒三个证型进行辨证论治。

1. 肺经风寒型

主症:鼻痒,流清涕,喷嚏,鼻黏膜色淡,恶风寒,面白气短,咳嗽,咳痰色白,舌苔薄白,脉浮。治法:温肺散寒,宣通鼻窍。方药:首选桂枝加葛根汤。

2. 脾虚气弱型

主症:鼻塞,喷嚏,鼻涕清稀或黏白,嗅觉迟钝,鼻甲肌膜肿胀明显、苍白、灰暗或息肉样变,或伴有大便溏、四肢困倦、舌淡胖或边有齿痕、脉濡弱等脾虚症状,病程长,反复发作。治法:健脾益气,渗湿通窍。方药:补中益气汤合苍耳子散。

3. 肾脏虚寒型

主症:鼻痒,喷嚏,清涕长流,咳嗽,双鼻肌膜肿胀,水样分泌物明显等。治法:温肾壮阳,散寒利水。方药:真武汤。

王德鉴教授治疗本病不仅强调以辨证论治为主,临床上还常配合外治、针灸等疗法。

外治:滴鼻用滴鼻灵(主要成分为辛夷、鹅不食草等),其具祛风散寒,通窍作用。吹鼻用碧云散(由辛夷、鹅不食草、川芎、细辛、青黛等组成),该药具有芳香通窍的功效,使用时药粉要均匀吹入鼻腔。

针灸:取迎香、风池、合谷、足三里、百会等穴,变应性鼻炎患者中,体虚者较多,故手法以补法为主。

三、李淑良

李淑良(1938—),北京人,北京中医药大学教授。

(一)病因病机

李淑良教授认为变应性鼻炎患者发病前大多饮食起居失常,长久处于此状态造成患者脾胃失职。脾胃对人体生命活动具有极其重要的地位,其不仅是气血化生之源,更为人体气机升降之枢纽,故而久病之后,气血耗伤,气机升降失常,脾胃功能受到影响,导致脾胃虚损。李淑良教授认为肺脾为母子关系,母子相生,脾虚而致肺虚;脾虚失运,易化痰生饮,痰饮上凌于肺,肺失宣降,致使脾虚及肺;脾主运化,化生气血,被称为后天之本,肺气及全身脏腑都赖于后天水谷精气的不断充养,故脾虚致肺虚。李淑良教授基于以上原因认为脾虚必致肺虚。肺脾二脏在病理上亦互相影响。肺脾气虚往往同时存在,脾虚日久及肺,肺虚日久及脾。因而最终发展为肺脾精气俱虚。根据五行金水相生原理,肺虚日久必会累及肾。李淑良教授认为肾虚型患者多见于以下两种情况:一是先天不足的患者。素体阴阳两亏,水火不旺,这种类型的患者多数早期就表现出临床症状。二是久病的患者,临床常见为肺脾两脏虚损的传变证。

(二)辨证论治

李淑良教授经过多年的临床实践与总结,将变应性鼻炎分为四型。

1. 肺经郁热型

主症:鼻痒,喷嚏,流清涕,鼻塞,常在闷热天发作,鼻黏膜色红或暗红,鼻甲肿胀,或见咳嗽,咽痒,口干烦热,舌质红,苔白或黄,脉数。治法:清热通窍,祛风止涕。方药:清热通窍汤(桑白皮、黄芩、牡丹皮、败酱草、紫河车、薏苡仁、白芷、防风、蝉蜕、辛夷)。

2. 肺肾阴虚型

主症:鼻痒,喷嚏,流清涕,鼻塞。治法:滋肾润肺,祛风止涕。方药:滋阴润肺汤(黄精、玉竹、百合、麦冬、五味子、蝉蜕、防风、辛夷、白芷)。

3. 脾虚湿困型

主症:鼻痒,喷嚏,流清涕,鼻塞,兼见纳差,胃脘满闷,大便溏泻,甚或恶心欲吐,口黏不渴或渴喜热饮,肢体困倦,舌苔厚腻,脉缓。治法:健脾祛湿。方药:参苓白术散加减(生黄芪、白术、防风、高良姜、太子参、茯苓、炒白扁豆、辛夷、白芷、牡丹皮、蝉蜕)。

4. 肾阳虚型

主症:鼻痒,高频率打喷嚏,流清水状鼻涕且难以停止,好发于早上和晚上,鼻塞症状较轻,存在明显的鼻黏膜苍白和水肿症状,舌淡苔白,脉沉细。治法:温肾助阳,祛风止涕。方药:温肾止涕汤(制附片、菟丝子、细辛、蒺藜、黄精、茯苓、牡丹皮、辛夷、蝉蜕)。

四、王士贞

王士贞(1945—),福建省厦门市人,广州中医药大学教授。

(一)病因病机

王士贞教授认为人的体质和环境因素是变应性鼻炎发病最关键的两个因素。她结合岭南地域特点强调肺、脾、肾虚是变应性鼻炎发病重要内因的同时,尤其强调脾虚在变应性鼻炎发病中的作用。

（二）辨证论治

王士贞教授将变应性鼻炎分为四型。

1. 肺气虚寒、卫表不固型

主症:鼻痒,喷嚏,水样清涕,遇冷加重,双侧下鼻甲黏膜色淡,有清水样分泌物,舌淡红,苔薄白,脉细弱。治法:温肺散寒,益气固表。方药:温肺止流丹加减。

2. 脾气虚弱、清阳不升型

主症:鼻塞,喷嚏,鼻涕清稀或黏白,嗅觉迟钝,鼻甲肌膜肿胀明显、苍白、灰暗或息肉样变,或伴有大便溏、四肢困倦、舌淡胖或边有齿痕、脉濡弱等脾虚症状。治法:益气健脾,升阳通窍。方药:补中益气汤加减。

3. 肾阳不足、温煦失职型

主症:鼻痒,喷嚏,清涕长流,咳嗽,双鼻肌膜肿胀、水样分泌物明显等。治法:温补肾阳,固肾纳气。方药:《金匮要略》肾气丸加减。

4. 肺经伏热、上犯鼻窍型

主症:狂嚏不止,涕多似黄脓,鼻塞不通,嗅觉迟钝,头脑昏沉,鼻黏膜正常或呈紫红色,下鼻甲多水肿,脉平或数。治法:清宣肺气,通利鼻窍。方药:辛夷清肺饮加减。

五、刘大新

刘大新(1953—　　),北京中医药大学教授。

（一）病因病机

刘大新教授认为,变应性鼻炎的病因与肺、脾、肾三脏虚损关系密切,各种原因导致的肺、脾、肾三脏虚损,都可影响其功能。主因风邪侵袭人体上部,邪聚鼻窍,邪正相搏,肺气不宣,津液停聚,遂致喷嚏、鼻塞、流清涕等症状。

（二）辨证论治

1. 肺气不足型

主症:鼻流清涕,鼻塞,鼻痒,喷嚏,突发突止。治法:益气固表,疏散风邪。方药:苍耳子散合玉屏风散加减。

2. 脾气虚弱型

主症:鼻痒,鼻塞,流涕。治法:健脾益气,升清化湿。方药:二陈汤、四君子汤合玉苍散加减。

3. 肾阳亏虚型

主症:鼻痒,喷嚏,鼻流水样清涕。治法:温肾化气,益气摄津。方药:玉屏风散、苍耳子散合温肾药加减。

刘大新教授在治疗变应性鼻炎时,注重辨证与辨病相结合,临床兼见瘀血证候,加通窍活血汤以化瘀;兼见肝气郁结症状,加柴胡、郁金、白芍、远志等疏肝理气;兼失眠者,加合欢花皮、夜交藤、酸枣仁、五味子养血安神;兼热象者,加黄芩、栀子。通过辨证治疗,使机体的整体体质得到改善,最终取得最佳临床效果。

除内治外,刘大新教授还发明了鼻丘割治法,临床取得了良好效果。

六、熊大经

熊大经(1946—　)，重庆市人，成都中医药大学教授。

（一）病因病机

熊大经教授根据《黄帝内经》中阴阳无限可分的原则，以及五行与五脏的联系，在多年临床经验的基础上，提出了鼻腔"五度辨证"理论，运用中医脏腑阴阳的理论，划分其脏腑归经，描述其虚实变化，用以指导临床治疗(表11-1)。

表11-1　熊大经"五度辨证"对应表

五行	五脏	五度	五度对应鼻之外候
木	肝	枢度	窦口鼻窦复合体、中鼻道、中鼻甲
火	心	血度	鼻中隔，特别是利特尔区
土	脾	肉度	外鼻(鼻尖、鼻翼)及鼻前庭
金	肺	气度	下鼻甲、下鼻道
水	肾	髓度	上鼻甲、鼻顶、鼻骨

熊大经教授将"五度辨证"应用于临床，其提出人体是一个有机整体，五官是五脏在人体的外观，而且五官、五脏无论是在病理上还是生理上都紧密相连。脏腑虚实可循经通过五官表现出来。变应性鼻炎之病机多与外界因素密不可分，以虚证为主，肺、脾、肾三脏虚损，无以温养内脏，而致邪气乘虚而入，终致发病。

（二）辨证论治

熊大经教授将变应性鼻炎分三型论治。

1. 肺气虚弱，表虚不固

主症：鼻塞，鼻痒，喷嚏，水样清涕，遇寒加重，双侧下鼻甲黏膜苍白，可见水样分泌物，并伴恶风、气短、乏力等症状，舌淡苔薄白，脉弱。治法：益卫固表，补益肺气。方药：黄芪桂枝五物汤加减。在临床中还要结合患者的兼症加减用药。如果鼻塞头痛严重，加入白芷，必要时加苍耳子散，缓解头疼和鼻塞等症状；若患者怕风又怕冷时去解表药，加入黄芪、防风等具有解表益气功效的药物，以调和营卫；如果患者出现四肢不温，则加入桂枝和生姜等具有温通经络作用的药物；若患者鼻腔分泌物似清水者，加陈皮、茯苓。

2. 脾气虚弱，清阳不升

主症：鼻塞，喷嚏，鼻涕清稀或黏白，嗅觉迟钝，鼻甲肌膜肿胀明显、苍白、灰暗或息肉样变，或伴有大便溏、四肢困倦、舌淡胖或边有齿痕、脉濡弱等脾虚症状。治法：培土生金，温阳化饮。方药：四君子汤加减。临床时灵活加减，如果患者腹胀、纳呆，此时应加具有化湿理气功效的药物，如陈皮、半夏、草果等；气虚甚者加黄芪、升麻、山药以补气升阳；另外，临床常见患者伴头痛，不通则痛，可应用苍耳子、辛夷、白芷等通窍解表药。

3. 肾阳不足

主症：鼻痒，喷嚏，清涕长流，咳嗽，双鼻肌膜肿胀，水样分泌物明显等。熊大经教授认为，此类患者病程较长，时常反复，故应当从中医的整体观出发，将脏腑上下沟通，采用金水相生的原则,以达到全身调节的效果。对于此类患者,不用固定方加减,而是给予患者大量补气药,酌情加减滋阴和补阳药,再辅以改善症状的药物,如鼻塞、鼻涕量多、清稀者加陈皮、半夏、薏苡仁;如鼻塞、畏风明显者加黄芪、防风、党参;如伴有腹胀、气短者加干姜、山茱萸、人参。

熊大经教授根据多年临床经验,针对变应性鼻炎肺气虚弱、邪犯鼻窍并与脾肾不足有关这一病机特点,研制成一种防治变应性鼻炎的药物——鼻敏灵口服液(四君子汤和玉屏风散加减,以黄芪、党参补益肺脾之气,防风祛风散邪,还有细辛、山药、五味子等药物)兼顾脾肾,诸药合用,使肺气充足,脾肾得补,其症自愈,在临床上取得了较好的疗效。

根据变应性鼻炎鼻黏膜典型的病理学特征,有效地减少鼻黏膜肥大细胞数量及防止其脱颗粒是治疗变应性鼻炎的关键。而鼻敏灵口服液能有效地减少大鼠变应性鼻炎模型鼻黏膜肥大细胞数量,防止其脱颗粒,因而能够防治变应性鼻炎。

七、田道法

田道法(1952—　),湖南省芷江县人,湖南中医药大学教授。

(一) 病因病机

变应性鼻炎的发病病机在田道法看来主要是正气虚损和邪气侵袭共同作用而致病,以正虚为先(脏腑功能虚损,禀赋不足),外感风寒而发。田道法认为肺、脾、肾阳气虚衰,虚寒体质的人易受到外邪的侵袭,邪气寒化,滞留鼻窍,发而为病。患病日久,肺气长期处于郁闭状态,影响气机正常运行,血、津液运行不畅,气滞津停而致血瘀。

(二) 辨证论治

田道法根据变应性鼻炎病因病机的特点,结合中医传统理论和现代研究成果,采用益气温阳活血法,制成益气止鼽汤(黄芪 30 g、柴胡 5 g、黄芩 10 g、牡丹皮 12 g、辛夷 12 g、细辛 3 g、乌梅 10 g、锁阳 10 g、炙甘草 5 g)。临床取得了较为理想的疗效。

方中重用黄芪为君药,能益气固表;辛夷、细辛性辛温,散寒鼻窍,共为臣药;黄芩性寒,能清寒邪久郁所化之火,兼能防止方中辛燥之药伤肺;柴胡能发越上焦郁火且辛甘化阴而滋养营阴;锁阳温肾阳,乌梅收敛肺气,牡丹皮活血化瘀,诸药共为佐;炙甘草调和诸药而为使。全方具有益气温阳、活血疏风、标本兼顾之功效。

田道法在长期的临床实践中体会到,虽然应用益气温阳活血中药治疗变应性鼻炎起效相对较慢,但其药理作用持续时间却比较长久,特别是能够促进患病机体神经-内分泌-免疫网络系统平衡与自稳态的稳步恢复,从体质病理角度改善患者呼吸道黏膜的特应性高反应状态。

八、严道南

严道南(1954—　),南京中医药大学教授。

(一) 病因病机

严道南教授将变应性鼻炎的病因分为内外二因:脏腑功能失调与外邪侵袭。脏腑功能失调主要表现肺、脾、肾三脏亏虚。肺气虚弱,卫气失充,藩篱失职,腠理疏松,风寒易感,寒邪蕴结于肺,寒邪收引凝滞,郁闭肺气则见鼻窍不通。肺宣发肃降,通调水道,肺的正常生理功能失调,则出现鼻甲肿胀,黏膜苍白。脾运化输于肺之水液,脾虚则运化津液不利,清阳不升,浊阴不降则会出现鼻塞等症状。肾主命门之火,肾阳不足,则肺失温煦,卫表不固。肾阳虚衰,不能温化津液,则见寒水上犯致清涕下注,而成本病。

(二)辨证论治

严道南教授认为本病的辨证首先分清寒热,临床上本病虚寒为多,热证少。虚寒证主要为肺气虚寒、肺脾虚寒、肾阳虚弱三证。治疗上可选用温肺止流丹、金匮肾气丸、右归丸等方加减。有时可采用温性较强的药物,如干姜、桂枝,甚至可用附子来温阳。临床中很多患者兼有少许热象,治疗中一定要兼顾到。严道南教授根据其多年的临床经验总结出益气温阳方(生黄芪 10 g,党参 10 g,干姜 9 g,桂枝 12 g,麻黄 6 g,五味子 6 g,辛夷 6 g,乌梅 9 g,地龙 10 g,甘草 3 g)。方中干姜、麻黄、桂枝辛温发散外邪,宣肺通窍,鼻窍阳气充盛则水道通利,有助于变应性鼻炎痊愈并预防再发。其中生黄芪益气固表,党参健脾固卫;辛夷芳香走窜,通鼻窍,桂枝既能温通经脉又有辅助辛夷以宣通鼻窍;五味子收敛固涩;地龙、乌梅两味是严道南教授用于治疗变应性鼻炎的经验用药,地龙咸寒,善清热、息风、通络;乌梅酸涩平,归肺、脾、肝、大肠经,《本草求真》云:"乌梅酸涩而温……入肺则收。"与五味子共起敛肺止涕之功,寓敛于散,防止肺气宣散太过。

严道南教授认为变应性鼻炎的治疗要持之以恒,发作期当予祛邪脱敏。在缓解期,针对正虚的特点,因本病为体质虚弱之人多见,其主张长期服药,由每日 1 剂逐渐改为 2~3 日 1 剂,间断服药。"正气存内,邪不可干",平时的调养防护也极为重要,保持良好饮食起居对疾病的预后也大有益处。

九、陈小宁

陈小宁(1956—),江苏省中医院耳鼻喉科主任。

(一)病因病机

陈小宁认为本病的发生,内因多与脏腑功能失调及个人禀赋体质有关,外因多由气候(风、寒、热、燥)等邪气侵袭鼻窍所致,脏腑功能失调与肺、脾、肾三脏虚损有关,其病主要在肺,其本在脾、肾。

(二)辨证论治

1. 肺气虚寒型

主症:阵发性鼻痒,喷嚏,流清涕,早晚易发,遇风(寒)即作,自汗,怕冷,易感冒,鼻黏膜苍白水肿,舌质淡,苔白,脉细。治法:温肺散寒。方药:自拟益气脱敏汤。药用:黄芪 10 g,防风 10 g,桂枝 6 g,白术 10 g,白芍 10 g,细辛 3 g,辛夷 10 g,白芷 6 g,甘草 3 g,当归 10 g,乌梅 10 g 等。

2. 肺经伏热型

主症:阵发性鼻痒,喷嚏,流清涕,鼻塞,遇风易作,口干,喜冷饮,大便干结,鼻黏膜潮红,舌红苔黄。治法:清肺。方药:自拟清肺通窍汤加减。药用:桑白皮 10 g,黄芩 5 g,鱼腥草 10 g,柴胡 6 g,苍耳子 10 g,白芷 6 g,徐长卿 10 g,甘草 3 g 等。

3. 肾阳亏虚型

主症:阵发性鼻痒,喷嚏频作,连连不已,鼻流清涕,量多如注,形寒怕冷,腰酸腿软,小便清长,夜尿频,鼻黏膜苍白水肿,舌淡胖,苔白,脉沉细。治法:益气温阳。方药:以益气脱敏汤加减附子、肉桂、桑寄生、杜仲等温肾阳之药。

4. 脾气虚弱型

主症:阵发性鼻痒,喷嚏,流清涕,鼻塞、鼻酸胀较重,四肢乏力,头昏头重,饮食不香,大便偏稀,鼻黏膜肿胀明显,苔白或灰暗,舌质淡胖边有齿印,苔白或腻,脉细或弱。治法:益气健脾。方药:参苓白术汤。药用:党参 10 g,白术 10 g,山药 10 g,茯苓 10 g,甘草 5 g,辛夷 10 g,柴胡 6 g,白扁豆 10 g,薏苡仁 10 g,豨莶草 10 g 等。

肺气虚寒型为临床常见的证型,每多伴有自汗症状,陈小宁在临床实践中总结出自汗可选用牡蛎这一重镇敛汗之品,且止汗效佳,但由于其碍胃,故配以生山楂则两全其美。因生山楂不仅健胃,还有活血消肿之用。

一些患者在临床上主要表现为阵发性鼻痒、喷嚏、流清涕、鼻塞明显,而鼻甲则是紫黯,舌质黯红且有瘀点,苔白,脉涩。陈小宁将其辨为气滞血瘀型,治疗上采用活血化瘀法,以补阳还五汤加减。补阳还五汤出自清代王清任之《医林改错》,其主要为治疗气虚血瘀之偏瘫的常用方,此处借其补气活血通络之用,以改善鼻甲的局部血瘀症状,达到满意的疗效,这一证型的补充完善了变应性鼻炎的辨证论治。

(三) 用药特点

(1) 陈小宁在临床中偏好使用当归、乌梅这一药对。大量研究亦表明,变应性鼻炎患者的鼻甲多水肿苍白,鼻黏膜多呈缺血状态。当归味甘辛,性温,甘能补、养血,辛能走散、活血行血,温亦能温通,加强行血之用,改善鼻黏膜的缺血状态;乌梅具有提高机体免疫力并具有抗过敏作用,可以阻断变态反应的发生。

(2) 鼻为清窍,居于头面部,使用轻浮之药便于药力上达病所,同时药量亦需轻,药味不宜多。以清肺通窍汤为例做详细说明:方中通常采用桑白皮 10 g,黄芩 5 g,鱼腥草 10 g,柴胡 6 g,苍耳子 10 g,白芷 6 g,徐长卿 10 g,甘草 3 g 等,方中最大药量不过 10 g,药味也一般在 10 味左右。

(3) 脱敏汤主要由紫草、茜草、墨旱莲、五味子、甘地龙、苍耳子等组成,该方为干祖望教授的经验方,现今临床上很多人撇开辨证常规使用该方治疗变应性鼻炎。陈小宁在临床实践中发现,并不是所有的患者使用该方后均能取得很好的疗效。其总结出:虽然现代药理学表明该方组成药物皆有一定的抗过敏作用,但其性皆寒凉,适用于热证,仅对该证型有确切疗效。

十、李友林

李友林(不详),中日友好医院国家中医药管理局重点研究室(肺病慢性咳喘)主任。

(一) 病因病机

李友林教授基于临床实践,认为变应性鼻炎是以肺脾为核心的脏腑功能失调、身体功能状态整体下降为基本病理改变的疾病。变应性鼻炎患者由于肺气虚衰、卫表不固、腠理疏松,风邪乘虚而入,犯及鼻窍,邪正相搏,气机阻滞,津液停聚,鼻窍壅塞,遂致喷嚏、流清涕。肺气的充实,有赖于脾气的输布,脾气虚则肺气虚。而气之根在肾,肾虚则摄纳无权,气不归元,阳气易于耗散,风邪得以内侵致病。本病的表现在肺与鼻,但其病理变化与脾有密切关系。肺主气,脾为气血生化之源。脾胃运化水谷精微来充养肺气,脾气虚弱,运化无权,致肺气不足,肺失宣降,则津液聚,水湿犯鼻,发为本病。变应性鼻炎病机本质呈现虚实寒热错杂,证候特征以肺脾两虚为主,涉及多个脏器的功能虚损。

(二)辨证论治

1. 李友林教授运用塞因塞用法治疗变应性鼻炎

塞因塞用法与通因通用同属于反治法。其是根据"甚者从之"的原则制订的一种治疗法则。塞因塞用法中的前一个"塞"是指填补正气;后一个"塞"是壅塞充满之意。马莳注曰:"塞因塞用者,如虚病中满而补虚却满。"由此可见,见壅塞充满的征象不用启壅开塞之方,而反治以补益之法,这就是"塞因塞用",狭义的"塞因塞用"意指此法。

塞因塞用法应用于变应性鼻炎的治疗中强调本虚标实。

"本虚"是指肺、脾、肾三脏虚损,肺气不足,失其司开合功能,导致卫外不固,腠理失司,则自汗出、易感冒,易因冷热变化而加重或诱发病情。脾虚不运,运化失职或肺气不足,日久伤及脾土,即"子病及母",均可致中焦气机不利,故纳呆或口淡无味、腹胀。肾气不足则易打喷嚏。肾虚则摄纳无权,气不归阴,易于耗散,风邪得以内侵而引起诸症。

"标实"即指有表证及痰、湿热等实证,此实证具体可表现为鼻塞、喷嚏、流鼻涕、鼻音重浊、头痛、嗅觉差、腹胀、大便黏滞不爽、舌苔黄腻等症状,临证时需加以辨识。

2. 芪防鼻敏汤治疗变应性鼻炎

李友林教授基于长期变应性鼻炎治疗的临床实践,提出"肺脾为核心的脏腑整体辨证",倡用"温润辛金培本"的治疗原理,制订温阳健脾、益肺利窍的治疗法则,治病求本,寒温散收并用,拟定芪防鼻敏汤治疗变应性鼻炎。芪防鼻敏汤由生黄芪 21 g,桂枝 9 g,防风 6 g,辛夷 6 g,炒白术 9 g,干姜 6 g,白芍 6 g,生甘草 6 g 组成。方中君药:生黄芪补气固表、健脾益肺,桂枝温通经脉、助阳化气,二药共图温阳健脾益肺之功。臣药:防风解表祛风为长,辛夷散风寒、通鼻窍,两者共利鼻窍;炒白术健脾益气,干姜温中散寒,回阳通脉,燥湿消痰,两者培土生金,共助君药健脾益肺利鼻窍。佐药:白芍养血调经,敛阴止汗,与辛温宣利药物散收结合,调和营卫。使药:甘草补脾益气,清热解毒,祛痰止咳,调和诸药。

十一、晁恩祥

晁恩祥(1935—),河北唐山人,中日友好医院中医内科(呼吸)首席专家,北京中医药大学教授。

(一)病因病机

变应性鼻炎在中医古代文献中就有记载,类似于"鼻鼽"范畴。

晁恩祥教授认为"风邪"是变应性鼻炎的主要病因。"风为百病之长",变应性鼻炎临证或见偏寒偏热之不同,但总不离风邪为患。晁恩祥教授临床根据患者表现,区分风邪挟热及风邪挟寒,而寒热不显者,即"风"为主者。其病机主要是风邪犯肺,肺气失宣,鼻窍不通,治疗以疏风通窍为主,根据寒热之偏重分别侧重于辛温、辛平、辛凉。

晁恩祥教授对变应性鼻炎主症及兼症均很重视。变应性鼻炎主症以鼻塞、鼻痒、打喷嚏及流清涕为多。兼症纷繁复杂,有兼咽痒者,兼痰多者,兼胸闷、呼吸不畅者,兼鼻干、咽干者,兼畏寒怕冷者,兼口干口苦者,兼皮肤起疹者,兼汗多者。

（二）辨证论治

根据晁恩祥教授"从风论治"变应性鼻炎的治疗经验，总结出以下三个证型。

1. 肺气虚寒型

主症：鼻痒，喷嚏频频，清涕如水，鼻塞，兼症见嗅觉减退，畏风怕冷，自汗，气短懒言，语声低怯，面色苍白，或咳嗽痰稀，舌质淡，舌苔薄白，脉虚弱。检查见下鼻甲肥大光滑，鼻黏膜淡白或灰白，鼻道可见水样分泌物。治法：温肺散寒，益气固表。方药：温肺止流丹加减。鼻痒甚者，可加僵蚕、蝉蜕；畏风怕冷、清涕如水较甚者，可加桂枝、干姜、大枣等。

2. 脾气虚弱型

主症：鼻痒，喷嚏突发，清涕连连，鼻塞，兼症见面色萎黄无华，消瘦，食少纳呆，腹胀便溏，四肢倦怠乏力，少气懒言，舌淡胖，边有齿痕，苔薄白，脉弱。检查见下鼻甲肥大光滑，鼻黏膜淡白或灰白，可有水样分泌物。治法：益气健脾，升阳通窍。方药：补中益气汤加减。腹胀便溏及清涕如水、点滴而下者，可加山药、砂仁、干姜；畏风怕冷，遇寒则喷嚏频频者，可加防风、桂枝。

3. 肺经伏热型

主症：鼻痒，喷嚏频作，流清涕，鼻塞，常在闷热天气发作，全身或见咳嗽，咽痒，口干烦热，舌质红，苔白或黄，脉数。检查见鼻黏膜色红或暗红，鼻甲肿胀。治法：清宣肺气，通利鼻窍。方药：辛夷清肺饮加减。

（三）用药特点

变应性鼻炎的治疗宜以疏风宣肺通窍为主。同时晁恩祥教授重视兼症的治疗，根据患者兼症不同，以疏风宣肺为主，加用治疗兼症药物，每有良效。

晁恩祥教授认为，风证者当"辛散主治"，故以苍耳子散为主方，取其疏风、通利鼻窍之效，并在临床实践中形成了其主症、兼症之用药特点。

主症用药：鼻塞多用辛夷、苍耳子以通鼻窍。流涕、打喷嚏以祛风为主，偏寒用荆芥、防风、白芷、炙麻黄、紫苏、桂枝，用桂枝时多与白芍相须为用，取其调和营卫之意；偏热多用菊花、薄荷、蝉蜕、金银花、黄芩、鱼腥草祛风热，利头目；寒热不显者用白芍、乌梅、五味子敛肺。

兼症用药：兼咽痒用苏子、紫菀、杏仁、蝉蜕、桔梗、牛蒡子缓急利咽。兼痰多，偏热加炙枇杷叶、鱼腥草、浙贝母、金荞麦根、知母、竹茹；偏寒加莱菔子、白芥子、姜半夏、瓜蒌。兼胸闷、呼吸不畅加全瓜蒌、薤白、葛根、石菖蒲。兼咽干、鼻干者，可分热邪内蕴及阴虚失润，清热用黄芩、鱼腥草、栀子、桑白皮、山豆根；阴虚用麦冬、太子参、五味子、木蝴蝶、锦灯笼、射干。兼畏寒怕冷者用羌活、独活、制附片、干姜、细辛。兼口苦者，辨证为阴虚者加知母、麦冬、五味子、太子参、玄参；辨证为肝经有热用龙胆草、黄芩、炒栀子、柴胡。兼皮肤起疹者加地肤子、浮萍、蛇床子。兼汗多者加煅牡蛎、麻黄根、浮小麦。

十二、李发枝

李发枝（1943—　），河南省偃师市人，河南中医学院教授。

（一）辨证论治

李发枝教授在治疗本病时经常根据患者临床表现及兼症，将其分为体虚感寒、风寒束饮和郁热犯肺三种类型进行辨证治疗,疗效显著。

1. 体虚感寒型

临床表现为鼻塞、流清涕、喷嚏,或伴咽喉痒、咳嗽,或伴哮喘,常伴见乏力,动则自汗或盗汗,微恶风寒等症。舌淡红或正红,苔白或略黄,脉象浮虚,沉取无力。一般无明显热象或不以热象为主者,为气虚感受风寒之邪。治疗予以御寒宣肺之法,方用李东垣御寒汤加减化裁。药用:羌活 10 g,白芷 10 g,防风 10 g,升麻 10 g,黄芪 50 g,苍术 12 g,黄柏 10 g,黄连 3 g,党参 10 g,陈皮 10 g,款冬花 12 g,炙甘草 10 g,麻黄 10 g(先煎)。鼻塞较重者加细辛 3 g;若有黄涕或黄痰等间有化热之象者可加冬瓜仁 30 g,鱼腥草 30 g。御寒汤出自李东垣《兰室秘藏》,治"寒气风邪伤于皮毛,令鼻壅塞,咳嗽上喘之证"。原方由黄连、黄柏、羌活(以上各二分)、炙甘草、佛耳草、款冬花、白芷、防风(以上各三分)、升麻、人参、陈皮(以上各五分)、苍术(七分)、黄芪(一钱)组成,李发枝教授根据现代患者的临床特点将其加以变化,用以治疗变应性鼻炎证属体虚感寒者,常获佳效。本型为正气不足,邪伤于表,卫阳之气郁而不伸,导致肺气不能宣通,津液停聚,鼻窍壅塞,遂致喷嚏流涕。方中羌活、白芷、防风辛温疏风散寒,并能宣通肺气;黄芪、党参益气固表,佐陈皮以健脾补中,合升麻引清阳上升;苍术健脾燥湿,黄连、黄柏苦寒以清郁热;款冬花润肺化痰;麻黄宣发肺气;炙甘草健脾,调和诸药。

2. 风寒束饮型

临床表现为鼻塞、流清涕、打喷嚏,或伴呛咳,或伴哮喘,见凉作,或背冷,但必无汗出,亦少有乏力等虚症。舌淡苔白或白腻,脉象浮,或脉弦。此为风寒束肺,内有水饮,风寒水饮相结,上渍鼻窍而致。治疗以散寒宣肺化饮之法,方用小青龙汤加石膏。药用:麻黄 10 g(先煎),桂枝 20 g,白芍 10 g,干姜 12 g,细辛 3 g,五味子 12 g,清半夏 12 g,炙甘草 10 g,生石膏 20~30 g(先煎)。兼见咳嗽痰多者加款冬花 10 g,白芥子 6 g;痰多气喘者加鱼腥草、紫苏子等化痰降气之品。本型为风寒束表,内有水饮,饮邪上渍于肺,肺失宣降,故见鼻塞、流清涕、咳嗽等症状。饮邪郁久,常兼郁热,故用小青龙加石膏汤加减治疗。方中麻黄、桂枝解表散寒,宣肺止咳;白芍、桂枝调和营卫;细辛、干姜温肺化饮;清半夏降逆化痰,五味子收敛,防肺气耗散太过;生石膏清散郁热,与麻黄相伍,尚可发越水气;炙甘草调和诸药。

3. 郁热犯肺型

临床表现为鼻塞、流浊黄涕、打喷嚏,多是上午加重,下午减轻,伴见头痛,尤其是前额部痛等副鼻窦炎的症状。舌质红,苔黄或黄腻,弦数。此为郁热犯肺,肺失宣降,鼻窍不利而致。治疗以清泄郁热之法,方用谷精草合剂加减。药用:谷精草 15 g,木贼 12 g,青葙子 12 g,辛夷 12 g,僵蚕 12 g,蝉蜕 12 g,黄芩 15 g,桑叶 15 g,菊花 15 g,桔梗 10 g,白芍 10 g,蔓荆子 12 g,金银花 30 g,羌活 10 g,防风 10 g,甘草 10 g。伴咳嗽痰多者加冬瓜仁 30 g;发热者加生石膏 30 g;鼻塞重者可配麻黄 10 g,细辛 3 g。谷精草合剂乃陕西名老中医韩天佑以《素问·气厥论》中"胆移热于脑,则辛頞鼻渊,鼻渊者,浊涕下不止也"为立法依据所创的治疗鼻渊的经验方。李发枝教授认为胆移热于脑,风火上郁清窍,会出现鼻塞、流浊涕、头目昏沉等症状,该方同样也可用于治疗郁热犯肺型变应性鼻炎。凡遇此证,李发枝教授多用该方化裁治疗,常常效如桴鼓。方中谷精草、蔓荆子除肝经之风;木贼、蝉蜕、青葙子清肝经之火;桑叶、菊花清肝肺之热并治头痛眩晕;黄芩、金银花清热解毒;桔梗清肺化痰;僵蚕、羌活、防风祛风止痛;白芍补血敛肝;辛夷宣通鼻窍;甘草调和诸药。该方诸药合用具疏散风热、清肝泻火之用,同时该方用药又具辛凉疏散之性,可清解郁热而能治疗变应性鼻炎证属郁热犯肺者。

(二) 用药特点

李发枝教授指出,在运用上述经验方治疗变应性鼻炎时,应注意辨别患者的寒热虚实,针对患者不同病机选方用药,御寒汤应用要点是患者必汗出,脉象虚浮,而无明显热象者;小青龙汤应用要点为外寒内饮,患者多无汗,脉弦;谷精草合剂应用要点是病情迁延不愈,入里化热,或肺经郁热,或肝胆郁热犯肺而致者,临床以热证为主要表现,多流黄浊涕,伴见头痛,尤其是前额部疼痛者。同时又指出,临床见证纷杂,有一时难以辨别其寒热虚实者,可先以一法一方试服,以投石问路,如寒热难辨者,考其偏寒偏热之可能,先投以小青龙或谷精草合剂,观其疗效,若该方无效或加重者,则为另一方之适应证候,可放心投之。

十三、孔嗣伯

孔嗣伯(1933—2011 年),我国著名中医学家,北京国医名师。

(一) 病因病机

对于变应性鼻炎的病因病机,现代医家多以肺、脾、肾三脏虚损,风寒邪气外袭为主。孔嗣伯认为除上述辨证外,湿热内蕴、外邪袭肺这种证型在当代社会颇为多见。孔嗣伯将温病论治中的"郁热伏气"学说思想,运用于治疗变应性鼻炎。他认为变应性鼻炎的一部分患者也是由于体内有"郁热伏气"。湿热内蕴是内因,复感外邪,上犯于肺,肺开窍于鼻,发为"鼻鼽"。由于湿与热一为阴邪、一为阳邪,两者相合,形成湿热而胶滞,黏腻稽留不去,造成本病病程长、缠绵难愈。孔嗣伯又将湿热之因分为脾胃湿热与肝胆湿热。脾胃湿热乃今人喜食肥甘厚味,日久脾胃运化失常所致。脾胃运化失常,水谷精微不能运化,聚而成湿,湿邪内蕴,郁久化热,湿热蕴于中焦。鼻为脾胃之外候,足阳明胃经起于鼻翼两旁,故脾胃与鼻关系密切,感受外邪后,引动脾胃湿热循经上行鼻窍,发为湿热型变应性鼻炎。肝胆湿热乃今人生活压力大,情志抑郁不舒所致。肝主疏泄,肝气的升降疏散对脾胃运化功能有直接的影响。肝郁不疏,肝克脾土,造成脾胃运化功能失调,湿邪内生,肝郁日久易于化热,造成体内湿热内蕴。肝胆为湿热所困,胆为中精之腑,其气上通于脑,脑下通颃,颃下通鼻,故肝胆之湿热可影响鼻窍之宣通,发为湿热型变应性鼻炎。

孔嗣伯认为:"今人患病,十之八九有湿。"变应性鼻炎大量的鼻涕是由于脾胃功能失调,造成体内湿邪内蕴,湿邪阻于鼻窍,复感外邪引动内湿而发。而脾气虚日久,因土生金,肺金亏虚,造成肺脾两虚。肺气虚导致肺的卫外功能不足,外邪易于侵犯鼻窍,风邪袭表,而见喷嚏、流清涕、鼻痒、鼻塞,发为本病。因而肺脾亏虚,水湿内停是导致本病的病理基础,风邪外袭是形成本病的直接原因。

(二) 辨证论治

孔嗣伯注重先辨证后用药。对于风寒袭肺,孔嗣伯常用生麻黄、荆芥、白芷、细辛等来宣肺透表通窍。对于风热袭肺或风寒入里化热,常用生石膏与生麻黄配伍使用。生麻黄用量较小,一般只用 0.5~1.0 g,用来宣通肺气、开启肺窍。生石膏辛凉,既清肺热又可外透风热之邪,还可制约麻黄的热性。另外,肺与大肠相表里,肺气肃降功能失司,而致大肠传导受限,因此孔嗣伯在宣肺的同时又注重通腑。用瓜蒌、杏仁、火麻仁润肠通便,腑通而肺热亦清;对于身热、便秘、黄涕、鼻塞严重者可酌情使用大黄,腑通即止。

孔嗣伯常常在本病发作时用"化"法,其认为此时鼻腔局部有气、血、湿邪的阻滞。风邪外袭,引动内湿,肺气壅塞,闭郁不宣,造成鼻腔局部"气滞不通"。变应性鼻炎患者体内湿邪内蕴,阻于鼻窍为"湿滞不通"。气与湿阻滞鼻窍,随之引起局部的血停瘀滞。气、血、湿同时聚结于上焦,鼻腔气道不利,出现喷嚏、流涕、鼻塞、鼻痒等症状。治疗上注重用"化"法疏通局部气、血、湿邪的壅滞。孔嗣伯常用生麻黄、白芷、辛夷、苍耳子、桔梗、细辛等宣通鼻窍之气机,以化气机之滞;常用生滑石、茯苓皮、薏苡仁、黛蛤粉、蚕沙、法半夏、鲜芦根、鲜茅根等祛湿以化水湿之滞;常用川芎、地龙、白僵蚕等活血通窍以疏通血之瘀滞。鼻腔气、血、湿邪疏通,流涕、鼻塞等症状自可缓解。

(三)用药特点

孔嗣伯喜用生石膏,谓生石膏为清凉退热、解肌透表之药,凡外感内伤,病确属热者,投无不宜。孔嗣伯常将生石膏与紫花地丁、蒲公英、金银花、连翘、六一散、蚕沙、竹茹配伍应用,有清热祛湿、透表解肌之效;生石膏与羚羊角粉同用可清利肺热;并常用黄芩、黄连、栀子清利三焦湿热。清肺还常用桑白皮以行气肃肺,桔梗、黛蛤粉、石菖蒲、天竺黄等宣肺豁痰开窍。而对于老年患者及体质虚弱者,不宜过用苦寒,孔嗣伯多采用辛寒、甘寒之品配合使用,如薄荷、辛夷、鲜芦根、鲜茅根等。

孔嗣伯强调治疗变应性鼻炎要标本兼顾,即健脾祛湿兼顾。脾虚证用药多平补,健脾祛湿兼而有之。对于脾虚有湿、无热象的患者,孔嗣伯健脾并不使用温燥大补之品,而是补而不滞、补而不峻,缓缓为之。孔嗣伯认为,动辄使用人参、党参、附子、肉桂等大热温燥之品治疗体虚,很容易造成患者"虚不受补",出现一系列上火的现象。孔嗣伯喜用太子参、小量的生黄芪来补脾气。患者不会出现上火的现象,脾气缓缓而健,在不知不觉中,脾气已充,正气得复。而且健脾的同时不忘化湿,常用既能健脾又有祛湿作用的药,如茯苓、茯苓皮、薏苡仁、白术、莲子肉等,这些药物都是健脾的平补之品,而且兼有很好的化湿作用。对于湿浊中阻的病证,孔嗣伯常用半夏、陈皮等燥湿化痰。

十四、刘燕池

刘燕池(1937—),河北定州人,北京中医药大学教授。

(一)病因病机

临床认为变应性鼻炎多因感受风寒、肺脾肾虚所致,而刘燕池教授推崇刘完素的"热气怫郁"学说。变应性鼻炎常伴发清涕如注、鼻塞、喷嚏等典型症状,按照《素问·至真要大论》所言"诸病水液,澄澈清冷,皆属于寒",本病本属于寒证,但后世医家另有发挥。《素问玄机原病式》言:"嚏为肺寒者误也,彼但见嚏涕如塞,遇寒则甚,遂以为然,岂知寒伤皮毛则腠理致密,热气怫郁,而病愈甚也。"刘完素认为风寒之邪外袭,流连于肌表,阳气郁闭于内,久而化热。肺主宣发肃降,肺经郁热则宣降失职,火热炎于上,致鼻窍壅塞,欲散邪于外,则喷嚏不止;肺失肃降,则水湿不布,气不摄津,清涕连连,发为本病,提出了"鼻嚏乃热"的观点。

清代何梦瑶在《医碥》中曾指出，变应性鼻炎因"肺热气盛，化水成清涕，其不为稠涕者，火性急速，随化随流，不及浊也"。何梦瑶亦认为变应性鼻炎的病机属于火热。

变应性鼻炎一病，可分为寒热。刘完素推崇用《黄帝内经》的"亢害承制"解释病机，认为变应性鼻炎中常表现出寒热错杂的病情，其实质是真热假寒、本热标寒，由于郁热导致了"胜己之化"的假象——寒象的出现。例如，鼻痒、目痒从火而化，而畏寒怕风则是体内郁热过盛出现的假象。现代临床医家常用麻黄、细辛等辛温解表剂治疗鼻炎，因其作用于表面的寒象可见短时疗效，但真假不明，往往导致不能根除病灶甚至辛温化燥使病情恶化。

临床发现郁热型变应性鼻炎的确占一定比例，且此型已经得到学术界认可，理论与临床也比较完善，因此临床仍需四诊合参后辨证论治。

（二）辨证论治

1. 辨病位

刘燕池发展了关于变应性鼻炎病机的"热气怫郁"说，认为临床可见郁热传变肺、胃、肝三脏，各具典型症状。

鼻为阳中之阳，清阳之气从鼻窍出入，清气出入有赖于肝胆的疏泄正常。肝胆郁热则鼻窍失司。肝热则多兼有目赤、目干、迎风流泪的症状。平素脾气急躁，易动怒，口苦咽干。鼻痒和目痒等风象为重，此为肝经郁热上扰之象。

足阳明胃经循行起于鼻翼旁迎香穴，挟鼻上行，左右侧交会于鼻根部。阳明多气多血，胃经郁热则上犯于鼻。胃热多见食辛辣刺激、肥甘厚味之品引发变应性鼻炎，多表现喜冷饮、口臭，或兼有肠燥的症状，苔多黄厚。

鼻为肺窍，肺经蕴热，上犯鼻窍，外感风邪，邪正相争，故鼻痒、喷嚏不止；肺经蕴热，肃降失职，水道不调，水液泛滥，故鼻流清涕；正盛邪衰，故鼻塞。探源古代文献亦有较多论述。肺热则见涕黄浊或涕带血丝、咽痛有黄痰等。三脏郁热常合并相见。

2. 多阴虚

刘燕池认为郁热型变应性鼻炎迁延不愈多转阴虚，郁热病久易伤津耗液，多见鼻干、咽干、舌红少苔等症状，而对于更年期妇女、多痰者、久病者无论是否为阴伤，亦酌加滋阴生津药物，蕴含"未病先防"的中医防病理念。

3. 重视气机升降

刘燕池颇重视以气机理论指导立方遣药。人体的生命活动内而消化循环，外而视听言行，无一不是内在脏腑气机升降运动的表现，而人体气机升降失常则引发各种病理变化。至于变应性鼻炎，亦是鼻部气机失调的结果，治疗方向是使鼻窍气机调畅。刘燕池认为，出入升降之门户为玄府，玄府是无物不有的"气液出行之腠理纹道"。而鼻"司呼吸、通肺气"，亦属于玄府，治疗变应性鼻炎重在通达玄府，使气机出入调畅，两者思想再次契合。

刘燕池根据药物升降浮沉的药性趋向，纠正体内的气机失常，使其恢复正常，不固守药物的性味而一叶障目。根据药物的性味、归经和功能作用等综合特征，将药物的升降浮沉进行分类。在治疗郁热型变应性鼻炎时，多用宣散轻清药品宣其郁、清其热，但不忘"升中有降，降中有升"的阴阳之道，佐少许酸敛收涩之品，以防发散太过。

（三）用药特点

刘燕池治疗郁热除根据脏腑施以清解,多采用宣达郁火之法,并非凉遏清解。变应性鼻炎在"郁热内伏"的基础上,常有寒邪外束,导致气机失调、营卫失和,对于此证,辛散药当为首选。刘燕池认为桂枝、麻黄多系温燥之品,常弃之不用,多选荆芥、防风等经宣透达之品,温而不燥,既可疏散表郁,又可宣达内郁。常用宣达郁火的药对,如温宣多用荆芥、防风;凉宣多用桑叶、菊花、薄荷、牛蒡子、蝉蜕。温宣与凉宣配合,既可祛除外寒,又可对郁热施以宣透。

刘燕池认为变应性鼻炎病位在肺,郁热可涉及肺、胃、肝,临床用药根据病位、病理因素的不同进行施治。用药经验主要有以下几个方面。①清肺热主药:鱼腥草、板蓝根、黄芩;②清胃热主药:石膏、知母、紫草、川黄连;③清肝热主药:龙胆草、夏枯草、野菊花、牡丹皮、炒栀子等。

变应性鼻炎患者常见痰证,痰多者加二陈汤;痰黏者加浙贝母、牡蛎;寒痰者加葶苈子、白芥子;痰热者多用桑白皮、枇杷叶。咽喉不利者常加射干、木蝴蝶、锦灯笼;阴虚者加沙参、麦冬、生石斛。鼻塞是鼻炎患者最困扰的症状,急则治标,用苍耳子、辛夷通达鼻窍。配以过敏煎(乌梅、防风、五味子)加减,御卫固表、抗过敏,同时防诸辛散药走窜太过。

十五、贺娟

贺娟(1964—),北京中医药大学教授。

（一）病因病机

中医理论中,众医家多从肺、脾、肾三个角度论治变应性鼻炎,但是贺娟教授侧重于从肺的角度论治。变应性鼻炎主要症状表现为鼻窍不通,而肺开窍于鼻,《灵枢·脉度》云:"肺气通于鼻,肺和则鼻能知臭香矣。"因此,若肺气不宣,则鼻窍闭塞,肺阳虚,或肺有寒饮,或肺热郁闭,无力宣发,均可引起肺气不宣的鼻窍不通,而临床则以肺阳虚多见。这类患者临床多数表现为对冷空气敏感,晨起或秋季易发,或者加重。症状表现以鼻塞、遇冷空气打喷嚏、流清鼻涕为主要症状。而肺阳虚多源自肾阳虚,肾阳为人体阳气之根,肾阳虚多逐渐发展成肝阳虚、脾阳虚、肺阳虚,因此,临床有变应性鼻炎的患者,部分会兼有肝阳虚所致的目痒、受冷后流泪,甚至头痛等症;而部分则兼有脾胃阳虚,有畏寒饮食、食凉后腹泻等症。

（二）辨证论治

贺娟教授在治疗本病时根据患者临床表现及兼症,将其分为肺阳虚寒、寒饮内停和肺有郁热三种类型进行辨证治疗,疗效显著。

1. 肺阳虚寒型

症状:对冷空气敏感,怕冷,精力不足,全身畏寒,手脚冰凉,或者女性宫寒之痛经、月经后期等。由于患者体质不同,其兼症也有差异。基本方:麻黄附子细辛汤(麻黄、附子、细辛)。本方属表里同治的方药,可以治疗素体阳虚、外感风寒之证,即太少两感证。阳气素弱,多数更易感受外寒,故治宜助阳扶正与解表散寒兼顾,以祛邪不伤正。贺娟教授多于早期使用此方治标,后期减量并配合用玉屏风散,若有些患者因发散太过而症状加重,加白芍、乌梅收敛,亦可直接合用过敏煎调理过敏体质。用药加减:清涕量大,加桂枝、生姜;鼻塞明显,加辛夷、苍耳子;过敏症状严重,常加乌梅、蝉蜕、苏叶等抗过敏;鼻痒甚者,加百部。若兼肾阳虚加菟丝子、枸杞子、补骨脂、淫羊藿,其也是后期补虚的常用药;若见目痒,为肝阳虚,可加枸杞子、蒺藜等。一般治疗初期宜温肺阳,中后期宜温脾肾之阳。

2. 寒饮内停型

症状:大量清涕、痰涎清稀而量多、恶寒或咳喘等,舌淡红苔薄白,脉浮。基本方:小青龙汤(麻黄、芍药、细辛、干姜、炙甘草、桂枝、五味子、半夏)。本方为解表化饮、止咳平喘之方。贺娟教授多从痰湿角度考虑,善用其治疗鼻炎症状较重影响到气管伴有咳嗽的变应性鼻炎。治疗时仍重在温阳,补肾阳以补肺阳,散收并用,表里双治。用药加减:大量清水涕时,属阳气极虚不能化寒饮,常加大量生姜,以发散祛寒;若遇风邪加重者,常加荆芥穗、防风二味,虽同为辛温解表药,但一入血分,一走气分,参合既能发散风寒,又能祛风胜湿。

3. 肺有郁热型

症状:表邪未解,邪热壅肺之上焦郁热证,有黄黏鼻涕,舌红苔薄黄,或对热空气敏感。基本方:治疗时以温肺阳、清肺热、宣肺窍为主,常以麻杏石甘汤(麻黄、杏仁、生石膏、甘草)为主。该方广泛应用于风热袭表、表邪不解而入里,或风寒之邪郁而化热入里,邪热充斥内外之症。首次麻黄可用10 g,第二次减量,第三次可用苏叶代替。用药加减:因鼻涕过多引起的鼻塞多加清热药;若因鼻黏膜肥厚引起,与鼻涕无关,则多加通鼻窍药。但要注意辛夷、鹅不食草味臭,刺激胃,嘱患者饭后服,部分患者食后可致恶心、呕吐。

十六、张纾难

张纾难(1963—　　),北京中医药大学博士研究生导师。

(一)病因病机

变应性鼻炎属于中医学"鼻鼽"范畴。张纾难教授认为阳虚是贯穿变应性鼻炎发病始末的重要原因之一。变应性鼻炎首先多表现为寒邪犯肺、阳经不利。肺开窍于鼻,鼻窍与外界相通,是人体卫外的第一道门户,对四时之气敏感,最易感受外邪。而风为百病之长,为阳邪,易袭阳位,头为诸阳之会,若风夹寒邪侵袭,则鼻户首先受累,表现为流涕、鼻痒、鼻塞、喷嚏等寒阻阳明经脉症状。故《济生方·鼻门》曰:"风寒乘之,阳经不利,则为壅塞,或为清涕。"其次表现为卫阳不充,正气不足。再次表现为肺气不宣,肺脏虚寒。患者可有怕冷怕风,四肢发凉,寒热敏感,甚至咳嗽、喘憋等症状。

(二)辨证论治

张纾难教授治疗变应性鼻炎常运用温阳通窍的同时兼顾调理脏腑、调理体质,具体如下。

1. 辨病辨证,协理脏腑

对于变应性鼻炎,其病因病机关键在于卫阳不固,肺气不宣,或内热外寒,或真阳不充。张纾难教授治疗一般常选用"过敏煎"(由防风、银柴胡、乌梅、五味子、甘草等组成)作为基础方。方中银柴胡甘凉苦,清热凉血;防风辛甘微温,祛风胜湿止痒;乌梅酸平,五味子酸温,均能敛肺、涩肠、固肾。组方寒热共济,有收有散,故对于各种病性不同、体质各异的人均适用。在此基础上结合脏腑辨证。变应性鼻炎发病除肺脏外,与脾、肾密切相关。脾位于中焦属土,后天之本,运化水谷精微滋养肺脏,协助肺脏输布津液灌溉上焦,脾气不足,则津液失于输布,肺气不利,母病及子,可致发病。因此对于脾胃虚弱者,张纾难教授常加焦三仙(焦山楂、焦神曲、焦麦芽)、山药、白术等助其健运;而伴有湿阻中焦者常加厚朴、茯苓、薏苡仁、苍术健脾除湿。肾阳为诸阳之本,"五脏之阳气非此不能发",肾阳不足,不能温煦五脏,阳气失其激发、促进、温煦作用,使"卫出于下焦"不能,或不足而感于病,故《素问·宣明五气》云:"肾为欠为嚏。"张纾难教授于组方中加鹿角胶、干姜炭温补脾肾,以发全身阳气,并结合季节气候特点,酌情调整温阳药用量,以免出现温燥伤津之象。

2. 温通并济,引经报使

鼻塞流涕为患者就诊时较为痛苦及常见的症状之一,严重者可伴随头晕、头痛、纳差、乏力等全身不适。张纾难教授认为此为阳经不利,气机壅塞所致,治疗时不能仅顾温阳,不知通窍理气,在此时可配合引经药物使"兵达贼境、药通病所"。故张纾难教授常用细辛散寒通窍入肺经;枳实、枳壳宽胸理气入脾、胃经;鹅不食草、苍耳子通鼻窍,入肺经。头痛者,前额阳明加白芷,头后太阳加羌活,两侧少阳加柴胡,巅顶厥阴加藁本,疏通经络。

3. 体质并调,巩固疗效

临床发现变应性鼻炎患者多伴有荨麻疹及受风后出现皮肤瘙痒症状,后者常常无明确皮损,瘙痒隐隐,部位瞬息多变,而女性患者多有怕冷、怕风、冬季四肢冰冷表现,部分患者可出现反复感冒、咳嗽,甚至进一步可发展为咳嗽变异性哮喘。在此,张纾难教授认为本病与患者体质密切相关。《灵枢·天年》云:"以母为基,以父为楯。"即认识到个体天生禀赋的差异。《灵枢·五变》云:"夫同时得病,或病此,或病彼。"此为体质对疾病发生、发展及预后产生重要影响的具体描述。张纾难教授认为"正气不足,阴阳失调"是此类疾病发病的根本,而临床以阳虚不固多见。治疗上,循《素问·五常政大论》所载:"大毒治病,十去其六;常毒治病,十去其七;小毒治病,十去其八;无毒治病,十去其九。"缓解期仍遵温阳通窍的基本法则,以量轻之剂微微生火,调整阴阳,注重脾胃调养,对于温补过程中出现身热、咽干、心烦者,可间断应用紫草、牡丹皮清热凉血,以循序渐进,最终达到改善体质的目的。

参 考 文 献

陈炜,2006.熊大经教授辨治鼻鼽经验[J].四川中医,24(9):1-2.

陈梓尧,马佳音,张轩,等,2014.贺娟教授治疗过敏性鼻炎经验[J].内蒙古中医药,33(29):2,113.

樊建平,2015.李发枝教授治疗过敏性鼻炎经验[J].中国中医药现代远程教育,13(6):23-24.

冯荣昌,2009.益气法治疗变应性鼻炎的临床研究[D].南京:南京中医药大学.

冯文大,2016.广东地区变应性鼻炎儿童患者临床特点研究[D].广州:广州中医药大学.

高斐宏,2014.中医诊疗过敏性鼻炎古今异同[J].亚太传统医药,10(15):1-3.

何晓晖,谢强,李丛,等,2015.旴江医家医学教育思想探析(续)[J].江西中医药大学学报,27(2):1-4,7.

胡素敏,冷皓凡,2008.严用和学术思想辨析[J].江西中医学院学报,20(4):15-16.

李红,2016.刘大新教授治疗鼻鼽临床验案举隅[J].中医耳鼻喉科学研究,1:1-3.

李淑良,赵文明,白桦,等,2010.中医辨证论治变应性鼻炎300例[J].中医研究,23(11):
　33-35.

廉海红,2016.孔嗣伯治疗过敏性鼻炎经验[J].中国临床医生杂志,44(8):104-105,106.

林青,2009.新加坡地区变应性鼻炎中医证候学研究和临床治疗[D].南京:南京中医药
　大学.

刘大新,2010.鼻鼽的相关论述、研究与思考[J].中医耳鼻喉科学研究,2:3-5,47.

刘丹,史丽萍,袁卫玲,2015.从火热论治鼻鼽的古代文献研究[J].中国中医药信息杂志,
　22(2):8-10.

刘利民,严道南,2008.变应性鼻炎的中医治疗进展[J].江西中医药,39(7):75-76.

刘敏,程发峰,王庆国,等,2015.基于六经辨证的变应性鼻炎诊治思路[J].中华中医药杂
　志,30(1):17-19.

刘洋,张慧琪,2017.张慧琪治疗过敏性鼻炎经验举隅[J].亚太传统药,13(17):102-103.

罗亚锋,张洪春,2013.晁恩祥教授辨治过敏性鼻炎经验[J].天津中医药,30(1):6-7.

邱宝珊,林玲玲,王士贞,2006.王士贞教授治疗鼻渊经验[J].中医药学刊,24(10):1795-1796.

阮岩,陈蔚,2006.王德鉴教授治疗鼻鼽经验介绍[J].新中医,38(3):12-13.

阮岩,杨占军,陈蔚,等,2006.温肾补阳法对肾阳虚变应性鼻炎大鼠模型血清Th1/Th2细
　胞因子表达的影响[J].中药新药与临床药理,17(1):29-32.

宋芊,李友林,2011.李友林教授运用塞因塞用法治疗过敏性鼻炎[J].中医药信息,28
　(5):69-71.

孙桥熔,严道南,2011.严道南教授治疗变应性鼻炎经验介绍[J].吉林中医药,31(4):286-287.

唐代屹,熊大经,钟渠,1998.鼻敏灵口服液防治变应性鼻炎的实验研究[J].中国中医基
　础医学杂志(3):22-23,30.

田道法,2007.益气温阳活血法治疗变应性鼻炎[J].江苏中医药,39(2):3-4.

王雪娇,邱莎,成西,等,2017.刘燕池治疗过敏性鼻炎经验[J].环球中医药,10(6):714-716.

徐春英,2015.李淑良教授辨治鼻病经验及其鼻鼽经验方治疗变应性鼻炎的优势探
　索[D].北京:中国中医科学院.

严道南,2007.中医药治疗变应性鼻炎应兼顾辨病和辨证[J].江苏中医药,39(2):1-2.

严道南,2010.古代文献关于鼻鼽病名、病机及辨证治疗源流的探讨[J].中华耳鼻喉科学
　研究,9(1):53-55.

杨祁,2012.益气温阳方治疗儿童变应性鼻炎的临床疗效观察[D].南京:南京中医药大学.

袁华,2009.桂枝汤治疗过敏性鼻炎60例[J].四川中医,27(5):114.

张岑,叶林峰,2017.玉屏风散合苍耳子散治疗变应性鼻炎疗效的Meta分析[J].武汉大
　学学报(医学版),38(1):159-164.

张静,张亚男,张纾难,2014.张纾难教授治疗过敏性鼻炎经验[J].世界中医药,9(3):345-346.

张煜,李傅尧,李峰,等,2017.变应性鼻炎的中医药膳调理方案初探[C]//中国中西医结
　合学会.第八届全国中西医结合营养学术会议论文资料汇编.银川:第八届全国中西医
　结合营养学术会议.

赵晶晶,陈小宁,2009.陈小宁教授治疗过敏性鼻炎经验[J].辽宁中医药大学学报,11(4):104-105.

赵文明,2011.中医治疗鼻鼽(变应性鼻炎)的临床研究及北京城区670例变应性鼻炎变应原分析[D].北京:中国中医科学院.

赵绒,2005.黄芪脱敏汤治疗变应性鼻炎的研究[D].北京:北京中医药大学.

赵艳,2006.明代方剂学成就与特点研究(公元1368年~1644年)[D].北京:中国中医科学院.

第十二章 变应性鼻炎相关疾病

第一节 哮 喘

一、哮喘的发病机制及表型分型

支气管哮喘(简称"哮喘")是一种异质性疾病,常以慢性气道炎症为特征。表现为随时间变化和加剧的呼吸系统相关症状,如喘息、气短、胸闷和咳嗽,同时有可变的呼气气流受限,之后气流受限可能变为持续存在。

(一)哮喘的发病机制

哮喘是一种由多种炎性细胞共同参与的慢性炎性疾病,发病机制复杂,目前认为其发病与遗传、环境、变应原、机体自身状态等因素密切相关。过敏性哮喘是临床多发病,近年来其发病率和患病率逐年增加。过敏性哮喘的发病机制较为复杂,主要是由于机体免疫系统对环境中变应原应答过程中产生特异性 IgE 抗体、慢性气道炎症(嗜酸性粒细胞、中性粒细胞增多集聚,黏液增多)和气道高反应性,以及 Th2 细胞增多引起免疫失衡等综合因素所致。患者急性发作时可出现咳嗽、气喘、胸闷等症状及由缺氧引起的相关并发症,严重时可危及生命。

(二)哮喘表型分型

哮喘是一种多异质性疾病,具有不同的潜在疾病过程。流行病学、临床和(或)病理生理学的特点往往被称为"哮喘表型"。对于哮喘严重的患者,一些表型的指导性治疗是有效的。然而,至今仍然没有发现特殊的病理特征与特殊的临床模式或治疗反应的关系。对于哮喘分型的临床价值,仍然需要更多的研究。

哮喘常见类型:①非过敏性哮喘,一些成年人哮喘的发生与过敏无关。患者的痰中可能有中性粒细胞、嗜酸性粒细胞或者仅有炎性细胞。②迟发型哮喘,一些患者尤其是女性,在成年时期第 1 次发生哮喘。这些患者趋向于非过敏性并且经常需要高剂量的吸入激素或者对皮质醇激素不敏感。③哮喘合并混合性气流受限,一些长时间患哮喘的患者发展成混合性气流受限,认为是气道重构引起的。④哮喘合并肥胖,一些肥胖的哮喘患者有显著的呼吸系统症状和嗜酸性粒细胞浸润的气道炎症。哮喘的诊断常依据患者的既往史和家族史、体格检查、肺功能检查等。

二、哮喘的现代医学诊断和治疗

(一)诊断标准

(1)反复发作喘息、气急、胸闷、咳嗽等,多与接触变应原、冷空气、物理化学性刺激,以及上呼吸道感染、运动等有关。

（2）双肺可闻及散在或弥漫性以呼气相为主的哮鸣音。

（3）上述症状和体征可经治疗缓解或自行缓解。

（4）除外其他疾病所引起的喘息、气急、胸闷和咳嗽。

（5）临床表现不典型者（如无明显喘息或体征），可根据条件做以下检查，如任一结果阳性，可辅助诊断为哮喘。①简易峰流速仪测定最大呼气流量（日内变异率≥20%）；②支气管舒张试验阳性（FEV_1增加≥12%，且FEV增加绝对值≥200 mL）。

符合（1）~（4）或（4）与（5）者，可以诊断为哮喘。

（二）分期

1. 急性发作期

急性发作期是指喘息、气促、咳嗽、胸闷等症状突然发生，或原有症状急剧加重，常有呼吸困难，以呼气流量降低为特征，常因接触变应原、刺激物或呼吸道感染诱发。

2. 慢性持续期

慢性持续期是指患者每周不同频度和（或）不同程度地出现症状（喘息、气急、胸闷、咳嗽等）。

3. 临床缓解期

临床缓解期是指经过治疗或未经治疗症状、体征消失，肺功能恢复到急性发作前水平，并维持3个月以上。

（三）哮喘的治疗

新版《全球哮喘防治指南》（global initiative for asthma，GINA）推荐的长期阶梯式治疗方案分为五级，对于成人哮喘患者的初始治疗，应根据患者具体情况选择合适的级别，或在两相邻级别之间选择高的级别，以保证初始治疗的成功率（表12-1）。

表 12-1 长期阶梯式治疗方案

	1 级	2 级	3 级	4 级	5 级
首选控制药物	按需低剂量ICS+福莫特罗	低剂量ICS或按需低剂量ICS+福莫特罗	低剂量ICS/LABA	中等剂量ICS/LABA	高剂量ICS/LABA参考表型评估添加治疗，如噻托溴铵、抗IgE药物、抗IL-5/5R药物、抗IL-4R药物
其他可选控制药物	SABA使用时，即联合低剂量ICS	LTRA或SABA使用时即联合低剂量ICS	中等剂量ICS或低剂量ICS+LTRA	高等剂量ICS+噻托溴铵或LTRA	加用低剂量口服激素（但需考虑不良反应）
首选缓解药			按需低剂量ICS+福莫特罗		
其他可选缓解药			按需SABA使用		

注：ICS，吸入性糖皮质激素；LABA，长效β_2受体激动剂；SABA，短效β受体激动剂；LTRA，白三烯受体拮抗剂。

三、哮喘的免疫治疗

基于Th1/Th2细胞比例失衡是哮喘发病的重要机制，且现有的常规治疗方法对部分哮喘患者疗效有限，因此，近年来在哮喘免疫治疗方面进行了探索，并取得一定的进展，主要分为以下两大类。

（一）非特异性免疫治疗

目前这一类治疗主要集中在抗IgE单克隆抗体和细胞因子调控剂等两个领域。

1. 抗 IgE 单克隆抗体

IgE 在哮喘发生、发展过程中发挥重要作用,IgE 是介导 I 型变态反应的免疫球蛋白,哮喘患者血清中总 IgE 及特异性 IgE 水平增高是导致哮喘急性发病的重要因素,其水平高低对评估哮喘病情轻重具有重要意义,抗 IgE 单克隆抗体与循环中游离 IgE 结合,可减轻哮喘病情,已广泛应用于临床上经规范治疗后症状仍未控制的严重哮喘患者,是 GINA 分级治疗所推荐的方法。目前应用较多的是奥马珠单抗,该药已在西方国家上市多年,并取得了显著临床效果。

2. 细胞因子调控剂

与哮喘炎症相关的细胞因子较多,通常认为 TNF-α、白细胞介素和部分细胞因子调节剂在本病的发生、发展和防治方面具有一定的临床意义。目前,临床和实验研究证实,TNF-α、IL-4、IL-5、IL-13、IL-10、IL-12,以及其他细胞因子 NF-κB 等的调控剂具有一定的临床意义,部分调控剂已逐步应用于临床。

(二)特异性免疫治疗

特异性免疫治疗俗称"脱敏疗法",临床研究发现,近年来过敏性哮喘发病率和患病率逐年增加,其发病机制较为复杂,通常认为是由于机体免疫系统对环境中变应原应答过程中产生特异性 IgE 抗体、慢性气道炎症(嗜酸性粒细胞、中性粒细胞增多集聚,黏液增多)和气道高反应性及 Th2 细胞增多引起免疫失衡等综合因素所导致。目前常规治疗的方案中,并不包含针对变应原的"对因治疗",限制了总体疗效。变应原特异性免疫治疗是现阶段唯一针对病因的治疗措施,能长时间持续减轻过敏症状,改变自然病程的治疗方法。

1. 作用机制

特异性免疫治疗作用机制较为复杂,现在认为与以下几点相关:首先是调节 Th1/Th2 细胞的平衡、调节 IgE 和 IgG 抗体的生成及影响免疫效应细胞等;其次是使 IL-4 分泌减少,从而下调了 B 细胞合成 IgE 的水平,同时血清总 IgG 增多(特别是 IgG4),竞争性阻断了变应原与肥大细胞表面 IgE 结合,避免了肥大细胞的激活和炎症介质的释放,改善了临床症状;再次,特异性免疫治疗还能减少局部肥大细胞、嗜酸性粒细胞和嗜碱性粒细胞等的数量,影响黏附因子、趋化因子和促炎因子的生成,降低气道上皮的生物反应性。

2. 操作方法

特异性免疫治疗实施起来并不复杂,首先是通过临床观察、实验室检测等方法来确定患者的变应原,然后将该变应原制备出变应原提取物,进行不同浓度稀释,使得该变应原与患者反复接触(通常是经注射或其他给药途径),逐步增加变应原的浓度和剂量,从而提高患者对该种变应原的免疫耐受,达到再次接触该种变应原时,不再产生过敏症状或使得相关症状减轻的目的。

3. 常用药物

目前常用药物主要是以下四类。①重组变应原疫苗:变应原蛋白 Pera10、重组尘螨 2 类变应原等;②低变应原性疫苗:重组尘螨 1 类变应原;③DNA 疫苗;④其他:包括去除 IgE 表位的疫苗肽、主要重组变应原混合疫苗、变应原偶联粒子等。

4. 给药途径

给药途径分为注射给药和非注射给药。①非注射给药:如舌下腺免疫治疗,变应原制备成溶液或片剂,被舌黏膜上皮层的树突状细胞摄取,调节淋巴细胞分化和抗体生成,形成免疫应答。②注射给药:包括皮内注射、肌内注射和其他,如淋巴管注射等。其中皮内注射较为常见,将小剂量的药物注射入表皮和真皮之间使之产生免疫效应,主要用于部分变应原类药物;而肌内注射是应用 DNA 疫苗进行特异性免疫治疗最常用的给药途径;淋巴管注射是将变应原直接注射入淋巴结内,较为少见。

四、哮喘相关中医理论

哮喘一病,大体上属于中医学"喘证""哮证"范畴。比较特殊的哮喘,如咳嗽变异型哮喘则可归于"咳嗽"病之列。宋代以前,把本病归属于中医学"喘鸣""上气""哮吼""呷嗽"等范畴。宋代之后才有"哮喘"之名。历代医家对本病的认识经历了由浅入深的过程,现简述如下。

1. 先秦时期

现存最早有关本病的记载见于《黄帝内经》,其主要内容从六个方面论述了本病的病因病机,包括外邪侵袭、水气乘肺、脉络痹阻、阳明厥逆、肺部本病、其他脏腑疾病传肺等内部因素。关于外邪,主要是六淫和水气,《素问·痹论》曰:"风寒湿三气杂至,合而为痹也……肺痹者,烦满喘而呕。"关于水气致病,《素问·示从容论》曰:"喘咳者,是水气并阳明也。"关于脉络痹阻则不仅可以致喘,而且不同脏腑脉络痹阻致喘有所不同,《素问·脉要精微论》云:"当病坠若搏,因血在胁下,令人喘逆。"《素问·痹论》云:"肺痹者,烦满喘而呕;心痹者,脉不通,烦则心下鼓,暴上气而喘。"阳明厥逆在本病发生中有重要意义,《素问·逆调论》曰:"不得卧而息有音者……是阳明之逆也。"《素问·缪刺论》曰:"邪客于手阳明之络,令人气满胸中。"《素问·阳明脉解》云:"阳明厥则喘而惋。"与现代医学胃食管反流致哮喘发作的认识不谋而合。《黄帝内经》还认为肺脏功能受损是本病发生和发展的重要因素。《素问·脏气法时论》云:"肺病者,喘咳逆气,肩背痛,汗出。"《灵枢·本神》云:"肺气虚则鼻塞不利,少气;实则喘喝胸盈仰息。"记述了鼻炎与哮喘的关系。《黄帝内经》中还有"形寒饮冷则伤肺"的理论,目前仍在临床上广泛应用。最后,《黄帝内经》还提出其他脏腑病变累及肺,从而致喘。《素问·咳论》云:"五脏六腑皆令人咳,非独肺也""此皆聚于胃,关于肺。"此处虽为言咳,但喘亦同理。现代医学发现,大部分哮喘是以咳嗽为主要表现的,即使是典型的哮喘,也阶段性表现为咳嗽。《素问·经脉别论》云:"是以夜行则喘出于肾,淫气病肺;有所堕恐,喘出于肝,淫气害脾;有所惊恐,喘出于肺,淫气伤心;度水跌仆,喘出于肾与骨。"说明哮喘的发生与五脏密切相关。

2. 两汉时期,以张仲景为代表

同先秦时期一样,张仲景著作中亦未有"哮病""哮喘"和"哮证"等说法,但在其著作中设有专篇论述本病,明确对其临床特征、病因病机和治疗方法均有具体的描述。首先从病理上将哮喘归属于伏饮,堪称后世顽痰伏肺为哮病夙根的理论渊源。他对哮病发作时喉间哮鸣有声,不能平卧的临床特点把握准确,《金匮要略·肺痿肺痈咳嗽上气病脉证并治》中有"咳而上气,喉中水鸡声""咳逆上气,时时唾浊,但坐不得眠",并且描述了重症哮喘的表现"其人喘,目如脱状",指出了伏饮、痰浊与本病的发病直接相关。同时指出肺病与痰饮在发病上有直接因果关系,论肺病必及痰饮,论痰饮必及肺病。书中记述了具体的方药和使用方法,如《金匮要略》中的木防己汤证,《伤寒论》第十八条

指出:"喘家作,桂枝加厚朴杏子佳。"至于射干麻黄汤、麻黄汤类亦在临床中运用至今。

3. 隋唐时期

这一时期主要代表人物是巢元方,他在《诸病源候论》中称哮喘为"呷嗽""上气鸣息",对本病的发病机制和临床表现有详细的论述。关于发病机制,《诸病源候论·上气鸣息候》曰:"肺主于气,邪乘于肺,则肺胀,胀则肺管不利,不利则气道涩,故气上喘逆,鸣息不通。"《诸病源候论·呷嗽候》云:"呷嗽者,犹是咳嗽也。其胸膈痰饮多者,嗽则气动于痰,上搏喉咽之间,痰气相击,随嗽动息,呼呷有声,谓之呷嗽。"另外,《诸病源候论·逆气候》表述了本病与痰饮的关系:"夫逆气者,因怒则气逆,甚则呕血及食而气逆上。人有逆气不得卧而息有音者,有起居如故而息有音者,有得卧,行而喘者,有不能卧、不能行而喘者,有不能卧、卧而喘者皆有所起。其不得卧而息有音者,是阳明之逆。足三阳本下行,今逆而上行,故息有音……夫起居如故而息有音者,此肺之络逆。络脉之气,不得随经上下,故留经而不行,此络脉之疾。人起居如故而息有音者,不得卧,卧则喘者,是水气之客……津液主卧而喘。"《诸病源候论·上气喉中如水鸡鸣候》云:"肺病令人上气,兼胸膈痰满,气行壅滞,喘息不调,致咽喉有声,如水鸡之鸣也。"《诸病源候论·虚劳上气候》云:"肺主气,气为阳。气有余则喘满逆上。"

唐朝王焘在《外台秘要·久咳坐卧不得方》中亦对本病有记载:"久患气嗽,发时奔喘,坐卧不得,并喉里呀声,气欲绝。"《深师疗上气方》云:"脉浮咳逆,咽喉中水鸡鸣,喘息不通,呼吸欲死。"

4. 金元时期

除了前人观点以外,这一时间亦有新的认识,其中最主要的代表人物是金元四大家之一的朱丹溪,从《丹溪心法》一书开始,将哮喘独立成篇,并提出"未发以扶正气为主,既发以攻邪气为急"的观点,对后世有较大影响。他还提出脾肾虚弱等虚证致肾不摄纳为哮喘发生的关键病机。《丹溪摘玄·喘门》云:"诸气皆属于肺,居五脏之上而为华盖,息清虚而不欲室凝,调摄失宜为四气,干犯则肺气胀满,发为喘呼。"虚弱之人的脾肾俱虚,关键病机在脾肾虚损而肾不纳气令人发喘。

5. 明清时期

对哮喘的认识进一步科学化、系统化。关于病因,明确指出瘀血致病,明代王肯堂《证治准绳》记载:"恶露不快散,血停凝,上熏于肺致喘。"清代唐宗海《血证论》记载:"盖人身气道,不可阻滞,内有瘀血,气道阻塞,不得升降而喘。"关于发病,明代秦景明《症因脉治·哮病论》指出:"哮病之因,痰饮留伏,结成窠臼,潜伏于内,偶有七情之犯,饮食之伤,或外有时令之风寒,束其肌表,则哮喘之症作矣。"认为哮喘发病是内有痰饮留伏,外有风寒或由七情、饮食所伤而致。清代李用粹在《证治汇补》中指出:"哮即痰喘之久而常发音,因而内有壅塞之气,外有非时之感,膈有胶固之痰,三者相合,闭拒气道,搏击有声,发为哮病。"这种论点被沿用至今。

五、哮喘的中医辨证论治

（一）辨证论治原则

1. 辨病机特点

病理因素以痰为主,朱丹溪指出:"哮喘专主于痰。"痰的产生主要由于人体津液不归正化,凝聚而成,如伏藏于肺,则成为发病的潜在"夙根",因各种诱因(如气候、饮食、情志、劳累等)诱发,这些诱因每多错杂相关,其中尤以气候变化为主。

基本病机为痰阻气道,肺失宣降。发作时的基本病理变化为"伏痰"遇感引触,痰随气升,气因痰阻,相互搏结,壅塞气道,肺管狭窄,通畅不利,肺气宣降失常,引动停积之痰,而致痰鸣如吼,气息喘促,病理性质为发作时痰阻气闭,病理性质以邪实为主。有寒痰、热痰之分。若长期反复发作,寒痰伤及脾肾之阳,痰热耗灼肺肾之阴,则可从实转虚,在平时表现为肺、脾、肾等脏气虚弱之候。发作时邪实与正虚错综并见,肺肾两虚,痰浊壅盛,严重者肺不能治理调节心血的运行,肾虚命门之火不能上济于心,则心阳亦同时受累,甚至发生"喘脱"危候。

哮病的病位主要在肺,关系到脾、肾、肝、心。

2. 辨寒热属性

哮病发作期首要辨寒热,这是施治的基础。按四诊合参的原则,尤其是痰色、质、量、味,一般不难辨别。寒哮多由于感受风寒之邪,哮鸣如水鸡声,咳痰清稀,或色白如泡沫,口不渴,舌质淡,苔白滑,脉浮紧;热哮常可因感暑热之邪,痰鸣如吼,声高气粗,痰热壅盛,痰黄黏稠,咳吐不利,口渴喜饮,舌质红,苔黄腻,脉滑数。寒哮、郁哮发作日久易化热,热哮迁延不愈可转寒;痰热内郁,风寒外束者则更易形成寒包热哮。

但值得注意的是,痰为阴邪,得寒则聚,得温则散,在哮喘的治疗中,经常以温性药物为主,故有"全程温法治哮喘"之说。

3. 辨发作期与缓解期

哮病是一种慢性病,在现有医疗条件下难以根治,患者长期处于"发作-缓解"交替过程。发作期常以邪实为主,相当于西医哮喘分期中的急性发作期,以喉中哮鸣有声、呼吸气促困难、甚则喘息不能平卧等为典型临床表现。多因环境、饮食等因素诱发。常有先兆症状如鼻痒、喷嚏、咳嗽、胸闷等,继则发作,持续时间长短不一,病情轻重不等。缓解期邪轻但正已虚,以肺、脾、肾虚损为主要表现,不同程度出现肺脾两虚、肺肾两虚的表现。

4. 辨证与辨病相结合

和喘证不一样,哮病是一个独立疾病,尽管症状和证候不一,但大部分哮病在发作时有共同点。例如,多数患者都有过敏体质,发作过程类似风邪善行而数变,风盛则痒,鼻痒、眼痒、咽痒等症状均与风邪有关,风邪可出现于多种呼吸道疾病,内外风相合,使得痰阻气道,气道痉挛,发为哮病。祛风药物如防风、徐长卿、蜂房均具有不同程度的抗过敏、抗炎功效,临床可辨病而用。

(二)治则治法

发作时治标,平时治本是本病治疗的基本治则。具体治法:发作时攻邪,治标需分寒热,寒痰宜温化宣肺,热痰当清化肃肺,风邪当疏风宣肺、降气平喘,表证明显者兼以解表;平时治本当分阴阳,阳气虚者应予温补,阴虚者则以滋养,分别采用补肺、健脾、益肾等法,以冀减轻、减少或控制其发作。至于正虚邪实、寒热虚实者,又当兼以治之。

(三)分型施治

1. 发作期

(1)冷哮

证候:喉中哮鸣有声,胸膈满闷,咳痰色白,面色晦滞,或有恶寒,发热,身痛,舌质淡,苔白滑,脉浮紧。

治法:温肺散寒,化痰利气。

方药:射干麻黄汤加减(射干、炙麻黄、干姜、细辛、法半夏、陈皮、紫菀、款冬花、紫苏子)。

(2)热哮

证候:喉中哮鸣如吼,气粗息涌,胸膈烦闷,呛咳阵作,痰黄黏稠,面红,伴有发热,心烦口渴,舌质红,苔黄腻,脉滑数。

治法:清热宣肺,化痰降逆。

方药:麻杏石甘汤加减[炙麻黄、杏仁、黄芩、石膏(先煎)、桑白皮、款冬花、法半夏、白果、甘草]。

(3)风哮

证候:时发时止,发时喉中哮鸣有声,反复发作,止时又如常人,发病前多有鼻痒、咽痒、喷嚏、咳嗽,舌淡苔白,脉浮紧。

治法:疏风宣肺,缓急解痉,降气平喘。

方药:黄龙舒喘汤加减(炙麻黄、地龙、蝉蜕、紫苏子、石菖蒲、白芍、五味子、白果、甘草、防风)。

(4)虚哮

证候:反复发作,甚则持续喘哮,咳痰无力,声低气短,动则尤甚,口唇爪甲发绀,舌质紫暗,脉弱。

治法:温阳补虚,降气化痰。

方药:苏子降气汤加减[紫苏子、法半夏、厚朴、当归、陈皮、肉桂、乌药、沉香(后下)]。

2. 缓解期

(1)肺脾两虚证

证候:平素自汗,怕风,常易感冒,每因气候变化而诱发,或倦怠无力,食少便溏,每因饮食不当而引发,发病前喷嚏频作,鼻塞流涕,舌苔薄白,脉濡。

治法:益气固卫。

方药:玉屏风散合六君子汤加减(黄芪、防风、白术、党参、炙甘草、茯苓、陈皮、法半夏、生姜、大枣)。

(2)肺肾气虚证

证候:平素气息短促,动则为甚,腰酸腿软,脑转耳鸣,不耐劳累,下肢欠温,小便清长,舌淡,脉沉细。

治法:调补肺肾。

方药:调补肺肾方加减[冬虫夏草(单煎)、五味子、丹参、茯苓、山茱萸、淫羊藿、枸杞子]。

(四)其他治法

1. 针刺

(1)体针:发作期,主穴定喘、天突、内关。咳痰多者,加孔最、丰隆。每次选1~2穴,重刺激,留针30 min,每隔5~10 min捻针1次,每日或间日1次。缓解期,主穴大椎、肺俞、足三里。肾虚者,加肾俞、脾俞、中脘。每次选2~3穴,用较轻刺激,间日治疗1次。

（2）耳针：发作期取穴定喘、内分泌、皮质下，毫针强刺激，留针30 min，每日治疗1~2次。缓解期取穴脾、肾、内分泌、肝、皮质下、交感，用王不留行籽贴压。

2. 穴位贴敷

基于"冬病夏治"的理论，近年来"天灸"治疗开展很广泛，用白芥子膏贴敷，可减少发作次数及减轻症状。炒白芥子、延胡索各20 g，甘遂、细辛各10 g，研为末，加冰片适量和匀。夏季三伏中，分3次用姜汁调敷于肺俞、心俞、膈俞、大椎等穴，1~2 h后去之，每10日敷1次，也可不拘于三伏，随时贴用。

3. 埋线

取穴定喘、膻中、中府透云门、肺俞透厥阴俞、孔最、足三里、八华穴，每次选1~2穴。选定穴位后常规消毒，局部麻醉，用埋线钩针或三角缝针穿入羊肠线，快速刺入皮肤，埋于所需深度（皮下组织与肌肉之间），线头不可暴露于皮肤外，针孔涂以碘酒，上覆消毒纱布，胶布固定，也可在上述部位埋入少量兔脑垂体代替羊肠线。一般3~4日开始见效，每两次间隔20~30日。用于反复发作之久哮者。治疗中需注意过敏反应。

六、哮喘治疗的常用中药

多种中药具有治疗哮喘的功效，从目前临床和实验研究的结果来看，麻黄、淫羊藿、地龙、桔梗、川芎、雷公藤、黄芪、银杏叶等几种单味中药治疗哮喘的疗效肯定，副作用小，体现了中医药治疗本病的优势。而且单味中药在提高患者免疫功能、改善血液黏稠度、改善气道重建等方面已显示出其特有的优势，且副作用小，适宜长期服用。但药物有效成分药理作用的生理基础、作用环节等方面还不是很明确，临床观察方案不够规范化和标准化，还需多中心、多靶点、从分子生物学等角度深入研究，充分开发利用祖国的中医药资源。下一步还要对中药的组分进行提取分离，研究不同组分的药效和机制，明确其治疗哮喘的有效部位和有效成分，确保药物的安全性和有效性。

七、现代名家对哮喘治疗

重视脏腑功能调理：哮病的发生，主要与肺、脾、肾三脏相关，调补的重点主要在脾、肾两脏，江苏名医曹世宏重视补益后天脾胃功能，用"脾胃气虚—肺气不足—肾失蒸化—卫外不固—痰饮内生—哮喘发作—脾胃气虚"解析哮喘发病过程，将健运脾胃法贯穿于哮喘治疗始终，常用玉屏风散合六君子汤加减，取得了较好的疗效；而姜春华则重视先天之本，他认为青年女性着重肾阴虚，老年男性着重肾阳虚，辨证重点强调肾中阴阳。

对于疾病的分期诊治：近年来，多个版本的《中医内科学》教科书都把本病分为发作期和缓解期进行辨治，但名中医周仲瑛认为辨证宜突出矛盾的主要方面，不必划分发作期和缓解期，而将本病分为寒哮、热哮、寒包热哮、风痰哮、虚哮进行辨治，自拟平喘固本汤（党参、五味子、冬虫夏草、核桃仁、灵磁石、沉香、坎炁、苏子、款冬花、法半夏、橘红）等治疗慢性肺系疾病，如哮病、肺胀等。

国医大师洪广祥认为本病的发生与患者素体气阳虚弱、痰瘀伏肺的宿根，以及最为常见的外因风寒袭表有关，从而提出全程温法治疗哮喘，并提出温宣、温散、温通、温化、温补、温清等法灵活运用,这种学术思想影响较大。

八、哮喘的并发症

(一)哮喘与变应性鼻炎

1997 年 Grossman 首先明确提出"同一气道,同一疾病"的论点,强调呼吸道炎症性疾病整体性的概念。2001 年世界卫生组织编写出版的指导性文件《变应性鼻炎及其对哮喘的影响》(ARIA)指出变应性鼻炎是导致哮喘的主要因素之一,ARIA 2008年修订本更加明确阐述"变应性鼻炎与哮喘是一个综合征在呼吸道两个部分的表现"这一基本原则,可见对于变应性鼻炎和哮喘的关系应当引起医生的重视。两者的发病部位、临床症状不同,但均是临床常见呼吸道过敏性疾病,慢性气道炎症及气道高反应性是两者共同的病理改变,因此在流行病学、发病机制等方面有很多共同点,在病情方面相互影响。

(1)变应性鼻炎使哮喘病情及治疗复杂化,且哮喘合并变应性鼻炎患者的发病年龄越早则变应性鼻炎与哮喘关联性越强。有研究显示哮喘合并变应性鼻炎组患者近 1年住院次数多于单纯哮喘组,且病程更长,在治疗时不仅要改善哮喘症状,减少哮喘急性发作次数,还应及时改善变应性鼻炎症状、控制炎症反应以促进患者恢复,改善患者生活质量。

(2)变应性鼻炎加重哮喘严重程度和控制难度,可能的原因有 4 个:①鼻黏膜与肺-支气管黏膜之间存在神经纤维联系,变应性鼻炎可反射性引起支气管平滑肌收缩并导致气道阻力增加,引发或加重哮喘;②变应性鼻炎患者被迫由经鼻改为经口呼吸方式,失去鼻黏膜阻隔和吸附与加温加湿等非特异性免疫功能,吸入周围环境中更多的抗原物质,引发或加重哮喘;③变应性鼻炎患者鼻部分泌物增加及炎性因子水平升高可导致支气管黏液及炎性因子增多,并通过直接或间接损伤呼吸道防御功能而导致患者支气管黏膜充血、水肿,继而加重哮喘;④医生和患者对变应性鼻炎的治疗不够重视和专业,呼吸科医生不能精准处理变应性鼻炎,同样耳鼻咽喉科大夫对哮喘的处理不够规范。

(3)加速肺功能下降。典型的哮喘在缓解后,肺功能可以恢复正常,但研究发现,合并变应性鼻炎的哮喘患者肺功能有所下降,分析其原因有鼻-肺反射使气道收缩,鼻涕倒流导致部分炎性递质、细胞因子等进入下呼吸道,鼻黏膜中炎性细胞介导气道炎症反应。

临床需正确认识哮喘与变应性鼻炎的关系并充分重视变应性鼻炎的治疗以促进患者早日康复。而现状通常是耳鼻喉科医师治疗鼻炎,对气道慢性炎症缺乏认识,呼吸科医师治疗哮喘,忽视患者鼻炎局部症状,而导致两者均控制不佳,医疗费用提高。

(二)哮喘与慢性阻塞性肺疾病

哮喘-慢性阻塞性肺疾病重叠(asthma-chronic obstructive pulmonary disease overlap,ACO)不是一种疾病,通常存在与哮喘相关的几种特征和与 COPD 相关的几种特征。

1. 流行病学方面

因性别、年龄的差异,以及所采用的诊断标准不一,临床报道的 ACO 发生率为15%~55%不等。

2. 病因及发病机制

ACO 病因不明,可能的因素有先天性肺发育不良、吸烟、过敏、气道高反应性、反复下呼吸道感染、高龄等,甚至与患者受教育程度、收入水平、体重指数等均有一定的关系。ACO 有两种发病机制假说:荷兰假说和英国假说。荷兰假说认为哮喘和 COPD 同源;英国假说提出 ACO 是一种病理生理现象,吸烟等因素导致患者具有哮喘和 COPD 的特征。两者争论尚未得出任何结论。

3. 诊断

诊断分为主要标准和次要标准,主要标准:①持续气流限制,年龄≥40 岁。②至少 10 包/年的吸烟史或相当的室内与室外空气污染暴露。③40 岁前有哮喘病史或支气管舒张试验后 FEV_1 增加值>400 mL。次要标准:①有特应性或变应性鼻炎的历史记录。②2 次或多次支气管舒张试验 FEV_1 增加值≥200 mL 或改善率≥12%。③外周血嗜酸性粒细胞计数为 300 个/mL。建议在满足 3 个主要标准和至少 1 个次要标准时诊断 ACO。

2018 年的 GINA 指南将诊断分为五个步骤:第 1 步,患者是否患有慢性气道疾病;第 2 步,COPD 和 ACO 的综合征诊断;第 3 步,肺功能测定对于评估疑似气道慢性病患者至关重要;第 4 步,开始初始治疗;第 5 步,转诊进行专业性检查。

4. 治疗及预后

GINA 指南建议根据不同的疾病表现特征进行治疗,如果初始诊断倾向于哮喘,治疗以吸入性糖皮质激素(inhaled corticosteroid, ICS)为主,如果病情需要加用其他治疗,如长效 $β_2$ 受体激动剂(long-acting $β_2$-antagonist, LABA)或长效抗胆碱能药物;如果初始诊断倾向于 COPD,根据 GOLD 指南药物治疗主要为支气管扩张剂或联合治疗的对症治疗,不建议单用 ICS 作为治疗。有资料显示,奥马珠单抗用于治疗肺功能极差、气道阻塞具有可逆性,对气道功能严重恶化、表现为呼吸困难和发作性喘息等临床特征 ACO 患者有一定疗效;有临床和实验证据显示,白三烯受体拮抗剂孟鲁司特在治疗 ACO 患者时疗效确切。此外,对于 ACO 患者还需要督促其改变生活习惯如戒烟、避免变应原接触等,另外相关疫苗接种及肺康复治疗等也有助于控制病情。

九、哮喘的护理与防治

1. 生活调摄

查找发病诱因,尽力去除。注意居室空气流通,温度、湿度适宜,避免接触刺激性气体、灰尘、花粉等。饮食宜清淡而富营养,忌生冷肥甘厚味、海鲜发物、辛辣食物等,戒除烟酒。

2. 加强锻炼

选择太极拳、内养功、八段锦、慢跑等方法长期锻炼。

3. 药物预防

肺脾气虚者,宜常服玉屏风散、补中益气丸等;脾肾阳虚者,可服金匮肾气丸、右归丸、右归饮、保元汤等;肝肾阴虚者,可常服六味地黄丸、滋水清肝饮、左归丸等。

第二节　过敏性结膜炎

一、过敏性结膜炎的发病机制与分型

过敏性结膜炎是外界变应原引起的一组结膜变态反应性疾病,以眼痒、瞬目异常、畏光、结膜充血等为主要临床表现。其发病率非常高,约占我国总人口的20%,儿童过敏性结膜炎患者逐年增多,且病程长、易反复,严重影响患儿的生活质量。

(一)过敏性结膜炎的发病机制

过敏性结膜炎是一类常见的眼表变应性疾病,各国报道的发病率不一,群体发病率为6%~30%,平均约为20%。过敏性结膜炎的主要发病机制:当变应原与眼部组织接触时,与特异性IgE抗原结合,介导肥大细胞和嗜碱性粒细胞脱颗粒释放组胺,还可促使白三烯和慢反应物质等介质的合成和释放,导致患者出现奇痒、异物感、畏光流泪和眼睑水肿等症状。

过敏性结膜炎主要与环境和遗传等因素有关,不同地区变应原分布具有差异性。王瑞琦的研究显示屋尘螨、粉尘螨、蒿属花粉等为我国常见吸入变应原,我国主要食物变应原为鸡蛋、牛奶、花生等。骆亦婷等研究发现,在义乌地区,尘螨是常见的吸入性变应原。蒿属类是榆林地区变态反应性疾病最主要的变应原。皮蕾等研究广州地区1 136例过敏儿童发现前三位变应原分别是尘螨、家尘和牛奶。苏南地区1~14岁变应性鼻结膜炎患儿致敏变应原以吸入性变应原为主,其中屋尘螨阳性率最高,其次为混合真菌。乔彤等研究发现,过敏性结膜炎较少单独发病,通常并发其他变应性疾病,这说明在过敏性结膜炎的诊断过程中,仔细询问其他变应性疾病的病史及相关科室会诊具有重要作用。联合患病中,过敏性结膜炎、变应性鼻炎和湿疹最多。

(二)过敏性结膜炎的分型

1999年,Calonge提出过敏性结膜炎是一种单纯由Ⅰ类变态反应所致的变应性结膜疾病,主要包括急性过敏性结膜炎和慢性过敏性结膜炎两大类型。过敏性结膜炎包括季节性过敏性结膜炎(seasonal allergic conjunctivitis, SAC)、常年性过敏性结膜炎(perennial allergic conjunctivitis, PAC)、春季卡他性角结膜炎(vernal kerato conjunctivitis, VKC)、特应性角结膜炎(atopic kerato conjunctivitis, AKC),以及通常与角膜接触镜的佩戴或人工角膜相关的巨乳头结膜炎(giant papillary conjunctivitis, GPC)等。其中PAC与SAC占绝大多数。

二、过敏性结膜炎现代医学的诊断标准和治疗

(一)过敏性结膜炎现代医学的诊断标准

参照卫生部"十二五"规划教材《眼科学》,过敏性结膜炎的诊断标准如下:

(1)病史询问:明显的变应原接触史,或在某一特定环境、特定季节、特定气候等条件下发病。

(2)症状与体征:眼痒、瞬目异常、揉眼、结膜充血、结膜滤泡等。

(3)抗过敏治疗:效果显著。

（4）血清特异性 IgE 检测：适用于任何年龄，可作为过敏性结膜炎诊断的实验室指标之一。

（二）过敏性结膜炎现代医学的治疗

过敏性结膜炎常用的西医治疗药物分为以下几种。

1. 抗组胺药

抗组胺药是治疗过敏性结膜炎的常用药，如临床上常用的富马酸依美斯汀滴眼液。其主要作用环节是拮抗肥大细胞释放组胺。组胺是过敏性角结膜炎中主要的炎症介质，将其阻断可以改善大部分患者的症状。因此在过敏性角结膜炎发作期应用抗组胺药可以快速有效地缓解眼痒及结膜充血症状，但是药物持续时间较短。

2. 肥大细胞稳定剂

肥大细胞稳定剂的作用机制是稳定肥大细胞膜，阻止其脱颗粒，从而抑制组胺、趋化因子、前列腺素等多种致敏反应介质的释放，降低致敏介质对睑结膜组织的不良作用。临床常见的肥大细胞稳定剂有质量分数为 2% 的色甘酸钠和质量分数为 0.1% 的吡嘧司特钾。但肥大细胞稳定剂于肥大细胞脱颗粒之前应用方有效。

3. 双效抗过敏药

双效抗过敏药是抗组胺药与肥大细胞稳定剂复合药物。一是可有效抑制肥大细胞生长，减少组胺的分泌；二是可抑制白三烯、黏附因子及多种细胞因子等各类型过敏介质的释放。两者配合，优势互补，疗效得以提高。临床常用的此类药物有盐酸奥洛他定。李莹等报道奥洛他定滴眼液对于过敏性结膜炎有极大的疗效，且副作用小。但是也有研究显示，奥洛他定滴眼液单纯治疗虽能改善患者病情，但起效缓慢，联合用药可能效率更高。

4. 皮质类固醇类药物

皮质类固醇类药物作为强效抗炎剂，其同时还发挥免疫抑制和抗增殖的作用。其在炎症发生过程中，可通过抑制花生四烯酸的合成，从而降低炎症介质前列腺素及白三烯的合成，达到控制炎症的目的。此外，它还可以抑制 T 细胞及淋巴因子的释放，致使炎症细胞凋亡。糖皮质激素药物通过以上作用机制发挥抗炎、抗过敏的治疗作用，从而缓解过敏性结膜炎临床症状。临床常用的此类药物有氟米龙、妥布霉素、地塞米松等。0.1% 氟米龙滴眼液为临床广泛应用的眼用皮质类固醇类药物。低浓度的氟米龙安全性和耐受性均较好。其临床不良反应率明显低于同类型的皮质类固醇类药物如地塞米松、泼尼松等。罗永旗等研究发现，小剂量、短疗程非皮质类固醇类药物非甾体抗炎药双氯芬酸钠滴眼液联合皮质类固醇眼药氟米龙滴眼液可有效改善季节性过敏性结膜炎患者的临床症状及体征。

5. 非甾体抗炎药

非甾体抗炎药的作用机制主要是通过抑制环氧合酶，阻止前列腺素的生成与释放，从而起到抗炎、止痛、缓解过敏症状的作用，一般较少单独使用，常与其他种类药物联合使用。此类药物临床常用的有双氯芬酸钠、普拉洛芬等。李华等研究发现，奥洛他定滴眼液联合双氯芬酸钠滴眼液具有协同作用，可有效改善患者临床症状及体征，且安全性高，可以有效弥补奥洛他定起效慢的不足。

6. 免疫抑制剂

免疫抑制剂是通过抑制机体的免疫应答机制,降低机体对外界变应原的敏感性,达到减轻过敏所致的炎症反应的目的。此类药物主要有他克莫司和环孢素 A。CD4$^+$T 细胞可进一步分化为 Th1 型和 Th2 型细胞。正常情况下体内 Th1/Th2 系统维持平衡状态,Th2 型细胞因子被认为是在过敏性疾病的发病过程中起主导作用的细胞因子,其能诱导 IgE 的产生,提高血管内皮细胞表面的血管内皮细胞黏附分子-1(vascular cell adhesion molecule 1,VCAM-1)的表达,进而促进嗜酸性粒细胞、嗜碱性粒细胞与内皮细胞的黏附作用并向黏膜聚集。方旺等研究发现,FK506 可促使过敏性结膜炎小鼠局部 Th1/Th2 淋巴细胞失衡(向 Th2 方向漂移),而且其效果强于地塞米松。

7. 自体血清及其他

自体血清 pH、渗透压等生物力学和生物化学特性与正常泪液相近,富含维生素 A 和细胞生长因子,可以促进眼表修复,改善泪膜功能,减少眼表长期反复损害继发的瘢痕和新生血管。张进等发现奥洛他定滴眼液联合自体血清可有效改善患者临床症状和体征,且安全性高。

另外,氨基葡萄糖是一种天然氨基单糖衍生物,有明显的抗过敏作用,赵梦帆等研究发现,氨基葡萄糖全身及局部用药均能改善小鼠实验性过敏性结膜炎的临床症状,减轻嗜酸性粒细胞聚集,降低血清中 IgE 含量,局部治疗优于地塞米松治疗,全身用药在降低血清 IgE 含量方面优于局部用药。

三、过敏性结膜炎相关中医理论

西医学的过敏性结膜炎,属于中医学中的"时复目痒症"范畴,主要表现为发病时目痒难忍,白睛红赤,至期而发,呈周期性反复发作的眼病。《素问·太阴阳明论》曰:"伤于风者,上先受之。"《张氏医通·七窍门》曰:"及痒不可忍,非若时长长之小痒,皆有痒极之患。"此均说明了时复目痒症的主要症状和体征为双眼奇痒难忍,灼热微痛,碜涩不适,甚至畏光流泪,有白色黏丝状眼眵,其病程迁延日久,反复发作。其病因多为肺卫不固,外邪侵袭,上犯白睛;脾胃化湿生热,复感外邪,互搏滞于胞睑白睛;肝血不足,肝阴不足,虚风内动,上犯于白睛。临床上本病周期性发作,一般春夏季发病,秋冬季缓解,给患者工作生活带来诸多不便和痛苦,所以对本病进行临床研究具有实际意义。

古人根据过敏性结膜炎发病的反复性、季节性等特性,称其为"时复症""痒若虫行症""眼内风痒症"。祖国医学对本病的认识深远。其病名首现于《证治准绳·七窍门》,其特征如《审视瑶函》中所言:"若言时复症,岁岁至期来……如花如潮,至期而发,至期乃愈。"又如《眼科菁华录·时复之病》中所记载:"类似赤热,不治自愈,及期而发,过期又愈,如花如潮,久而不治,遂成其害。"此均描述了过敏性结膜炎的症状为反复发作的眼痒。《证治准绳·杂病》中有这样的表述:"非若常时小痒之轻,乃如虫行而痒不可忍也……"《张氏医通·七窍门》云:"乃痒不可忍,非若时常之小痒,皆有痒极之患。"此形象描述了过敏性结膜炎眼痒的特点。《太平圣惠方·治目痒急诸方》曰:"夫目痒急者,是风气客于睑眦之间,与血气津液相搏,使眦痒而泪出。"此描述了过敏性结膜炎眼痒及流泪的特点。

四、过敏性结膜炎的中医辨证

（一）过敏性结膜炎的病因病机

历代传统医家对过敏性结膜炎病因病机认识可总结为外感风热时邪,上犯肺络,肺经受邪,致风热犯目;或脾胃肝胆湿热内蕴,湿热上壅于目;或肝血不足,虚风内动,上犯于目。桑玲玲等研究发现,过敏性结膜炎的病因为风邪客睑、风热犯目、邪滞经络、肝胆虚热、血虚失养。古代医家多从实证、虚证两方面论述,实证多因风、火、湿、热等因素引起,虚证多因血虚引起。

明代王肯堂《证治准绳·七窍门》记载:"病源非一,有风邪之痒;有血虚气动之痒;有虚火入络,邪气行动之痒;有邪退火息,气血得行,脉络通畅而痒。"《普济方·眼目门》曰:"夫肝经虚,风邪乘之,则目痒。"可以得出,风邪侵袭,上犯于目;或者肝阴血虚,虚火上炎;或者脾胃肝胆湿热内蕴,湿热上壅于目。《世医得效方·眼科》曰:"眼痒极甚,童子连间皆痒,不能收睑。此因清净腑先受风热得之。"《灵枢·百病始生》曰:"风雨寒热不得虚,邪不能独伤人。"《银海精微·五轮八廓总论》云:"肺属金,曰气轮,在眼为白仁。"《理虚元鉴》曰:"肺主皮毛,外行卫气,气薄而无以卫外,则六气所感,怯弱难御,动则受损。"《目经大成·目痒》曰:"由来痒病果何为,为火为风为血亏。"《审视瑶函·目痒》云:"痒有因风因火因血虚而痒者。"《银海精微·痒极难忍》提到:"痒极难忍者,肝经受热,胆因虚热,风邪攻充,肝含热极,肝受风之躁动,木摇风动,其痒发焉""诸痒属虚,虚则痒。"此即肝血不足,虚风内动,上犯于目。

（二）过敏性结膜炎的中医诊断标准

患者自觉双眼奇痒难耐,微痛灼热,碜涩不适,甚则畏光流泪,有白色黏丝样眼眵;检查眼部会发现胞睑内有状如铺路卵石样的扁平颗粒,表面好像覆盖一层牛奶,白睛呈现污红色;或者黑晶边缘出现黄白色胶样隆起结节,重者结节相互融合,包绕黑晶边缘,白睛呈污红或黄浊色,以上两种情况可单独出现也可同时出现。本病呈周期性反复发作,春夏季为多。本病多与椒疮相鉴别,两病共同特点是在胞睑内有颗粒丛生,区别在于椒疮颗粒小,无奇痒症状,无定期发作的特点,而本病颗粒大,硬而且扁平,排列如铺路之卵石样,双眼奇痒,定期发病。

（三）过敏性结膜炎的辨证分型

参照《中华人民共和国中医药行业标准》及全国中医药行业高等教育"十二五"规划教材《中医眼科学》第九版诊断标准,分为三型。

1. 湿热夹风型

此证病机为脾胃湿热,兼受风邪。痒如虫行,白睛红赤,黑睛与白睛交界处,有黄褐色胶样隆起,眼眵胶黏。舌红,苔薄,脉数。

治法:清热利湿。

方药:除湿汤加减。药用连翘、滑石、车前子、枳壳、黄芩、川芎、木通、陈皮、防风、荆芥、土茯苓、甘草。湿邪较重,加茵陈、地肤子、白鲜皮、苦参;睑内红色颗粒累累丛生,白睛黄浊,加当归、赤芍、黄芪、大黄;若风邪较重,可再加乌梢蛇、川芎、羌活、薄荷、蝉蜕等。

2. 外感风热型

此证病机为肺卫不固,风热外袭。眼痒难忍,碜渗流泪,睑内卵石样,白睛红赤,色泽污秽或兼黑睛边缘胶样隆起,甚则黑睛起翳疼痛,畏光流泪。舌红,苔薄黄腻,脉数。

治法:祛风清热,散邪止痒。

方药:银翘散加减。方中金银花、连翘为君,既可疏散风热,又因其气味芳香,兼具辟秽化浊之功;臣以薄荷以助疏散风热,清利头目之效;荆芥穗、淡豆豉辛散透表。若痒甚,可加桑叶、菊花以祛风止痒;若肿甚,可加牡丹皮、赤芍以凉血消肿。

3. 血虚生风型

此证病机为肝经受热,耗伤肝之阴血,虚风内动。眼痒势轻,时作时止,白睛微显污红;面色少华或萎黄。舌淡脉细。

治法:补养肝血,息风止痒。

方药:四物汤加减。方中白芍、熟地黄、当归、川芎补血活血;白芷、防风祛风解表;僵蚕、蒺藜、蜈蚣息风止痒。《金匮启钥·目痒》中记载:"因血虚而痒者,四物汤。"《圣济总录·目痒急及赤痛》中记载:"治风热眼赤,痛痒不定,防风汤方。"

五、过敏性结膜炎的中医治疗

在治疗上,《审视瑶函》主张据时节、别经络、辨脏腑,根据患者主要症状,而拟方人参羌活汤、广大重明汤等以对症治疗。中医治疗过敏性结膜炎的方法丰富,主要有中药内服、外用及针刺疗法三种。中药内服及外用主要遵循传统中医学的辨证论治,从祛风清热、除湿止痒、补虚扶正三方面着手。针刺疗法以头面眼周近端取穴配合肢体远端取穴为主。另外,还有耳穴贴压与穴位贴敷。

(一) 中药内服

辨证论治的思想贯穿过敏性结膜炎的治疗。根据风热、肝胆虚热、血虚等不同病因病机,虽然各时代的医家选取的代表方不同,但都主要以祛风、清热、养血、止痒为主要治疗原则。丁哲等发现同时内服及采用驱风一字散冷敷,既可以祛风散邪止痒又可以使眼局部血管收缩,减少炎性因子的释放,可以更有效地缓解眼局部的不适症状和体征,疗效甚好,副作用少。驱风一字散是常用方剂之一,来源于《世医得效方》,其中论述:"眼痒极甚,瞳子连间皆痒,不能收睑。此因清净腑先受风热得之。宜服'驱风一字散',方中川乌(半两,炮,去皮尖)、羌活、防风(各一分)、川芎、荆芥上为末。每服二钱,食后,薄荷汤调下。"在本方中防风辛温轻散,祛风解表,温而不燥,能发邪从毛窍出,善治疗内外风邪,配伍其他药物既可疏散风寒,又可疏散风热;荆芥辛温,有祛风解表之功效。玉屏风散由黄芪、白术、防风三味药组成,补气固表,联合小剂量祛风之剂,补中寓散,固表而不留邪。沈媛等研究采用口服玉屏风散加味配合色甘酸钠滴眼液治疗儿童过敏性结膜炎,结果显示,玉屏风散加味缓解结膜过敏症状疗效稳定,能有效减少复发。田歌等采用自拟中药(生地黄、白鲜皮、当归、地肤子各 15 g,炒黄芩、荆芥、牡丹皮、赤芍、蒺藜、生乌梅、防风、茺蔚子、菊花各 10 g,甘草 6 g。以上药方全方用药,用药前将药材放于冷水之中,浸泡 30 min,持续烧开 10 min,每剂药煎用 3 次,共取用 400 mL,每日服用 1 剂,将其分为 3 次服用,持续治疗 1 个月)治疗本病,观察组使用中药联合色甘酸钠眼液进行治疗,效果远远优于单独使用色甘酸钠眼液进行治疗的对照组。观察组治疗的总有效率为86.96%,远高于对照组的67.39%。高健生等选择将花椒加入到偏于寒凉的治疗过敏性结膜炎的方药中,从临床患者反馈情况来看,疗效确实令人满意。朱丹溪在《格致余论》中亦记载:"凡火盛者,不能骤用寒凉药,必用温散。"故本方在祛风、清热、止痒基础上,加温热药川椒少量,以解玄府湿郁,从而解开"寒热相抟"的复杂病机。总之,中西医联合治疗过敏性结膜炎,可达到事半功倍的临床疗效。

(二) 中药外用

洗眼:中药煎汤,去滓,澄清后,以热汤洗眼。张玉平等采用脱敏止痒洗眼方治疗过敏性结膜炎,发现眼部症状解除快,未发现不良反应。桑玲玲等研究发现,主要记载的洗眼方有秦皮洗眼方、荆芥散、杏仁龙胆草泡散、广大重明汤,其中广大重明汤为历代医家常用的外用方剂。《审视瑶函·痒如虫行症》中记载:"广大重明汤,治两目睑赤烂热肿痛,并稍赤,及眼睑痒极,抓至破烂,眼楞生疮痂,目多眵痛,瘾涩难开。防风、川花椒、龙胆草、甘草、细辛各等分,上锉如麻豆许大,内甘草不锉,只作一挺。先以水一大碗半,煎龙胆草一味,干一半,再入余三味,煎至小半碗,去滓,用清汁带热洗,以重汤炖令极热。日用五七次,洗毕,合眼须臾,痒亦减矣。"

中药超声雾化是其中方法之一,其通过辨证取方,经蒸馏、提取、浓缩、灭菌等程序制作出无颗粒药液,或直接使用中药注射剂,采用超声波将药液的表面张力及惯性破坏掉,形成直径<5 μm 的雾状分子,药效直达病灶。杨森等采用疏风明目方(组方:防风、荆芥、白鲜皮、地肤子各 10 g,苦参、蝉蜕、炒黄芩各 6 g,川椒、甘草各 3 g)进行雾化治疗。疏风明目方超声雾化治疗能够改善过敏性结膜炎患者泪液相关指标,提高泪膜稳定性,有助于缓解局部变态反应,改善患者临床症状。王科蕾等研究发现,雾化组在改善眼部主要症状(眼痒、结膜充血)及一些次要症状(异物感、畏光、分泌物、流泪、眼睑红肿、眼内滤泡或乳头增生)和角膜染色方面,治疗前后比较均有统计学意义($P<0.05$)。

(三) 针刺疗法

王亮等研究发现,针刺董氏上白穴结合放血治疗过敏性结膜炎能有效缓解患者眼部症状,而且操作简便,疼痛轻微,患者易接受,疗效满意,值得推广。徐靖雯等研究发现,针刺疗法是治疗过敏性结膜炎简便、安全、无副作用的有效疗法。普通针刺疗法以祛风祛湿为主,结合患者病情辨证施治,选穴则主要以风池、合谷为主穴进行适当加减。

(四) 耳穴贴压

目前,耳穴贴压可通过王不留行籽来刺激局部耳穴,产生持久而稳定的刺激效应,广泛应用于过敏性疾病的治疗。田歌等在针灸学理论指导下,选用目 1、目 2 作为刺激本病的反应点,来疏通经络、调和气血,选用神门、交感、内分泌、皮质下作为配穴,来调节神经-内分泌功能,起到抗炎、抗过敏作用,提高了局部抗病能力。研究发现,观察组临床有效率为94.44%,高于对照组(77.78%),证实了麻黄附子细辛汤联合耳穴贴压对过敏性结膜炎患者的治疗效果。

(五) 穴位贴敷

可采用天灸疗法治疗,依据中医冬病夏治、天人相应的理论,选择走窜通经、逐痰平喘、辛温祛寒的药物,在特定经络行穴位贴敷,达到扶正固本、驱除痼疾之功效,促使患者身体免疫力提升,临床症状缓解。丁桂玲等采用贴灸法(取穴为大椎、肺俞、脾俞、肾俞、足三里等)联合盐酸氮䓬斯汀眼液治疗,能够提高治疗效果,有效改善患者症状。

古文中并没有"过敏性结膜炎"的病名,但与"时复症""痒若虫行症""眼内风痒症"相近,通过复习古代各位医家的论著,能够体会中医将人视为整体的思想,辨证论治,可以为现阶段的治疗提供良好的思路。

六、过敏性结膜炎的护理与防治

过敏性结膜炎的护理与防治最先要做的是改变生活方式,即患者应避免接触动物;使用低变应原的床上用品;用热水洗床单,从而使某些抗原蛋白失活(如尘螨中的抗原);佩戴太阳镜,从而减少与空气传播的变应原接触;避免揉眼,揉眼可使变应原接触眼表,从而引起过敏反应;清洁眼睑、冷敷,能够帮助缓解眼痒。

七、过敏性鼻结膜炎

过敏性鼻结膜炎是临床上对变应性鼻炎伴发过敏性结膜炎的统称,其发病率为10%~25%。现代医学对变应性鼻结膜炎尚无较好的根治方法,而中医治疗则体现出独特的优势。胡海慈等研究发现,对过敏性结膜炎合并变应性鼻炎实施中西医结合治疗效果显著,能起到良好的抗过敏作用,改善患者病情。其中对照组采用常规西药治疗,具体以口服的方式使用氯雷他定,每日用药 1 次,每次 10 mg;以外用滴眼的方式使用氟美龙滴眼液,每日滴眼 5 次;此外用喷鼻的方式使用丙酸氟替卡松鼻喷雾剂,每日喷鼻2 次。在对照组西药治疗的基础上给予中医治疗,以口服方式使用中药汤剂,方药:砂仁、白芷、五味子各 6 g,薄荷、苍耳子、丹参、辛夷子、鹅不食草各 9 g,防风 10 g,白术、黄芩各 12 g,桑白皮 15 g,黄芪 20 g。药物洗净后用水煎煮,每日 1 剂,分早晚 2 次服用。实施针灸治疗,选两组穴位,一组为印堂、迎香、四白、血海、足三里;一组为风池、大椎、肺俞、脾俞、合谷,两组穴位交替针灸,每日 1 次,留针时间为 30 min。张义军等研究发现,麻黄附子细辛汤合桂枝汤联合抗过敏治疗肺虚感寒型过敏性鼻结膜炎较单纯抗过敏治疗疗效显著。

中医认为变应性疾病是在先天禀赋不足基础上,加之外邪侵袭,而致表里不和、气血阴阳失调的病证。中医药重视人体的整体观,以辨证施治为原则,标本兼治,取得了较好疗效。中医学与现代医学在治疗过敏性结膜炎方面具有各自的特点和优势。现代医学能更快地控制症状,减轻患者的痛苦,而中医通过辨证治疗在预防发生、缩短疗程、提高疗效和减少复发等方面有独特的优势。所以两者结合能够取得更好的疗效。

第三节　腺样体肥大

腺样体又称咽扁桃体,是位于鼻咽顶与后壁交界处的淋巴组织,与腭扁桃体、舌根淋巴组织和咽后壁淋巴组织等构成了咽淋巴环,在儿童时期具有抵御外源性微生物入侵的免疫作用。腺样体外观似半个剥了皮的橘子,表面不平,有 5~6 条纵行沟隙,居中的沟隙为最深,其下端可有胚胎期残余的凹陷,称为咽囊。腺样体出生后即存在,如果在正常的生理情况下,儿童 6~8 岁时腺样体发育为最大,增生最显著,青春期及成人以后则逐渐退化萎缩至基本消失。

　　腺样体过度增生肥大并引起相应的症状者则称为腺样体肥大,本病多见于 3~5 岁儿童,成年人罕见。腺样体肥大也是儿童最常见的疾病之一,可见鼻塞、流涕、鼻涕倒流、听力下降、张口呼吸和打鼾等症状,如果影响到颌面骨发育,出现上颌骨变长、上切牙突出、嘴唇肥厚等则称为“腺样体面容”;严重者有可能导致阻塞性睡眠呼吸暂停低通气综合征,可具有神经认知障碍和生长发育迟缓的风险。

　　腺样体肥大在中国古代无相应病名,中医医籍中并无详细记载,但本病类似于古人所提及的“鼾眠”,“鼾眠”首见于《诸病源候论》,该书上有类似本病的临床表现的描述:“鼾眠者,眠里喉咽间有声……气有不和,则冲击喉咽而作声也。”另外,本病所引起的症状也可在相关记述中窥其一二,如《灵枢·忧恚无言》载有“颃颡者,分气之所泄也……人之鼻洞涕出不收者,颃颡不开,分气失也”的内容,其特点与本病相类似。所以也有人称之为颃颡不开症,或颃颡闭塞症等。医圣张仲景在《伤寒论》中亦云:“风温为病,脉阴阳俱浮,自汗出,身重,多眠睡,鼻息必鼾,语言难出。”由上可见腺样体肥大在古时虽未形成系统的诊治方法,但其引起的一系列症状已受到医家重视。

一、病因病理

(一) 西医病因病理

1. 病因

　　鼻咽部及其邻近部位或腺样体自身的炎症反复刺激,使腺样体发生病理性增生。

　　(1) 急性上呼吸道感染,包括鼻腔的急性炎症、急性传染病(如流行性感冒、麻疹、猩红热、百日咳等)、急性鼻咽炎、急性腺样体炎,均可使腺样体增生肥大。

　　(2) 慢性鼻炎、鼻窦炎及鼻咽炎等的分泌物刺激,使腺样体增生肥大。因为腺样体肥大影响鼻腔及鼻窦的通气引流,鼻窦炎及鼻炎等病亦不容易治愈,两者互为因果,互相影响,形成恶性循环。

　　(3) 变态反应可导致腺样体肥大,变应性鼻炎和腺样体肥大有着很大的关系。

　　(4) 腺样体肥大有可能是全身淋巴结肿大的局部表现。

　　(5) 腭扁桃体的炎症,如急慢性腭扁桃体炎可波及腺样体,刺激腺样体组织增生肥大。

　　(6) 遗传因素,本病发生有一定的遗传因素,常会出现家庭中多人同患本病。

　　(7) 外界环境因素,如气候潮湿、寒冷、多变,以及家庭通风和卫生情况不良,常可导致本病发生。

2. 病理

　　腺样体肥大的病理改变与慢性增生型扁桃体炎相类似,常见慢性炎症反应,腺样体表面纤毛柱状上皮转化为鳞状上皮,纤毛消失。淋巴组织增生,淋巴滤泡增多,黏膜下淋巴细胞浸润,嗜酸性粒细胞增多,血管壁增厚,纤维组织结构肿胀增厚,腺样体体积增大,腺样体近后鼻孔部较肥厚,至鼻咽后壁则逐渐变薄,严重者可堵满鼻咽腔或堵塞后鼻孔。

　　腺样体并无标准的大小,其大小及症状与年龄和鼻咽部的比例有一定的相关性。同样大小的腺样体,有的能引起症状,有的则可能无影响,年龄小、鼻咽腔狭窄则可能有症状;年龄大、鼻咽腔较宽敞则有可能没有症状。大的腺样体可帮助腭裂及软腭功能不全的患儿关闭鼻咽腔,避免出现开放性鼻音。

3. 腺样体的免疫功能

腺样体是淋巴组织,也是人体的外周免疫器官,含有人体各个发育阶段的淋巴细胞,如 T 细胞、B 细胞、吞噬细胞、浆细胞、树突状细胞等,既有细胞免疫作用,也有体液免疫作用。腺样体肥大的儿童可以在呼吸道致病抗原刺激下,使存在于鼻咽黏膜内的 IgG、IgA 抗体分泌细胞参与免疫应答,从而产生 IgG、IgA 抗体,发挥免疫防御作用。患有变应性鼻炎儿童的腺样体中含有比较多的 CD1a 阳性的朗格汉斯细胞和嗜酸性粒细胞。另外,遗传性过敏症的患者与非遗传性过敏症的患者相比,遗传性患者的腺样体内含有更多的 IL-4、IL-5 mRNA 阳性细胞和嗜酸性粒细胞。此外,遗传性与腺样体内的 IgE 阳性细胞的数量增加有关,而与腺样体肥大无关。

4. 变应性鼻炎对腺样体肥大的影响

导致腺样体肥大的原因有许多,腺样体组织表面存有的细菌生物膜及内外源性刺激物的长期作用,如鼻黏膜变应性炎症所产生的分泌物可反复刺激隐藏在鼻腔后部的腺样体,从而引起或加重腺样体肥大,特别是伴有上气道咳嗽综合征时,鼻部分泌物对腺样体的刺激更加容易导致病理性肥大。另外,鼻黏膜纤毛清除功能的降低在腺样体肥大的过程中发挥了一定的作用,而腺样体周围组织的反复发作的慢性炎症是最重要的因素之一,变应性鼻炎就是这样一种炎症。国外有学者研究了腺样体切除术后对于变应性鼻炎和非变应性鼻炎症状改善的效果,发现术后两者症状均有显著改善,但有变应性鼻炎的术后症状改善优于非变性鼻炎的患者。有研究证实,腺样体肥大的发病与 I 型变态反应有关,其形成是 I 型变态反应参与的重要病理产物。研究表明,腺样体肥大与变应性鼻炎是由 IgE 介导的鼻黏膜炎症反应,通过测量腺样体肥大患儿血清和腺样体组织中 21 种特异性 IgE,并比较血清和局部组织的致敏模式,发现大多数腺样体肥大的患儿对血清和(或)腺样体组织中一种以上变应原敏感,并证实了过敏反应可能是腺样体肥大的危险因素之一,局部过敏性炎症可能在儿童腺样体肥大中发挥重要作用。所以与非变应性鼻炎儿童相比,变应性鼻炎儿童则更容易出现腺样体肥大。另外,季节性变应原能够导致与季节影响相关的腺样体肥大。此外,部分研究者在变应性鼻炎儿童咽淋巴环的淋巴组织内检测出了特异性 IgE 产物,而在鼻黏膜内则没有检出这种产物。国内学者文春秀等研究表明,应用粉尘螨滴剂治疗儿童变应性鼻炎可明显缩小肥大的腺样体,通过对比腺样体 A/N 值、特异性 IgE、T-IgE 和特异性 IgG4,发现上述指标较治疗前均明显下降。同时,还有学者利用白三烯受体拮抗剂治疗儿童腺样体肥大取得的疗效来证明腺样体肥大与变态反应间的相互关系。另外,肥大的腺样体堵塞后鼻孔,影响鼻腔、鼻窦的通气引流,因此将加重本身患有变应性鼻炎患儿的鼻黏膜炎症反应并延长其病程。由此可见,腺样体肥大与变态反应密切相关,并相互影响,对于腺样体肥大伴有变应性鼻炎的患儿需要两者同时治疗才可能保证良好的疗效。

(二)中医病因病机

近年来对于腺样体肥大的中医病因病机的研究日益深入,国内医家既有一定的共识,也有不同的意见。俞景茂认为本病的发生多由外感风热及肺脾两脏的功能失调所引起,痰、瘀、毒三者互相结聚于咽部所致。豆子莹等从肺、脾、肝分期论治儿童腺样体肥大,将其病因病机责之为肺卫热证、肺卫寒证、肺脾气虚证、肝火旺盛证等。刘虹认为本病病机在于痰壅清窍,针对本病病机将本病分为风热郁结、痰热互结、气血瘀阻三型。王仁忠认为本病多由"痰"所致,复感食积兼夹为患,痰瘀互结、肺脾气虚为主要病机。严道南则认为本病属本虚标实,病之根本在于肺脾不足,标实责之于痰瘀。姚韵娟等通过提取相关数据进行整理、分析、归纳,总结出多数医家认为本病主要证属肺脾气虚、肺肾阴虚、痰瘀互结、气血瘀阻。

因此,综合各家所言,腺样体肥大总体上属本虚标实,本虚在于肺、脾、肾三脏不足,标实为外邪、热毒、痰凝、气滞、血瘀。肺开窍于鼻,而咽喉为肺之门户,外邪侵袭,首先犯肺,尤以鼻咽部为重。加之小儿脏腑娇嫩、形气未充,肺、脾、肾三脏不足,易感六淫之邪气,正气不能鼓邪外出,外邪留恋,又因小儿为阳常有余之体,易化热化火,热毒炼液成痰,滞于颃颡,日久入络,气血瘀阻,热、痰、瘀三者互结于咽喉而为本病。本病的主要病机总结如下:

1. 风邪袭肺,上犯颃颡

风邪有风寒、风热之别,如风寒之邪袭于皮毛,内遏于肺,肺失清肃,邪壅颃颡而发为本病。如患者因起居不慎等,感受风热之邪,邪热壅肺,上犯颃颡,使风热之邪结于鼻咽部而致本病。

2. 肺脾气虚,痰湿凝结

如患者体质较虚弱,或病后失于调养,或平素脾胃不足、饮食不节等,均可导致脾胃运化失健,并易致湿邪停聚于内,循经上犯颃颡,湿邪停留日久则可凝聚为痰,痰湿与邪毒困结于腺样体,致使其肿胀不消,而成本病。

3. 肺肾阴虚,虚火上炎

当伤风鼻塞、急性鼻咽炎等病反复发作,则可有邪热伤阴;或温热病之后,余邪未清,使阴津耗伤;或因先天禀赋不足,肾阴亏损等,均可导致肺肾阴虚。因阴精不足,则津液不能上布于颃颡,致腺样体失于濡养;虚火上炎,灼于颃颡,搏结于腺样体,可致其肿胀增大。

4. 邪毒久留,气血瘀阻

如果外邪屡犯于颃颡、滞而不去,或因本病久病失治、迁延不愈等,均可导致邪浊阻于腺样体脉络,壅遏气血,使气血运行不畅,渐滞成瘀,从而致腺样体肥大且难以消除。

二、临床表现

(一)局部症状

1. 鼻部症状

鼻塞为腺样体肥大最为常见的症状之一,由肥大的腺样体和炎性分泌物于局部积聚所导致,鼻塞多夜间加重,经常有流涕,并可致鼻腔血液循环障碍,鼻黏膜出现肿胀,尤以下鼻甲后端为甚,形成鼻炎、鼻窦炎,进一步加重鼻塞,讲话时可带闭塞性鼻音。鼻前庭及上唇可因黏脓性分泌物刺激而出现皮炎或湿疹。鼻炎或鼻窦炎患儿久治不愈,除本身炎症或变态反应之外,还应考虑腺样体肥大对鼻炎或鼻窦炎的影响。此类患儿易有上呼吸道感染,每次急性炎症发作,鼻部症状加重。

2. 耳部症状

腺样体肥大可阻塞咽鼓管咽口,或妨碍咽鼓管咽口的软骨运动,影响其通气引流,同时急性鼻咽炎发作亦可波及咽鼓管黏膜,因此在咽鼓管阻塞和炎症的共同影响下,鼻咽部分泌物中的病原体则易于逆行到中耳,由此导致分泌性中耳炎,甚或化脓性中耳炎,患者可出现听力下降,呈传导性聋、耳胀闷堵塞感、耳痛、耳内流脓等症状。

3. 咽喉及下呼吸道症状

因鼻阻塞和分泌物下流并刺激呼吸道黏膜,患者常有咽部异物感等不适,常有"吭喀"动作以期清除咽喉部的分泌物或不适感,还可有支气管炎性刺激症状。

4. 与阻塞性睡眠呼吸暂停低通气综合征相关症状

腺样体肥大是儿童阻塞性睡眠呼吸暂停低通气综合征最常见的病因之一,所以可出现:①打鼾,睡眠不安,由于鼻塞呼吸不畅,患者可出现夜不能安眠,经常翻身,打鼾或惊叫憋醒。仰卧时症状加重,俯卧时症状减轻,所以时常出现趴着睡的行为。②颌面骨发育异常,由于长期鼻塞,张口呼吸,则会影响颌面骨、牙齿、口唇等的正常发育。可出现上切牙外突,上下切牙间可有间隙,排列不整或扭转,口唇则有上唇短厚而上翘,下唇呈悬挂状,硬腭高拱,上颌骨狭长,面部缺乏表情,导致"腺样体面容"。

(二) 全身症状

全身症状主要是慢性缺氧与反射性神经症状。表现为全身发育营养不良,易感冒,反复发作的上呼吸道感染、肺炎、低热等;注意力不集中、反应迟钝、学习成绩下降;性情暴躁,易受刺激而烦躁不安。因呼吸不畅,肺扩张不足,可引起胸廓畸形(如鸡胸)。另可有夜惊、磨牙、遗尿等症状。有时部分患者可有头部钝痛感。

(三) 检查

1. 视诊

部分患者有"腺样体面容"。

2. 前鼻镜检查

鼻黏膜充分收缩后,部分患者可见鼻咽部红色块状隆起。

3. 间接鼻咽镜检查

部分配合良好的患者可通过间接鼻咽镜检查见到鼻咽部有红色团块状隆起。

4. 口咽部检查

可有咽部充血,咽后壁可附有来自鼻咽部的脓性分泌物,硬腭高而窄,常伴有腭扁桃体肥大。

5. 触诊

可用手指做鼻咽的触诊,可触及鼻咽顶后壁有柔软的淋巴组织团块。

三、实验室与其他检查

1. 电子鼻咽喉镜或鼻窦内镜检查

两种检查均可直接窥视腺样体的表面形态、体积及其对周围结构的影响。应用内镜检查评价儿童腺样体肥大,根据腺样体组织团块占据鼻咽腔空间大小,内镜下将其划分为4度。1度阻塞:腺样体组织占据鼻咽腔上部1/4,后鼻孔通畅;2度阻塞:腺样体组织占据鼻咽腔上部1/2;3度阻塞:腺样体组织占据鼻咽腔上部3/4,腺体扩展到鼻腔后端,阻塞后鼻孔及部分咽鼓管咽口;4度阻塞:腺样体组织占据鼻咽腔全部,后鼻孔下缘及咽鼓管咽口均被遮挡。

2. 影像学检查

鼻咽侧位 X 线片及鼻咽 CT 检查,可显示腺样体的形状及大小。

3. 睡眠监测

应用多导睡眠监测仪或初筛仪进行睡眠监测,可了解睡眠中呼吸暂停与缺氧的程度,还有助于了解呼吸暂停的性质。

4. 皮肤点刺试验(SPT)

对于有症状的腺样体肥大儿童,具有阳性过敏史的患儿需要进行 SPT。根据不同的治疗方式,为了预防不满意的结果,在进行本病治疗之前识别过敏状态是非常重要的。

四、诊断与鉴别诊断

(一)诊断

1. 西医诊断

根据临床症状和检查,一般均可以明确诊断。若难于确诊时,鼻咽部的特殊检查如鼻窦内镜、电子鼻咽喉镜及鼻咽部侧位 X 线片或 CT 有助于诊断。

2. 中医辨病与辨证要点

(1)辨病要点:根据患儿有鼻塞、张口呼吸、流涕、夜间睡眠打鼾及特殊面容等临床特点即可做出诊断。

(2)辨证要点:本病多属本虚标实之证,虚者主要是肺脾气虚;实者主要是痰和瘀。本病的本虚与标实往往兼夹出现,有时很难截然分开,只不过有时以本虚为主,有时又以标实为主,临床上的辨证要分清本虚与标实孰重孰轻,主要需根据全身症状与局部症状,以及舌象、脉象进行整体的综合分析。本病的局部辨证要点基于对腺样体的诊视得出,腺样体肥大色淡红,鼻腔及鼻咽有水样分泌物潴留者,多属风寒;腺样体肥大色较鲜红或潮红,伴有微发热、恶风、口微渴者,多属风热;腺样体肥大暗红,触之不硬,分泌物呈黄白色,量不多,并有口咽干燥,形体较消瘦,头痛健忘,少寐多梦,夜卧不宁者,多属肺肾阴虚;腺样体肿胀色淡,触之柔软,分泌物色白量多,并有肢体倦怠或少气懒言,纳少腹胀,大便溏泻,或有表情淡漠,面色㿠白者,多属肺脾气虚;腺样体肥大暗红,上布血丝,触之较硬实,并有鼾声时作,鼻塞持续,耳胀闷堵塞感,听力下降者,多属气血瘀阻。

(二)鉴别诊断

本病可与鼻咽血管纤维瘤及恶性淋巴瘤相鉴别。

(1)腺样体肥大多见于儿童,成人极少见,而鼻咽血管纤维瘤多见于青年男性,常表现为反复鼻腔和口腔大量出血,另有堵塞及压迫的症状。鼻咽镜检查可见鼻咽部肿物,一般表面呈光滑圆形或呈节状,色淡红或暗红,表面可有明显的血管纹,有时可有肿物侵入鼻腔。手指触诊,典型者质比较硬,不能移动,而腺样体肥大触诊则感柔软。鼻咽血管纤维瘤活检通常列为禁忌,可行增强 CT 进一步明确诊断。

(2)鼻咽部的恶性淋巴瘤比较少见,发病亦以成年人居多,肉眼下外观与腺样体相似,但多伴随扁桃体异常增生,较少单独肿大,鉴别可行活检以明确诊断。

五、治疗

（一）中医治疗

1. 中药内服

根据本病的主要证型进行辨证论治。

（1）风邪侵袭证

主症：如属风寒者可有鼻塞，打嚏或有鼻痒、喷嚏、流清涕、头痛等症。检查可见鼻腔及腺样体黏膜淡红，鼻腔及鼻咽可有水样分泌物潴留。伴微发热，恶寒，周身不适感，口淡不渴，舌质淡，苔薄白，脉浮紧。如属风热者可有鼻咽部干燥不适感，微痒，灼热微痛，鼻塞流涕，呼吸不畅等。检查可见鼻咽腺样体黏膜色较鲜红，肿大较甚。伴微发热，恶风，口微渴，舌质偏红，苔薄黄，脉浮数。

治法：风寒证则辛温通窍，祛风散寒；风热证则疏风清热，解毒利咽。

方药：风寒者用六味汤加减。方中荆芥、防风、薄荷可疏风散邪；桔梗、甘草能宣肺利咽；僵蚕祛风痰利咽。如鼻塞重者加苍耳子、白芷，清涕较多者可加细辛、诃子；有耳鸣闭塞感，可加石菖蒲；伴呕吐腹泻，加藿香、佩兰。风热者用桑菊饮加减。如鼻咽干痛者，加射干、牛蒡子、山豆根；有脓涕者，加鱼腥草、桔梗；有耳鸣闭塞感，加柴胡、石菖蒲等。

（2）肺脾气虚证

主症：鼻塞，涕黏白或清稀，睡眠时有鼾声，咳嗽，咳痰色白，肢体倦怠或少气懒言，纳少腹胀，大便溏泻；或表情淡漠，面色㿠白；腺样体肥大色淡，触之柔软，如有分泌物则色白量多；舌淡胖有齿痕，苔白，脉缓弱。

治法：补益肺脾，化痰散结。

方药：补中益气汤合二陈汤加减。方中用黄芪、党参补益肺脾之气；白术、甘草、茯苓健脾益气，和中渗湿，以消生痰之源；法半夏、陈皮则能燥湿理气，化痰散结，使气顺湿除而痰消；当归可养血；少量升麻、柴胡则可助阳气升提。如腺样体肥大不消，亦可加入浙贝母、夏枯草等；鼻塞重者，加入辛夷、苍耳子；纳少腹胀者，可加麦芽、谷芽。

（3）肺肾阴虚证

主症：鼻塞，流涕黄白，量不多，鼻咽部不适感，口咽干燥，睡眠时有鼾声；体质较弱，发育障碍，形体较消瘦，头痛健忘，少寐多梦，夜卧不宁；腺样体肥大色红或暗红，触之不硬，可有分泌物，色黄白量不多；舌红少苔，脉沉细弱或细数。

治法：养阴润肺，补肾益精。

方药：百合固金汤合六味地黄汤加减。方中以百合、生地黄、熟地黄滋养肺肾为主药；辅以山茱萸滋养肝肾而涩精，山药养脾阴而固精，麦冬可助百合润肺化痰，玄参助生地黄、熟地黄以滋阴清热，茯苓可助山药补后天以助先天不足，泽泻能清泄肾火，牡丹皮清热并制山茱萸之温性，浙贝母、桔梗软坚散结，清肺化痰，与玄参相伍，可消腺样体之肿大，芍药、当归养阴活血，以消腺样体之壅滞。如鼻塞重者，可酌加苍耳子、辛夷；夜卧不宁，易惊醒者，可加龙骨、牡蛎。

（4）气血瘀阻证

主症：鼻塞病程较长，呈持续性难以缓解，眠中鼾声时作；可有耳内闷胀堵塞感，听力下降;腺样体肥大暗红,上有血丝,触之较硬实,日久难愈;舌质暗红或有瘀斑,脉涩。

治法:行气活血,软坚散结。

方药:会厌逐瘀汤加味。方中用桃仁、红花、当归、川芎、生地黄以活血祛瘀;柴胡、枳壳以理气行血;桔梗、甘草、玄参可清热化痰。本方中亦可加入浮海石、海蛤壳、浙贝母、瓜蒌仁、三棱、莪术等药,以软坚散结。如鼻塞重者,可加苍耳子、石菖蒲;耳胀闷者,可加路路通、石菖蒲等;注意力不集中、记忆力差、遗尿者,可选加益智仁、金樱子、桑螵蛸、炙龟甲、怀山药等滋阴补肾、益智开窍之品;汗多、神疲乏力、纳少便溏者,选加黄芪、党参、五味子、炒白术等以健脾益气;躁动不安、夜间惊叫者,可选加白芍、钩藤、何首乌等以平肝息风,或加浮小麦、龙骨、牡蛎等以养心敛神。

目前国内对于腺样体肥大的中药内服法临床研究颇多,均取得了一定的疗效。佟彤等以健脾缩泉汤为主方治疗肺脾气虚型腺样体肥大患儿。健脾缩泉汤组成为黄芪、太子参、茯苓、鸡内金、浙贝母、山慈菇、白芷、桔梗、甘草等。加减用药:鼻甲肿大者,加辛夷、通草;耳胀闷者,加泽泻、石菖蒲;腭扁桃体肥大者,加蒲公英、连翘、玄参;鼻痒者,加蝉蜕、僵蚕;咳嗽者,加紫菀、款冬花。刘冬薇自拟消腺散口服治疗腺样体肥大的儿童,疗效显著,消腺散组成为黄芪、白术、防风、茯苓、山药、黄芩、川芎、浙贝母、牡蛎、升麻、桔梗、辛夷、甘草等。刘媛媛等用口服健脾化痰散结的中药治疗肺脾气虚型腺样体肥大,方药组成为党参、炒白术、茯苓、法半夏、陈皮、山药、海螵蛸、佛手、砂仁、昆布、威灵仙、甘草。鼻塞甚者,可加辛夷、白芷;易感冒者,可加黄芪、防风;易出汗者,可加牡蛎、麻黄根;纳差者,可加山楂、神曲、鸡内金;眠差者,可加合欢花、远志。李许娜以"益气散结法"治疗腺样体肥大患儿,方药组成为黄芪、党参、茯苓、五味子、半夏、白术、砂仁、山慈菇、皂角刺、甘草组方。咳嗽加紫菀、款冬花;鼻塞、流涕加苍耳子、白芷、辛夷;耳部胀闷感加石菖蒲、泽泻等;扁桃体肥大加玄参、赤芍、连翘。姚韵娟用仙方消解饮治疗痰瘀滞络型腺样体肥大,该方组成为黄芪、当归、川芎、红花、党参、王不留行、皂角刺、刺猬皮、蒲公英、甘草、夏枯草、荔枝核。汗出明显者,加防风、白术、白芍;鼻塞、喷嚏明显者,加地肤子、辛夷、白芷;精神欠佳、倦怠乏力、食欲较差、大便偏稀者,加党参、白术、山楂、炙甘草;平素咳嗽、痰多色白者,加法半夏、陈皮;痰多色黄者,加天竺子、黛蛤散。

国内有学者通过对文献研究发现腺样体肥大常用的经典方中补益剂为最多,其次为解表剂,再次是祛痰剂。腺样体肥大常用的经典方中二陈汤是出现频次最高的,二陈汤原方出自宋代的《太平惠民和剂局方》,是治疗痰证的通用方剂,由半夏、茯苓、橘红、乌梅、生姜、甘草等药组成,功效为理气和中、燥湿化痰,适用于湿痰证。这也侧面印证了腺样体肥大可能以"痰"为主要的病因,而外感则为其主要诱因,所以处方时要注重扶正,以顾护中焦脾胃之气。另外,在腺样体肥大的常用中药中以清热药为最多,其次是解表药,再次是化痰散结药、补虚药等。因为甘草有"调和诸药"的作用,所以甘草是使用频次最多的中药,不过甘草味甘,性平,尚有补脾益气、润肺止咳等作用,对肺脾气虚型的腺样体肥大亦起到了一定作用。另外,苍耳子、白芷、辛夷等辛温通窍的中药使用率也较高,这类药质轻上浮可直达病所,体现了辨证与辨病的结合。从统计数据来看,寒性药和温性药的应用频次差距不明显,一方面,可能与小儿体质易化热化火有关,热者寒之;另一方面,也与《金匮要略》的"病痰饮者,当以温药和之"的理论相吻合。此外,虫类药如地龙、蜈蚣、僵蚕等配伍治疗腺样体肥大也较为常见,这可能与虫类药性善走窜,长于通行血脉有关,对气血瘀阻证的患者效果较好。

2. 外治法

(1)滴鼻:可以用鹅不食草、白芷等芳香通窍的中药制成滴鼻剂滴鼻以通鼻窍止涕。

(2)中药雾化吸入:可以金银花、辛夷、苍耳子、白芷配伍制成雾化剂,进行雾化治疗,15日为1个疗程。董彦春根据其导师谯凤英自拟消腺方加减进行熏鼻,疗效良好,该方的组成为牡丹皮、赤芍、黄芩、鱼腥草、辛夷、石菖蒲、鹅不食草、薄荷、甘草、细辛。

(3)灌洗治疗:中药鼻腔灌洗可直达患儿病灶,有滋润黏膜减轻症状的作用。朱镇华用参苓灌洗液灌洗鼻腔治疗患儿腺样体肥大,10次为1个疗程,该方药组成为黄芪、党参、茯苓、砂仁、白术、桔梗、白芷、山药、辛夷、黄芩、皂角刺,制成每瓶300 mL的灌洗液。

3. 针灸疗法

(1)体针:可取脾俞、肺俞、肾俞、命门、天容、印堂、足三里等穴。平补平泻法,每日1次,10次为1个疗程。亦可取穴曲池透臂臑、列缺、太冲、丰隆、阴陵泉,分别针刺,疗程同前。

(2)灸法:取穴印堂、身柱、太溪等,鼻塞重者可加迎香,伴鼻窦炎者加上星,睡眠打鼾者加丰隆,伴中耳炎、听力下降者加阳池,疗程为30日。

4. 穴位贴敷

(1)可将辛夷、生麻黄、徐长卿、细辛、升麻等制成穴位贴,贴敷于迎香、天突、大椎、肺俞等穴,连续治疗6周为1个疗程。

(2)耳穴贴压:选脾、肺、肾、内分泌、皮质下、鼻内、咽等穴,以王不留行籽贴压以上穴位,隔4日1次,10次为1个疗程。

5. 推拿治疗

推拿手法具有疏通经络、行气活血、调理脏腑等功能,易于被患儿接受。可用常规推拿手法开天门50次,推坎宫1 min;补肺经、补脾经、补肾经各300次;按揉迎香、合谷、足三里各300次;擦肺俞、肾俞、脾俞,透热为度;捏脊3~5遍。亦可用推拿手法开天门、推坎宫、揉太阳、揉迎香各3 min;补脾经、清肺平肝、清天河水各2 min;按揉涌泉3 min,横擦肺俞,令局部发热;捏脊6遍。

6. 刮痧疗法

选用牛角刮痧板、医用凡士林,在背部的督脉及足太阳膀胱经、颈后三线天柱骨、风池至肩井刮拭,并在咽喉部揪痧,皮肤可出现散在痧点或瘀斑(具体视皮肤情况),刮痧后并嘱患儿多饮温开水,避免受风,2日内禁止洗澡。治疗8周为1个疗程。

7. 啄治和烙治

部分腺样体肥大者同时伴有扁桃体肥大,这类患者出现打鼾、张口呼吸等症状,一般是由两者共同导致。国内有研究者发现,单纯对扁桃体进行啄治或烙治,在扁桃体缩小的同时,有部分患者的腺样体肥大症状也有不同程度的改善,这也为腺样体肥大伴有扁桃体肥大患者的非手术治疗提供了一种可供参考的选择。

(二)西医治疗

1. 一般治疗

注意营养,预防感冒,提高机体免疫力,积极治疗原发病。

2. 手术治疗

腺样体肥大并引起睡眠呼吸暂停者是手术切除的最佳适应证。另外,本病的手术适应证还包括:因腺样体肥大堵塞咽鼓管咽口而引起的分泌性中耳炎,经反复治疗不愈者;本病伴有鼻腔、鼻窦炎症反复发作者等。腺样体肥大伴有扁桃体肥大者,可与扁桃体切除术同时进行,但当腺样体单独有病变时,或扁桃体无明确手术适应证时也可单独进行。

3. 药物治疗

目前腺样体切除术虽然是有症状的腺样体肥大患者的一线治疗方案,但是腺样体手术同样具有一些潜在的风险和并发症,如出血、鼻咽狭窄、疼痛、感染等。此外,有学者认为早期切除腺样体对患儿的免疫功能具有一定的负面影响,因此在手术之前如果可以选择适当的药物治疗,不仅可以保留其免疫功能,也可以避免手术的并发症。

药物治疗主要有鼻用激素、抗组胺药、白三烯受体拮抗剂等。已有大量研究证实变应性鼻炎与腺样体肥大关系密切,前者是腺样体肥大的重要危险因素,早期治疗变应性鼻炎,可有效地减少腺样体肥大的发生及减少腺样体肥大的程度。目前鼻用激素是变应性鼻炎的一线治疗方式,研究表明,此类鼻用激素对腺样体肥大也有治疗作用,鼻用激素与局部受体相结合可以抑制淋巴细胞的活性,从而降低鼻腔及鼻咽部的炎症反应,改变腺样体表面的菌落状态,使得腺样体组织缩小,有效缓解腺样体肥大患儿的鼻塞等症状。目前常用的气雾性鼻内激素包括倍氯米松、丙酸氟替卡松及糠酸莫米松等。孟鲁司特是一种口服的白三烯受体拮抗剂,在儿童变应性鼻炎中应用较多。研究发现睡眠障碍的患儿腺样体组织中半胱氨酰白三烯受体表达增加,口服孟鲁司特则可明显改善腺样体肥大儿童的临床症状。以上这些药物可以联合使用,可以为某些腺样体肥大的患儿提供一种非手术治疗的选择。另外,部分患者尚可以使用呋麻滴鼻液等外用滴鼻剂滴鼻,可减轻鼻塞的症状,但不能长期使用。

六、临床思路

本病的诊断,除根据病史、症状、体征外,可常规行鼻内镜或电子鼻咽喉镜检查,一般均可明确。本病的治疗,手术是有效的方法。由于儿童腺样体在青春期后逐渐萎缩消失,症状得以自行缓解,故应掌握好手术时机。如患儿夜间睡眠时有打鼾,需行多导睡眠监测检查,若确诊为睡眠呼吸暂停低通气综合征,应尽早施行手术。如患儿出现腺样体面容或鼻咽阻塞严重,对心肺功能有较大影响时,也应尽快行手术治疗。如鼻咽阻塞不是十分严重,或患儿全身情况不适宜手术治疗,也可先用药物治疗,促其肿胀消退或减轻,而药物的治疗可选用西药、中药或中西药结合的方式,但因为西药的副作用问题,部分患儿家属可能仅希望以中医的方法来治疗,由于中医药治疗旨在通过调节脏腑功能来达到逐渐改善睡眠的目的,短期内可能不易见到明显的效果。在辨证使用中药治疗时要注意由于小儿形体发育未全,脏气未充,疾病病机多为脾气虚弱,肾气不足,治疗应多兼顾脾胃。在使用中药内服时最好结合中医的外治法等综合治疗,在非手术治疗过程中应密切观察病情发展趋势,及时调整治疗方案。

七、预后与转归

腺样体肥大如能选择适当的治疗方式方法，一般预后均比较良好。如未及时治疗可能会出现腺样体面容、生长发育迟缓、智力障碍等。

八、预防与调护

(1) 预防感冒，注意营养，少食生冷及肥甘厚味。

(2) 加强日常生活调护，勿过劳及过逸。

(3) 适当运动，增强体质，提高机体抵抗力。

(4) 本病与变应性鼻炎、鼻窦炎等病互为因果关系，故应积极治疗这些疾病。

第四节　鼻　窦　炎

鼻窦炎是发生在鼻窦黏膜的炎症反应性疾病，常与鼻炎同时发生，因此临床上常称为鼻-鼻窦炎。按照症状体征和持续时间可分为急性鼻-鼻窦炎、急性复发性鼻-鼻窦炎、慢性鼻-鼻窦炎。急性鼻-鼻窦炎的鼻部症状持续超过 12 周而未完全缓解，即可认为已经进入慢性阶段，急性鼻-鼻窦炎治愈后复发，称为急性复发性鼻-鼻窦炎，如未经彻底治愈，病情迁延，则转为慢性鼻-鼻窦炎。按照发病部位可以分为单鼻窦炎、多鼻窦炎、全组鼻窦炎。鼻窦炎主要临床表现为鼻塞、流脓浊涕、头痛、嗅觉减退等。

鼻窦炎属中医学"鼻渊"范畴，也有"脑漏""脑崩""脑泻"等病名。鼻渊首见于《素问·气厥论》："胆移热于脑，则辛頞鼻渊。鼻渊者，浊涕下不止也。"此后历代医家对本病的认识不断发展，宋代《济生方·鼻门》提出："苍耳散治鼻流浊涕不止，名曰鼻渊。"开芳香开窍法治疗鼻渊之先河；明代张景岳针对《黄帝内经》"胆热"所致鼻窦炎的观点，在《景岳全书》中提出"新病者多由于热，久病者未必尽为热证"的辨证观，发展了鼻窦炎辨证论治内容。《外科正宗》云："脑漏者，又名鼻渊。总因风寒凝入脑户，与太阳湿热交蒸乃成。其患鼻流浊涕，或流黄水，点点滴滴，长湿无干，久则头眩虚晕不已，治以藿香汤主之，天麻饼子调之，亦可渐愈。如日久虚眩不已，内服补中益气汤、六味地黄丸相间服，以滋化原始愈。"《临证指南医案》曰："胆移热于脑，令人辛頞鼻渊，传为衄衊瞑目。是知初感风寒之邪。久则化热。热郁则气闭而塞矣。治法利于开上宣郁。如苍耳散，防风通圣散，川芎茶调散，菊花茶调散等类。"

一、病因病理

本病多由上呼吸道病毒和细菌感染所致。常见的病毒主要有鼻病毒和冠状病毒，其他如流感病毒、副流感病毒等；最常见的细菌有肺炎球菌、链球菌、葡萄球菌等化脓性球菌，亦可因大肠杆菌、变形杆菌、流感杆菌及厌氧菌等引起。全身因素：多由于过度疲劳、感受寒湿、营养不良、维生素缺乏等导致的全身抵抗力下降，或生活与工作环境不卫生时诱发。局部因素：多与阻碍鼻窦通气引流的各种鼻病及相关因素有关，如急、慢性鼻炎，鼻中隔偏曲，鼻腔异物，肿瘤，鼻外伤，鼻腔填塞物留置过久，鼻窦气压骤变和邻近器官有感染灶等。

急性鼻-鼻窦炎治疗不当或未彻底治愈,导致反复发作,迁延不愈而转成慢性鼻-鼻窦炎,除感染、变态反应、鼻腔解剖异常外,环境、遗传因素、胃食管反流、呼吸道纤毛系统疾病、全身免疫功能低下等也可认为是发病原因。

急性鼻-鼻窦炎的病理学变化与致病微生物的种类、毒力强度、抗生素耐药性关系密切,如肺炎球菌多引起卡他性炎症,不易化脓,不侵及骨壁,较容易治疗;而葡萄球菌易引起化脓性炎症,则治疗相对比较困难;病毒感染则可引起炎性细胞浸润,如加之过敏反应及其他因素,则容易导致鼻黏膜上皮屏障破坏,杯状细胞增生,黏液清除功能减退,鼻窦黏膜肿胀,有利于细菌定植和生长。一般急性化脓性病变可分为三期:①卡他期,表现为黏膜血管扩张充血,上皮肿胀,固有层水肿,多形核白细胞和淋巴细胞浸润,纤毛运动缓慢,腺体分泌亢进;②化脓期,较卡他期病理改变加重,上皮细胞与纤毛发生坏死或脱落,小血管肿胀出血,分泌物转为脓性;③并发症期,少数病例可因炎症侵及骨质或经血道扩散而引起骨髓或眶内、颅内并发症。慢性鼻窦炎约半数患者病变呈现黏膜固有层显著性腺体增生(腺体型),小部分表现为固有层纤维组织增生(纤维型)及显著水肿(水肿型),其余患者表现为腺体增生、纤维组织增生及水肿同时存在(混合型)。不伴有鼻息肉患者没有显著嗜酸性粒细胞浸润,而大多数为中性粒细胞浸润,同时伴有上皮细胞增生、杯状细胞增生、基底膜增厚及鳞状上皮化生。伴有变应性鼻炎患者的黏膜常表现为 T 细胞、嗜酸性粒细胞浸润,血管扩张管壁增厚,纤维组织增生,黏膜增厚或息肉样改变。

二、中医病因病机

鼻窦炎属中医学"鼻渊"范畴。其发病有虚实之分,实证多因外邪侵袭,肺、脾胃、肝胆等脏腑失调,郁热或湿热上蒸鼻窍而为病;虚证多由久病肺脾气虚、浊蒙清窍所致。

1. 肺经风热

起居不慎,冷暖失调或过度疲劳,风热犯肺或风寒外袭,内合于肺,蕴而化热,肺失宣降,肺热循经上灼鼻窍而为病。

2. 胆腑郁热

情志不遂,郁怒伤肝,胆失疏泄,气郁化火,胆火循经上犯;或肝胆素有郁热,复感外邪,邪毒引动胆热,上移于脑,熏蒸于鼻,蒸腐窦窍肌膜,故见浊涕长流不止。

3. 脾胃湿热

平素嗜食肥甘厚味,湿热内蕴脾胃。复受外邪侵袭,与湿热相合,困结脾胃,升降失常,湿热循经上蒸,停聚鼻窍,蒙蔽清阳而发病。

4. 肺气虚寒

禀赋不足,或久病失养,致肺气虚弱,卫表不固,易感外邪,寒湿滞鼻而成本病。

5. 脾气虚弱

饮食不节,久病失养,疲劳过度,或思虑忧伤,损伤脾胃,致脾气虚弱,鼻失温养;脾失健运,升降失常,清阳不升,湿浊上泛鼻窍而浊涕难愈。

三、临床表现

1. 症状

（1）全身症状：多因继发于外感或急性鼻炎，常表现为原有症状加重，出现恶寒、发热、食欲减退、周身酸楚不适等。儿童还可出现呕吐、腹泻、咳嗽等消化道和呼吸道症状。慢性患者全身症状多不明显，也有表现为头昏、倦怠、精神不振、失眠、记忆力减退、注意力不集中等。

（2）局部症状

1）鼻塞：多为患侧持续性鼻塞，如双侧同时发病则为双侧或交替性鼻塞，伴鼻甲肥大或鼻息肉者，鼻塞尤甚。

2）多脓涕：为本病的特征性症状，鼻道内见脓性或黏脓性鼻涕，色黄绿或灰绿，难以擤尽，厌氧菌或大肠杆菌感染者脓涕有明显腥臭味（多为牙源性上颌窦炎）。前组鼻窦炎的脓涕易从前鼻孔溢出，部分可流向后鼻孔；后组鼻窦炎的脓涕多经后鼻孔流入鼻咽部而刺激咽部，表现为咽部多痰、咽痒、恶心、咳嗽，甚或频繁咳痰，此即"后鼻孔滴漏"，是引起喉源性咳嗽的重要原因。

3）头痛：为常见症状，多因脓性分泌物、细菌毒素、黏膜肿胀刺激压迫神经末梢所致。急性期可见明显的头痛和窦区局部疼痛。前组鼻窦炎多在额部和颌面部；后组鼻窦炎多位于后枕和颅底深部。慢性鼻窦炎多表现为钝痛或闷痛，或头部沉重感，或疼痛不明显。

4）嗅觉障碍：因鼻黏膜肿胀、肥厚或嗅区末梢神经感受器变性所致，大多为暂时性，少数为永久性。

2. 体征

（1）一般检查：急性期患者可见与各鼻窦部位相应体表皮肤红肿，局部有压痛、叩击痛，慢性鼻窦炎则不明显，可有鼻窦区域不适感。

（2）鼻腔检查：急性期鼻黏膜充血、肿胀，以中鼻甲和中鼻道黏膜为甚。慢性鼻窦炎可见下鼻甲肿胀，中鼻甲息肉样变，钩突黏膜水肿，中鼻道变窄，鼻腔内有大量黏脓性或脓性鼻涕，自中鼻道或嗅裂处流下。前组鼻窦炎时，脓液多见于中鼻道。上颌窦炎者脓液多在中鼻道后下段，并可沿下鼻甲表面下流积蓄于鼻底和下鼻道。额窦炎者，脓液多自中鼻道前段下流。后组鼻窦炎脓液多见于嗅裂，或下流积蓄于鼻腔后段，或流入鼻咽部。

（3）口咽部检查：患者（尤其是儿童不会讲述）咽后壁上可见来自鼻咽部的脓液贴附于口咽部。

四、实验室及其他辅助检查

1. 鼻内镜或电子纤维鼻咽镜检查

可进一步查清鼻腔，比较准确地判断脓液来源，窦口鼻道复合体病变范围、性质与程度。

2. 上颌窦穿刺冲洗

对于上颌窦炎，穿刺冲洗既可用于诊断，也可用于治疗，通过穿刺冲洗，可了解窦内脓液的性质、量、有无恶臭等,便于做脓液细菌培养和药物敏感试验。

3. 影像学检查

X线片可显示鼻窦黏膜增厚、液平面或息肉阴影等。必要时行鼻窦CT及MRI检查,对精确判断各鼻窦,特别后组筛窦炎、蝶窦炎,鉴别鼻窦占位病变或骨质破坏有重要价值。

4. 血常规检查

急性期可见外周血白细胞总数升高,中性粒细胞百分比增加。

五、诊断

急性鼻窦炎:急性发病、鼻塞、流脓涕,可伴有发热等全身症状,鼻窦局部疼痛,中鼻道或嗅裂积脓。

慢性鼻窦炎:病程长,时轻时重,鼻塞、脓涕、头部鼻窦区域不适或伴有胀痛感,鼻腔检查见中鼻道或嗅裂积脓,鼻黏膜肿胀,慢性充血。鼻窦影像学检查有鼻窦黏膜密度增高、液平面或息肉阴影等阳性改变。

六、治疗

本病以中西医结合治疗为主,是中医治疗的优势病种,辨证论治具有独特优势,手术治疗的目的则侧重于解决解剖结构的异常和窦口的通畅引流,清除不可逆的病变。治疗的关键在于调理患者的体质,最大限度地恢复窦腔的引流和鼻腔正常生理功能,并根据体质病因,重视抗变态反应的处理,提高综合治疗的疗效,预防反复发作。

儿童鼻窦炎急性发作期常伴有呼吸道和消化道的症状,需要兼顾治疗,而且易转为慢性,常常迁延不愈,反复发作,与多种因素有关,儿童为稚阴稚阳之体,变化快速,需辨证论治综合治疗,本病多属本虚标实,以虚为主,补虚扶正贯穿于整个治疗过程。

(一) 内治疗法

1. 全身合理应用抗生素

急性鼻窦炎、慢性鼻窦炎急性发作或有化脓性并发症者,应给予抗生素治疗。

2. 黏液促排剂

合理选用黏液促排剂,能够增强窦腔和鼻腔黏膜上皮细胞纤毛运动功能,稀化黏脓液,有助于鼻窦腔内脓性分泌物的排出。

3. 辨证论治

(1) 肺经风热

主症:病初起,鼻塞、鼻涕量多,黏稠、头痛、嗅觉减退;鼻黏膜红肿,中鼻道或嗅裂处可见黏脓性分泌物。前额、颌面部及鼻根部压痛;全身可有恶风,咳嗽痰多;舌质红、苔薄黄,脉浮数。

治法:疏风清热,宣肺通窍。

方药:银翘散合苍耳子散加减。

用银翘散疏风清热,苍耳子散宣肺通窍。若鼻涕黄稠量多,加蒲公英、鱼腥草、瓜蒌;头痛者,加白芷、藁本、蔓荆子;鼻涕带血者,加白茅根、仙鹤草、大蓟、小蓟。

（2）胆腑郁热

主症：鼻流脓涕，黄稠量多，或有腥臭味，鼻塞，嗅觉减退，头痛甚；鼻黏膜红肿，中鼻道或嗅裂等处可见脓性分泌物。前额、颌面部、鼻根部压痛及枕后等处压痛；全身可有烦躁易怒，口苦咽干，眩晕耳鸣，便秘尿赤；舌质红、苔黄，脉弦数。

治法：清泻肝胆，利湿通窍。

方药：龙胆泻肝汤合苍耳子散加减。

用龙胆泻肝汤清泻肝胆，利湿化浊；苍耳子散辛散芳香，宣通鼻窍。若头痛明显，可根据经络循行部位加味：颞侧痛，加柴胡、蔓荆子；前额痛甚，加白芷；颌面及鼻根部痛，加生石膏、天花粉。另外，便秘者，加生大黄、芦荟。

（3）脾胃湿热

主症：鼻流脓涕，黄黏量多，或有腥味，鼻塞重，嗅觉减退，头昏闷胀，或头重如裹；鼻黏膜红肿较甚，中鼻道或嗅裂等处可见脓性分泌。前额、颌面部、鼻根部等处压痛；全身可有胸脘痞闷，倦怠乏力，食少纳差，小便黄赤；舌质红、苔黄腻，脉滑数。

治法：清热利湿，化浊通窍。

方药：甘露消毒丹合苍耳子散加减。

甘露消毒丹方中藿香、白豆蔻、石菖蒲、薄荷芳香化浊，行气醒脾；滑石、黄芩、茵陈、连翘清热利湿；苍耳子散宣通散邪，芳香通窍。若浊涕黄黏，量多不止，可加清半夏、枳实、瓜蒌。

（4）肺气虚寒

主症：鼻涕白黏，量多，鼻塞，时有喷嚏，嗅觉减退，遇风冷则诸症加重；鼻黏膜色淡肿胀，中鼻甲肥大或见息肉样变，中鼻道或嗅裂等处可见白黏性分泌物。头昏头胀，气短乏力，声微懒言，自汗恶风，咳吐白黏痰；舌淡、苔薄白，脉缓弱。

治法：温肺固表，散寒通窍。

方药：温肺止流丹合玉屏风散加减。

温肺止流丹温肺益气，宣通鼻窍；玉屏风散益气固表，疏风散寒。鼻涕白黏量多，喷嚏频作，或有息肉样病变者，加桂枝、白芍、茯苓；鼻塞明显，加苍耳子、辛夷；头昏头痛，加白芷、当归、川芎、皂角刺。

（5）脾气虚弱

主症：鼻涕白黏，量多，时有喷嚏，嗅觉减退，鼻塞较重，头昏闷胀；鼻黏膜色淡肿胀，中鼻甲肥大或见息肉样变，中鼻道或嗅裂等处可见白黏性分泌物。面色萎黄，肢倦乏力，纳呆食少，腹胀便溏；舌淡胖有齿痕、苔薄白或白腻，脉细弱。

治法：健脾益气，利湿通窍。

方药：参苓白术散合苍耳子散加减。

黏脓涕量多不止者，加白芷、黄芪、鱼腥草、皂角刺；鼻痒、喷嚏者，加桂枝、防风、蝉蜕、白芍。

（二）外治疗法

1. 鼻腔局部用药

（1）滴鼻（喷鼻）：可用芳香通窍的中药滴鼻剂，不推荐使用血管收缩剂；由于本病多与变态反应性因素有关，故必要时可于滴鼻液中加入适量类固醇激素，或应用色甘酸钠等抗变态反应药物,或联合应用鼻用糖皮质激素。

(2) 洗鼻:利用洗鼻器具将具有芳香通窍、活血消肿的药液在鼻腔中冲洗或用海盐水冲洗。

(3) 熏鼻:用芳香通窍、活血消肿的药物如苍耳子散、川芎茶调散等,放入药罐内煎煮,用硬牛皮纸折成圆锥形,大口封罩住药罐口,小口对着鼻孔,开锅后令患者趁热用鼻吸入药雾蒸气,每次 10~15 min,反复熏疗。

2. 上颌窦穿刺冲洗

用于上颌窦内黏脓分泌物潴留过多,引流不畅,头痛、闷胀感明显者。

3. 鼻窦负压置换疗法

用负压吸引法促进鼻窦引流,并将药液带入窦内,以达到治疗的目的。本法尤适用于后组鼻窦炎和慢性全组鼻窦炎。常用于儿童患者。

4. 理疗

鼻局部用超短波或红外线等物理治疗。

(三) 手术治疗

1. 鼻腔病变的手术

鼻腔病变的手术即以窦口鼻道复合体为中心的鼻窦外围手术,如鼻中隔偏曲矫正术、鼻息肉摘除术,以及去除肥大的钩突和肿大的筛泡等。手术的目的是解除窦口鼻道复合体区域的阻塞,改善鼻窦通气引流,促进鼻窦炎症的消退。

2. 鼻窦手术

应在规范的保守治疗无效后采取。提倡以功能性鼻内镜手术为主。

(四) 针灸疗法

1. 体针

实证多选上星、迎香、印堂、风池等为主穴,以肺俞、肝俞、胆俞、脾俞等为配穴,诸穴行针多用泻法。虚证选百会、迎香、印堂、足三里、三阴交等为主穴,以肺俞、脾俞为配穴。迎香、印堂行针则用泻法,余穴用补法。

2. 耳针

根据辨证选神门、内鼻、鼻尖、额、肺、脾、肾等穴,使用王不留行籽贴压以上穴位。适度按揉刺激。

3. 灸法

灸法主要用于虚寒型。以百会、四白、迎香、中脘、足三里、三阴交等为主穴,肺俞、肾俞、脾俞、命门等为配穴。每次选取主穴及配穴各 1~2 穴,采取悬灸或隔姜灸。

4. 穴位注射

可选取合谷、迎香、风池、足三里等穴,药物可选胎盘组织液、黄芪注射液、当归注射液等。

(五) 按摩疗法

通过鼻部按摩,疏通经络,畅通气血,宣通鼻窍。方法是用双手示指在鼻梁两侧或迎香穴按摩,或选取迎香、合谷等穴自我按摩。

七、预后与转归

急性鼻窦炎,起病较急,及时而恰当治疗,多可痊愈;反之,则邪毒滞留,耗伤正气,反复发作,缠绵难愈而演变为慢性鼻窦炎。若病久、反复耗伤正气,加之体质禀赋不足,可伴发变应性鼻炎。若脓涕向后渗流至咽部日久,又易引起慢性咽炎或慢性扁桃体炎;若擤鼻方法不当,可诱发分泌性中耳炎或化脓性中耳炎。

八、预防与调护

（1）锻炼身体,增强体质,预防并积极治疗急性鼻窦炎、鼻炎,以及咽炎、扁桃体炎、龋齿类疾病,以防邪毒蔓延,相互影响,或转成慢性鼻窦炎。

（2）既要保持鼻腔及鼻窦引流通畅,又不宜用力擤鼻,以免邪毒入耳。

（3）少食辛辣厚味,戒烟限酒,以防热毒或湿热内生。

附:儿童鼻窦炎

儿童鼻窦炎是儿童常见的疾病。可发生于幼儿,甚至发生于半岁左右婴儿。在儿童人群中患病率为 20%~40%,由于其在生理、解剖、免疫等方面与成人有所差别,儿童鼻窦炎的病因病理、诊断与治疗等具有明显的特殊性。由于婴幼儿患者局部感染常表现为明显的全身反应,或多见呼吸道和消化道症状,故常先到儿科就诊。其病因、临床表现、诊断、治疗有其自身特点,与成年患者不尽相同。各窦腔的发病率与其发育的时间先后有关,一般儿童上颌窦和筛窦发育较早,故常先受感染,额窦和蝶窦多在 2~3 岁后才开始发育,故受累较迟。

一、病因病理

1. 病因

儿童的抵抗力较弱,上呼吸道病毒和细菌感染为最主要的病因,最常见的病毒主要有鼻病毒、流感病毒、副流感病毒等;最常见的细菌为金黄色葡萄球菌、肺炎球菌和流感嗜血杆菌,厌氧菌感染也不少见,其次为卡他莫拉菌等。而慢性鼻窦炎患儿多见厌氧菌感染。其感染的发生,与其鼻窦解剖和生理特点、功能状况密切相关。由于各鼻窦发育早晚不同,存在差异,新生儿即可患急性筛窦炎,婴儿期可患上颌窦炎,而且常可两窦同时发病。7 岁以后儿童可发生额窦炎,但多见于 10 岁以后。蝶窦炎只发生于 10 岁之后,一般儿童鼻窦炎多发生于学龄前期及学龄期。

儿童鼻窦窦口相对较大,感染易经窦口侵入,而且鼻腔和鼻道均较狭窄,鼻窦发育也不全,黏膜较厚,一旦发生感染,则黏膜肿胀较剧,分泌物较多,极易阻塞鼻道和窦口造成鼻窦引流障碍和通气障碍。

腺样体肥大与鼻窦炎有着密切的联系,腺样体通常是引起鼻窦炎的最主要因素,腺样体肥大后堵塞鼻腔,阻碍鼻腔及鼻窦的引流功能,导致鼻炎、鼻窦炎,而鼻炎、鼻窦炎又会刺激腺样体,使之增大,如此恶性循环。有学者分别进行了腺样体和鼻腔的细菌培养,最后发现两者是一样的,证明腺样体肥大和鼻炎、鼻窦炎是密切相关的。

儿童身体抵抗力和对外界的适应能力均较差,易患感冒、上呼吸道感染和急性传染病(如麻疹、百日咳、猩红热、流行性感冒),这些疾病很容易继发鼻窦炎。

免疫性疾病或特应性体质,如纤维囊性病、原发性或获得性纤毛运动障碍、哮喘等可以继发鼻窦炎。

内分泌功能障碍时,也对鼻窦黏膜产生不利影响。鼻变态反应与局部感染效应常相互叠加,为病程迁延或反复发作的重要原因。变态反应因素在儿童鼻窦炎的发病中所起的作用远远超过成人。

因儿童鼻腔异物、鼻外伤而继发感染,导致鼻窦炎的发生,此种情况最为常见。另外,在不清洁的水中游泳或跳水引发感染,也可导致儿童鼻窦炎的发生。

2. 病理

急性鼻窦炎儿童的窦内黏膜改变与成人基本相同,黏膜充血肿胀明显,渗出较多,分泌物为黏液性或浆液性,引起窦口阻塞或分泌物潴留,并转为脓性,其感染更容易向邻近组织扩散。慢性者,鼻窦黏膜多表现为水肿型、滤泡型和肥厚型病变,纤维型病变在儿童较为罕见。

二、中医病因病机

儿童鼻窦炎亦属祖国医学"鼻渊"范畴。儿童为稚阴稚阳之体,正气未充,邪毒易犯。其病因病机主要是外感风邪、肝胆郁热、脾胃湿热、肺气虚寒、脾气虚弱,其中正气虚弱是发病的重要因素,贯穿疾病的始终,其发病虽有虚实之分,但儿童正气未充是其主要特点。实证多因外邪侵袭,肺、脾胃、肝胆等脏腑失调,郁热或湿热上蒸鼻窍而为病;虚证多由先天禀赋不足,体质虚弱,久病肺脾气虚,浊蒙清窍所致。

(1) 外感风邪:起居不慎,未及时添衣减衣,冷暖失调或疲劳过度,风热犯肺或风寒外袭,内合于肺,蕴而化热,肺主皮毛,开窍于鼻。风热壅遏肺经,肺失清肃,致使邪毒循经上犯,结滞鼻窍,灼伤鼻窦肌膜而为病。

(2) 胆腑郁热:胆为刚脏,内寄相火,其气通脑,若小儿情志不畅,郁而不达,胆失疏泄,气郁化火,胆火循经上犯,移热于脑,伤及鼻窦,燔灼气血,腐灼肌膜,热炼津糟而为涕;或邪热犯胆,胆经热盛,上蒸于脑,熏蒸于鼻,迫津下渗而见浊涕长流不止。如《济生方·鼻门》曰:"热留胆府,邪移于脑,遂致鼻渊,鼻渊者,浊涕下不止也,传为衄蔑瞑目,故得之气厥也。"

(3) 脾胃湿热:脾胃互为表里,胃脉循于鼻侧。小儿肠胃功能较差,易饥易饱,若平素嗜食肥甘厚味之物,湿热内蕴,郁困脾胃,复受外邪侵袭,与湿热相合,困结脾胃,运化失常,清气不升,浊阴不降,湿热邪毒循经上蒸,停聚窦内,灼损窦内肌膜,蒙蔽清阳而发病。《景岳全书》曰:"此症多由酒醴肥甘,或久用热物,或火由寒郁,以致湿热上熏,津汁溶溢而下,离经腐败。"

(4) 肺气虚寒:禀赋不足,或久病体弱,病后失养,肺脏虚损,肺气不足,卫阳虚弱,卫表不固,则易为邪毒所犯,且因正虚,清肃不力,邪毒易于滞留,上结鼻窍,凝聚于鼻窦,伤蚀肌膜而为病。

(5) 脾气虚弱:饮食不节,久病失养,疲劳过度,运化失健,气血精微生化不足,清阳不升,鼻窍失于气血之养,邪毒久困,肌膜败坏,而成浊涕,形成鼻渊;或脾失健运,升降失常,清阳不升,湿浊上泛鼻窍而浊涕难愈。

三、临床表现

1. 症状

(1) 急性鼻窦炎

1) 急性鼻窦炎早期症状与急性鼻炎或感冒相似,发病较急,成人以头痛症状为主,而儿童则以全身症状为主。表现为高热、脱水、精神不振、呼吸急促、拒食,严重者会出现烦躁、抽搐,也经常伴有呼吸道感染症状,如咽痛、咳嗽,患儿大多不会准确诉说症状,也不会擤鼻涕,因而鼻涕常倒流入气管、支气管,从而引起吸入性肺炎。

2)患儿可有鼻塞、一侧或两侧流脓涕等局部症状,年龄稍大的儿童能够诉说头痛的特点:如患额窦炎时,头痛在起床和上午较重,下午较轻,有时感到前额胀痛,咳嗽或擤鼻涕时疼痛加重,检查额窦时有明显压痛,有的儿童则诉牙痛或一侧面颊疼痛。

3)小儿上颌窦、额窦前壁骨很薄,在急性上颌窦炎时常可出现患侧面颊部肿胀;急性额窦炎一般与成人症状相似,若感染严重时可侵及眼眶引起睑结膜水肿,眼球也因此向下移位;急性筛窦炎时,局部症状大多不明显。如感染严重,内眦部可有红肿。

儿童急性鼻窦炎有时可伴发急性中耳炎、上颌骨骨髓炎、血性鼻涕或关节疼痛等。

(2)慢性鼻窦炎

1)局部症状:有间歇性或经常性鼻塞,流涕以黏脓性或黏液性为主,常拖挂于上唇。有时鼻涕倒流入咽部,则无流涕症状。有时可出现鼻出血,或鼻前庭湿疹症状如鼻唇沟潮红、糜烂、渗液。头痛及嗅觉障碍较少见。

2)全身症状:患儿可有精神萎靡、急躁易怒、胃纳不佳、形体消瘦、发育不良、低热等症状,由于鼻部脓性分泌物向后下流或被咽下,患儿可表现为咳嗽及恶心、呕吐、腹泻等胃肠道功能紊乱症状。

3)并发或继发症状:由于经常性鼻阻塞,小儿张口呼吸,长期如此就会影响面颊部及胸部的发育;儿童发育尚未完全,鼻窦炎感染容易扩散,炎症侵及邻近器官可导致上颌骨骨髓炎、咽喉炎、慢性中耳炎、颈淋巴结肿大、结膜炎、泪囊炎等;因喉部保护功能差,分泌物易呛入气管、支气管而致下呼吸道感染。慢性鼻窦炎还可出现继发性贫血、风湿、关节痛、胃肠或肾脏疾病,易感冒及脐周腹痛等。

2. 体征

(1)一般检查:与成人相似。

(2)鼻腔检查:与成人相似。

(3)口咽部检查:由于儿童多不会讲述,需检查咽后壁,可见来自鼻咽部的脓液贴附于口咽部。

四、实验室及其他辅助检查

1. 鼻内镜或电子纤维鼻咽镜检查

可对较年长的患儿行鼻内镜或电子纤维鼻咽镜检查,以进一步查清鼻腔,比较准确地判断脓液来源,有助于诊断。

2. 上颌窦穿刺冲洗

对6岁以上患儿必要时可行上颌窦穿刺冲洗,既可以用于诊断,又可以治疗。

3. 影像学检查

鼻窦X线片检查可供参考。但需注意的是,5岁以下的幼儿鼻窦黏膜较厚,上颌骨内尚有牙胚,所以幼儿鼻窦X线片显示上颌窦窦腔混浊并不一定意味着鼻窦炎。CT检查则具有诊断意义,但儿童鼻窦炎的CT特征为:①范围广,由于儿童鼻-鼻窦黏膜反应重,一旦发生鼻窦炎,多数显示为全鼻窦密度增高。②变化快,经过恰当的药物治疗后,CT显示的密度增高可在1~2周内转为正常透光。因此,在对慢性鼻窦炎儿童采用手术治疗之前,必须进行规范的中西药物治疗,手术前应再次行CT检查。

4. 血常规检查

急性鼻窦炎可见外周血白细胞总数升高,中性粒细胞百分比增加。

5. 病原菌检测

诊断急性细菌性鼻窦炎的金标准是鼻窦穿刺液菌群浓度≥10 000 个/mL,然而此微生物样本提取需做窦腔穿刺,临床上不具普遍操作性,不列为儿童鼻窦炎的常规检查手段,但是,如有下列情况需进行细菌学检查:①病情严重,甚至出现中毒症状者;②抗菌药物和中药治疗 48~72 h 仍无改善者;③有免疫缺陷者;④出现眶内或颅内并发症者。

五、并发症

目前由于抗生素的广泛使用,儿童鼻窦炎的并发症已大为减少。

(1) 支气管炎:为最常见并发症,由于鼻窦内分泌物流入气管,使气管、支气管黏膜发生炎症反应。

(2) 中耳炎:由于儿童咽鼓管咽口位置低,咽鼓管走向较直而短,鼻腔分泌物刺激咽鼓管时易造成黏膜水肿,鼓室通气功能障碍,导致分泌性中耳炎或脓涕容易进入鼓室内导致鼓室内黏膜炎症、渗出。

(3) 上颌骨骨髓炎:多见于婴幼儿,因上颌窦发育早,窦腔小、骨壁厚,且富有血管,故受感染时易侵及上颌骨骨膜、骨髓。致病菌多为葡萄球菌,又以金黄色葡萄球菌多见,多数学者认为血行性感染为主要感染途径。症状表现为起病快,高热、哭闹不安等全身中毒症状,面颊部、下眼睑、结膜肿胀,可伴眼球突出、活动受限,同侧鼻腔流脓涕之后出现上颌牙龈、硬腭、牙槽处发生红肿,后破溃,形成瘘管。如继续发展则形成死骨,牙胚坏死、脱落。本病早期诊断治疗非常重要,诊断主要依据症状、体征。早期由于骨质破坏不明显,X 线检查意义不大。早期治疗能缩短病程,减少损害,预后较好,主要为全身应用敏感抗生素,配合局部分泌物引流排脓。晚期病例死骨形成不能排出者,可施行刮治和死骨截除术。

(4) 眼眶并发症:由于眼眶与窦腔的血管、淋巴管互为联系,鼻窦感染可经血管、淋巴管及骨孔间隙扩散至眼眶,引起眶蜂窝织炎、眶骨膜炎、眶内脓肿。

(5) 其他:包括局限性额骨骨髓炎、颅内感染、关节炎、贫血、智力障碍、营养不良等。

六、诊断

在详细了解病史的基础上,结合临床症状、体征和检查,不难做出诊断。如学龄前期儿童感冒持续 1 周以上,脓涕不见减少,甚至增多,以及症状加重者,应考虑鼻窦炎的诊断。

儿童鼻-鼻窦炎分三种类型,即急性鼻-鼻窦炎,症状持续时间不超过 8 周;急性复发性鼻-鼻窦炎,症状持续时间不超过 8 周,每年发作 3 次以上;慢性鼻-鼻窦炎,症状持续存在 12 周以上。

七、治疗

本病治疗以中西医结合全身治疗为主,尤应重视辨证论治。以宣降肺气、通窍祛浊为基本治疗方法,早期祛邪后必须及时固护正气。还应促进鼻窦的引流,防止并发症的发生。

1. 一般治疗原则

急性者,抗生素应用宜早且足量,疗程足够,避免使用耳毒性抗生素,中医辨证治疗及早介入,或单纯使用中药;鼻腔局部可用鼻用糖皮质激素,慎用鼻减充血剂,可用中药滴鼻液,如具有芳香通窍作用的滴鼻药物,以疏通鼻窍,利于引流。慢性者,采取中医辨证治疗,不可轻易进行手术治疗,手术对9岁以下儿童的颜面发育影响较大。

2. 药物治疗

(1) 抗菌药物

1) 急性鼻窦炎:治疗细菌感染引起的急性鼻窦炎,一线治疗药物是青霉素,首选阿莫西林克拉维酸;头孢菌类,首选第二代头孢菌素;对青霉素过敏者,可用大环内酯类,如克拉霉素、阿奇霉素。不推荐多种抗菌药物联合使用。用药疗程:建议临床症状控制后,继续用药治疗1周。

2) 慢性鼻窦炎:除非鼻分泌物呈脓性,有明显感染的指征,一般不使用抗菌药物进行治疗。由于慢性鼻窦炎的耐药菌株增多,如选用抗菌药物,多推荐选择β-内酰胺类,用药时间至少2周,也可根据细菌培养及药敏试验结果选用抗菌药物。

(2) 鼻用糖皮质激素:具有显著的抗炎、抗水肿作用,不论是急性鼻窦炎或慢性鼻窦炎都是一线治疗药物,但不推荐常规使用全身糖皮质激素治疗。

1) 急性鼻窦炎:建议使用2~4周,症状控制后继续使用2周。

2) 慢性鼻窦炎:建议使用8~12周,症状完全控制后可进行临床评估,根据情况继续使用2~4周。

(3) 鼻黏膜促排剂:具有稀释黏液并改善黏膜纤毛活动的功能,建议至少使用2周。

3. 辨证论治

(1) 风邪袭肺型

主症:鼻塞,脓涕,痰多,痰稠,咳嗽,或伴见发热、恶风寒,或见鼻衄。检查见鼻黏膜充血,鼻甲肥大,鼻道可见脓性分泌物,鼻衄者黎氏区可见出血点,咽后壁可见脓涕附着。舌红,苔薄白,脉浮数。

治法:疏风清热,宣肺通窍。

方药:银翘散合苍耳子散加减。

银翘散疏风清热散邪,苍耳子散宣通鼻窍。药用金银花、连翘、竹叶、黄芩、荆芥、桔梗、苍耳子、辛夷、川芎、白芷、鱼腥草、薄荷、甘草。如发热者可加柴胡、生石膏;鼻衄者可加白茅根、仙鹤草。

(2) 胆腑郁热型

主症:鼻塞,鼻涕黄稠量多,头痛,咳嗽,或伴耳胀耳痛。检查见鼻黏膜充血,鼻甲肥大,鼻道可见黄脓性分泌物,咽后壁可见脓涕附着。舌红,苔黄,脉弦数。

治法:清胆泻热,利湿通窍。

方药:龙胆泻肝汤合苍耳子散加减。

龙胆泻肝汤清泻肝胆湿热,苍耳子散宣通鼻窍,药用龙胆草、黄芩、栀子、泽泻、柴胡、菊花、蔓荆子、辛夷、川芎、白芷、甘草。如耳胀耳痛,中耳积液者,可加半夏、浙贝母、茯苓、陈皮等。

(3) 脾胃湿热型

主症:鼻塞,脓涕量多,痰多,痰稠,咳嗽,恶心,纳差,或伴见头胀头痛,便溏。检查见鼻黏膜充血,鼻甲肥大,鼻道可见黄脓性分泌物,或鼻前庭皮肤糜烂、结痂,咽后壁可见脓涕附着。舌红,苔黄或黄腻,脉数或滑数。

治法:清热利湿,化浊通窍。

方药:三仁汤合苍耳子散汤加减。

三仁汤清热利湿、宣畅气机,苍耳子散宣通鼻窍。药用杏仁、白豆蔻、薏苡仁、黄芩、泽泻、滑石、竹叶、半夏、苍耳子、辛夷、川芎、白芷、薄荷、甘草。咳嗽较重者可加鱼腥草、浙贝母;头痛者可加蔓荆子、藁本。

(4) 肺气虚寒型

主症:鼻涕白黏,量多,鼻塞,时有喷嚏,嗅觉减退,遇风冷则诸症加重。检查见鼻黏膜色淡肿胀,中鼻甲肥大或见息肉样变,中鼻道或嗅裂等处可见白黏性分泌物,咽后壁可见黏性分泌物附着。头昏,气短乏力,声低懒言,自汗恶风,咳嗽,吐白黏痰。舌淡,苔薄白,脉缓弱。

治法:温肺固表,散寒通窍。

方药:温肺止流丹合玉屏风散加减。

温肺止流丹温肺益气、宣通鼻窍,玉屏风散益气固表、疏风散寒。药用人参、荆芥、细辛、诃子、桔梗、甘草、鱼脑石、黄芪、白术、防风。鼻涕白黏量多,喷嚏频作,或有息肉样病变者,加桂枝、白芍、茯苓;鼻痒、鼻涕清稀者,加蝉蜕、益智仁、乌药;鼻塞明显者,加苍耳子、辛夷;头昏头痛者,加白芷、当归、川芎、皂角刺。

(5) 脾气虚弱

主症:鼻涕白黏,量多,积于前鼻孔处,时有喷嚏,嗅觉减退,鼻塞较重。检查见鼻黏膜色淡肿胀,中鼻甲肥大或见息肉样变,中鼻道或嗅裂等处可见白黏性分泌物,咽后壁可见白黏性分泌物附着。面色萎黄,肢倦乏力,纳呆食少,腹胀便溏。舌淡胖有齿痕,苔薄白或白腻,脉细弱。

治法:健脾益气,利湿通窍。

方药:参苓白术散合苍耳子散加减。

参苓白术散健脾益气渗湿,苍耳子散宣通鼻窍。黏脓涕量多不止者,加鱼腥草、皂角刺;鼻痒、喷嚏者,加桂枝、防风、蝉蜕、白芍。

4. 中医外治疗法

与成人相似。

八、预后与转归

儿童急性鼻窦炎,起病较急,及时且恰当治疗,多可痊愈;反之,病情急重,容易出现中耳炎、支气管炎、上颌骨骨髓炎等并发症;再则邪毒滞留,耗伤正气,致反复发作,缠绵难愈而演变为慢性鼻窦炎。若病久,反复耗伤正气,加之体质禀赋不足,易并发变应性鼻炎。若脓涕向后渗流至咽部日久,又易引起慢性咽炎或慢性扁桃体炎。若擤鼻方法不当,可诱发分泌性中耳炎或化脓性中耳炎。

九、预防与调护

(1) 预防感冒,保持鼻腔通畅。

(2) 儿童急性鼻窦炎易并发上颌骨骨髓炎、眶内与颅内并发症,应密切观察病情变化,及时给予处理。

(3) 增强体质,预防并积极治疗急性鼻窦炎、鼻炎及咽炎、扁桃体炎、龋齿类疾病,以防邪毒蔓延,相互影响,或转成慢性鼻窦炎。

（4）不宜用力擤鼻,以免邪毒入耳。

第五节　慢　性　咳　嗽

一、慢性咳嗽的定义及流行病学

1. 定义

咳嗽是机体的防御性神经反射,有利于清除呼吸道分泌物和有害因子。通常按时间分为急性咳嗽、亚急性咳嗽和慢性咳嗽。急性咳嗽<3 周,亚急性咳嗽为 3~8 周,慢性咳嗽>8 周。

2. 流行病学

国内慢性咳嗽患者男女比例接近,30~40 岁患者最多。国内慢性咳嗽病因调查结果显示,上气道咳嗽综合征、咳嗽变异型哮喘、嗜酸性粒细胞性支气管炎、胃食管反流性咳嗽、变应性咳嗽是慢性咳嗽的常见病因,上述疾病占慢性咳嗽病因的 70%~95%。多数慢性咳嗽与感染无关,与空气污染密切相关。

二、咳嗽的病理生理学

非自主咳嗽反射由完整的咳嗽反射弧参与完成,咳嗽反射弧由咳嗽外周感受器、迷走传入神经、咳嗽高级中枢、传出神经及效应器(膈肌、喉、胸部和腹肌群等)构成。刺激支配气管、肺的 C 纤维及对机械、酸敏感的有髓机械受体,能够直接诱发咳嗽。此外,分布于上气道、咽喉、食管的迷走神经受到刺激亦可能导致咳嗽的发生。咳嗽受延髓咳嗽中枢控制,大脑皮质对此具有调节作用。咳嗽高敏感性是慢性咳嗽重要的病理生理机制,其机制与瞬时受体电位通路如瞬时受体电位香草酸亚型 1 及瞬时受体电位锚蛋白亚型 1 激活、气道炎症、神经通路及咳嗽中枢的易化有关。慢性咳嗽可引起心血管、消化、神经、泌尿、肌肉、骨骼等多个系统的并发症,如尿失禁、晕厥、失眠、焦虑等。

三、慢性咳嗽的西医诊断与治疗

（一）上气道咳嗽综合征

1. 定义

上气道咳嗽综合征(upper airway cough syndrome, UACS),又名鼻后滴流综合征(post-nasal drip syndrome,PNDS),是指由于鼻部疾病引起分泌物倒流鼻后和咽喉等部位,直接或间接刺激咳嗽感受器,导致以咳嗽为主要表现的临床综合征。UACS 是引起慢性咳嗽最常见的病因之一,其基础疾病以鼻炎、鼻窦炎为主,还可能与咽喉部的疾病有关,如慢性咽喉炎、慢性扁桃体炎等。

2. 临床表现

（1）症状:除咳嗽、咳痰外,可表现为鼻塞、鼻腔分泌物增加、频繁清嗓、咽喉黏液附着及鼻涕倒流感。变应性鼻炎还表现为鼻痒、喷嚏、水样涕及眼痒等。鼻-鼻窦炎常有鼻塞和脓涕等症状,也可伴有面部疼痛、肿胀感和嗅觉异常等。

（2）体征：变应性鼻炎的鼻黏膜主要表现为苍白或水肿，鼻道及鼻腔底可见清涕或黏涕。非变应性鼻炎的鼻黏膜多表现为肥厚或充血样改变，部分患者口咽部黏膜可呈鹅卵石样改变或咽后壁附着黏脓性分泌物。

（3）辅助检查：慢性鼻窦炎的影像学检查征象为鼻窦黏膜增厚、鼻窦内液平面等。咳嗽具有季节性提示与接触特异性变应原（如花粉、尘螨）有关，变应原检查有助于诊断。慢性鼻窦炎涉及多种类型，如病毒性、细菌性、真菌性和变应性鼻窦炎，部分合并鼻息肉。怀疑鼻窦炎时，首选 CT 检查，必要时行鼻内镜、变应原和免疫学检查等。

3. 诊断

UACS 的诊断建议参考以下标准：①发作性或持续性咳嗽，以白天为主，入睡后较少；②有鼻部和（或）咽喉疾病的临床表现和病史；③辅助检查支持鼻部和（或）咽喉疾病的诊断；④针对病因治疗后咳嗽可缓解。

4. 治疗

治疗需根据导致 UACS 的基础疾病而定。

（1）病因治疗：①对于非变应性鼻炎及普通感冒，治疗首选第一代抗组胺药和减充血剂，大多数患者在初始治疗后数天至 2 周内起效。②变应性鼻炎患者首选鼻腔吸入糖皮质激素和口服第二代抗组胺药治疗。③慢性鼻窦炎患者鼻窦分泌物细菌培养以金黄色葡萄球菌或表皮葡萄球菌、肺炎球菌为主，细菌性鼻窦炎多为混合感染，抗感染是重要治疗措施。抗菌谱应覆盖革兰阳性菌、革兰阴性菌及厌氧菌，急性发作者不少于 2 周，慢性发作者建议酌情延长使用时间。常用药物为阿莫西林克拉维酸、头孢类或喹诺酮类。此外需联合鼻吸入糖皮质激素，疗程 3 个月以上，尤其是伴有鼻息肉的慢性鼻窦炎，鼻用激素治疗可避免不必要的手术。内科治疗效果不佳时，可行负压引流、穿刺引流，必要时可经鼻内镜行手术治疗。

（2）对症治疗：①局部减充血剂可减轻鼻黏膜充血水肿，有利于分泌物的引流，缓解鼻塞症状，但不宜长期应用，需要警惕其导致药物性鼻炎的不良反应。鼻喷剂疗程一般<1 周，建议联合第一代口服抗组胺药和减充血剂，疗程 2~3 周。②黏液溶解剂（羧甲司坦/厄多司坦）可用于治疗慢性鼻窦炎。③可用生理盐水冲洗鼻腔作为慢性鼻窦炎及慢性鼻炎的辅助治疗。④避免或减少接触变应原。

（二）咳嗽变异型哮喘

1. 定义

咳嗽变异型哮喘（cough variant asthma，CVA）是哮喘的一种特殊类型，咳嗽是其唯一或主要临床表现，无明显喘息、气促等症状或体征，但存在气道高反应性。

2. 临床表现

CVA 主要表现为刺激性干咳，通常咳嗽比较剧烈，夜间及凌晨咳嗽为其重要特征。感冒、冷空气、灰尘及油烟等容易诱发或加重咳嗽。

3. 诊断

①慢性咳嗽，常伴有明显的夜间刺激性咳嗽。②支气管激发试验阳性，或最大呼气流量平均变异率>10%，或支气管舒张试验阳性。③抗哮喘治疗有效。

4. 治疗

CVA 治疗原则与典型哮喘相同。部分 CVA 患者会发展为典型哮喘，病程长、气道反应性高、诱导痰嗜酸性粒细胞升高是发展为典型哮喘的危险因素。长期吸入激素可能有助于预防典型哮喘的发生。

（1）推荐使用吸入糖皮质激素和支气管舒张剂的复方制剂，如布地奈德/福莫特罗、氟替卡松/沙美特罗。建议治疗时间至少8周以上，部分患者需要长期治疗。

（2）如果患者症状或气道炎症较重，或对吸入激素治疗反应不佳时，建议短期服用糖皮质激素治疗（每日10~20 mg，持续3~5日）。如果口服激素治疗无效，需注意是否存在诊断错误，支气管激发试验假阳性或其他疾病，如早期的嗜酸性肉芽肿性多血管炎，或存在一些影响疗效的因素。

（3）白三烯受体拮抗剂治疗CVA有效，能够减轻患者咳嗽症状、改善生活质量并减缓气道炎症。少数对ICS治疗无效的患者，使用白三烯受体拮抗剂治疗可能有效。

（三）嗜酸性粒细胞性支气管炎

1. 定义

嗜酸性粒细胞性支气管炎（eosinophilic bronchitis，EB）是一种以气道嗜酸性粒细胞浸润为特征的非哮喘性支气管炎。但气道炎症范围较局限，平滑肌内肥大细胞浸润密度低于哮喘患者，其炎症程度、氧化应激水平均不同程度低于CVA患者。

2. 临床表现

慢性刺激性咳嗽常是唯一的临床症状，干咳或咳少许白色黏液痰，多为白天咳嗽，少数伴有夜间咳嗽。患者对油烟、灰尘、异味或冷空气比较敏感，常为咳嗽的诱发因素。患者无气喘、呼吸困难等症状。

3. 诊断

EB临床表现缺乏特征性，部分临床表现类似CVA，体格检查无异常发现，肺通气功能及PEFR正常，痰嗜酸性粒细胞增高是主要诊断依据。FeNO检测诊断EB的敏感性较低，增高提示嗜酸性粒细胞性相关慢性咳嗽（如EB或CVA）。EB诊断时要考虑职业因素，考虑是否有接触面粉、异氰酸和氯氨等病史。EB的诊断必须结合病史，通过诱导痰（或支气管灌洗液）嗜酸性粒细胞计数、气道反应性测定和激素治疗效果等综合判断。

推荐以下诊断标准：

（1）慢性咳嗽，表现为刺激性干咳或伴少量黏痰。

（2）胸部X线片正常。

（3）肺通气功能正常，无气道高反应性，呼气峰流速平均周变异率正常。

（4）痰细胞学检查嗜酸性粒细胞比例≥2.5%。

（5）排除其他嗜酸性粒细胞增多性疾病。

（6）口服或吸入糖皮质激素有效。

4. 治疗

建议首选ICS治疗。通常采用丙酸倍氯米松（每次250~500 μg）或等效等量的其他糖皮质激素，每日2次，持续应用8周以上。初始治疗可联合应用泼尼松口服，每日10~20 mg，持续3~5日。如果小剂量糖皮质激素无效，应注意是否存在与嗜酸性粒细胞增高有关的全身性疾病，如嗜酸性粒细胞增高综合征、嗜酸性肉芽肿性多血管炎等。

(四) 胃食管反流性咳嗽

1. 定义

胃食管反流性咳嗽(gastroesophageal reflux cough，GERC)是指因胃酸和其他胃内容物反流进入食管，导致以咳嗽为突出表现的临床综合征。发病机制涉及微量误吸、食管-支气管反射、食管运动功能失调、自主神经功能失调与气道神经源性炎症等，目前认为食管-支气管反射引起的气道神经源性炎症起主要作用。

2. 临床表现

临床以咳嗽为主要表现，大多发生在日间和直立位及体位变换时，干咳或咳少量白色黏痰，可伴有反酸、胸骨后烧灼感及嗳气等典型反流症状，进食酸性、油腻食物容易诱发或加重咳嗽。

3. 诊断

建议采取以下诊断标准。

(1) 慢性咳嗽，以白天咳嗽为主。

(2) 24 h 食管 pH -多通道阻抗监测 DeMeester 积分 ≥ 12.70，和(或)SAP ≥ 80%。症状指数 ≥ 45% 可用于 GERC 的诊断。但需要注意，24 h 食管 pH 监测正常不能排除 GERC，因为患者可能存在非酸或弱酸反流，或间歇性反流。

(3) 抗反流治疗后咳嗽明显减轻或消失。

对于没有条件进行 24 h 食管 pH -多通道阻抗监测的慢性咳嗽患者，如果其具有以下特征，需考虑 GERC 可能，可进行诊断性治疗：①患者有明显的进食相关性咳嗽，如餐后咳嗽、进食咳嗽等。②患者伴有典型的胸骨后烧灼感、反酸等反流症状或胃食管反流病诊断问卷(GerdQ) ≥ 8 分。③排除 CVA、UACS、EB 等慢性咳嗽的常见原因，或按这些疾病治疗效果不佳时应考虑 GERC 的可能，可进行诊断性治疗。推荐采用质子泵抑制剂试验：服用标准剂量质子泵抑制剂(如奥美拉唑 20~40 mg，每日 2 次)，诊断性治疗时间不少于 2 周。抗反流治疗后咳嗽消失或显著缓解，可以临床诊断 GERC。相比于 24 h 食管 pH -多通道阻抗监测等检查更经济简单，但特异性较低。

4. 治疗

(1) 调整生活方式：超重患者应减肥，避免过饱和睡前进食，避免进食酸性、辛辣和油腻食物，避免饮用咖啡、酸性饮料及吸烟，避免剧烈运动。

(2) 制酸药：推荐抗酸疗法作为 GERC 的标准治疗方法。常选用质子泵抑制剂(如奥美拉唑、兰索拉唑、雷贝拉唑及埃索美拉唑等)或 H_2 受体拮抗剂(雷尼替丁或其他类似药物)，其中质子泵抑制剂的抑酸效果和症状缓解速度更佳，但需餐前半小时或 1 h 服用，治疗至少 8 周。

(3) 促胃动力药：大部分 GERC 患者有食管运动功能障碍，建议在制酸药的基础上联合促胃动力药，如多潘立酮、莫沙必利等。

经上述治疗效果欠佳时，应考虑治疗药物的剂量及疗程是否足够，或是否存在复合病因。治疗无效者，建议再行 24 h 食管 pH -多通道阻抗监测，以判断是否为治疗力度不足或其他原因导致的咳嗽。

难治性 GERC 可使用巴氯芬治疗，但存在一定程度的嗜睡、困倦等不良反应。常规剂量质子泵抑制剂治疗无效时，加大质子泵抑制剂治疗剂量或更换其他的质子泵抑制剂可能有效。在常规剂量质子泵抑制剂基础上,加用 H_2 受体拮抗剂能使部分难治性胃食管反流或夜间酸反流的症状得到改善。

(五) 变应性咳嗽

1. 定义

临床上将某些具有特应质、痰嗜酸性粒细胞正常、无气道高反应性、糖皮质激素及抗组胺药治疗有效的慢性咳嗽定义为变应性咳嗽。

2. 临床表现

刺激性干咳,多为阵发性,白天或夜间均可咳嗽,油烟、灰尘、冷空气、讲话等容易诱发咳嗽,常伴有咽喉发痒。通气正常,无气道高反应性,诱导痰细胞学检查嗜酸性粒细胞比例正常。

3. 诊断

推荐采用以下诊断标准:

(1) 慢性咳嗽,多为刺激性干咳。

(2) 肺通气功能正常,支气管激发试验阴性。

(3) 诱导痰嗜酸性粒细胞不增高。

(4) 具有下列指征之一:①有过敏性疾病史或过敏物质接触史;②变应原皮试阳性;③血清总 IgE 或特异性 IgE 增高。

(5) 糖皮质激素或抗组胺药治疗有效。

4. 治疗

糖皮质激素或抗组胺药治疗有效。吸入糖皮质激素治疗 4 周以上,初期可短期口服糖皮质激素(3~5 日)。

(六) 其他病因及治疗

1. 慢性支气管炎

慢性支气管炎是指气管、支气管黏膜及其周围组织的慢性非特异性炎症。多数患者主要依据临床症状做出诊断:咳嗽、咳痰连续 2 年以上,每年累积或持续至少 3 个月,并排除其他引起慢性咳嗽的病因。咳嗽、咳痰一般晨间明显,咳白色泡沫痰或黏液痰,加重期亦有以夜间咳嗽为主要临床表现者。

慢性支气管炎急性发作患者多为流感嗜血杆菌、卡他莫拉菌、肺炎球菌、肺炎克雷伯菌、铜绿假单胞菌和不动杆菌感染,应对当地细菌耐药情况进行流行病学调查并指导抗生素选择。莫西沙星、左氧氟沙星,因其广谱抗菌活性且药物相关不良事件少,已成为慢性支气管炎急性发作时的主要治疗药物。

慢性支气管炎缓解期应注意避免各种致病因素,吸烟者需戒烟。加强锻炼,增强体质,提高机体抵抗力。可根据辨证论治原则适当使用扶正固本药物。

2. 支气管扩张

支气管扩张主要指反复地气道感染与炎症引起气道壁破坏,导致支气管与细支气管不可逆的扩张和管腔变形,主要病变部位为亚段支气管。典型症状为慢性咳嗽、咳大量脓痰和反复咯血,常合并慢性鼻窦炎。支气管-肺感染及支气管阻塞被认为是支气管扩张发病的关键环节。

根据慢性咳嗽、咳大量脓痰、反复咯血及肺部感染等病史,肺部听诊可闻及固定而持久的局限性湿啰音,结合胸部 X 线片,尤其是高分辨率 CT 显示的支气管扩张改变即可做出诊断。

支气管扩张的治疗关键是控制感染,促进痰液引流,降低气道微生物负荷和反复感染或急性加重的风险。急性加重期需根据感染病源给予针对性抗生素治疗。常见病原菌是流感嗜血杆菌、铜绿假单胞菌等。痰液引流可采用体位引流和机械排痰法,可使用雾化吸入以稀释分泌物,促进痰液排出。不推荐常规应用吸入性气道黏液溶解剂。他汀类药物、甘露醇吸入也可能有助于支气管扩张的治疗,但不推荐常规临床应用。不推荐稳定期支气管扩张患者常规吸入激素,但对存在慢性气流阻塞或气道高反应性的稳定期纤维化支气管扩张患者,联合 ICS+LABA 或长效抗毒蕈碱药(long-acting muscarinic drugs, LAMA)可改善慢性咳嗽症状。若患者咯血量少,可予口服卡巴克洛、云南白药。若出血量中等,可静脉给予垂体后叶素或酚妥拉明;若为大咯血,经内科治疗无效,可考虑介入栓塞治疗或手术治疗。同时必须保持气道通畅,维持氧合指数正常,保持血流动力学稳定。

3. 气管-支气管结核

国内气管-支气管结核在慢性咳嗽中并不罕见,多数合并肺结核,也有不少患者仅表现为单纯性支气管结核,主要症状为慢性咳嗽,可伴有低热、盗汗、消瘦等结核中毒症状,部分患者咳嗽是其唯一的临床表现,体格检查有时可闻及局限性吸气期干啰音。胸部 X 线片无明显异常改变,临床上容易误诊及漏诊。

对怀疑气管-支气管结核的患者应首先进行痰涂片找抗酸杆菌。部分患者结核杆菌培养可呈阳性。胸部 X 线片的直接征象不多,可发现气管、主支气管的管壁增厚、管腔狭窄或阻塞等病变。CT 检查(特别是高分辨率 CT)显示支气管病变征象较胸部 X 线片更为敏感,尤其能显示肺叶以下支气管的病变,可以间接提示诊断。支气管镜检查是确诊气管-支气管结核的主要手段,镜下常规刷检和组织活检阳性率高。治疗原则参考有关结核的治疗指南进行。

4. 血管紧张素转化酶抑制剂(ACEI)和其他药物诱发的咳嗽

咳嗽是 ACEI 类降压药物的常见不良反应,发生率为 5%～25%,在慢性咳嗽中的比例为 1.7%～12.0%。ACEI 引起咳嗽的独立危险因素包括吸烟史、ACEI 引起咳嗽的既往史、东亚人等,与年龄、性别和 ACEI 剂量无关。

停用 ACEI 后咳嗽缓解可以确诊。通常停药 1～4 周后咳嗽消失或明显减轻。对于既往出现过或现在有可能是 ACEI 相关咳嗽的患者,可用血管紧张素 II 受体拮抗剂替代 ACEI 类药物治疗原发病。

5. 支气管肺癌

对有长期吸烟史,出现刺激性干咳、痰中带血、胸痛及消瘦等症状或原有咳嗽性质发生改变的患者,应高度怀疑肺癌的可能,进一步进行影像学检查和支气管镜检查。肺癌咳嗽的治疗关键在于原发灶的治疗,放疗、化疗、射频消融术及手术切除肺部肿瘤能够缓解肺癌患者的咳嗽症状。

6. 心理性咳嗽

心理性咳嗽是由患者严重心理问题引起的,又称为习惯性咳嗽、心因性咳嗽。其发病机制可能不是单一的心理因素,而与中枢调节紊乱有关。典型表现为日间咳嗽,专注于某一事物及夜间休息时咳嗽消失,常伴随焦虑症状。与多种心理因素,如感觉、信念、情绪、学习及习惯方式等有关。目前心理性咳嗽的诊断系排他性诊断,缺乏特异性诊断标准,只有在慢性咳嗽的常见病因和少见病因排除后才能考虑此诊断。对于儿童心理性咳嗽患者,暗示疗法、心理疏导等心理治疗措施可获益。可以短期应用止咳药物辅助治疗。对年龄大的患者可适当应用抗焦虑或抗抑郁等精神类药物,辅以心理干预治疗。

四、咳嗽的相关中医理论

咳嗽是以发出咳声或伴咳吐痰液为主要表现的一种病证。咳嗽既是独立性的一种疾病,又是肺系多种疾病的一个主要症状。历代将有声无痰称为咳,咳痰无声称为嗽,合痰合声称为咳嗽。临床上多声痰并见,无法截然分开,故一般统称为咳嗽。

早在战国时代,《黄帝内经》便对咳嗽的病因、病位、症状、证候分类、病机转归及治疗等问题进行了较为详细的论述,如《素问·宣明五气》中指出"五气所病……肺为咳",说明咳嗽乃肺系受病。《素问·咳论》既认为咳嗽是由"皮毛先受邪气"所致,又指出"五脏六腑皆令人咳,非独肺也",强调其他脏腑功能失调,病及于肺,也可以导致咳嗽。

咳嗽的分类,历代论述甚多,《素问·咳论》以脏腑命名,分为肺咳、心咳、肝咳、脾咳、肾咳等症。隋代巢元方《诸病源候论》指出"十咳",除五脏咳外,增添了对风咳、寒咳、久咳、胆咳、厥阴咳的论述。明代张景岳把咳嗽明确分为外感、内伤两大类,并论述了外感咳嗽和内伤咳嗽的病机过程,丰富了咳嗽辨证论治的内容,奠定了现代中医咳嗽之辨证分类的基础。后清代医家喻昌《医门法律》中又论述了燥邪伤肺咳嗽的证治,始创温润和凉润治咳之法。

五、咳嗽的中医病因病机

肺为娇脏,外合皮毛,内为五脏之华盖,主气司呼吸,易受内外之邪侵袭,肺脏功能失调是咳嗽发生之关键。咳嗽的病因有外感和内伤两大类,由于感受外邪引起的咳嗽,称为外感咳嗽;由于脏腑功能失调引起的咳嗽,称为内伤咳嗽。

1. 外感咳嗽

一般认为,六淫外邪,在肺卫功能减弱或失调的情况下,均可乘虚或从口鼻而入,或从皮毛侵袭,伤及肺系,使肺气不清,肺失宣降,气机上逆引起咳嗽。金代医家刘完素《河间六书·咳嗽论》谓"寒、暑、燥、湿、风、火六气,皆令人咳嗽",即是此意。但由于四时主气的不同,因而人体所感受的致病外邪亦有区别,其中以风、寒、热、燥关系密切,故临床以风寒、风热、燥邪咳嗽较为多见,张景岳曾倡"六气皆令人咳,风寒为主"之说,认为风邪挟寒者居多。

2. 内伤咳嗽

脏腑功能失调,内邪干肺。内伤咳嗽可分为肺脏自病和他脏及肺两种。

(1)肺脏自病:常由肺系多种疾病迁延不愈,阴伤气耗,肺不主气,肃降无权而致气逆为咳。肺阴亏耗,失于清润,气逆于上,引起咳嗽而痰少;肺气不足,清肃无权,引起咳嗽气短。

（2）他脏及肺

1）痰湿蕴肺：由饮食生冷，嗜酒过度，过食肥甘厚腻或辛辣刺激之品，损伤脾胃，脾失健运，不能输布水谷精微，酿湿生痰，上渍于肺，痰壅肺气，肺气不清，宣降失司而发为本病，此即"脾为生痰之源，肺为贮痰之器"的道理。如痰湿蕴肺，久蕴化热，痰热郁肺，则可表现为痰热咳嗽。

2）肝火犯肺：肝与肺以经脉相连，肝气升发，肺气肃降，相互制约，相互协调，则人体气机升降正常。若因情志抑郁，肝失条达，气机不畅，日久化火，火气循经上逆犯肺，肺气不清，肺失肃降，则致咳嗽，称为"木火刑金"。

综上所述，不论导致咳嗽的原因如何，都必须病起于肺或由他脏之病累及于肺，引起肺气不清，肺失宣肃，肺气上逆。正如《医学三字经·咳嗽》所言："是咳嗽不止于肺，而亦不离乎肺也。"外感咳嗽属于邪实，为外邪犯肺，肺气壅遏不畅所致；若不能及时驱邪外达，将进一步演变转化，表现为风寒化热、风热化燥，或肺热蒸液成痰，痰热蕴肺等。内伤咳嗽多属邪实与正虚并见，病理因素主要为"痰"与"火"，但痰有寒热之别，火有虚实之分；痰可郁而化热化火，火能炼液灼津为痰。他脏及肺者，多因邪实导致正虚，如肝火犯肺者，多气火耗伤肺津；痰湿犯肺者，多湿困中焦，水谷不能化为精微，肺失所养；若久延脾肺两虚，甚则病延及肾，或肾阴亏虚，虚火上炎，灼伤肺阴，肃降失常；或肾阳不振，气化无权，水饮上逆犯肺而咳。肺脏自病的咳嗽则多为因虚致实，如肺阴不足每致阴虚火炎，灼津为痰，或肺气亏虚，气不化津，津聚成痰，气逆于上，引起咳嗽。

咳嗽虽有外感、内伤之分，但两者常相互影响。外感咳嗽如迁延失治，邪伤肺气，更易反复感邪，而致咳嗽频作，肺气受伤，则渐转为内伤咳嗽；内伤咳嗽，肺脏有病，卫外不强，则易感外邪而引发或加重咳嗽，如此反复日久，则肺脏更加虚损。

总之，咳嗽的病变主脏在肺，与肝、脾、肾关系最为密切。外感咳嗽属于邪实，由于感邪的不同，有风寒、风热、风燥之分；内伤咳嗽多属邪实与正虚并见，或以邪实为主，以痰、火关系最为密切，或以正虚为主，而以阴虚、气虚多见。

六、慢性咳嗽的中医诊断

1. 中医辨病

（1）咳逆有声或伴喉痒咳痰。

（2）外感咳嗽多起病急，病程短，常伴恶寒、发热等表证；内伤咳嗽多为久病，常反复发作，病程较长，常伴其他脏腑失调的症状。

2. 辨证思路

（1）辨外感与内伤：外感咳嗽，多是新病，起病急，初起多兼有寒热、头痛、鼻塞等肺卫表证，多属邪实。内伤咳嗽，起病慢，往往有较长的咳嗽病史，常兼他脏病证。由他脏及肺者，多因邪实导致正虚；肺脏自病者，多因虚致实。

如咳嗽时作，白天多于夜间，咳而急剧，声重，咽痒则咳者，或咳声嘶哑，病势急而病程短者，多为外感风寒或风热；咳声粗浊者多为风热或痰热伤津所致；早晨咳嗽阵发加剧，咳嗽连声重浊，痰出咳减者，多为痰湿或痰热咳嗽；病势缓而病程长者多为阴虚或气虚；午后、黄昏咳嗽加重，或夜间时有咳嗽，咳声轻微短促者，多属肺燥阴虚；夜卧咳嗽较剧，持续不已，少气或伴气喘者，为久咳致喘的虚寒证。

（2）辨虚实寒热：外感咳嗽以风寒、风热、风燥为主者多属实证，而内伤咳嗽中痰湿、痰热、肝火多属邪实，日久伤肺，可与正虚并见。临床上见恶寒、咳痰、鼻涕清稀色白，多属寒；恶风、咳痰、鼻涕稠黏而黄，多属热；病势急，病程短，咳声洪亮有力属实；病势缓，病程长，咳声低弱，气怯，乏力属虚。

咳嗽痰少，或干咳无痰者，多属燥热、气火、阴虚；痰多者，常属痰湿、痰热、虚寒；痰白清稀者，属风，属寒；痰白而稠厚者，属湿；痰黄而黏稠者，属热；痰中带血者，多属肺热或肺阴虚。

2. 辨证分型

（1）外感咳嗽

1）风寒袭肺：咳嗽声重，气急咽痒，痰稀色白。可兼有鼻塞，流清涕，头痛，肢体酸楚，恶寒，发热，无汗。舌苔薄白，脉浮或浮紧。

2）风热犯肺：咳嗽频剧，气粗或咳声音哑，喉燥咽痛，咳痰不爽，痰黏稠或稠黄。可兼有咳时汗出，鼻流黄涕，口渴，头痛，肢楚，恶风，身热。舌质红，苔薄黄，脉浮数或浮滑。

3）风燥伤肺：干咳，连声作呛，无痰或有少量黏痰，不易咳出。可兼有喉痒，唇鼻干燥，咳甚则胸痛，或痰中带有血丝，口干，咽干而痛，或鼻塞，头痛，微寒，身热。舌质红，苔薄白或薄黄，干而少津，脉浮数或小数。

（2）内伤咳嗽

1）痰湿蕴肺：咳嗽痰多，咳声重浊，痰白黏腻，或稠厚，或稀薄，每于晨间咳痰尤甚，因痰而嗽，痰出则咳缓。可兼有胸闷，脘痞，呕恶，纳差，腹胀，大便时溏。舌质淡，苔白腻，脉濡滑。

2）痰热郁肺：咳嗽气息粗促，或喉中有痰声，痰多、质黏厚或稠黄，咳吐不爽，或有热腥味，或吐血痰。可兼有胸胁胀满，咳时引痛，面赤，或有身热，口干欲饮。舌质红，苔薄黄腻，脉滑数。

3）肝火犯肺：气逆作咳，阵发，咳时面红目赤，引胁作痛，可随情绪波动增减。可兼有烦热咽干，常感痰滞咽喉，咳之难出，量少质黏，或痰如絮条，口干口苦，胸胁胀痛。舌质红，苔薄黄少津，脉弦数。

4）肺阴亏耗：干咳，咳声短促，痰少黏白，或痰中夹血，或声音逐渐嘶哑。可兼有午后潮热，颧红，手足心热，夜寐盗汗，口干咽燥，起病缓慢，日渐消瘦，神疲。舌质红，少苔，脉细数。

七、慢性咳嗽的中医辨证施治

（一）外感咳嗽

1. 风寒袭肺型

（1）治法：疏风散寒，宣肺止咳。

（2）方药：三拗汤合止嗽散加减。两方均能宣肺止咳化痰，前方用麻黄、杏仁、甘草，重在宣肺散寒，适用于初起风寒闭肺。后方以荆芥疏风解表；桔梗、白前升降肺气；紫菀、百部润肺止嗽；桔梗、甘草、陈皮宣肺化痰利咽，适用于外感咳嗽迁延不愈，表邪未净，或愈而复发。喉痒而咳痰不畅者，两方合用，尤宜于风寒外束肌表、内郁肺气之咳嗽。

2. 风热犯肺型

（1）治法：疏风清热，宣肺止咳。

（2）方药：桑菊饮加减。方中桑叶、菊花、薄荷辛凉解表，宣透风热；杏仁、桔梗、甘草宣肺祛痰止咳；连翘、芦根清热生津。亦可加前胡、牛蒡子以增强宣肺之力。

3. 风燥伤肺型

（1）治法：疏风清肺，润燥止咳。

（2）方药：桑杏汤加减。药用桑叶、淡豆豉疏风解表；杏仁、贝母化痰止咳；南沙参、梨皮生津润燥；栀子清热。本方用治温燥袭肺之证，可达清宣润肺止咳之功。

（二）内伤咳嗽

1. 痰湿蕴肺型

（1）治法：燥湿化痰，理气止咳。

（2）方药：二陈汤合三子养亲汤加减。前方用半夏、茯苓燥湿化痰，陈皮、甘草理气和中。痰湿较重者，见咳而痰多稠厚，胸闷，脘痞，苔腻，加苍术、厚朴以增强燥湿化痰之力。后方以白芥子温肺利气化痰，苏子、莱菔子降气化痰消食，三者合用具有降气化痰止咳作用，适用于咳逆痰涌、胸满气急、苔浊腻的痰浊蕴肺证。

2. 痰热郁肺型

（1）治法：清热化痰，肃肺止咳。

（2）方药：清金化痰汤加减。药用桑白皮、黄芩、栀子、知母清泄肺热；贝母、瓜蒌、桔梗清热化痰止咳；茯苓、甘草、橘红健脾理气化痰；热灼肺津，故以知母、麦冬清肺养阴。

3. 肝火犯肺型

（1）治法：清肺泄肝，化痰止咳。

（2）方药：黄芩泻白散合黛蛤散加减。前方能清肺泄热，用桑白皮、地骨皮、黄芩清肺泄火；甘草、粳米养胃和中以扶肺气。后方用青黛、蛤壳清肝化痰。两方相合，使气火下降，肺气得以清肃，咳逆自平。

4. 肺阴亏耗型

（1）治法：养阴清热，润肺止咳。

（2）方药：沙参麦冬汤加减。药用沙参、麦冬、天花粉、玉竹滋养肺阴，润肺止咳，桑叶清散肺热，白扁豆、甘草甘缓和中。本方有甘寒养阴、润燥生津之功，用于阴虚肺燥，干咳少痰，可加川贝母、甜杏仁润肺化痰，桑白皮、地骨皮清肺泄火。

八、慢性咳嗽的转归预后

外感咳嗽一般易治，若迁延失治、误治，反复发作，损耗正气，则可转为内伤咳嗽。临床上燥与湿两者较为缠绵，因湿邪困脾，久则脾虚而致积湿生痰，转为内伤之痰湿咳嗽；燥伤肺津，久则肺阴亏耗，成为内伤阴虚肺燥之咳嗽。

内伤咳嗽多呈慢性反复发作，治疗难取速效。痰湿咳嗽日久反复，肺脾两伤，可发展成为痰饮；内伤咳嗽日久不愈，可累及他脏，由肺及脾、及肾，常出现痰凝、血瘀、水停而演变成喘证、哮病、肺胀、虚劳等，则病程趋于缠绵，临床迁延难愈。

咳嗽在病机演变上有两方面的转归：一因阳气渐衰，病延及肾，表现为肺气虚寒的虚性咳喘；二因痰湿转从寒化，气不布津，停而为饮，表现为本虚标实之寒饮伏肺证。两者之间又互有联系。至于肺虚咳嗽，虽然初起轻微，但如失治、误治，则日益加重，终致虚劳。

九、慢性咳嗽的中医调护

久咳易感，注意预防，冬病夏治法是中医疾病预防观的重要组成部分。中医学认为伏天时人体皮肤腠理疏松，"阳盛于外而虚于内"，故当养其内虚之阳，以助生长之能，达到扶正祛邪之目的。可用白芥子、苏子、细辛、甘遂、肉桂、麻黄等制为药粉，用鲜姜 50 g 切碎捣汁并与上药调成糊状药饼，贴敷于肺俞、脾俞、肾俞、定喘、天突、大椎、膻中等穴。平素易于感冒者，可予玉屏风散服用，适当参加体育锻炼，或按摩面部迎香，早晚艾灸足三里等。

第六节　分泌性中耳炎

分泌性中耳炎是以中耳积液及听力下降为主要特征的中耳非化脓性疾病。

分泌性中耳炎为耳鼻喉科常见疾病之一。分泌性中耳炎在儿童中发病率比成人高，大概90%的儿童在学龄前期至少发生过 1 次分泌性中耳炎。因此分泌性中耳炎是儿童听力下降的主要原因。慢性或复发性分泌性中耳炎患者中变应性鼻炎发病率远高于同年龄组的一般人群。变应性鼻炎为儿童分泌性中耳炎的主要危险因素。2013 年的一项临床研究表明，单纯变应性鼻炎伴分泌性中耳炎儿童的发病率(33.8%)高于不伴分泌性中耳炎儿童的发病率(16%)，两者具有显著性差异。在过敏高发季节，60%患有季节性变应性鼻炎的儿童咽鼓管功能障碍加重，并且与变应性鼻炎症状严重程度有关。

临床上本病按照起病的急缓、病程的长短分为急性与慢性两种。急性分泌性中耳炎起病较急，患耳常以耳部胀闷堵塞感、耳痛、低音调耳鸣、听力下降、自听增强为主要症状。慢性分泌性中耳炎多因急性分泌性中耳炎未得到及时得当的治疗，也有因急性分泌性中耳炎反复发作、迁延、转化而来者。急性分泌性中耳炎病程达 2 个月以上则转为慢性。

一、分泌性中耳炎的病因病理

变应性鼻炎引发分泌性中耳炎的病因复杂，主要发病机制包括上呼吸道感染、咽鼓管功能障碍、免疫反应和过敏反应等学说。上呼吸道感染和咽鼓管功能障碍学说已得到认同，比较公认的发病机制：在变应性鼻炎发生时，肥大的下鼻甲后端、鼻腔鼻咽大量的分泌物可堵塞或压迫咽鼓管咽口，使咽鼓管管腔内黏膜水肿，血管扩张、通透性增加，形成负压，渗出液和漏出液聚积在上鼓室、鼓窦和气房。

免疫反应和过敏反应学说目前尚有争议。该学说认为鼻、鼻咽、咽鼓管及中耳黏膜是相延续的，变应性鼻炎与咽鼓管功能障碍之间存在一定联系，变应性鼻炎等变态反应性疾病会引起与鼻黏膜炎症相似的咽鼓管炎症，即通过变应原介导肥大细胞及其他炎性细胞释放炎症介质(组胺、白三烯、前列腺素)，引起咽鼓管炎症，导致纤毛运动功能减弱，延迟急性中耳炎积液的清除，导致分泌性中耳炎的发生。

二、分泌性中耳炎的西医诊断和治疗

1. 诊断

（1）症状

1）耳内胀闷堵塞感或闭塞感：是常见主诉之一，按压耳屏或头部后仰时该症状可暂时缓解。

2）耳痛：急性起病时可有耳痛，慢性者耳痛不明显。

3）耳鸣：部分患者有耳鸣，多为间歇性，如"噼啪声"、吹风声、过水声等，或液体完全充满鼓室，此症状缺如。

4）听力下降：急性者发病前多有外感病史，之后出现听力下降，伴有自听增强。变动头位可暂时改善。慢性者起病隐匿，患者常描述不清具体的发病时间。儿童患者多表现为对别人的呼唤声不予回应，看电视时需调大音量。如小儿的另一耳正常，可长期不被家长察觉。

（2）专科检查

1）鼓膜：早期鼓膜充血内陷，光锥缩短、变形或消失，锤骨柄向后上移位，锤骨短突明显向外突起。鼓室积液时鼓膜失去正常光泽，呈黄色、橙色或琥珀色，积液不多时可见到液平面。有时透过鼓膜可见鼓室内气泡，气泡在咽鼓管吹张时可增多。积液很多时，鼓膜可向外膨隆，活动度变差。

2）鼻及鼻咽部：有时可见腺样体肥大或鼻咽部肿物，鼻咽黏膜充血、肿胀，或分泌物附着。成人尤其要详细做鼻咽部检查，必要时做病理活检。

（3）辅助检查

1）音叉检查：Rinne 试验患侧可出现阴性，Weber 试验偏向患侧，Schwabach 试验患侧骨导时间延长。

2）纯音听阈检查：听力损失多表现为轻中度传导性聋，少数可无听力下降。听力损失一般以低频听力损失为主，也有少数患者由于毒素通过圆窗损伤内耳而合并感音神经性聋的表现。

3）声导抗检查：声导抗对于诊断分泌性中耳炎有重要的诊断意义。平坦型（B 型）是分泌性中耳炎的典型曲线，负压型（C 型）提示鼓室负压，咽鼓管功能不良，其中部分患者可能有中耳积液。

4）影像学检查：对于分泌性中耳炎，影像学检查不是必须的。对于儿童患者，假如无法耐受鼻内镜检查，可以考虑行咽部侧位片以了解鼻咽部腺样体增生情况。在分泌性中耳炎的 CT 检查阅片时，可看到中耳腔内有水平线或中等密度影。

2. 治疗

治疗原则是清除中耳积液，改善中耳通气引流，积极治疗病因及预防感染，临床上用于治疗变应性鼻炎并发分泌性中耳炎的药物有抗组胺药、抗生素、减充血剂和类固醇激素等。

（1）全身药物治疗：给予抗过敏药物，减轻炎症反应，如抗组胺药氯苯那敏 4 mg，每日 2~3 次；氯雷他定 10 mg，每日 1 次；西替利嗪 10 mg，每日 1 次等。必要时可用肾上腺皮质激素，如泼尼松 10 mg，每日 3 次。可应用抗生素类药物控制感染，如选用红霉素,每日1~2 g;罗红霉素0.15 g,每日2次;阿莫西林0.5 g,每6~8 h服用1次,每日剂量不超过4 g;或头孢类等。也可应用黏液稀化剂如安普索30 mg,每日3次;标准桃金娘油300 mg,每日2~3次。

（2）解除咽鼓管功能障碍及鼓室负压:可应用血管收缩剂滴鼻,如1%麻黄碱生理盐水、苯麻滴鼻液等,但含麻黄碱类的滴鼻液建议连续使用不超过1周,以免造成鼻黏膜不可逆的损害。

（3）咽鼓管吹张:对于耳部胀闷堵塞感明显者可行咽鼓管吹张法,一般采用捏鼻鼓气法或导管法。捏鼻鼓气法即捏鼻、闭口、鼓气,使气进入耳窍内,此时鼓膜可有向外膨胀的感觉,如此反复数次,每日行2~3次。其次可用咽鼓管金属导管吹张法。注意若有以下情况者不宜行咽鼓管吹张:①有急性上呼吸道感染者;②上呼吸道分泌物多或痂皮未清除者;③鼻出血;④鼻腔或鼻咽部有肿瘤、溃疡者。

（4）鼓膜按摩:对鼓膜内陷者,可嘱患者自行鼓膜按摩,引起鼓膜的运动,以减少鼓膜粘连。方法是用手指尖按压耳屏,或用手指尖插入耳道口,一按一放,反复多次,使外耳与中耳保持气压平衡,减轻鼓膜内陷。每次按摩10~20下,每日2~3次。

（5）物理治疗:可行红外线、超短波、氦氖激光照射等。

（6）清除鼓室积液:常用鼓膜穿刺抽液,必要时可重复穿刺,亦可抽液后注入类固醇激素药物,使积液稀化易于排出;积液较稠者,可行鼓膜切开术,然后用负压将鼓室内液体全部吸尽。反复穿刺不愈,病情迁延,胶耳者,可行中耳置管术。

（7）鼓室探查术或乳突手术:上述各种治疗无效或病变演变为胆固醇肉芽肿性中耳乳突炎、粘连性中耳炎,应行鼓室探查术或单纯乳突开放术,并根据术中所见,再进行适当的手术。

（8）病因治疗:积极治疗变应性鼻炎,如腺样体切除术、鼻中隔矫正术、下鼻甲手术等。

三、分泌性中耳炎的相关中医理论

分泌性中耳炎在中医学可参考"耳胀""耳闭"进行辨证论治。查阅历代文献并无分泌性中耳炎的病名。因发病急,常有突然听力障碍等症状,故在有关风聋、卒聋、耳聋的病例资料中,可以找到一些有关耳胀的论述。在一些医籍中,亦有关于耳胀症状的描述。如隋代《诸病源候论·耳聋候》中有"手少阳之脉动,而气厥逆而耳聋者,其候耳内浑浑焞焞也,手太阳厥而聋者,其候聋而耳内气满"的描述。在《诸病源候论·耳风聋候》中又谓:"足少阴,肾之经,宗脉之所聚,其气通于耳,其经脉虚,风邪乘之风入于耳之脉,使经气痞塞不宣,故为风聋。"提出了气逆,风邪入耳可导致耳内气满,使经气痞塞而引起耳聋。宋代《太平圣惠方》有关于"上焦风热,耳忽聋鸣,宜服茯神散方",以及对风邪入耳致耳卒聋病机的描述。《圣济总录》亦有类似的论述。《丹溪心法》中除了继承前人的理论以外,还总结了风聋"必有风痛之证"。明代《保婴撮要》记载:"耳……或胀痛,或脓痒,邪气客也。"《疮疡经验全书》载有耳胀痛的外治。清代《续名医类案》载有耳内不时胀痛的医案。《外证医案汇编》亦载有耳胀的医案。及至近代《大众万病顾问》始立耳胀病名云:"何谓耳胀,耳中作胀之病,是谓耳胀。"并列举了病源、症状及治法。

《黄帝内经》最早论及"耳闭"。如《素问·生气通天论》云："阳气者,烦劳则张,精绝,辟积于夏,使人煎厥,目盲不可以视,耳闭不可以听。"在其他篇章里也有不少关于气厥耳聋、暴聋的论述与耳闭相似。在《灵枢·刺节真邪》中有耳咽管吹张法的最原始记载。耳闭作为病名,见于明代《医林绳墨》:"耳闭者,乃属少阳三焦经气之闭也。"又曰:"或有年老气血衰弱,不能全听,谓之耳闭。"在《景岳全书》中,详述了几种耳闭的病因病机及治疗,并记载了鼓膜按摩法,一直沿用至今。到清代,对耳闭病因、症状的论述较为明确,如《杂病源流犀烛》曰:"有气闭而耳聋者……亦有不致无闻,但闻之不真者,名为重听。其症之来,或由风气壅耳。"其指出了耳闭在程度上的差别。《临证指南医案》中亦载有"耳胀欲闭"的医案。

四、分泌性中耳炎的中医治疗

1. 中医病因病机

《素问·阴阳应象大论》中曰:"浊气在上,则生䐜胀。"这句话道出了本病的总病机。耳为清窍,为阳窍,以通为用,只有保持清空才能有利于清阳上达耳窍。若浊气上逆,阻塞耳窍,则发生耳胀。"浊气"包括风邪、湿浊、瘀血等。

(1)风邪外袭:生活起居不慎,冷暖失调,外感风邪,耳窍经气痞塞,则易发本病。风邪外袭可分为风寒、风热两类。风寒者,肺失肃降,津液输布失司,痰湿聚积于耳窍,发为本病;风热外袭或风寒化热者,热邪循经上犯耳窍,以致耳窍经气痞塞不宣,发为本病。

(2)肝胆湿热:耳窍位于头部两侧,为足少阳胆经循行之处。肝胆互为表里,主疏泄,主一身之气机,肝气主升,胆气主降,肝胆升降正常,气机才能畅达,耳窍才能通利。若外感邪热,邪热由表传里,由太阳内传少阳;或因七情所伤,肝气郁结,气机不调,郁而化热,湿热内生,肝胆湿热循经上聚耳窍,发为本病。

(3)脾虚湿困:脾为后天之本,主运化水谷精微,耳窍的聪敏有赖于水谷之清气的上升濡养。若饮食不节,损伤脾胃,或久病伤脾,脾失健运,可导致水谷清气化生不足无以上升濡养耳窍。清阳不升,浊阴不降,湿浊之气不化,困结耳窍,发为本病。

(4)气血瘀阻:若邪毒日久滞留不去,阻于脉络而致气滞血瘀;或长期情绪抑郁,气机不畅,使耳窍经气闭塞,气血瘀阻,发为本病。

2. 分型治疗

本病主要表现为耳内胀闷堵塞感,其原因多因实邪困阻耳窍所致,病久可兼有体虚而出现虚实夹杂之证。实邪可为外邪(风邪)、痰湿、瘀血,应细加辨别。风邪痞塞耳窍者,近期多有感受风邪史;痰湿困阻耳窍者,耳内多见积液,舌苔多见厚腻;瘀血滞留耳窍者,多见于日久患病,鼓膜严重内陷甚至粘连。虚证者,以脾虚多见。脾虚多见于儿童患者,儿童脾常不足,脾虚不能运化水湿,湿浊困滞耳窍而为本病。分泌性中耳炎的治疗,实证者以祛风通络、化痰散瘀、利湿通窍为主,虚证者以行气化痰,兼健脾固肾为宜。

(1)风邪外袭,痞塞耳窍

主症:耳内胀闷堵塞感不适,或有微痛,耳鸣可呈吹风声,听力下降,自听增强,患者按压耳屏,耳部不适可见减轻。可伴有鼻塞、流涕、恶寒发热、头项强痛、咳嗽等症。舌质淡红,苔白,脉浮。检查可见鼓膜微红、内陷或有液平面,鼓膜穿刺可抽出清稀积液,鼻黏膜红肿。

证候分析:风邪外袭,肺经受邪,耳内经气痞塞不宣,故耳内胀闷微痛;风邪扰于清窍,故耳鸣如吹风声,听力突然下降;因按压耳屏,能帮助疏通经气,可减轻耳内胀闷不适感;风邪袭肺,肺失清肃,肺开窍于鼻,风邪结聚肺窍,故出现鼻黏膜肿胀、鼻塞不通、流涕、咳嗽等症。风热偏重者,则有发热重、恶寒轻、鼻塞流涕、咽痛、舌质淡红、脉浮数等症;风寒偏重者,可见恶寒重、发热轻、头项强痛、肢体酸痛、鼻塞、流清涕、舌淡、脉浮紧等症。

治法:疏风散邪,宣肺通窍。

方药:风热者用银翘散或桑菊饮加减;风寒者用荆防败毒散或三拗汤加减。

风热者基本方:金银花、连翘、防风、蝉蜕、地龙、荆芥(后下)、前胡、芦根、桔梗、甘草、石菖蒲。每日1剂,水煎温服。加减:咳嗽、痰黄者,加桑白皮、浙贝母、鱼腥草;鼻塞、涕稠者,加辛夷、白芷;头痛甚者,加桑叶、菊花;咳嗽咽痛者,加前胡、杏仁、板蓝根之类;耳胀堵塞甚者,加石菖蒲;中耳积液多者,加车前子、木通。

风寒者基本方:荆芥(后下)、防风、羌活、独活、柴胡、川芎、枳壳、茯苓、桔梗、甘草。每日1剂,水煎温服。加减:中耳有积水者,加车前子、泽泻;鼻塞、流涕者,加辛夷、白芷、苍耳子。

中成药:可选用防风通圣丸、上清丸、川芎茶调散(或丸、颗粒、口服液)、小柴胡颗粒(片)等。

(2)肝胆湿热,上蒸耳窍

主症:耳内胀闷堵塞感,耳内疼痛明显,耳鸣如机器声,自听增强,重听。患者烦躁易怒,口苦口干,胸胁苦闷,舌红苔黄腻,脉弦数。检查见鼓膜内陷,充血,或见液平面,或呈橘色改变,鼓膜穿刺可抽出黄色较黏稠的积液。

证候分析:肝为将军之官,其性刚烈。肝胆湿热循经上蒸耳窍,故耳内胀闷堵塞疼痛、如机器声样耳鸣、听力下降;火热灼耳则鼓膜充血;肝胆火热挟湿上聚耳窍,故见积液;烦躁易怒、口苦口干、胸闷、舌红苔黄腻、脉弦均为肝胆湿热之证。

治法:清泻肝胆,利湿通窍。

方药:龙胆泻肝汤加减。

基本方:柴胡、龙胆草、黄芩、栀子、泽泻、车前子、生地黄、木通、甘草。每日1剂,水煎温服。加减:耳闭塞甚者,加苍耳子、石菖蒲以通窍;大便秘结者,加大黄后下以通腑泄热。

中成药:可选用龙胆泻肝丸(或颗粒、口服液)、当归龙荟丸等。

(3)脾虚失运,湿浊困耳

主症:小儿较多见。表现为耳内胀闷堵塞感,日久不愈,听力渐降,耳鸣声嘈杂。可伴有胸闷纳呆,腹胀便溏,肢倦乏力,面色不华,舌质淡红,或舌体胖,边有齿印,脉细滑或细缓。检查见鼓膜内陷、混浊、增厚,鼓膜穿刺可抽出积液。

证候分析:脾气虚弱,运化失职,湿浊滞留耳窍,故中耳积液,耳窍闭塞不通,耳鸣;湿浊中阻,气机升降失常,则胸闷;纳呆、腹胀便溏、肢倦乏力、面色不华、舌质淡红或舌体胖、舌边齿印、脉细滑或细缓均为脾虚之证。

治法:健脾利湿,化浊通窍。

方药:参苓白术散加减。

基本方:党参、白术、法半夏、陈皮、茯苓、薏苡仁、香附、川芎、柴胡、石菖蒲、辛夷、甘草。每日1剂,水煎服。加减:鼻塞、涕多者,加苍耳子、白芷;咳嗽、痰多者,加白芥子、莱菔子;头昏头重者,加羌活、藁本;兼脾肺气虚者,加黄芪;积液清稀而量多者,加泽泻、桂枝;肝气不舒,心烦胸闷者,可选加柴胡、白芍、香附。

中成药:可选用香砂养胃丸(或颗粒)、补中益气丸等。

(4)邪毒滞留,气血瘀阻

主症:耳内胀闷阻塞感,日久不愈,甚则如物阻隔,听力明显下降,可逐渐加重,耳鸣如蝉声,或呈嘈杂声,舌质暗淡,或有瘀点,脉细涩。检查见鼓膜内陷明显,甚至粘连,或鼓膜增厚,有灰白色钙化斑。听力检查可呈传导性聋或混合性聋,鼓室图可呈平坦型。

证候分析:由于病久入络,邪毒滞留,阻滞脉络,瘀阻气血,故耳内胀闷堵塞感明显,日久不愈,甚至如物阻隔,听力下降,并可逐渐加重;气血瘀阻耳窍,故鼓膜失去正常光泽,增厚,或粘连凹陷,有灰白色钙化斑;舌质暗淡,或有瘀点,脉细涩均为气血瘀阻之证。

治法:行气活血,通窍开闭。

方药:通窍活血汤加减。

基本方:柴胡、川芎、香附、牡丹皮、郁金、地龙、石菖蒲、桃仁、红花、茯苓、甘草。每日1剂,水煎服。加减:兼肺脾气虚,加党参、北黄芪益肺健脾;兼肾阳虚,加杜仲、菟丝子、巴戟天补肾壮阳;肺脾肾虚明显者,减红花、桃仁;兼肾阴虚,加服六味地黄丸滋阴补肾。若瘀滞兼脾虚明显,表现为少气懒言,耳鸣日夜不断,舌质淡,脉细缓,可用益气聪明汤或补中益气汤配合通气散以健脾益气、活血行气开闭。若兼肝肾阴虚,表现为耳鸣如蝉,入夜为甚,口干,听力下降明显,可用耳聋左慈丸合通气散;若偏肾阳虚,可用肾气丸;若鼓膜白斑,耳鸣耳聋明显,可加龙骨、牡蛎、远志、石菖蒲以化痰开窍,定志安神。

中成药:可选用三七通舒胶囊、复方丹参滴丸等。

3. 中医临证用药体会

(1)本病的主要病机是邪闭阻耳窍,导致耳内胀闷堵塞感,因此在辨证选方用药的同时,加用通窍法,在各型遣方用药时可适当选加石菖蒲、细辛、白芷等芳香通窍药,或配合通气散(香附、川芎、柴胡)使用。

(2)变应性鼻炎、变应性鼻炎并发分泌性中耳炎在西医可能是两个不同的病,但中医辨证论治认为是相通的,两者最后的病机都是"清窍经气痞塞,不得向外宣通"。变应性鼻炎辨证以虚证、寒证多见,所以变应性鼻炎并发分泌性中耳炎也是以虚证、寒证居多,治疗上应该以补益、温阳为主,兼以除湿化浊,通调水道。

(3)本病中耳积液长期不消的情况甚为常见,多因脾失健运、水湿不化、湿浊停聚耳窍所致,小儿患者这一证型尤其多见,治疗应从两个方面入手:一为健脾,二为化湿。健脾者,如党参(小儿可用太子参)、白术、山药、白扁豆、炙甘草等。化湿者,主要有两类药:一为淡渗利湿,如茯苓、薏苡仁、车前子、泽泻等;二为芳香化湿,藿香、佩兰、砂仁、白豆蔻、草豆蔻、石菖蒲等。如鼓膜穿刺抽出的积液较黏稠且色黄者,多为湿浊化热,可选加清热利湿药,如滑石、猪苓、土茯苓、木通等;如积液胶黏者,多为痰浊结聚,可选加法半夏、陈皮、浙贝母、胆南星、天竺黄等,以化痰浊散结聚而通窍。

(4)急性分泌性中耳炎者治以祛风散邪宣肺。急性分泌性中耳炎患者多有变应性鼻炎,复感风邪上泛耳窍而患病。临床上以风寒者多见,治疗应以祛风散邪宣肺为主,兼以补益肺气。可以小青龙汤为主方加减,中药选用麻黄、桂枝、防风、荆芥、白芷、羌活、川芎等辛温宣肺之品。辨证有风热者,可选用疏风清热宣肺之桑叶、菊花、连翘、金银花、蝉蜕、薄荷、桔梗等。并对于变应性鼻炎引发的急性分泌性中耳炎应及早用滴(或喷)鼻剂滴(或喷)鼻,保持咽鼓管通畅是预防分泌性中耳炎的一个要点。

(5)慢性分泌性中耳炎者应注重行气通窍,兼顾扶正。慢性分泌性中耳炎的治疗,在辨证论治的基础上,一是要注意通耳窍,适当应用石菖蒲、辛夷、苍耳子、路路通等通窍类药;二是要行气,气行则水行,积液困聚不消,或反复再生与耳窍气机不畅密切相关。故宜加强行气作用,酌加香附、枳实、陈皮、郁金、川芎等。

对于一些病情特别顽固者,可采用中西医结合、综合治疗的方法进行治疗,互相取长补短,以争取早日治愈。

在治疗的后期,应注意调补肺、脾、肾,因为病至后期,往往兼有肺、脾、肾之不足,一味攻伐,易损伤正气,则病更难愈。

4. 针灸疗法

本病的针灸疗法,包括体针、耳针、穴位注射、穴位磁疗、穴位激光照射等。临床可根据具体情况灵活选用。

(1)体针:取穴原则是局部取穴与远端取穴相结合。局部的穴位如听宫、听会、耳门、翳风等,主要为疏通耳部经气,远端取穴合谷、外关,若风热上壅,加大椎、曲池以疏风清热启窍;肝胆湿热,加行间、侠溪疏泄肝胆;脾虚者,宜取有健脾益气作用的穴位,如足三里、中脘、脾俞等,用针刺补法,或艾灸法;若见肝肾阴虚者,宜选用三阴交、关元、肝俞等,用针刺补法;痰瘀交阻,积液黏稠者,加三阴交、丰隆豁痰祛瘀;头痛甚者,加太阳、上星,通络止痛。

(2)体针:以局部取穴与远端取穴相结合。耳周取听宫、听会、耳门、翳风,远端可取合谷、内关。每次选 2~3 穴,中强度刺激,留针 10~20 min。脾虚者,加刺足三里、脾俞等穴。肾虚者,加刺三阴交、关元、肾俞,用补法。

(3)耳针:取神门、肺、肝、胆、肾、肾上腺、内分泌、枕等耳穴,每次选 3~5 穴,用王不留行籽或磁珠压贴,并经常用手轻按压,以维持刺激。

(4)穴位注射:取耳周穴耳门、听宫、听会、翳风等行穴位注射,药物可选用丹参注射液、当归注射液,或维生素 B_1、维生素 B_{12} 注射液,每次 2~4 穴,每穴注入 0.5 mL。

(5)穴位磁疗:可在翳风、听宫等穴贴上磁片或加用电流,以疏通经络气血,每日 1 次,每次 15~20 min。

(6)激光照射:取耳孔,配穴翳风、听会、耳门,每次选耳孔及 1 个配穴,每穴用氦氖激光或半导体激光照射 5~10 min,每日 1 次。

五、分泌性中耳炎治疗的临床思路

(1)分泌性中耳炎的治疗,早期正确治疗是关键。若不及时或不能彻底治疗,则易迁延不愈而转为慢性分泌性中耳炎,成为难治之病。

（2）本病以中医辨证治疗为主,内服中药并适当配合外治法（如鼓膜穿刺抽液）可取得较好的疗效。若能再配合针灸疗法,有望提高疗效或缩短病程。

（3）本病所致的中耳积液若经中医系统治疗 3 个月以上不愈者,可考虑行鼓膜置管术。

（4）分泌性中耳炎晚期出现鼓膜与鼓室内壁粘连者,治疗甚为棘手,目前仍有待于探索有效的治疗方法。

六、分泌性中耳炎的预防与调护

1. 预防

（1）关键是加强身体锻炼,增强体质,积极防治伤风感冒及鼻部疾病。

（2）患急性上呼吸道感染、慢性鼻炎、鼻窦炎等鼻窍之病时,要注意保持鼻腔及耳咽鼓管通畅。掌握正确的擤鼻涕方法以避免鼻涕进入咽鼓管引发分泌性中耳炎。

（3）如患急性分泌性中耳炎应及早彻底治疗,以免发展为慢性分泌性中耳炎。

2. 调护

饮食宜清淡,忌肥甘厚味、生冷、辛辣,以杜绝生"痰"之源。

（1）冬瓜薏苡仁汤:冬瓜 200~400 g,薏苡仁 30~50 g,煎汤代茶,每日或隔日 1 次,可加盐调味后食用。适用于分泌性中耳炎偏于湿热者。

（2）白果薏苡仁汤:白果 9~10 粒,薏苡仁 50 g,加水适量煮透后,放入少许冰糖或白砂糖调味进服。本方能健脾化痰利湿,适用于分泌性中耳炎偏于脾虚湿困者。

（3）川芎糖茶:川芎 6 g,绿茶 6 g,红糖适量,清水一碗半煎至一碗,去滓饮用,适于耳胀闷闭壅塞不适,伴头痛头胀者。

（4）眉豆煲饭:眉豆 50~100 g,大米 100~150 g,加水煮饭,用油、盐调味食用,能益气、健脾、消肿,儿童分泌性中耳炎脾胃虚弱、痰湿困结者适宜。

参 考 文 献

曹成,许昱,2019.腺样体肥大与变应性鼻炎的相关关系[J].临床耳鼻咽喉头颈外科杂志,33(4):381-384.

陈丽娟,2018.奥洛他定滴眼液联合双氯芬酸钠滴眼液治疗过敏性结膜炎的临床疗效[J].临床合理用药杂志,11(27):85-86.

戴克敏,1990.姜春华治疗哮喘的经验[J].安徽中医学院学报,9(3):17.

丁桂玲,何玉弟,林月嫦,2019.贴灸法联合盐酸氮卓斯汀眼液治疗过敏性结膜炎的疗效观察[J].中医临床研究,11(10):130-132.

丁哲,谢立群,2016.驱风一字散内服外敷治疗过敏性结膜炎的临床观察[J].中医药导报,22(18):95-97.

董彦春,谯凤英,2017.自拟消腺方治疗小儿腺样体肥大 45 例疗效观察[J].湖南中医杂志,33(5):73-75.

豆子莹,陈文霞,2017.从肺、脾、肝分期论治小儿腺样体肥大[J].中医研究,30(5):61-63.

方均平,2015.鼻内镜下两种入路电动吸切器对Ⅲ~Ⅳ度腺样体肥大患儿手术切除的比较[J].中国中西医结合耳鼻咽喉科杂志,23(4):274-277.

方旺,钟晖,陈凌燕,等,2012.FK506在实验性过敏性结膜炎局部免疫调控的作用[J].临床眼科杂志,20(1):72-75.

耿培宏,2017.孟鲁司特钠、氯雷他定联合糠酸莫米松用药方案对小儿过敏性鼻炎并腺样体肥大的临床评价[J].当代医学,23(32):121-122.

耿亚琪,李洪秋,韩雪松,等,2017.推拿配合刮痧治疗儿童腺样体肥大30例临床观察[J].临床检验杂志(电子版),6(2):378.

顾之燕,李源,赵长青,2012.耳鼻咽喉头颈部变态反应病学[M].北京:人民卫生出版社.

韩德民,2014.过敏性鼻炎[M].北京:人民卫生出版社.

洪晶,2018.重视过敏性角结膜炎治疗药物的选择[J].中华实验眼科杂志,36(9):657-659.

胡海慈,张合瑜,陈玄,等,2019.过敏性结膜炎合并过敏性鼻炎的中西医结合治疗体会[J].包头医学院学报,35(3):100-101.

惠莲,阎艾慧,于刚,2006.纤维鼻咽镜检查在评价儿童腺样体肥大中的价值[J].临床耳鼻咽喉科杂志,20(4):166-168.

姜峰,2008.过敏性鼻炎与中医体质的关系[J].中华中医药杂志,23(2):140-142.

矫金玲,陈华,蒋华,2017.俞景茂治疗小儿腺样体肥大经验介绍[J].新中医,49(11):179-180.

李菲菲,缪晚虹,2019.中西医对过敏性结膜炎的认识及治疗概况[J].现代中西医结合杂志,28(21):2379-2383.

李华,秦立国,2018.奥洛他定联合双氯芬酸钠治疗过敏性结膜炎的疗效观察[J].中国实用医药,13(29):101-103.

李龙义,刘虹,2017.刘虹主任医师辨治小儿腺样体肥大经验[J].浙江中医药大学学报,41(8):696-698.

李雯霖,何爱群,卓晓,等,2016.氮卓斯汀滴眼液和富马酸依美斯汀滴眼液治疗过敏性结膜炎疗效比较[J].中国现代医生,54(14):100-102.

李许娜,2015.益气散结法治疗小儿腺样体肥大35例疗效观察[J].湖南中医杂志,31(6):56-57.

李莹,张潇,吕岚,等,2008.过敏性结膜炎的流行病学及奥洛他定滴眼液开放性多中心治疗的初步效果[J].眼科,17(3):166-170.

刘静宜,王仁忠,2018.王仁忠教授治疗儿童鼾症经验[J].世界最新医学信息文摘(连续型电子期刊),18(86):113-115.

刘炜,陈仁杰,2017.糠酸莫米松鼻喷剂联合孟鲁司特钠治疗儿童腺样体肥大的疗效观察[J].临床耳鼻咽喉头颈外科杂志,31(5):366-368.

刘媛媛,刘元献,熊雅岚,等,2018.补肺健脾散结法治疗肺脾气虚型儿童腺样体肥大的临床研究[J].中国中西医结合耳鼻咽喉科杂志,26(4):268-271.

刘志建,张新利,2018.300例低温等离子辅助鼻内窥镜儿童腺样体及扁桃体切除术体会[J].中国中西医结合儿科学,10(1):62-64.

刘祖国,肖启国,2004.过敏性结膜炎的诊治[J].中华眼科杂志,40(7):500-502.

栾兆倩,高健生,宋剑涛,等,2009.高健生研究员运用花椒治疗过敏性结膜炎经验总结[C]//国家中医药管理局.海峡两岸中医药发展大会论文集.北京:海峡两岸中医药发展大会:343-344.

罗永旗,王力,李怡浩,2019.非皮质类固醇治疗基础上联合应用氟米龙眼液治疗季节性过敏性结膜炎的临床研究[J].贵州医药,43(5):767-769.

骆亦婷,骆婷婷,2019.义乌地区儿童过敏性结膜炎过敏原分析[J].中国微生态学杂志,31(5):581-584.

马冬梅,阿布来提,徐佩茹,等,2013.血清半胱氨酸白三烯对儿童阻塞性睡眠呼吸暂停低通气综合征的诊断价值[J].中华实用儿科临床杂志,28(10):764-767.

马群,严道南,2017.严道南教授治小儿鼾症经验分析[J].河北中医药学报,32(5):48-50.

皮蕾,刘海英,刘云锋,等,2011.广州地区1136例过敏患儿常见过敏原分布及尘螨交叉反应分析[J].临床儿科杂志,29(1):51-54.

乔彤,胡义珍,张鹏举,等,2008.儿童过敏性结膜炎与变应性疾病的相关性[J].眼视光学杂志,10(6):468-470.

阮岩,2007.中西医结合耳鼻咽喉科学[M].广州:广东高等教育出版社.

桑玲玲,高卫萍,2018.过敏性结膜炎的中医古籍文献研究[J].中国中医眼科杂志,28(4):232-235.

沈媛,张小林,蒋瑶祁,等,2018.玉屏风散加味联合色甘酸钠滴眼液治疗儿童过敏性结膜炎疗效观察[J].广州中医药大学学报,35(4):623-627.

师廷明,张欧,2009.儿童腺样体肥大诊断及非手术治疗[J].现代诊断与治疗,20(3):159-162.

史锁芳,1998.曹世宏治支气管哮喘经验[J].江西中医药,29(6):8-9.

宿敏,张专才,2006.浅述目痒的辨证治疗[J].内蒙古中医药,25(5):29.

孙朋,叶超,喻强强,等,2019.国医大师洪广祥全程温法治哮喘经验探析[J].中华中医药杂志,34(10):4610-4613.

田歌,吴大力,黎海平,等,2019.中药联合色甘酸钠眼液治疗过敏性结膜炎的临床分析[J].中国医药指南,17(21):157-158.

田勇泉,韩东一,迟放鲁,等,2013.耳鼻咽喉头颈外科学[M].北京:人民卫生出版社.

佟彤,李浩,2016.健脾缩腺汤治疗肺脾气虚型腺样体肥大患儿的临床疗效观察[J].黑龙江中医药,45(6):8-9.

王科蕾,2012.中药雾化治疗过敏性结膜炎的临床研究[D].南京:南京中医药大学.

王亮,2015.针刺董氏上白穴结合放血治疗过敏性结膜炎20例[J].江苏中医药,47(11):53.

王赛娜,盛锋,徐枫,等,2017.推拿联合药物治疗儿童腺样体肥大30例临床观察[J].江苏中医药,49(10):56-58.

王士贞,2009.中医耳鼻咽喉科临床研究[M].北京:人民卫生出版社.

王元,孔宪明,曹兰芳,等,2008.上海地区过敏性疾病患者过敏原研究[J].上海医学,31(4):241-244.

吴开力,李坤珂,2018.重视过敏性结膜炎的诊断与治疗[J].中华实验眼科杂志,36(9):661-665.

徐靖雯,2014.针灸疗法治疗过敏性结膜炎的Meta分析[D].广州:广州中医药大学.

薛建荣,马敬,蒋星,等,2017.苏南地区儿童变应性鼻结膜炎临床研究[J].山东大学耳鼻喉眼学报,31(3):41-46.

阳星妹,任现志,2019.基于文本挖掘的腺样体肥大中医证型及方药文献研究[J].世界最新医学信息文摘(连续型电子期刊),19(28):231-233.

杨森,唐建明,忽俊,等,2019.疏风明目方超声雾化对过敏性结膜炎患者泪膜稳定性及泪液相关指标的影响[J].国际眼科杂志,19(6):1068-1071.

姚韵娟,任现志,2018.基于文献数据统计的儿童腺样体肥大中医辨证及用药规律分析[J].江苏中医药,50(6):64-66.

于琦,孔春妍,王明月,等,2019.近5年来中医诊治儿童腺样体肥大的研究进展[J].世界最新医学信息文摘(连续型电子期刊),19(20):93-94.

余继锋,李莉,崔燕辉,等,2016.学龄前儿童过敏性结膜炎临床症状分析[J].解放军医学院学报,37(3),212-214.

张进,王盼,张巧云,等,2019.奥洛他定联合自体血清治疗蒿属花粉过敏性结膜炎[J].国际眼科杂志,19(8):1427-1430.

张义军,2019.麻黄附子细辛汤合桂枝汤联合抗过敏治疗肺虚感寒型过敏性鼻结膜炎临床观察[J].中国中医药现代远程教育,17(11):79-81.

张迎俊,袁菲,刘颖慧,等,2017.腺样体肥大儿童的变应原检测及病因探讨[J].临床耳鼻咽喉头颈外科杂志,31(7):549-551.

张玉平,韦东,吴淑清,等,2009.脱敏止痒洗眼方治疗过敏性结膜炎临床观察[J].中国中西医结合杂志,29(9):851-852.

赵梦帆,李兵,2019.氨基葡萄糖对小鼠实验性过敏性结膜炎的治疗作用[J].眼科新进展,39(3):218-222.

赵瑞国,2017.艾灸治疗儿童腺样体肥大32例[J].光明中医,32(15):2229-2231.

赵文明,白罡,2012.针刺曲池透臂臑治疗儿童腺样体肥大的体会[J].北京中医药,31(7):505-506.

周妍杉,李渠北,2017.儿童腺样体肥大与哮喘的关系[J].儿科药学杂志,23(3):64-65.

周仲瑛,2000.哮喘杂谈[J].江苏中医,21(8):1.

朱美华,王志坚,温红艳,等,2011.白三烯受体拮抗剂治疗儿童腺样体肥大临床研究[J].中国实用儿科杂志,26(11):840-842.

朱镇华,江永忠,2011.参苓灌洗液治疗儿童腺样体肥大的临床观察[J].湖南中医药大学学报,31(7):52-53.

Bartra J, Mullol J, Montoro J, et al., 2011. Effect of bilastine upon the ocular symptoms of allergic rhinoconjunctivitis[J]. J Investig Allergol Clin Immunol, 21(Suppl 3):24-33.

Bousquet J, Cauwenberge P V, Khaltaev N, et al., 2001. Allergic rhinitis and its impact on asthma[J]. J Allergy Clin Immunol, 108(5 Suppl): S147-S334.

Calonge M, 1999. Classification of ocular atopic/allergic disorders and conditions: an unsolved problem[J]. Acta Ophthalmol Scand Suppl(228):10-13.

第十三章　变应性鼻炎动物实验

变应性鼻炎是由变应原触发的鼻部黏膜的免疫炎症反应性疾病。虽然临床研究中对变应性鼻炎的发病机制已有一定的了解,但其确切机制仍待继续研究,因此,构建变应性鼻炎动物模型进行深入的研究非常必要。通过动物实验,可以克服临床人体试验的局限性,能更深入探究其可能的发病机制,并针对具体作用机制研发其对应的靶向药物,从而减轻临床变应性鼻炎患者的鼻痒、喷嚏、流清涕和鼻塞等症状,并缓解其精神困扰。目前,变应性鼻炎受到全球临床医师及研究学者关注,关于变应性鼻炎的动物实验研究层出不穷,但其动物模型的构建尚未得以统一和标准化,施予变应原的剂量、时间,佐剂的剂型,以及造模时间等不尽相同。本章对变应性鼻炎动物模型构建中的变应原和动物选择,致敏和激发方法,以及其模型构建的评价标准进行汇总,为变应性鼻炎动物实验研究领域,提供一定的参考。

第一节　变应性鼻炎动物模型构建

动物模型是指在生物医学科学研究中所建立的具有疾病模拟性表现的动物实验对象和材料。人类疾病的发生与发展处于不断的变化中,新药的研发日益更新;从临床问题到提出科学假说及后续实验验证,再回归临床观察。此研究过程中,不可能完全通过人体实验进行,故通过动物构建各种疾病模型,研究其可能的发病机制及研发新药的药效机制,推广及人,进行临床试验观察,探索人类生理病理奥秘,治疗疾病,延缓衰老。

一、变应性鼻炎疾病动物模型构建

常用的动物模型按照其产生的原因,可分为以下五类,即自发性动物模型、诱发性动物模型、遗传工程动物模型、生物医学动物模型和阴性动物模型,其应用于不同实验研究中。诱发性动物模型是指通过一些物理、化学或生物致病因素作用于动物,造成动物的组织或器官,甚至全身的一些损害,进而出现类似于人类疾病表现或器官、功能变化的疾病样病变。变应性鼻炎动物模型采用的即诱发性动物模型。

（1）实验动物的选择:在进行动物实验以研究变应性鼻炎的发病机制及药效学研究时,必须选择一种适合构建过敏模型的动物。目前实验研究多选用无特定病原微生物动物级别的动物进行实验,因为变应性鼻炎为变应原激发引起的变态反应性疾病,故此等级动物可排除其他病原微生物、寄生虫的参与,防止外因对实验所致的不利影响,更有助于实验的顺利进行,排除不必要的干扰因素。目前常用的有啮齿类动物及新西兰兔等,啮齿类动物有豚鼠、大鼠、小鼠等。

豚鼠有四个品系变种,英国种、安哥拉种、秘鲁种、阿比西尼亚种。其中,英国种有4个品种,Dunkin Hartley、Hartley、Pirbright Hartley、Shorthair。目前,常用的是英国种短毛豚鼠。豚鼠嗅觉、听觉较发达,呼吸系统中的气管和支气管均不发达,只有喉部有气管腺体,支气管以下皆无,肺脏分为 7 叶,左肺 3 叶,右肺 4 叶。但豚鼠的淋巴系统比较发达,其对侵入机体的病原微生物极为敏感,肺脏中的淋巴组织很丰富,因其呼吸系统抗病能力差,故易诱发细菌性肺炎等。由于豚鼠对各种刺激均有较高的反应性,且血清中可产生多种免疫因子。例如,给豚鼠注入马血清,很容易复制出过敏性休克动物模型。豚鼠血清中的补体效价很高,在大部分成熟的 T 细胞膜上存在主要组织相容性复合物(major histocompatibility complexes, MHC) Ⅱ 类抗原;并且已确定其体内的免疫球蛋白有IgG(IgG1、IgG2)、IgA、IgE,其迟发型超敏反应与人相似。因此,其是过敏性反应和变态反应的首选动物,选取 2~3 个月月龄或体重为 350~400 g 的豚鼠用作迟发型变态反应模型最合适。但豚鼠性情温顺,胆小易惊,且自身体温调节功能较差,如气温骤变、环境污浊、受到惊吓等就会导致其厌食、体重减轻,严重者甚至会引起死亡。

大鼠分为封闭群大鼠、近交系大鼠、突变系大鼠、杂交一代大鼠。其中常用的有封闭群中的 Wistar 大鼠、SD 大鼠及突变系的裸大鼠。大鼠嗅觉灵敏,对空气中的灰尘、氨、硫化氢极为敏感,较容易诱发呼吸道疾病。其行为表现多样化,适应新环境快,情绪反应灵敏,可人为唤起和控制其动、视、触、嗅等感官,且神经系统反应方面与人类有一定的相似性,如迷宫训练、奖励和惩罚效应等,这在中医证型动物模型的构建中极为重要。而且,大鼠中也存在 MHC,被称为逆转录酶抑制剂,参与免疫反应;其可产生反应抗体 IgE,如感染蠕虫后常能诱发产生大量的 IgE 抗体,存在于血液循环之中。

小鼠是目前实验研究中品种最多、用量最大、用途最广及研究最彻底的实验动物,其包括封闭群小鼠、近交系小鼠、突变系小鼠和杂交一代小鼠。小鼠淋巴系统非常发达,但无腭、咽扁桃体,外界刺激可促进淋巴系统增生,引起淋巴系统疾病。其中近交系小鼠中的 BALB/c、C57BL/6J 和 AKR 等小鼠在单克隆抗体的制备和研究中常用,突变系小鼠中的裸小鼠,T 细胞、B 细胞联合免疫缺陷小鼠,以及 T 细胞、B 细胞、NK 细胞联合免疫缺陷小鼠在免疫机制的探索中应用甚广。裸小鼠中 T 细胞缺损、B 细胞正常、NK细胞略有升高;SCID 小鼠中巨噬细胞和 NK 细胞功能基本正常,但 T 细胞和 B 细胞极少,可作为严重联合免疫缺陷症的模型动物。此外,还有一些免疫缺陷程度更高的小鼠,如 NPG 小鼠、BRG 小鼠,其模型用于免疫机制的研究。同时,针对小鼠的抗体种类丰富,在变应性鼻炎分子免疫机制的研究中,小鼠独具优势。

兔的主要品种有新西兰兔、大耳白兔,目前动物实验研究常用的是新西兰兔。兔的听觉和嗅觉都很灵敏,且免疫反应灵敏,其中免疫学研究中常用的免疫血清及抗体,大多数是由兔血制备的。现在已有两个品系的 C6 缺损症兔模型,其外在表现健康,但缺乏杀菌作用,PCA 降低,可用于变应性鼻炎免疫机制的研究。但由于兔的价格较为昂贵,在变应性鼻炎的动物实验研究中采用较少。

啮齿类动物如大鼠、小鼠或豚鼠均可通过佐剂的使用,促使机体内产生变应原特异性抗体。其中,大鼠价格相对便宜,并且绝大多数变应原特异性抗原是由 IgE 参与的免疫反应产生的。但是,这些抗原无法进行腹膜内细化,并且需要佐剂来锐化。豚鼠通常被用作研究哮喘疾病的动物模型的一部分,其易于管理,且因吸入变应原和呼吸道刺激而致敏。但是,由于一些根深蒂固的菌株,免疫学研究受到限制。

因此,小鼠成为最常见的研究变应性鼻炎的动物模型生物,有以下原因:①其可提供完善的遗传数据;②具有广泛的商业试剂的适用性,包括单克隆和多克隆抗体,可溶受体和聚合酶链反应(PCR)相关试剂等;③存在各种先天菌株;④易于创建转基因小鼠;⑤主要产生类似于人类的 IgE 变应原;⑥价格比较便宜。

（2）变应原选取:目前研究文献中经常采用的变应原有 OVA、屋尘螨、甲苯-2,4-二异氰酸酯(2,4-toluene diisocyanate, TDI)、蒿属花粉、豚草花粉、真菌孢子、血吸虫蛋白抗原等。

TDI 是最早应用于变应性鼻炎动物模型中的变应原,其为无色透明或淡黄色液体,有刺激性气味,可刺激眼睛、呼吸系统和皮肤,诱发支气管炎、肺炎、肺水肿、哮喘和皮肤过敏等。1988 年 Tanaka 等将浓度为 10% 的 TDI 溶解于乙酸盐中,对豚鼠进行滴鼻,成功构建变应性鼻炎豚鼠模型。但由于 2017 年 10 月 27 日,世界卫生组织国际癌症研究机构公布的致癌物清单中将 TDI 列为 2B 类致癌物,对实验技术人员有一定的危害,现在实验已较少应用。

OVA 是一种具有高免疫原性的抗原性蛋白质,属于磷酸糖蛋白质,呈白色结晶状,可溶于水,但其溶于水后,易变性、状态不稳定,故实验中需现配现用。1990 年,日本学者 Takahashi 等首次采用 OVA 成功复制出 BN 大鼠变应性鼻炎模型。OVA 致敏常与佐剂氢氧化铝联合应用,可进一步增强其免疫原性,促进机体 Ⅱ 型免疫应答。因此,采用 OVA 联合氢氧化铝是目前变应性鼻炎造模的常用方法。

屋尘螨是呼吸系统疾病(如哮喘和变应性鼻炎)中最重要的吸入性变应原之一,有临床报道变应性疾病中的变应原约 70% 为尘螨。在屋尘的许多螨虫中,屋尘螨占主导地位。因此,采用尘螨作为变应原构建变应性鼻炎模型,更具有研究意义。国内外已有研究报道采用屋尘螨 1、屋尘螨 2 联合氢氧化铝通过腹腔注射和滴鼻后,构建气道变应性炎症模型。但因螨虫提取物具有异质性,并且包含多种不同分子量的蛋白质,其提取工艺要求较高、价格昂贵,目前其实验应用尚未普及。

变应性鼻炎的发病与变应原有关,但是对于细菌是否引起过敏的观点仍存在争议。临床中部分患者对冷空气或灰尘过敏,而空气和灰尘中分布着大量的细菌、真菌和病毒等病原微生物,而病原微生物主要以革兰阴性菌的内毒素为主,脂多糖是内毒素的主要成分。故有课题组通过采用浓度为 10 μg/100 μL 的脂多糖对大鼠进行滴鼻,发现单用脂多糖低剂量、短时间滴鼻未对正常大鼠造成炎症性改变,但可加重 OVA 致敏的变应性鼻炎大鼠的鼻部症状及病理变化,由此表明细菌等病原微生物可能也是变应原的一种。

（3）佐剂选取:免疫佐剂简称佐剂,是非特异性免疫增生剂,其与抗原一同或预先注射入机体能增强机体对抗原的免疫应答能力或者改变机体的免疫应答类型;其免疫生物学作用是增强免疫原性、增强抗体的滴度、改变抗体产生的类型等。佐剂可能通过以下几种方式增强免疫应答的机制:①通过修饰而改变抗原的物理性状,有助于抗原在体内缓慢释放,延长抗原在机体内的存在时间,并保持对免疫系统的持续激活作用,从而更有效地刺激免疫系统。②通过佐剂的辅助作用,使抗原易被巨噬细胞吞噬,刺激单核巨噬细胞系统,增强其对抗原的处理和呈递抗原的能力。③促进淋巴细胞的增殖和分化,从而扩大和增强机体的免疫应答效应。

变应性鼻炎模型中常用的佐剂有氢氧化铝、百日咳杆菌、完全弗氏佐剂和不完全弗氏佐剂等。其中，氢氧化铝是最常用的佐剂，其通过包裹抗原以防抗原被机体清除，诱导体液免疫应答，保持IgE抗体迅速和持久的释放，安全性高。但要注意其用量，过量可导致免疫抑制。另外，氢氧化铝的剂型有凝胶状和粉末状，研究发现选取粉末状更容易造模成功；而凝胶状易导致小鼠腹腔形成肉芽肿和腹水。

（4）致敏方案：变应性鼻炎动物模型的构建，一般分为基础致敏和局部激发两个阶段。基础致敏多为腹腔注射或皮下注射，还有采用雾化吸入或皮下多点注射进行加强致敏。采用腹腔注射或皮下注射可缩短造模时间，但与自然病程有差异；局部激发多采用变应原滴鼻。目前学者多采用两段式，首先用OVA和氢氧化铝于第1、7、14、21日对小鼠进行腹腔注射致敏，再于第22~30日对小鼠鼻腔用OVA进行双侧滴鼻，进行局部激发致敏。

目前为止，国内外变应性鼻炎造模方法已经很成熟，但是其造模时，同一动物种属、用药剂量、用药时间等不尽相同，尚缺乏统一的造模标准。

（5）评价方法

1）行为学评价：变应原激发后，动物会出现鼻痒、喷嚏、流鼻涕等症状。1993年赵秀杰等在《中华耳鼻咽喉科杂志》发表的关于变应性鼻炎动物模型构建的文章中设立的症状评分标准如下表。观察时间为滴鼻激发后30 min内；滴鼻激发后2 h后再观察30 min。记录动物的鼻痒、打喷嚏和流涕症状，并叠加记分，总分大于5分表示造模成功（表13-1）。

表13-1　鼻部症状记分法

症状	0分	1分	2分	3分
挠鼻次数	无	轻擦鼻几次	抓挠鼻、面不止	鼻面部到处擦磨
打喷嚏次数	无	1~3	4~10	≥11
流清水样鼻涕	无	前鼻孔内	超过前鼻孔	涕流满面

2）鼻黏膜组织学评价：当模型动物受到变应原激发后，会出现嗜酸性粒细胞、肥大细胞等炎症细胞的浸润。同时，鼻黏膜上皮细胞损伤脱落、固有层血管扩张充血和腺体增生、黏膜下组织疏松且基底结构不清晰、厚度不均匀、组织间隙水肿、鼻黏膜动静脉扩张，此类鼻黏膜组织变化可通过苏木精-伊红染色的病理切片观察到。黏膜组织的嗜酸性粒细胞浸润可通过瑞氏染色观察，肥大细胞浸润可通过甲苯蓝染色观察。

3）PCA试验：基础致敏完成后，次日从小鼠眼底静脉采血，将血液离心，取血清，并用生理盐水按1∶4、1∶16、1∶64、1∶256的比例进行稀释；预先准备1只白色豚鼠，将其背部毛剃掉，用红色油笔在背部划数个直径为1.5 cm的圆圈，将不同浓度的血清各40 μL在圆圈内皮下注射，72 h后将伊文思蓝5 mg、OVA 1 mg溶解于1 mL的生理盐水，并注射到豚鼠的静脉里，30 min后观察豚鼠背部情况，若注射血清部位出现蓝斑，证明豚鼠内有OVA特异抗体，表示造模成功。

4）细胞因子检测：变应性鼻炎发病机制的经典学说是Th1和Th2免疫反应的失衡，向Th2型免疫反应偏移，分泌大量Th2型细胞因子。Th1细胞主要分泌IFN-γ、IL-3、TNF等；Th2细胞主要分泌IL-4、IL-5、IL-6、IL-10、IL-13等，还可抑制IFN-γ的分泌。可以采用ELISA检测血清中Th1、Th2型细胞因子的含量。

二、变应性鼻炎中西医病证结合模型构建

根据变应性鼻炎的鼻痒、喷嚏、流涕、鼻塞等症状,将其归属于中医学"鼻鼽"范畴,又称"鼽水""鼽嚏"等。学者多认为本病为肺、脾、肾三脏虚损,外感风、寒、湿等邪气所致。一般认为其常见证型为肺气虚、脾气虚、肾阳虚证型。建立变应性鼻炎中西医病证结合模型,为本病的中医辨证分型提供理论依据,为中医药治疗本病提供实验证据。

(1)肺气虚型变应性鼻炎动物模型的构建:肺气虚者,正气不足,腠理疏松,卫外不固,风寒湿邪等异气外袭鼻窍,导致鼻痒、喷嚏、流涕和鼻塞等。目前,国内多采用烟熏法+OVA/10%TDI制备大鼠/豚鼠肺气虚型变应性鼻炎模型。

烟熏+OVA致敏制备大鼠(豚鼠)肺气虚型变应性鼻炎模型:采用3~6个月月龄大鼠,体重为150~200 g(或豚鼠体重300~400 g),将大鼠放入体积为60 cm×40 cm×40 cm的特制烟熏箱,并制备特制烟熏艾条(长120 mm,内含7 g硫黄粉、30 g艾绒)。点燃艾条,烟熏30 min,每日2次,持续烟熏15日。在造肺气虚大鼠模型第1日,同时以OVA 0.3 mg、氢氧化铝粉末30 mg,加生理盐水1 mL,配制成1 mL混悬液,通过大鼠腹腔注射进行基础致敏,隔日1次,连续8次,共15日,完成后再以0.25 mg的OVA、2 mL生理盐水超声雾化吸入,每日1次,连续3日,强化致敏。确定OVA IgE抗体效价升高后,用5%OVA的生理盐水溶液滴入双侧鼻腔,每侧0.05 mL,每日1次,共7次。可制备大鼠(豚鼠)肺气虚型变应性鼻炎复合模型。本模型持续不少于36日。

烟熏+10%TDI致敏制备豚鼠(大鼠)肺气虚型变应性鼻炎模型:采用2~3个月月龄豚鼠,体重300~400 g(或体重200~250 g大鼠),特制玻璃烟熏造模箱,体积60 cm×40 cm×40 cm,特制烟熏艾条(长120 mm,内含7 g硫黄粉、30 g艾绒)。将豚鼠放入烟熏箱,点燃艾条,烟熏30 min,每日2次,连续熏烟15日。制备肺气虚大鼠模型后,用0.1 mL TDI和0.9 mL橄榄油常温下充分混匀,配制成10%的TDI溶液,现配现用;用10%TDI橄榄油溶液对豚鼠进行鼻内给药,用微量加样器抽取10%TDI橄榄油溶液10 μL分别滴于豚鼠双侧前鼻孔,每侧5 μL,每日1次,连续7日后,改为隔日给药(维持致敏),直至实验结束。可制备豚鼠(大鼠)肺气虚型变应性鼻炎模型。本模型持续不少于32日。

(2)脾气虚型变应性鼻炎动物模型构建:脾为后天之本,主运化水谷精微,为气血生化之源,若脾虚运化失常,气血不足,则自身抵抗力下降;水湿上泛于鼻窍,导致鼻流清涕、鼻塞等鼻部相关症状。目前,国内呈现多种脾虚动物模型构建方法,尤以大黄泻下法居多,大黄为苦寒之药,可损伤脾胃。

大黄冷浸液灌胃+游泳力竭+饥饿+OVA腹腔注射+鼻腔激发制备大鼠(豚鼠)脾气虚型变应性鼻炎模型:采用体重为200~250 g的大鼠,或体重为350~450 g的豚鼠,每日上午予大黄制剂(3 mL/只,100%大黄制剂:取生大黄按1:5比例加水,浸泡24 h,文火煎15 min,自然冷却,4层纱布滤过,于80 ℃恒温水浴浓缩成生药1 g/mL的溶液)进行灌胃,每日1次;每日下午于大鼠尾根部缠绕质量为该大鼠体重10%的保险丝,再将其置于水深50 cm、水温20 ℃的水槽中游泳,以大鼠鼻尖没入水面下10 s为力竭标准,每日1次;控制饮食,每日上午10时给食,下午4时撤食,共21日。然后给大鼠腹腔注射OVA液(OVA 0.3 mg作抗原,氢氧化铝粉末30 mg作佐剂,加生理盐水1 mL形成混

悬液),隔日 1 次,共 7 次。腹腔注射 OVA 液完成后第 2 日,于末次腹腔注射 OVA 后,分别在各组动物中随机选取 3 只动物,进行 PCA 试验。确定 OVA IgE 抗体效价升高后,每侧鼻腔均以 5%OVA 10 μL 局部免疫,每日 1 次,共 7 次。第 43 日,可制备脾气虚变应性鼻炎复合模型。本模型持续不少于 42 日。

大黄冷浸液灌胃+OVA 腹腔注射+鼻腔激发制备豚鼠(大鼠)脾气虚型变应性鼻炎模型:选用 3~4 个月月龄豚鼠,体重 350~450 g(或体重 200~250 g 大鼠),给豚鼠腹腔注射 OVA 液(配制方法同上,0.3 mg/只),隔日 1 次,共 7 次,腹腔注射完成后的第 2 日,行 PCA 试验,确定 OVA IgE 抗体效价升高后,将 OVA 稀释液(OVA 8 mg+生理盐水 20 μL)用微量加样器滴入双侧鼻腔,每侧 10 μL,每日 1 次,共 7 日。在造变应性鼻炎模型同时,每日用大黄制剂 14 g/kg 进行灌胃(100%大黄冷浸液:取生大黄按 1∶5 比例加水,浸泡 24 h,文火煎 15 min,自然冷却,4 层纱布滤过,于 80 ℃的恒温水浴里浓缩成相当于生药 1 g/mL 溶液),在鼻腔局部攻击开始的第 1 日,停止大黄制剂灌胃。第 21 日,可制备脾气虚型变应性鼻炎模型。本模型持续不少于 25 日。

饮食不节+过劳伤气法+OVA 腹腔注射+鼻腔激发制备大鼠脾气虚型变应性鼻炎模型:3 个月月龄大鼠,体重 200~250 g,单日喂饲甘蓝,每只 10~15 g,自由饮水;双日用猪脂灌胃,2 mL/只,自由进食、饮水,共 8 日;于第 1 日开始,将大鼠放入 20 ℃水池中游泳至疲劳过度(以驱赶至无力游泳或大鼠鼻尖没入水面下 10 s 为指征),每日 1 次,共 8 日,造脾气虚模型。然后给大鼠腹腔注射 OVA 液(OVA 0.3 mg 作抗原,氢氧化铝粉末 30 mg 作佐剂,加生理盐水 1 mL 形成混悬液),隔日 1 次,共 7 次。完成后,每只大鼠鼻腔均给 5%OVA 10 μL,每侧 5 μL,滴入大鼠双侧前鼻孔,局部激发,每日 1 次,共 7 次。第 27 日,可制备脾气虚型变应性鼻炎模型。本模型持续不少于 29 日。

(3)肾阳虚型变应性鼻炎动物模型构建:肾脏为先天之本,肾阳虚损,先天不足,无法滋养后天,影响机体抵抗力,正气不足,易受外邪侵袭致病。肾阳虚型动物模型在中医证候动物模型中探索较早,造模方法多样化,有采用醋酸泼尼松、腺嘌呤和羟基脲等。醋酸泼尼松为糖皮质激素类,大量应用可抑制 HPA 轴的反馈作用,若突然停药可导致机体对外界环境适应能力、应激能力下降、水电解质失衡,同时产生免疫抑制,表现为肾阳虚症状。摄入大剂量腺嘌呤时,产生极难溶于水的 2,8-二羟基腺嘌呤,沉积形成结晶,损伤肾小管引起纤维化,使肾衰竭,但醋酸泼尼松为糖皮质激素类是治疗变应性鼻炎的有效药物,用其造模还不是理想方法。羟基脲是一种核苷酸还原酸抑制剂,能抑制豚鼠体内脱氧核糖核酸的合成,使脂肪、蛋白质代谢发生相应的改变,产生一系列虚损症状而建立肾阳虚模型。

醋酸泼尼松龙肌内注射+OVA 腹腔注射+鼻腔激发制备豚鼠肾阳虚型变应性鼻炎模型:3~4 个月月龄豚鼠,体重 350~450 g,每日予醋酸泼尼松龙注射液肌内注射,第 1 周每日按 50 mg/kg、第 2 周每日按 40 mg/kg、第 3 周每日按 30 mg/kg 剂量分别注射,每个剂量使用 1 周。同时给豚鼠腹腔注射 OVA 液(OVA 0.3 mg 作抗原,氢氧化铝粉末 30 mg 为佐剂,加生理盐水 1 mL 形成混悬液)致敏,隔日 1 次,共 7 次。腹腔注射完成后的第 2 日行 PCA 试验,确定 OVA IgE 抗体效价升高后,将 OVA 稀释液(OVA 8 mg+生理盐水 20 μL)用微量加样器滴入双侧鼻腔,每侧 10 μL,每日 1 次,共 7 日。第 21 日,可制备肾阳虚型变应性鼻炎模型。本模型持续不少于 22 日。激素类药物也是治疗变应性鼻炎的药物之一,用其造模,可能会影响造模结果的客观性。

腺嘌呤水溶液灌胃+OVA 腹腔注射+鼻腔激发制备豚鼠肾阳虚型变应性鼻炎模型:3~4 个月月龄豚鼠,体重 350~450 g,每日予腺嘌呤水溶液(300 mg/kg,10 mL/kg)灌胃,每日 1 次,连续给药 21 日。于给药第 1 日,给豚鼠腹腔注射 OVA 液(OVA 0.3 mg 作变应原,氢氧化铝粉末 30 mg 为佐剂,溶于 1 mL 生理盐水配制成混悬液)致敏,隔日 1 次,共 7 次;腹腔注射完成第 2 日行 PCA 试验,确定 OVA IgE 抗体效价升高后,将 OVA 稀释液(OVA 20 mg+生理盐水 20 μL)用微量加样器滴入豚鼠双侧鼻腔,每侧 10 μL,每日 1 次,共 7 次。第 21 日,可制备肾阳虚型变应性鼻炎模型。本模型持续不少于 22 日。

羟基脲灌胃+OVA 腹腔注射+鼻腔激发制备豚鼠肾阳虚型变应性鼻炎模型:2~3 个月月龄豚鼠,体重 300~400 g,每日予羟基脲混悬液(239 mg/kg)灌胃,每日 1 次,连续给药 2 周。于给药第 1 日,给豚鼠腹腔注射 OVA 液(OVA 0.3 mg 作抗原,氢氧化铝粉末 30 mg 为佐剂,加生理盐水 1 mL 形成混悬液)致敏,隔日 1 次,共 7 次。腹腔注射完成后的第 2 日行 PCA 试验,确定 OVA IgE 抗体效价升高后,将 OVA 稀释液(OVA 8 mg+生理盐水 20 μL)用微量加样器滴入双侧鼻腔,每侧 10 μL,每日 1 次,共 7 日。第 21 日,可制备肾阳虚型变应性鼻炎模型。本模型持续不少于 22 日。

第二节 中医药治疗变应性鼻炎动物实验研究进展

一、中药复方

(1)小青龙汤:是《伤寒杂病论》中的一个经典方剂,其具有解表散寒、温肺化饮的功效。小青龙汤证与变应性鼻炎的部分病机一致,故用小青龙汤作为治疗变应性鼻炎肺气虚寒型的基本方。使用小青龙汤治疗变应性鼻炎的动物实验研究发现,小青龙汤可缓解变应性鼻炎的典型临床症状,修复受损的鼻黏膜组织,有抗组胺作用及调节 Th1/Th2 细胞平衡的作用。

李丹等通过使用 OVA 佐以氢氧化铝致敏制备变应性鼻炎大鼠模型,观察小青龙汤对变应性鼻炎大鼠模型的治疗作用,结果显示小青龙汤对变应性鼻炎大鼠的鼻部症状缓解作用明显。陈宝田等及李家乐等通过使用 OVA 致敏制备变应性鼻炎豚鼠模型,发现小青龙汤可减少血清中特异性 IgE 的浓度,修复受损鼻黏膜组织。纪雯婷等通过制备变应性鼻炎豚鼠模型,发现小青龙汤可通过提高 IFN-γ 含量、降低 IL-4 含量,从而调节 Th1/Th2 平衡,改善变应性鼻炎豚鼠的过敏症状。

(2)玉屏风散:出自《世医得效方》,由黄芪、白术和防风组成,具有益气固表止汗的功效,临床上可用于治疗变应性鼻炎。通过动物实验研究发现玉屏风散对变应性鼻炎具有较好的抗过敏、抗组胺及调节变应性鼻炎相关炎症因子的作用。

赵斯君等通过使用 OVA 致敏制备变应性鼻炎大鼠模型,观察玉屏风散对变应性鼻炎大鼠模型的治疗作用,结果显示玉屏风散可缓解大鼠的鼻部过敏症状,具有抗过敏作用。张仲林等的研究结果表明玉屏风散可调节变应性鼻炎动物模型的相关炎症因子的表达,如减少血清中 IL-8 的含量,提高 IL-10 的表达量。另有研究显示玉屏风散可调节变应性鼻炎小鼠模型血清中 Th17/Treg 细胞平衡,从而达到治疗变应性鼻炎的作用。此外,有研究结果表明玉屏风散可通过抑制变应性鼻炎动物模型肥大细胞的活性来治疗变应性鼻炎。

（3）桂枝汤：出自《伤寒论》，具有解肌发表、调和营卫的功效，临床上可用于治疗变应性鼻炎。通过动物实验研究发现桂枝汤具有治疗变应性鼻炎的作用。

董培良等的研究结果显示桂枝汤可通过减少变应性鼻炎豚鼠模型中嗜酸性粒细胞趋化因子、嗜酸性粒细胞阳离子的表达水平，抑制肥大细胞的活性，从而治疗变应性鼻炎。另有研究结果显示桂枝汤可通过调节 AQP5 的表达水平及 cAMP-PKA-CREB 信号通路来治疗变应性鼻炎。

（4）麻黄附子细辛汤：出自《注解伤寒论》，有助阳解表之功效，临床上可用于治疗变应性鼻炎。通过动物实验研究发现麻黄附子细辛汤具有治疗变应性鼻炎的作用。

王维斌等通过 OVA 致敏制备变应性鼻炎豚鼠模型，发现麻黄附子细辛汤可明显缓解变应性鼻炎豚鼠的过敏症状，减少血液中组胺浓度，修复受损鼻黏膜组织。亦有研究证据表明麻黄附子细辛汤可通过多靶点多途径发挥治疗变应性鼻炎的作用，如降低血清中特异性 IgE 的浓度、减少 IL-4 和 IFN-γ 的表达、调节 T 细胞亚群等。

（5）其他方剂：大量临床研究显示中医药治疗变应性鼻炎效果甚佳，因此在临床治疗中出现许多经验处方，研究人员进行了动物实验研究来验证经验处方的作用机制。

史军等通过使用 OVA 致敏制备变应性鼻炎大鼠模型，验证鼻敏感方（由黄芪、干姜、桂枝等组成）治疗变应性鼻炎的作用机制，结果显示鼻敏感方可改善变应性鼻炎大鼠过敏症状，减轻鼻黏膜的水肿程度，调控 IL-4、IFN-γ、IL-17、IL-10 的表达水平。

黄汉英等通过使用 OVA 致敏制备变应性鼻炎大鼠模型，研究截敏祛风 2 号方（由茜草、防风、地龙等组成）治疗变应性鼻炎的作用机制，其研究表明截敏祛风 2 号方可通过减少组胺含量从而改善变应性鼻炎大鼠过敏症状。

二、针刺与穴位相关疗法

（1）针刺：吴春晓等通过使用 OVA 致敏制备变应性鼻炎大鼠模型，发现针刺大椎、肺俞、肾俞可降低变应性鼻炎大鼠鼻黏膜嗜酸性粒细胞的表达，减少血清 IL-4 水平，增加 IFN-γ 含量，降低鼻黏膜中 TLR4 和 NF-κB 蛋白表达，缓解变应性鼻炎大鼠的炎症反应。郑先丽等通过使用温通针法对变应性鼻炎大鼠模型进行治疗，发现温通针法可改善变应性鼻炎大鼠鼻部症状，减少血清中 IgE、IL-1β、TNF-α 含量。

（2）穴位贴敷、穴位注射与穴位埋线：研究发现，中药穴位贴敷可用于改善变应性鼻炎鼻部症状，其作用机制可能通过降低血清中特异性 IgE 的浓度，稳定肥大细胞膜，降低血清白三烯水平，抑制肥大细胞脱颗粒，减少组胺含量，减少致炎介质产生等途径发挥治疗变应性鼻炎的作用。

杨荣刚等通过使用曲安奈德曲池穴注射疗法对变应性鼻炎大鼠模型进行治疗，发现曲安奈德曲池穴注射疗法可缓解变应性鼻炎大鼠鼻部症状，并降低血清组胺含量。另有研究结果显示利多卡因、地塞米松和转移因子混合液注射于迎香穴及印堂穴可显著改善变应性鼻炎大鼠模型的过敏症状，降低鼻黏膜组织损伤程度，降低血清组胺含量。有证据显示穴位埋线可通过调节变应性鼻炎大鼠模型血清特异性 IgE、IL-4、IL-10 和 INF-γ 表达水平，调节 Th17/Treg 免疫平衡，调节 Th1/Th2 细胞失衡，缓解变应性鼻炎大鼠鼻部症状。

参 考 文 献

蔡芳燕,温晓梨,罗静,2016.麻黄附子细辛汤抗过敏性鼻炎的研究进展[J].江西中医药,
　　47(2):75-77.

陈宝田,李家乐,2011.小青龙汤对过敏性鼻炎豚鼠模型的干预作用[J].数理医药学杂
　　志,24(2):184-186.

陈劼,赖新生,唐纯志,2011.穴位敷贴对过敏性鼻炎小鼠脾淋巴细胞特异性增殖的影
　　响[J].广州中医药大学学报,28(3):243-245.

陈静,陈绮倩,李彦辉,等,2019.中药超微粉穴位敷贴对变应性鼻炎大鼠白三烯水平的影
　　响[J].重庆医学,48(3):500-502.

陈姗,金禹彤,朱正阳,等,2019.穴位贴敷对过敏性鼻炎大鼠炎性反应的调节作用[J].针
　　刺研究,44(6):430-433.

董培良,曲娜,王旭,等,2013.桂枝汤治疗过敏性鼻炎的实验研究(Ⅲ)[J].中医药信息,
　　30(6):77-79.

董培良,曲娜,张天宇,等,2013.桂枝汤治疗过敏性鼻炎的实验研究(Ⅱ)[J].中医药信
　　息,30(5):49-51.

董培良,张天宇,殷鑫,等,2013.桂枝汤治疗过敏性鼻炎的实验研究(Ⅰ)[J].中医药信
　　息,30(2):70-72.

付文洋,谢慧,熊大经,2010.脾虚型 AR 大鼠鼻黏膜白介素 mRNA 的活性表达[J].中华
　　中医药学刊,28(12):2486-2489.

郭清华,王旭,刘玉,2018.针刺对变应性鼻炎模型大鼠血清 IL-4、IL-12、GATA-3 mRNA
　　水平的影响[J].江苏中医药,50(10):75-77.

郝敏麒,徐军,钟南山,2003.尘螨致敏小鼠肺部变应性炎症模型的建立[J].中国病理生
　　理杂志,19(1):139-141.

黄汉英,黄基荣,何光伦,2015.截敏祛风 2 号方对变应性鼻炎大鼠鼻黏膜组胺影响的实
　　验研究[J].中国中医基础医学杂志,21(6):675-676.

纪雯婷,潘利叶,刘敏,等,2017.小青龙汤对单纯型和复合型变应性鼻炎豚鼠模型 Th1/
　　Th2 失衡的影响[J].世界中医药,12(7):1631-1636.

贾翎,吴珺,邱泽计,等,2016.玉屏风散对过敏性鼻炎小鼠 Th17/Treg 平衡的影响[J].中
　　华中医药杂志,31(8):3260-3262.

李丹,吕妍,唐方,2014.小青龙汤对过敏性鼻炎大鼠症状积分及血清 IgE IL-12 LTC4 水
　　平的影响[J].四川中医,32(4):70-72.

李家乐,陈宝田,2011.小青龙汤抗过敏性鼻炎的实验研究[J].热带医学杂志,11(2):131-133.

李莉珠,吴卿,易欣,等,2017.变应性鼻炎中医证候动物模型的研究进展[J].山东大学耳
　　鼻喉眼学报,31(3):60-63.

李茹月,李钰婷,占心伶,等,2018.玉屏风颗粒对大鼠过敏性鼻炎的作用及其机制[J].中
　　成药,40(7):1604-1607.

李涛,杨士杰,姜云鹏,等,2000.昆明鼠气道致敏模型的建立[J].中国实验动物学报,8
　　(3):181-184.

刘敏,张大铮,李昕蓉,等,2016.穴位埋线调节变应性鼻炎大鼠鼻黏膜免疫微环境的研

究[J].山东大学耳鼻喉眼学报,30(1):9-13.

刘敏,张大铮,李昕蓉,等,2016.穴位埋线对变应性鼻炎大鼠鼻黏膜 IFN-γ、IL-4 的影响[J].江苏中医药,48(4):78-80.

刘颖,郑春泉,余洪猛,等,2007.脂多糖对大鼠实验性变应性鼻炎的影响[J].中国实验动物学报,15(4):289-291.

卢健敏,2013.温肺止流丹对肺气虚变应性鼻炎模型大鼠鼻黏膜组织 IL-4 mRNA 表达和血清 IL-4 的影响[J].陕西中医学院学报,36(3):95-96.

栾兆磊,王雨农,王洪田,2016.变应性鼻炎动物模型的研究进展[J].临床耳鼻咽喉头颈外科杂志,30(13):1090-1094.

苗明三,项丽玲,苗艳艳,2018.变应性鼻炎动物模型制备规范(草案)[J].中草药,49(1):50-57.

潘利叶,马重阳,刘敏,等,2016.变应性鼻炎肾阳虚复合豚鼠模型筛选与评价[J].世界中医药,11(12):2741-2746.

秦川,魏泓,谭毅,等,2015.实验动物学[M].北京:人民卫生出版社.

阮岩,冈本美孝,松崎全成,2002.麻黄汤抗过敏作用的实验研究[J].中药新药与临床药理,13(3):152-154.

史军,刘玉,严道南,2015.鼻敏感方对变应性鼻炎大鼠鼻腔黏膜炎性反应的影响[J].中华中医药杂志,30(4):1265-1268.

王芳,胡晓艳,2016.玉屏风散对变应性鼻炎模型大鼠血清 IgE、IL-4 和 IFN-γ 含量的影响[J].中国中西医结合耳鼻咽喉科杂志,24(2):81-83.

王树鹏,2006.小青龙汤加味治疗大鼠变应性鼻炎作用机制的研究[D].北京:北京中医药大学.

王维赋,谭晓梅,梁少瑜,等,2011.麻黄附子细辛汤和小青龙汤对过敏性鼻炎豚鼠作用的研究[J].中国实验方剂学杂志,17(7):176-178.

吴春晓,陈莹,陈静,等,2013.针刺对变应性鼻炎模型大鼠的治疗作用及其机理研究[J].江苏中医药,45(12):69-71.

徐慧贤,阮岩,王士贞,等,2005.豚鼠肾阳虚变应性鼻炎模型的建立[J].中药新药与临床药理,16(6):427-429.

杨濛,李丽红,王荻,等,2016.穴位药物注射治疗大鼠变应性鼻炎的疗效观察及效源因素分析[J].针刺研究,41(3):220-224.

杨荣刚,马兆鑫,2009.曲安奈德曲池穴注射疗法对大鼠变应性鼻炎组胺的影响[J].辽宁中医药大学学报,11(10):176-178.

杨莎莎,曾斌,刘代恩,等,2017.穴位埋线治疗变应性鼻炎的神经免疫联动机制研究[J].中华中医药学刊,35(10):2480-2484.

姚玉婷,史军,严道南,2015.鼻敏感方对变应性鼻炎模型大鼠血清细胞因子的调节作用[J].上海中医药杂志,49(6):78-80.

姚玉婷,严道南,2015.鼻敏感方对变应性鼻炎模型大鼠的影响[J].中药新药与临床药理,26(3):338-341.

姚玉婷,严道南,2016.鼻敏感方对变应性鼻炎模型大鼠血清 IL-17 及 IL-10 含量的影响[J].中华中医药杂志,31(3):1041-1044.

张卫华,刘舟,王俊壹,等,2016.桂枝汤对 AR 大鼠鼻黏膜上皮细胞 AQP5 表达及 cAMP/PKA-CREB 信号通路的影响[J].中华中医药杂志,31(1):283-287.

张仲林,钟玲,凌保东,等,2014.玉屏风散调控变应性鼻炎大鼠 IL-6、TNF-α 活性的实验研究[J].中成药,36(9):1804-1808.

张仲林,钟玲,凌保东,等,2014.玉屏风散调控变应性鼻炎细胞因子 IL-8、IL-10 活性的研究[J].中药药理与临床,30(3):4-7.

张仲林,钟玲,袁明勇,等,2014.玉屏风散对变应性鼻炎肥大细胞活性的抑制作用[J].中药药理与临床,30(1):1-4.

赵斯君,谢江,刘光亮,等,2017.玉屏风散对大鼠变应性鼻炎的作用研究[J].中国耳鼻咽喉颅底外科杂志,23(1):39-42.

赵秀杰,董震,杨占泉,等,1993.鼻超敏反应实验模型的建立[J].中华耳鼻咽喉科杂志,28(1):17-18.

郑先丽,田永萍,雒海燕,等,2018.温通针法对过敏性鼻炎大鼠血清免疫球蛋白 E、白介素-1β、肿瘤坏死因子-α 含量的影响[J].针刺研究,43(1):34-37.

钟筱华,张海丹,2010.肾阳虚变应性鼻炎动物模型的研究[J].中国中医药现代远程教育,8(4):168-170.

Avincsal M O, Ozbal S, Ikiz A O, et al., 2014. Effects of topical intranasal doxycycline treatment in the rat allergic rhinitis model[J]. Clin Exp Otorhinolaryngol, 7(2):106-111.

Kar M, Muluk N B, Bafaqeeh S A, et al., 2019. Consensus on the methodology for experimental studies in allergic rhinitis[J]. Int J Pediatr Otorhinolaryngol, 121(suppl 5):68-71.

Lee Y L, Fu C L, Ye Y L, et al., 1999. Administration of interleukin-12 prevents mite Der p 1 allergen-IgE antibody production and airway eosinophil infiltration in an animal model of airway inflammation[J]. Scand J Immunol, 49(3):229-236.

Shimizu T, Hirano H, Majima Y, et al., 2000. A mechanism of antigen-induced mucus production in nasal epithelium of sensitized rats. A comparison with lipopolysaccharide-induced mucus production[J]. Am J Respir Crit Care Med, 161(5):1648-1654.

Shin S H, Kim Y H, Kim J K, et al., 2014. Anti-allergic effect of bee venom in an allergic rhinitis mouse model[J]. Biol Pharm Bull, 37(8):1295-1300.

Takahashi N, Aramaki Y, Tsuchiya S, 1990. Allergic rhinitis model with Brown Norway rat and evaluation of antiallergic drugs[J]. J Pharmacobiodyn, 13(7):414-420.

Tanaka K, Okamoto Y, Nagaya Y, et al., 1988. A nasal allergy model developed in the guinea pig by intranasal application of 2,4-toluene diisocyanate[J]. Int Arch Allergy Appl Immunol, 85(4):392-397.